呼吸器外科手術のすべて

著

白日高歩 福岡大学名誉教授
福西会病院院長

執筆協力

川原克信 飯塚市立病院胸部外科部長（副院長）
前大分大学教授・外科学

医学書院

〈編集・執筆協力者〉

岩﨑昭憲　福岡大学医学部教授・呼吸器・乳腺内分泌・小児外科

白石武史　福岡大学医学部准教授・呼吸器・乳腺内分泌・小児外科

岡林　寛　独立行政法人国立病院機構福岡東病院呼吸器外科部長

山本　聡　福岡大学筑紫病院外科講師

呼吸器外科手術のすべて

発　行　2012年5月15日　第1版第1刷©

著　者　白日高歩（しらくさたかゆき）

執筆協力者　川原克信（かわはらかつのぶ）

発行者　株式会社　医学書院
　　　　代表取締役　金原　優
　　　　〒113-8719　東京都文京区本郷1-28-23
　　　　電話　03-3817-5600（社内案内）

印刷・製本　横山印刷

本書の複製権・翻訳権・上映権・譲渡権・公衆送信権（送信可能化権を含む）は㈱医学書院が保有します．

ISBN978-4-260-00791-7

本書を無断で複製する行為（複写，スキャン，デジタルデータ化など）は，「私的使用のための複製」など著作権法上の限られた例外を除き禁じられています．大学，病院，診療所，企業などにおいて，業務上使用する目的（診療，研究活動を含む）で上記の行為を行うことは，その使用範囲が内部的であっても，私的使用には該当せず，違法です．また私的使用に該当する場合であっても，代行業者等の第三者に依頼して上記の行為を行うことは違法となります．

JCOPY 〈㈳出版者著作権管理機構 委託出版物〉
本書の無断複写は著作権法上での例外を除き禁じられています．複写される場合は，そのつど事前に，㈳出版者著作権管理機構（電話 03-3513-6969，FAX 03-3513-6979，info@jcopy.or.jp）の許諾を得てください．

序

　手術は外科医にとって日々の生きる糧である。手術を手がけない外科医をわれわれは外科医とは呼ばない。少し大げさな表現かもしれないが，外科医はその日その日の手術に命をかけている。どんな手術にも危険はつきものである。その危険とはどのようなものか？　まかり間違えば患者の生命を危うくするかもしれない危険である。患者は外科医に自分の病気の治療を託し，外科医はメスを持ってその病気を治す。外科医はそのような仕事に全力をかけて毎日を過ごしているのである。

　友人のS医師は壮年の頃手術に臨んで，よく次のような思いを若い後輩に語ったそうである。「もし，手術場の隣室の窓が開いていて，その前に誰も履かないスリッパが2つそろえてあったら，そこから下の地面をのぞいて見てくれ。俺が身投げをしているかもしれないからな。自分はもし手術が失敗して，患者の生命を失うことにでもなれば生きてはいられないといった気持ちで手術に臨んでいるのだ…」と。

　この言葉を真に受ける人がどれほどいるかと思うが，大げさな冗談ではすまされないほどの決意がその根底にこもっていないだろうか。それほど日々の手術は外科医にとって必死の仕事のはずである。

　外科手術の目的とするところは何なのか？　同じ言葉の繰り返しとなるが，手術という行為は患者の生命を脅かし，身体を苦しめる病気をメスを使って，安全に体から取り除く仕事と言えるだろう。この仕事を完遂するためには，外科医はそれに相応するだけの手技を持たなければならない。筆者は永く外科の一分野である呼吸器手術に従事してきたが，メスの握り方，糸の結び方，皮膚の切開方法など，それらすべての手技をいろいろな手段で修得してきた。すなわち数多くの先輩から手をとって教えていただいたり，優れた指導者の手術を見学したり，学会での映像による手術手技を熱心に見たり，聞いたりするといった類の手段であった。そして，それらとはまた別に，さらにもっと重要な方法として，手術に関する解説書を丁寧に読むことも大切であった。そのようにしながら他のすべての呼吸器外科医と同様に，全くのゼロの状態から呼吸器外科の手技を修得していったのである。そのような己の手術手技修得の軌跡を振り返り，いつかこれから呼吸器外科に従事しようとする若い外科医のための本を書きたいと思ってきた。

　これまでにも優れた先達による呼吸器外科手術書が多く世に出されてきた。しかし手術の世界も日進月歩である。10年，20年前には想像すらしなかったような新しい手技がもう普遍的となり，標準的手術法として認められる可能性を秘めた世界である。いつの時代になっても若い外科医が古くから伝えられる手技に加えて，そのような新しい方法を学ぶための指導書が存在しなければならない。

　本書は筆者のそのような思いを込めて執筆したものである。この手術書の中に記載された内容のほとんどは，筆者自身が約40年にわたって実際に経験したものであり，またその事実がなければ，このような手術書を世に出すことは恥ずかしくてできなかったであろう。本書では手術の解説文と多くのイラストに加えて，随所に若い外科医のために「コラム（一口メモ）」として，いわば手術への姿勢のようなものを披瀝した。訴えたいのはあくまで「初心忘ルベカラズ」の精神である。

　本書の刊行にあたりいろいろとご助言，また丁寧な御監修をいただいた前大分大学第2外科の川原克信先生に深甚の謝意を差し上げねばならない。川原先生は私と同じ手術場で患者の治療に協力し合った仲であるが，その群を抜いた手術技倆には常に感嘆の気持を抱かされ，本書においても執筆協力の労をとっていただ

いた。さらに永年にわたり手術チームの一員として共に働いた岩﨑昭憲，白石武史，岡林　寛，山本　聡の各先生には編集面でのご協力をいただき深く感謝する。また本書の刊行にひとかたならぬお骨折りをいただいた医学書院の伊東隼一氏，玉森政次氏，さらにイラストの労を担っていただいた林　健二氏にも心からの謝意を表したい。

　呼吸器外科の精進に日々余念のない多くの若手医師のために，本書がわずかでもその手助けとなれば，筆者の思いは十分に達せられる。もう一度繰り返すが，手術にいい加減な気持ちで臨む外科医師は1人もいないはずである。外科医にとって手術場は戦場である。われわれは常に心中，鉢巻きを締めて戦場に臨まなければならない。

2012年4月

白日　高歩

目次

I 呼吸器外科手術のための解剖 …… 1

1 胸壁の解剖 …… 2
　　a. 筋肉 …… 2
　　b. 骨 …… 4
　　c. 血管系 …… 4

2 胸腔内の解剖 …… 6
　　a. 右側 …… 6
　　b. 左側 …… 6

3 気管・気管支系の解剖 …… 9

4 肺血管系の解剖 …… 10
　　a. 肺動脈 …… 12
　　b. 肺静脈 …… 12

5 リンパ節 …… 13
　　a. 肺リンパ節 …… 13
　　b. 気管支肺リンパ節（肺門リンパ節） …… 13
　　c. 縦隔リンパ節 …… 14

II 体位・麻酔 …… 19

6 体位 …… 20

7 麻酔法 …… 23

III 呼吸器外科の基本手技 …… 27

8 皮膚切開 …… 28

9 開胸法 ... 32
a. 後側方開胸 ... 32
b. Muscle sparing thoracotomy（筋肉分離による開胸—聴診三角部での利用）... 38
c. 腋窩開胸 ... 40
d. 前方側方開胸（腋窩前方開胸）... 40
e. 胸骨縦切開開胸（胸骨正中切開開胸）... 42
f. 胸骨横切両側開胸（Clamshell 開胸）... 45
g. 小開胸（ミニ開胸）... 46
h. 前方 L 字型開胸 ... 46

10 閉胸法 ... 48
a. ドレーン挿入 ... 48
b. 骨性胸壁閉鎖 ... 50
c. ミニ開胸の閉鎖 ... 52
d. Muscle sparing 開胸時の閉鎖 ... 52
e. 胸骨縦切開の閉胸 ... 54

11 癒着剥離 ... 56
a. 胸壁癒着剥離 ... 56
b. 胸腔内剥離 ... 58
c. 肺門の癒着剥離 ... 60

12 肺門血管，気管支の処理法 ... 61
a. 肺血管の処理法 ... 61
b. 心囊内血管処理法 ... 67
c. 気管支の剥離，切断，閉鎖 ... 70

13 出血への対応 ... 75
a. 胸壁 ... 75
b. 肺門血管損傷 ... 78

14 胸腔鏡下手術 ... 82
a. 麻酔 ... 83
b. 体位 ... 83
c. モニター術者，助手，介助看護師の配置 ... 84
d. ポートの挿入 ... 84
e. ポートの位置 ... 86
f. 胸腔鏡手術器具 ... 87

IV 各種疾患に対する手術法 … 93

15 肺悪性腫瘍 … 94

A．肺葉切除 … 95
- a. 右肺上葉切除 … 95
- b. 右肺中葉切除 … 104
- c. 右肺下葉切除 … 108
- d. 左肺上葉切除 … 113
- e. 左下葉切除 … 119
- f. 右上中葉切除 … 124
- g. 右中下葉切除 … 125

B．肺葉切除以外の縮小手術 … 127
- ① 肺部分切除 … 128
- ② 肺区域切除術 … 131
  - a. 右 S^1 区域切除 … 134
  - b. 右 S^2 区域切除 … 136
  - c. 右 S^1+S^2 ブロック切除 … 138
  - d. 右 S^3 区域切除 … 139
  - e. 右 S^6 区域切除 … 139
  - f. 右肺底区域切除 … 142
  - g. 左 S^1+S^2 区域切除 … 144
  - h. 左上(大)区域切除 … 146
  - i. 左 S^4+S^5(舌)区域切除 … 151
  - j. 左 S^6 区域切除 … 153
  - k. 左 S^8 区域切除 … 153
  - l. 左肺底区域切除 … 153
  - m 拡大区域切除 … 154

C．肺全摘術 … 157
- a. 右肺全摘術 … 157
- b. 左肺全摘術 … 163
- c. Completion pneumonectomy（遺残肺全摘，残存肺全摘）… 167

D．縦隔リンパ節郭清 … 172
- a. 右縦隔リンパ節郭清 … 172
- b. 左縦隔リンパ節郭清 … 178

E．胸壁合併切除と再建 … 182
- a. 合併切除 … 182
- b. 胸壁再建 … 184
- c. 前胸壁の切除・再建 … 185

F．パンコースト(Pancoast)肺癌 ……………………………………… 186
　　　　　a. 背側アプローチの手術 ……………………………………… 187
　　　　　b. 前方アプローチによる手術 ………………………………… 190
　　　　　c. Hook アプローチによる手術 ……………………………… 190
　　　G．血管形成術 …………………………………………………………… 192

16 転移性肺腫瘍切除術 ……………………………………………………… 196

17 胸腔鏡による肺癌手術 …………………………………………………… 197
　　　A．胸腔鏡下肺葉切除(VATS 肺葉切除) ……………………………… 198
　　　　　a. VATS 左上肺葉切除 ………………………………………… 199
　　　　　b. VATS 右上葉切除 …………………………………………… 200
　　　　　c. VATS 右中葉切除 …………………………………………… 202
　　　　　d. VATS 左下葉切除 …………………………………………… 205
　　　　　e. VATS 右下葉切除 …………………………………………… 208
　　　　　f. VATS 右 S^1 区域切除 ……………………………………… 214
　　　　　g. VATS S^2 区域切除 ………………………………………… 216
　　　　　h. VATS S^6 区域切除 ………………………………………… 217
　　　　　i. VATS 右肺底区切除 ………………………………………… 219
　　　　　j. VATS 左上区切除 …………………………………………… 220
　　　　　k. VATS 左舌区域切除 ………………………………………… 222

18 気管管状切除・再建 ……………………………………………………… 224

19 気管支形成術 ……………………………………………………………… 229
　　　　　a. 右スリーブ上葉切除 ………………………………………… 229
　　　　　b. 右スリーブ中葉切除 ………………………………………… 232
　　　　　c. 左スリーブ上葉切除 ………………………………………… 233
　　　　　d. 右スリーブ肺全摘術 ………………………………………… 235
　　　　　e. Wedge 切除と再建 …………………………………………… 237
　　　　　f. 左スリーブ肺全摘術 ………………………………………… 237
　　　　　g. 肺門授動 ……………………………………………………… 241

20 特殊な気管分岐部切除・再建術(端々・端側吻合法) ………………… 242
　　　　　a. One stoma 型再建 …………………………………………… 242
　　　　　b. Montage 型再建 ……………………………………………… 242
　　　　　c. Montage 型再建の術式 ……………………………………… 244
　　　　　d. Double barrel 型再建 ……………………………………… 245

21 隣接臓器合併切除 ... 247
 a. 心外膜合併切除 ... 248
 b. 左房合併切除 ... 249
 c. 大動脈壁合併切除 ... 252
 d. 椎体(合併)切除 ... 254
 e. 上大静脈合併切除 ... 257

22 びまん性中皮腫 ... 260
 a. 壁側胸膜切除(Pleurectomy) ... 260
 b. 右側胸膜肺全摘術 ... 261
 c. 左側胸膜肺全摘術 ... 266

23 胸壁腫瘍 ... 268

24 膿胸 ... 270
 A．急性期後膿胸(線維素膿性期) ... 270
  a. 胸腔鏡下フィブリン除去術(胸腔鏡下肺剝皮) ... 271
 B．慢性膿胸 ... 272
  b. 膿胸腔開窓術 ... 272
  c. 肺剝皮術(Decortication) ... 276
  d. Extrapericostal air-plombage(骨膜外空気充塡術，近中法) ... 278
  e. (膿胸に対する)胸膜肺全摘術 ... 280

25 肺瘻・気管支断端瘻 ... 281
 A．肺瘻 ... 281
 B．気管支(断端)瘻 ... 282
 C．大網(Omentum)を利用した膿胸腔と瘻孔閉鎖 ... 285
 D．筋肉(弁)充塡術 ... 292

26 胸壁膿瘍(前胸壁切除，再建) ... 294

27 縦隔疾患の外科 ... 298
 a. 拡大胸腺摘出術 ... 299
 b. 胸腔鏡下拡大胸腺摘出術 ... 302
 c. 縦隔腫瘍(胸腺腫瘍) ... 305
 d. 縦隔腫瘍(胸腺腫瘍以外) ... 309

28 縦隔膿瘍 ... 310

29 囊胞性肺疾患 ... 314
A．自然気胸 ... 314
B．月経随伴性気胸 (Catemenial pneumothorax) ... 316
C．血気胸，血胸 ... 317
D．巨大肺囊胞 ... 318
E．Lung volume reduction surgery (LVRS) ... 321

30 炎症性 (感染性) 肺疾患の外科 ... 323
A．肺結核・気管支結核 ... 323
B．感染性肺囊胞 ... 325
C．肺アスペルギルス症 ... 326

31 気管支拡張症 ... 327

32 肺化膿症，肺結核，非結核性抗酸菌症 ... 328

33 胸膜生検，肺生検 ... 329
A．胸膜生検 ... 329
B．肺生検 ... 331

34 胸管結紮 ... 334

35 胸腔鏡下交感神経切除 ... 338

36 術中迅速組織診・細胞診法 ... 340

37 心外膜切開 (心囊開窓) ... 343

38 漏斗胸 ... 346
a．Nuss 法 (胸骨挙上術) ... 346
b．胸骨翻転術 ... 349

39 鳩胸 ... 350

40 先天性肺疾患 ... 351
A．肺分画症 ... 351
B．肺過誤腫 ... 353

C．横隔膜弛緩症 ………………………………… 354
　　D．肺動静脈瘻（Pulmonary arteriovenous fistula）……… 355

41 小児の呼吸器外科疾患 …………………………………… 356
　　A．CCAM(Congenital cystic adenomatoid malformation)…… 357
　　B．肺分画症 ……………………………………… 358
　　C．気管狭窄症 …………………………………… 359
　　D．気管・気管支軟化症 ………………………… 360
　　E．肺葉性肺気腫 ………………………………… 360
　　F．気管食道瘻（食道閉鎖症）…………………… 361
　　G．炎症性肺嚢胞 ………………………………… 362

42 胸部外傷 ……………………………………………………… 363
　　A．（多発）肋骨骨折 ……………………………… 364
　　B．肺裂傷 ………………………………………… 365
　　C．気管・気管支損傷 …………………………… 366

43 縦隔鏡 ………………………………………………………… 367

44 頸部リンパ節生検 …………………………………………… 369

45 腋窩リンパ節生検 …………………………………………… 371

46 胸腔ドレーン挿入 …………………………………………… 372

47 気管切開 ……………………………………………………… 374
　　A．標準的気管切開法（一般的方法）…………… 374
　　B．気管切開（キット法）―経皮的気管カニューレ挿入法 …… 377
　　C．輪状甲状間膜切開（ミニ気管切開）………… 378

48 肺血栓症 ……………………………………………………… 381

49 肺移植 ………………………………………………………… 383
　　A．脳死肺移植 …………………………………… 384
　　　　a．脳死ドナー肺摘出 ……………………… 384
　　　　b．レシピエント肺の摘出 ………………… 384
　　　　c．脳死下両側肺移植 ……………………… 388

B．生体肺移植 ……………………………………………………………… 388
      a. レシピエント肺の摘出と吻合 ……………………………………… 388
      b. 手術手順のまとめ ………………………………………………… 391

50 Robotic surgery(ダ・ヴィンチ手術) …………………………………… 392

参考図書 …………………………………………………………………………… 395

索引 ………………………………………………………………………………… 397

コラム一覧

1. 若手外科医の礼節と心得　26
2. 手術におけるチームワーク　30
3. 手術記録の記載　74
4. 手術内容の図示　171
5. 自由な外科の勉強　196
6. 胸腔鏡下肺区域切除(VATS区域切除)　223
7. 若い人の執刀チャンス　247
8. 外科医の務め　280
9. 手術が上手になるための個人的努力　313
10. インフォームド・コンセント(術前)　333
11. インフォームド・コンセント(術中,術後)　363
12. 手術における責任体制・環境作り　382
13. 手術記録は当日中に　393

はじめに（読者の方へ）

　本書は手術手技の解説書であることから，種々の肺切除法についての詳細な適応や選択，さらにはそれらによる手術成績などを解説する意図はない。それらはまだ臨床研究の一分野として，呼吸器外科医が日常的に検討・論議しているところである。また適応や手術法の選択などについては，各施設・大学などでの伝統あるいは違いが当然あるはずである。例えば肺葉切除を開胸して行うか，あるいは胸腔鏡で行うかについてはいまだ決定的な結論に至っておらず，その優劣については今後のエビデンスを中心とした歴史的評価にゆだねるしかないと考える。肺癌の根治的治療法の評価についてはエビデンスを基礎とした肺癌診療ガイドラインが出されているが，それはあくまでも過去の論文の検索において出てきた内容であり，今後の臨床成績の報告いかんで次々と変わる可能性のあるものである。

　しかし，そうではあってもその時代，時代で評価されるいろいろな手術法につき，（若手）呼吸器外科医は（可能であれば）すべてをマスターしておくことが望まれる。すなわちどのような手術症例に対しても，その時点で最も優れていると評価される手技をマスターし，自由に使いこなせる技術の習得が求められる。このような観点から本書では現在応用されている手術方法について，十分に評価されているものはすべて取り上げて解説することとした。

　例えば呼吸器外科医は肺癌手術は当然として頸部リンパ節の生検法から，気胸，膿胸などの手技のすべてを熟知しておかねばならない。また小児の呼吸器外科についても十分な理解を持っておく必要がある，望むらくは将来の呼吸器外科の発展のためにも肺移植の手技までも頭の中にたたき込んでおいていただきたい。一方，内視鏡手術については日進月歩の感があり，本書の執筆始めに取り上げた内容が執筆終了時には，もう別のものに変化しているという状況を何度も経験した。また手術法についても新しい技術や器具などが次々と紹介される感じで，普遍的に固まったやり方というのがまだ定まっていない状況である。したがって胸腔鏡手技に関して本書では著者の流儀でこれまで取り組んだ内容を紹介した。筆者は早くから内視鏡下手術に取り組んできた一人として，今後早期肺癌のほとんどは胸腔鏡を利用した手術法がルーチン化されるものと信じる。しかしたとえそうであっても開胸手術手技の十分な修得なくして胸腔鏡手術の完全なマスターはありえないと考えるので，本書はそのような観点から標準開胸についての解説を冒頭に置く形とした。どの方法においても基本的なところはすべてに共通するはずなので，若手外科医は各施設，各教室での独自の方法をさらに学ばれて，自分のスタイルというものを作りあげていっていただきたい。

　本書は著者の希望もあってタイトルの通り「呼吸器外科手術のすべて」を盛り込む内容になったと自負している。これから呼吸器外科手術に取り組もうとされる若手外科医を対象としたものであるが，ベテランの方にも手にとっていただく機会があればこれ以上の感謝はない。

I
呼吸器外科手術のための解剖

1 胸壁の解剖

呼吸器外科手術をスムーズに完遂するためには，胸腔内外の解剖をしっかりと把握しておくことが大切である．本章では手術実施にあたってポイントとなる解剖を，胸壁軟部組織，骨性胸壁，肺内血管，神経系などに分けてごく概略を述べることとする．

a. 筋肉

前胸壁の上方を占める筋肉は大胸筋〔musculus（以後M.と表記）pectoralis major〕，小胸筋（M. pectoralis minor），さらに側方にかかる前鋸筋（M. serratus anterior）である（**図1-1**）．大胸筋は胸骨，第1～7肋骨，鎖骨の前方1/3を起始部として，斜めに走行して上腕骨大結節稜を付着点（停止）とする．小胸筋は大胸筋の下に存在し，肩甲骨烏口突起を起始部として第3～5肋骨の前端を付着部とする．前鋸筋は長胸神経〔nervus（以後N.と表記）thoracicus longus〕の神経支配を受け，第1～8肋骨外側面を起始部として，肩甲骨内側面に付着する．腋窩部ではこの前鋸筋の後方に広背筋の内側縁が顔を出す（**図1-1**）．

背側胸壁を走行する筋肉群で呼吸器手術に関係の深いのは，広背筋（M. latissimus dorsi），僧帽筋（M. trapezius），大菱形筋（M. rhomboideus major），小菱形筋（M. rhomboideus minor）などである（**図1-2**）．広背筋は標準開胸手術で必ず直下に出てくる筋肉であり，その起始部は胸椎（Th）7-12棘突起，腸骨稜を起始部とし，上腕骨の小結節稜を付着部とする．僧帽筋はその上方で肩を中心に広く分布し副神経の支配を受ける．起始部は外後頭隆起，項靱帯，C_7，Th1-12の棘突起であり，肩甲棘，肩峰，鎖骨の外側1/3に付着する．僧帽筋の下に出てくるのが大菱形筋で項靱帯，C_7，胸椎（Th）7-12の棘突起を起始部とし，肩甲棘の起始部に付着する．この大菱形筋のさらに上方に位置するのが小菱形筋で胸椎（Th）2-5の棘突起に付着する．上記の筋肉群で構成される軟部胸壁の一部で，筋肉が欠損する場所があり，それは肩甲骨下角の下方内側で広背筋の上縁と僧帽筋の下縁で構成される三角部である．この部を聴診三角と呼ぶ（**図1-2**）．

さらに最も背側に位置する筋肉群として脊椎の側を縦走する脊柱起立筋群（M. erector spinae）がある．これは別名，軀幹伸筋（M. erector trunci）とも呼ばれ，棘筋（M. spinalis），最長筋（M. longissimus）などから構成される．

骨性胸壁を構成する肋骨と肋骨の間には肋間筋（M. intercostales）が存在し，肋間筋はさらに内肋間筋（M. intercosatales interni）と外肋間筋（M. intercostales extreni）で構成されている．前者が肋間の内側，後者が外側に位置する（**図1-3**）．

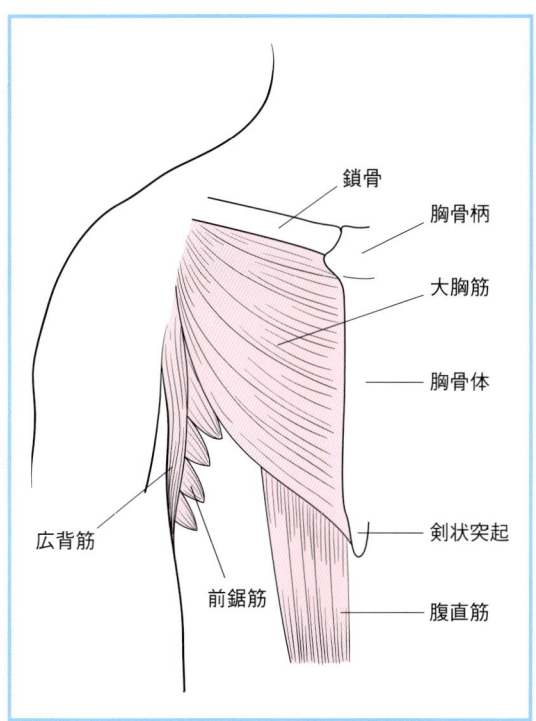

図1-1 前方胸壁筋群　前方胸壁では上半分を大胸筋が覆い，主に上腕骨と胸骨体部を結んで斜めに走行する。この大胸筋の下に小胸筋が存在する。腋窩部では広背筋の内側縁が顔を出し，その前下方を前鋸筋が走行する。

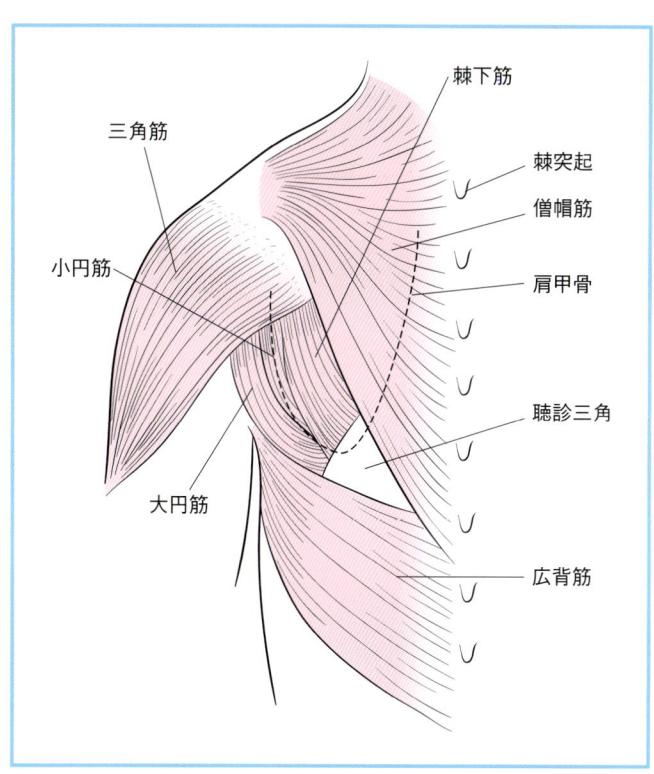

図1-2 背側胸壁筋群　背側胸壁では肩と脊椎棘突起を結んで広く僧帽筋が走る。そのやや下方を広背筋が腋窩から胸椎下方の棘突起を結んで走行する。この2つの筋肉間には三角形をなす空隙があり，これを聴診三角と呼んでいる。僧帽筋の奥には大菱形筋が存在し，この筋肉と広背筋ならびに脊椎起立筋との間では逆の三角形空隙が存在する。

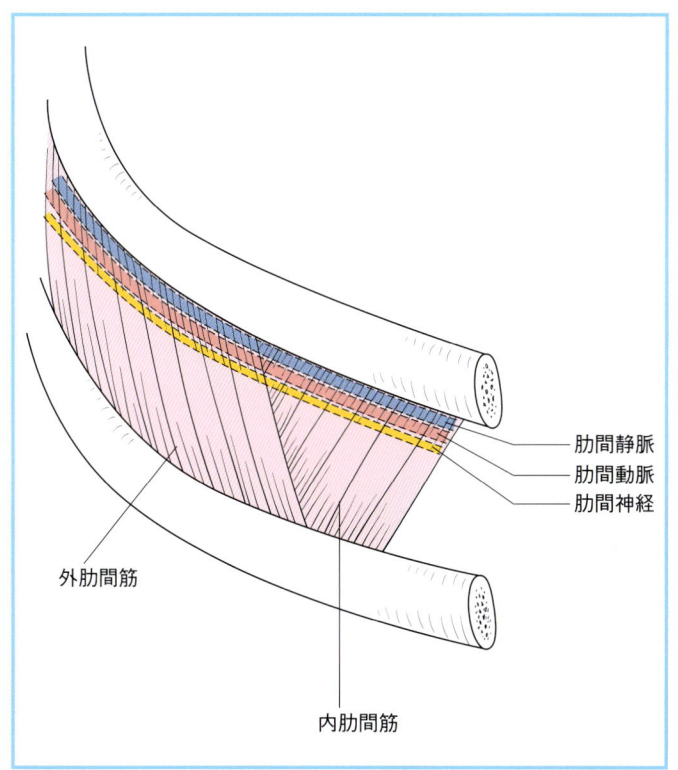

図1-3 肋間筋群，神経，血管
肋間は外側を走る外肋間筋と内側を走る内肋間筋とに分けられる。肋骨の下縁内側を肋間静脈，動脈，神経が走行する。

b. 骨

　前胸壁中央部に胸骨が存在する。上から胸骨柄，胸骨体，剣状突起の3部分で構成される。胸骨柄の両端は関節面を介して両鎖骨ならびに第1，第2肋骨とつながる（**図1-4**）。

　背側中央部に脊柱（胸椎）が走り，中心部に脊髄が存在する。胸椎は12個の胸椎椎体（Th1～12）と12対の両側肋骨とで前方胸骨に連結している。12対の肋骨群の中，第6～10肋骨群は前方で合していわゆる肋骨弓を構成する（**図1-4**）。第3から第10肋骨までが胸骨体部に付着するが，第11肋骨と第12肋骨とは途中で浮遊して前方胸骨には連結しない。各肋骨は骨膜で覆われていて，肋骨体中心部は骨髄となっている。また第1～10肋骨の先端部は肋軟骨となって関節面を介して胸骨に連結する。後方では脊椎に近接するあたりでカーブが強くなり，肋骨角と呼ばれる。さらに後方で脊椎横突起と肋骨結節の部分で接して肋骨頸となり，最先端は肋骨頭として肋骨窩で関節面を形成し胸椎に連なる（**図1-5**）。各肋骨群は背側上方ではやや水平に走り，下方になるほど傾斜を急にして側方から前方に走っている。

　他方，胸壁左右の背側には肩甲骨が存在し，さらに上方稜外側端で左右の上腕骨と関節面を形成する（**図1-6**）。肩甲骨の最下端は肩甲骨下角と呼ばれ，後側方切開を置く場合の重要な目安となる。この下角の直下がおおよそ第4～5肋骨に相当してくる。

c. 血管系

　胸壁肋間を走る血管は肋間動脈，肋間静脈である（**図1-3**）。この2本は肋間神経と並んで肋骨下縁の内側を背側から前方に向けて走っている。肋間動脈は下行大動脈から分枝し，肋間静脈は胸椎近傍で右側は奇静脈，左側は半奇静脈に合流して，いずれも上大静脈に流入する。

　前方胸骨の両側を内胸動脈，静脈が並んで縦走する（**図1-7**）。いずれも胸骨左右縁の1cmほど外側を走っており，右内胸動脈は腕頭動脈から鎖骨下動脈に移行するあたりより分枝し，また左内胸動脈は左鎖骨下動脈から分枝して，下方に走った後に上腹壁動脈と合流する。内胸静脈は上方に走り両側の腕頭静脈に合流する。

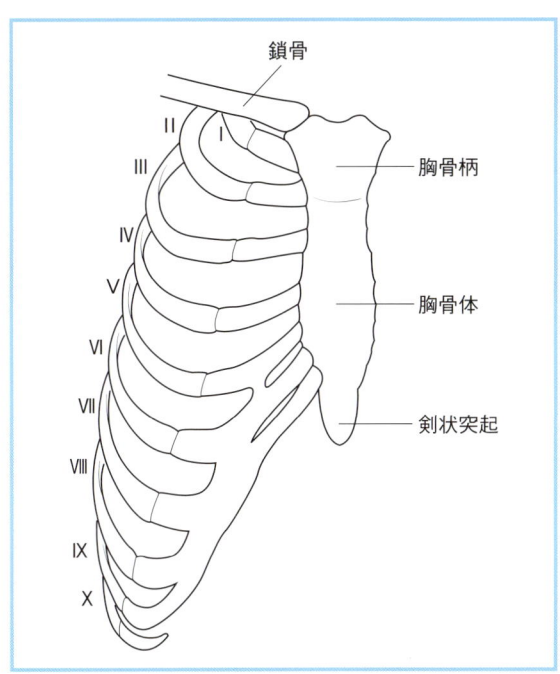

図1-4 胸骨と肋骨の構造 胸骨は上方から，柄部，体部，剣状突起部の3部で構成されている。柄部に鎖骨と第1～2肋骨が付着し，第3～10肋骨までが胸骨体部に付着する。第6～10肋骨は下方で合体して，肋骨弓を形成する。第11～12肋骨はいわゆる浮遊肋骨で背側胸部にとどまる。

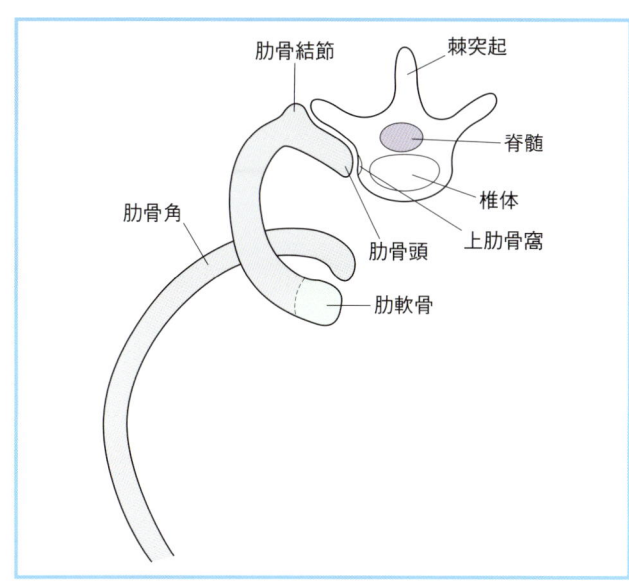

図1-5 肋骨と胸椎の構造 胸椎は12個の椎体（Th1～12）と椎間で構成され，椎体の前方中央を脊髄神経が縦走する。椎体の上肋骨窩で各肋骨群と関節を形成している。肋骨群は背側上方ではやや水平に走り，下方にゆくほど傾斜を急にして側方から前方に走る。前方では一部が肋軟骨となり胸骨に付着する。

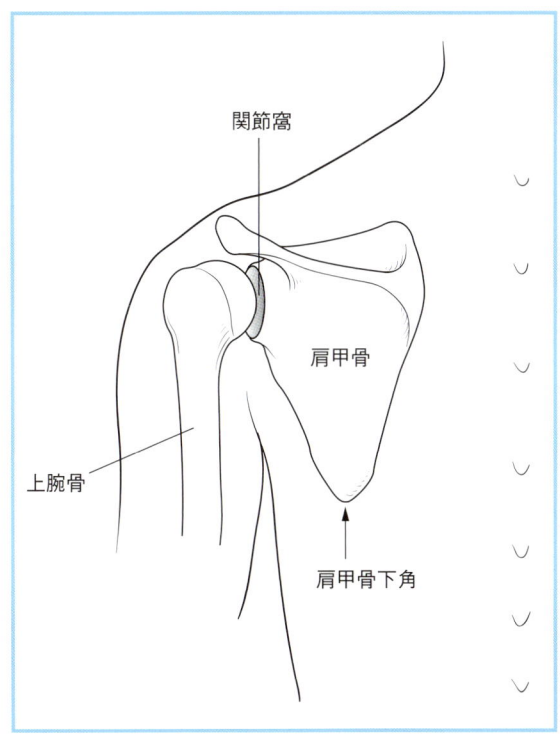

図1-6 肩甲骨の構成 肩甲骨は両側の上外側端で上腕骨と関節面を形成する。肩甲骨下端は後側方切開の際の目印となり，この直下が第(4～)5肋骨に相当する。

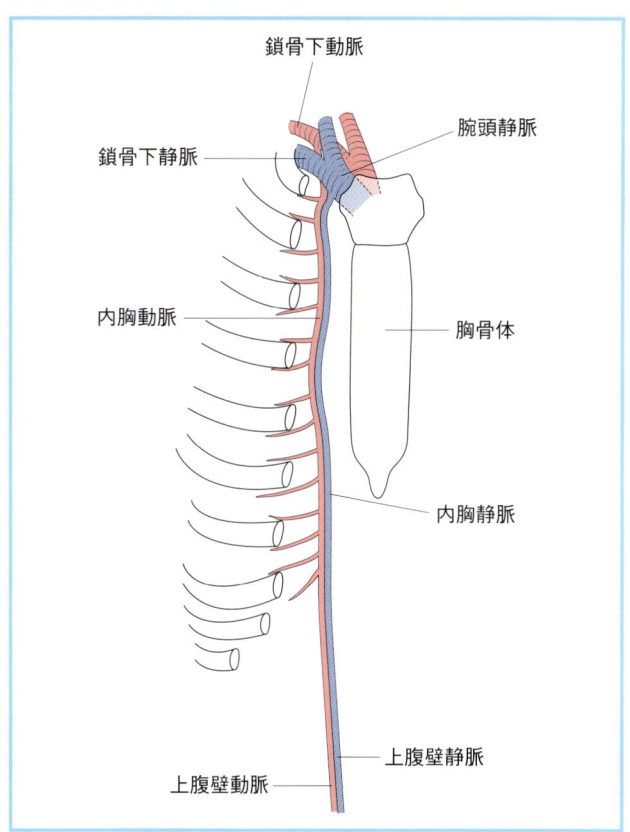

図1-7 内胸動・静脈の走行 前方胸壁の胸骨両側を内胸動・静脈が縦走する。これらの血管は胸骨側縁の1cmほど外側を胸腔に接して走行しており，内胸動脈は鎖骨下動脈から分枝し，内胸静脈は腕頭静脈に流入している。いずれもその末梢で腹部からの腹壁動・静脈に合流する。

2 胸腔内の解剖

a. 右側

　開胸時に認められる胸腔内構造は以下のようなものである。まず胸壁を全面にわたって被覆する壁側胸膜が存在する。この胸腔深部で縦隔胸膜となり縦隔，肺門臓器を被覆する。肺表面は臓側胸膜で覆われ，この両側胸膜間の間腔がフリーの胸腔として少量の胸水を貯留させている。右肺は上，中，下の3葉で構成されている。各肺葉はさらにいくつかの区域(segment)に分かれ，上葉はS^1，S^2，S^3の3区域，中葉はS^4，S^5の2区域，下葉はS^6，(S^7)，S^8，S^9，S^{10}の5区域に分かれる。S^7は右肺にのみ存在する。下葉のS^6以外をまとめて肺底区と呼称する。

　右側縦隔は上方に右腕頭動脈，前方に上大静脈，後方に気管が存在し，気管に近接して食道が縦隔下方に向けて走る。上大静脈と気管の間には上縦隔リンパ節を含む縦隔脂肪組織が存在する。胸腔の最背側には胸椎の椎体が突出しており，その左縁内側を食道が縦走する。各肋間を走る肋間静脈は第5胸椎の高さで合流して奇静脈(azygos vein)となり，前方の上大静脈に流入する(**図 2-1**)。

　右胸腔の神経系の走行については，重要なものが3つある。迷走神経，交感神経幹，横隔神経である。

　迷走神経は頸部から下降して縦隔の後方を走る。薄い縦隔胸膜の直下に存在し，右腕頭～鎖骨下動脈の直下で反転して反回神経となり気管に沿って上行する。さらに心臓枝，気管支枝，肺枝，食道神経叢などを出しながら，腹腔内に入ってゆく。交感神経幹は各椎体に一致する交感神経節で連結されつつ，胸部交感神経幹として胸椎の右側面を下降してゆく。横隔神経は頸部から胸腔内に入り，縦隔前方を降り，肺門の1横指前方を心膜表面を走って横隔膜に分布してゆく。

b. 左側

　左側肺は2葉に分かれ，上葉はS^{1+2}，S^3，S^4，S^5の各区域に，また下葉はS^6，S^8，S^9，S^{10}の各区域に分かれる。右と異なるのはS^{1+2}が1区域となっていること，S^7が欠損していることである。S^{1+2}とS^3とを合わせて上(大)区域，S^4とS^5を合わせて舌区域と呼ぶ。左側胸腔は心臓が大きく胸腔内に張り出しているのが特徴的である。心臓上から後方には大動脈弓～下行大動脈が走行し，大動脈弓からは前方で腕頭動脈が，また後方で左総頸動脈と左鎖骨下動脈が分枝している(**図 2-2**)。下行大動脈からは背側の肋間に向けて各肋間動脈が，また前方の気管支系に向けて2～3本の気管支動脈が走行している。その中の1本は右胸腔内に入り，右の気管支動脈として気管支に併走する(**図 2-3**)弓部下縁からはボタロー管が出て索状組織となって左主肺動脈とつながっている。胸腔前方には胸腺組織の

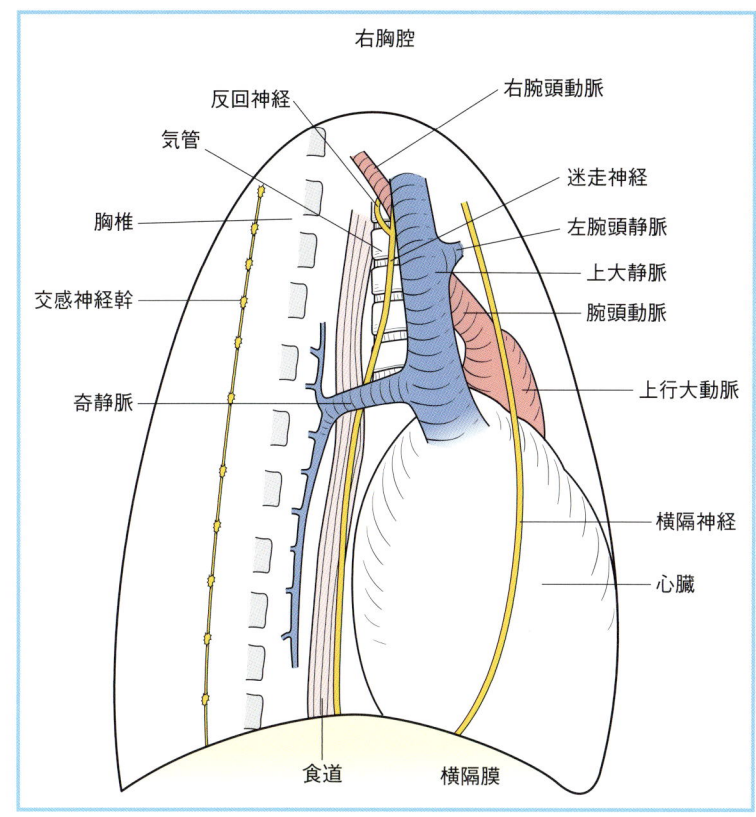

図 2-1　右側胸腔内の解剖　胸腔を占める3肺葉のほか，前方から中央を上大静脈が走行し，心臓に流入する。背側に胸椎が走行し，その左縁内側を食道が縦走する。胸椎のやや右側を交感神経幹が縦走する。肋間からの静脈流は第5胸椎の高さで合流して奇静脈となり，上大静脈に流入する。迷走神経は気管と上大静脈の中間を下行して後縦隔から腹腔に入り，また横隔神経は肺門の1横指前方で心嚢の側面を走って横隔膜に入ってゆく。

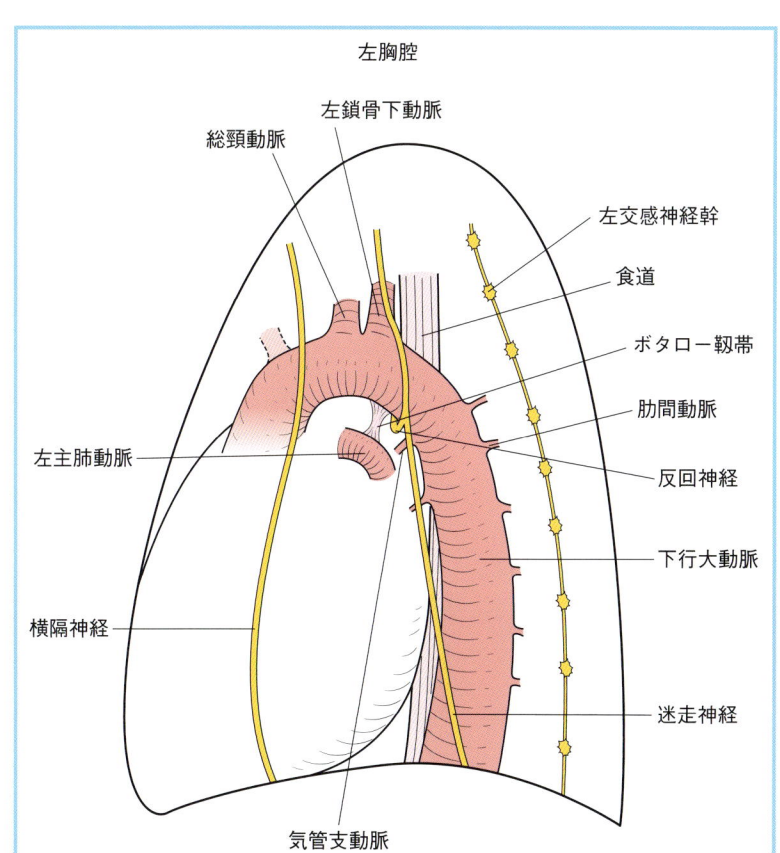

図 2-2　左側胸腔内の解剖　肺は2肺葉で構成され心臓が大きく張り出している。胸腔上方には大動脈弓とその分枝である左総頸動脈，鎖骨下動脈が上方に走行している。大動脈弓と左主肺動脈間にはボタロー靱帯が存在し，下行大動脈では各肋間動脈と2〜3本の気管支動脈を分枝する。食道はこの下行大動脈の内側を縦走する。迷走神経は大動脈弓部で反回神経を出した後，後縦隔を下降する。横隔神経は胸腔前方で大動脈弓を横切って下降し横隔膜に至る。

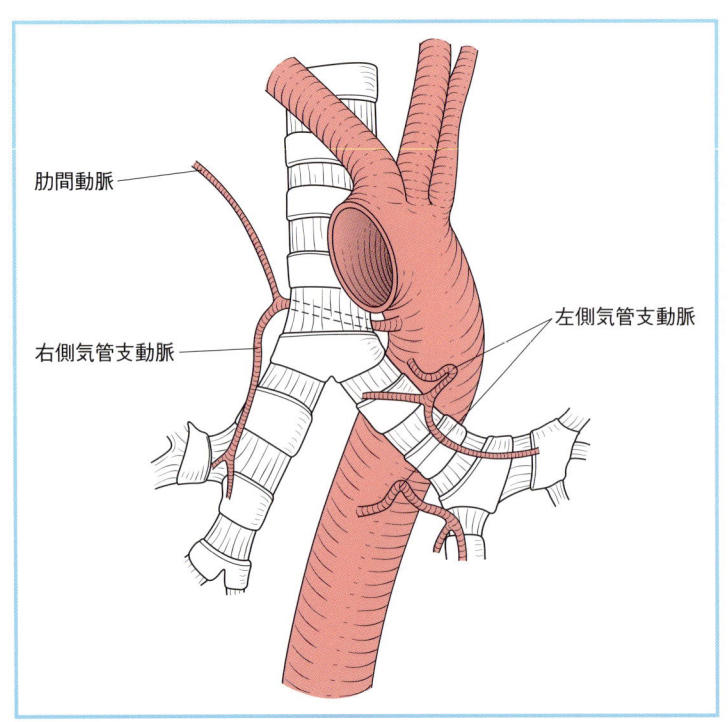

図 2-3 気管支動脈　通常右側は大動脈弓のやや下方から第 2 または第 3 肋間動脈および右側気管支動脈に分かれる 1 本の血管が分枝する。左側はそのやや下方から直接 2 本の左気管支動脈が分枝する。

左側が存在し，左側肋間静脈が合流した半奇静脈がその間を横切って上大静脈に流入する。食道は下行大動脈の奥を下降しており，右側に比して胸腔からかなり遠い位置にある。

　左側胸腔内の重要神経は右側同様に，迷走神経，交感神経幹，横隔神経の 3 つである。まず迷走神経は頸部から左鎖骨下動脈に沿って下降し，大動脈弓の直下で反回神経を出す。この神経は反転して左側気管壁に沿って上行し喉頭に入ってゆく。残った迷走神経本幹は縦隔後方を下行大動脈と並走して腹腔に入ってゆく。左側交感神経幹は下行大動脈に沿う形で，神経節で連結されながら同じく後腹膜腔に入ってゆく。横隔神経も右側同様に縦隔前方を走り，心膜表面を降りて横隔膜に分布する。この横隔神経には栄養血管である細い動脈が伴走している。

3 気管・気管支系の解剖

　気管は頸部気管と胸腔内気管とに分けられ，第4〜5胸椎近傍で気管分岐部となり，左右の気管支系に分かれる（**図3-1**）。気管を構成する気管軟骨輪は男女平均17〜18個とされ，馬蹄型の形で気管前方から側方さらに背部を支持する。最背側では軟骨は欠損しており，膜様部として極めて薄い膜様の組織につながっている。軟骨間は平滑筋が走っており，内腔は気管円柱上皮で覆われている。分岐部で約70°の角度で左右に第1次分岐する気管分岐部）。以後分岐を繰り返し第2次分岐で葉気管支に，第3次分岐で区域気管支に分かれてゆく。第17〜18次分岐で呼吸細気管支になり最終的な肺胞構造に移行する。

　左右の中枢気管支は気管分岐から葉気管支までを主気管支と呼ぶ。左主気管支は右主気管支に比して長く，その後，右は上，中，下の3葉気管支に分かれ，さらに上葉支はB^1，B^2，B^3に，中葉支はB^4，B^5にまた下葉支はB^7，B^8，B^9，B^{10}の各区域枝に分かれる。上葉の2次分岐から中葉支が分かれるまでの1本の気道を中間気管支と呼ぶ。左側は上，下葉の2葉であるが，前者の気管支はB^{1+2}，B^3，B^4，B^5に分枝し，後者はB^8，B^9，B^{10}に分枝する。

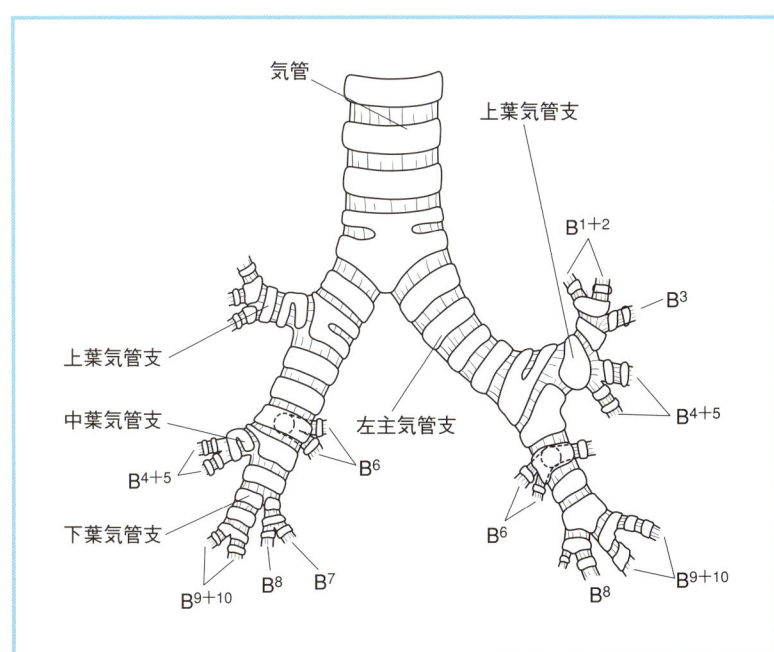

図3-1　気管支系の構造　気管は第4〜5胸椎の高さで左右の主気管支に分岐する。左主気管支は右に比べて長く，相互の分岐角度は約70°である。右は上葉気管支を分岐後，中間気管支幹を経て中・下葉気管支に分岐する。左は2次分岐で上・下気管支に分かれ，さらに上区と舌区気管支に分かれる。

4 肺血管系の解剖

　肺は肺動・静脈で代表される小循環系と，気管支動脈で構成される大循環系の二重の血管系支配を受けている。前者が低圧系でガス交換に関与する機能系血管，後者が気管支・肺胞系の栄養血管としての役割を果たすことはよく知られている。左右の肺動脈は気管支とほぼ並行する形で各肺葉に分枝する。これに上・下肺静脈が加わって肺内循環を構成するが，左右でそれらの走行がやや異なっている（**図 4-1，2**）。

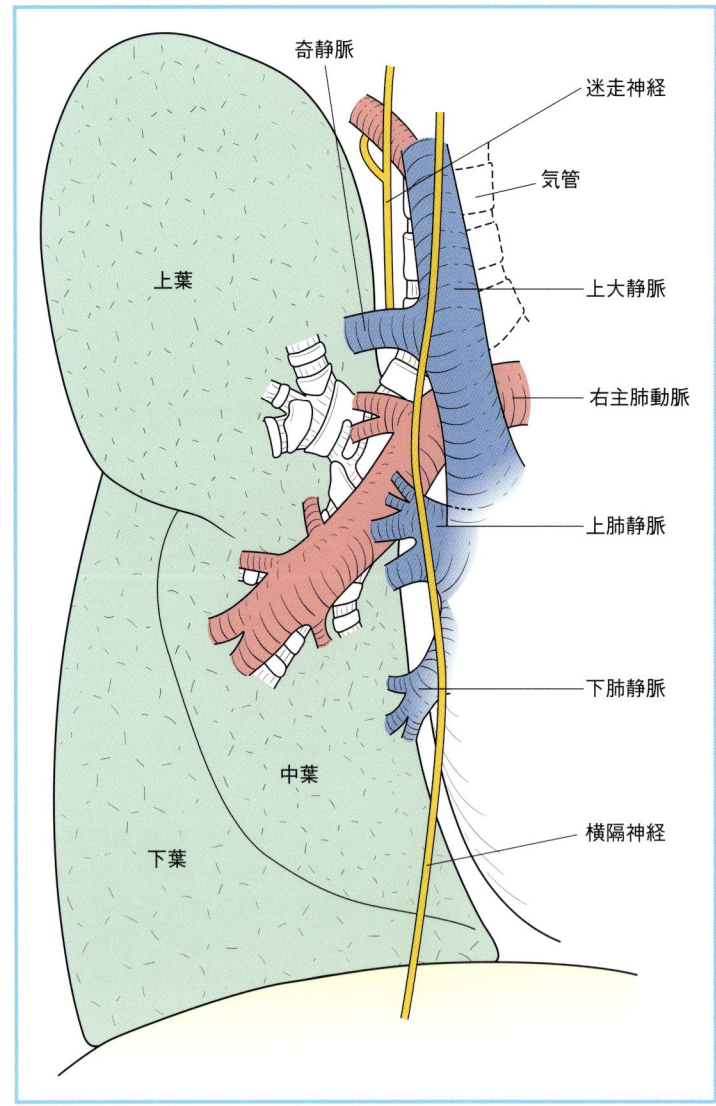

図 4-1　右縦隔, 肺門の血管系　上大静脈は奇静脈と合流後, 心嚢内に入ってゆく。上大静脈の裏側を右主肺動脈が走り, 胸腔内に出た後, 右上葉動脈を出して上肺静脈の背側を下降する。上肺静脈は肺門の最前方に位置し, また下肺静脈は下葉の後方で肺靱帯の上方に位置する。

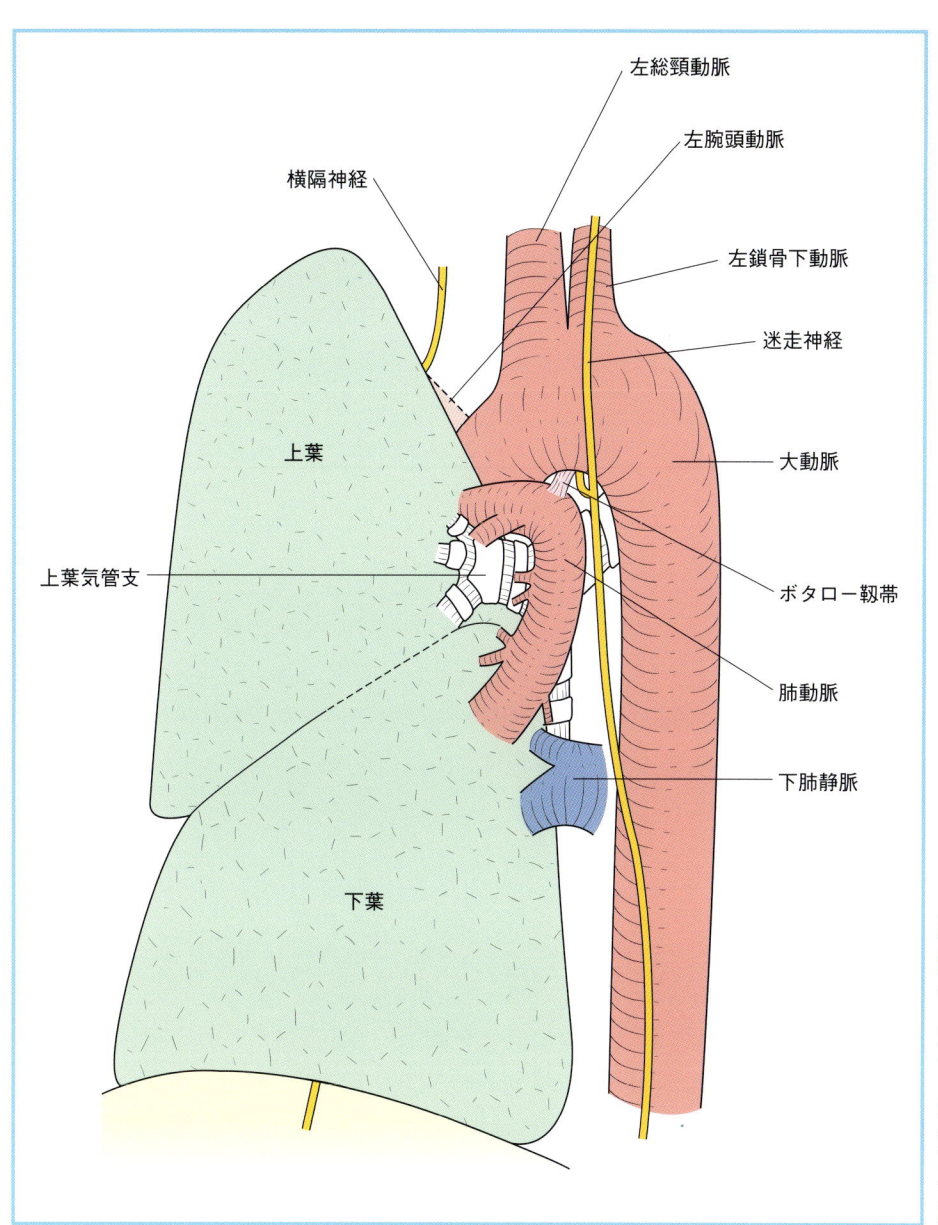

図 4-2 左縦隔，肺門の血管系　左主肺動脈は右に比べて短く，心嚢から胸腔内に出た後，大動脈に並行する形で下降する。上肺静脈は肺門の最前方に位置し，肺動脈と上葉気管支を挟む形で走行する。下肺静脈は下葉の背側で肺靱帯の上方に位置する。

a. 肺動脈

　心臓から出た肺動脈幹（Truncus pulmonalis）は左右の主肺動脈（A. pulmonalis dextra & sinistra）に分かれた後，気管支と並走する形で左右肺に入ってゆく。右の主肺動脈は左に比べて長く，上大静脈と縦隔部でほぼ直角に交差する形で走行する。まず最初に $A^2a+A^1+A^3$ で構成される右上幹動脈を出す。続いて肺門葉間部のところで A^2b を分枝し，中葉血管（A^4+A^5）および下葉血管系（$A^6+A^8+A^9+A^{10}$）に分かれてゆく。気管支の走行との関係は，右主肺動脈は右主気管支の前面を走り，右中間動脈幹（中幹動脈 A. truncus intermedius）は中間気管支幹の前側方を走り，右中葉支を乗り越える形で下葉に流入する。

　左主肺動脈は右に比べて短く，大動脈弓，下行大動脈の内側を並走する形で左肺内に流入する。主肺動脈からの最初の分枝は A^3 で，以後順に $A^{1+2}a$，$A^{1+2}b$，$A^{1+2}c$ といった細い上葉区域動脈を分枝しながら，肺門葉間部に至る。ここで前方に舌区の動脈である A^4 ならびに A^5 を出し，後方に下葉肺尖枝である A^6 を出す。その後 $A^8+A^9+A^{10}$ で構成される肺底区枝を分枝する。左気管支系の走行との関連は，主肺動脈が左主気管支を前方から乗り越える形で，その背側に出てきて，以後上葉気管支の後ろを通り，下葉気管支の前側方を下降する。これら気管支系との位置的関係で右上葉と左上葉に大きな違いがあり，右では前方から肺静脈，肺動脈，気管支と並ぶのに，左では肺静脈，気管支，肺動脈と並ぶ。

b. 肺静脈

　左右肺で酸素化された血液はいずれも上および下肺静脈に還流して左心房に流入する。右側では上肺静脈は肺門の最前面に位置し，主肺動脈より少し下方で肺に分枝している。一方，下肺静脈は肺下葉の最背側で，食道の前方を走行し上肺静脈とともに左心房に還流している。

　右上肺静脈は V^1，V^2，V^3 および中葉静脈（V^4，V^5）に分枝しており，このうち V^2 は中心静脈とも呼ばれ，上葉静脈中では最も太い静脈血管として，肺門から葉間面を後方に水平に走行する形をとる。一方，左では上葉の静脈血は V^{1+2}，V^3，V^4，V^5 に還流し，舌区の静脈血は V^4 と V^5 に環流する。また下肺静脈は左右とも V^6 と総肺底区静脈とで構成され，後者は $V^8+V^9+V^{10}$ の還流静脈が合体している。

　以上の肺静脈系は基本的に区域間を走行することから，区域切除の際には，その走行を確認しつつ切除する必要がある。区域を越えて区域間静脈を広く切断しすぎると，局所的な肺うっ血を生じて循環不全状態に至る可能性がある。

5 リンパ節

a. 肺リンパ節

呼吸器外科手術の中で最も中心となる肺癌手術において，郭清の対象となるリンパ節群には以下のようなものがあり，気管支肺リンパ節群（broncho-pulmonary lymph nodes）と肺内リンパ節群（intra-pulmonary lymph nodes）に分けられる。

b. 気管支肺リンパ節（肺門リンパ節）

主気管支周囲リンパ節（#10） hilar node：左右主気管支周囲に存在するリンパ節群

葉気管支周囲リンパ節（#12） lobar node：葉気管支周囲に存在するリンパ節群。上葉支周囲は#12u，中葉支周囲は#12m，下葉支周囲は#12lとなる。

葉気管支間リンパ節（#11） interlobar node：葉気管支間に存在するリンパ節群。右の

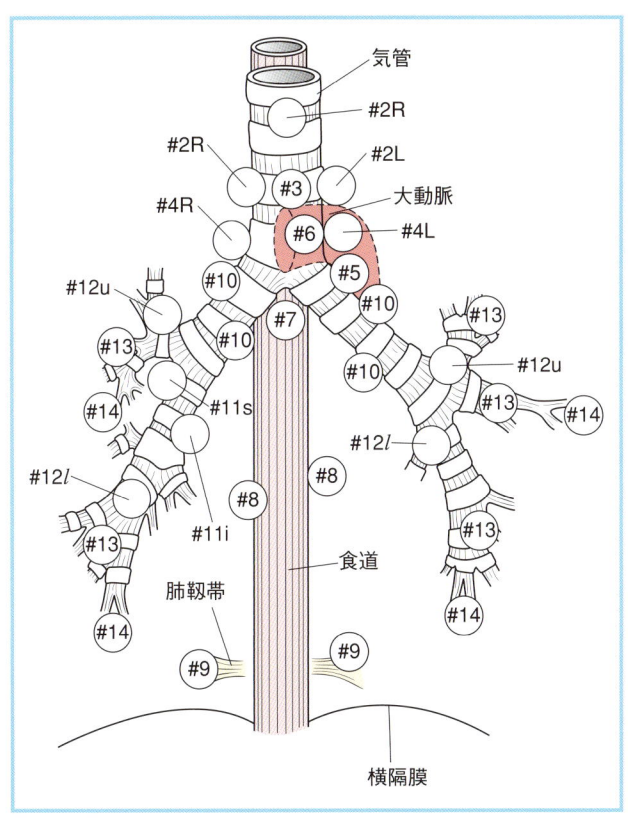

図 5-1 気管・気管支・縦隔・食道周囲リンパ節群の位置と station number

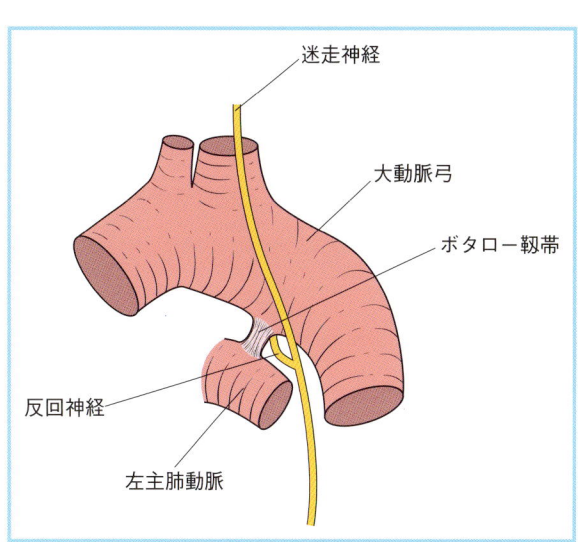

図 5-2 ボタロー靱帯　大動脈弓と左主肺動脈をつないでボタロー靱帯が存在する。これは胎生期の遺残血管で有り，内腔が開いていればいわゆる動脈管開存症となるが，多くは索状組織に変わっている。このすぐ側を迷走神経が反回（反回神経）して上行する。

場合は上中葉間に位置するものが＃11s，中下葉間に位置するものが＃11iとなる。

他方，肺内のリンパ節（肺内リンパ節）群は気管支系に沿って肺の末梢まで認められるが，肺癌手術で郭清の対象となり，かつ命名されているのは＃13，＃14までである（**図5-1**）。

　区域気管支周囲リンパ節（＃13）　segmental node：区域気管支周囲に存在するリンパ節

　亜区域気管支周囲リンパ節（＃14）　subsegmental node：亜区域気管支周囲，区域気管支よりさらに末梢気管支周囲のリンパ節

c. 縦隔リンパ節

(1) ボタロー靱帯(動脈管索)(図5-2, 4)

左大動脈弓の直下に胎生期動脈管の遺残物であるボタロー靱帯が存在するが，これは大動脈と左主肺動脈を連結する索状物で長さとして6〜7 mm程度である。内腔が開いていれば，いわゆる動脈管開存症となるが，多くは索状組織に変わっている。この部分は#5リンパ節（いわゆるボタローリンパ節）が存在する箇所で，またそのすぐ外側を迷走神経から分枝する反回神経が走り，気管壁に沿って上行している。リンパ節郭清時に最も慎重な操作が要求されるところである。

(2) 上縦隔リンパ節(図5-3, 4)

　上縦隔上部リンパ節（＃2）　superior mediastinal node：胸腔内気管の上1/3の周囲に位置する。縦隔最上部リンパ節であり，上方は鎖骨下動脈上縁の高さ，下方は左腕頭静脈上縁（気管と交叉する高さ）に位置するもの。

　傍気管リンパ節（＃2）　paratracheal node：気管の側面に位置するリンパ節。＃1と＃3リンパ節群の中間に位置するもの。左では総頸動脈，鎖骨下動脈周囲のリンパ節群である。

　前縦隔リンパ節（＃3a）　anterior mediastinal node：右側では上大静脈より前方に位置するリンパ節。左では前方の胸腺組織に接して左腕頭静脈の前壁と上行大動脈壁とを結ぶ線より前に位置するリンパ節群。

　気管前リンパ節（＃4）　pretracheal node：気管全面に位置するリンパ節。右側では上大静脈の後壁，左側では腕頭静脈後壁までのリンパ節群。

　気管後リンパ節（＃3p）　posterior mediastinal node：気管後方に存在するリンパ節群。

　気管気管支リンパ節（＃4）　tracheobronchial node：気管と気管支が鈍角をなす部分に存在するリンパ節。右では奇静脈の内側，主肺動脈の頭側にあるリンパ節群。左では大動脈弓の下縁内側で気管から主気管支移行部付近に存在するリンパ節群。

　大動脈下リンパ節（ボタローリンパ節，＃5）　subaortic or Botallo's node：大動脈弓と左肺動脈との間に存在するリンパ節。ボタロー靱帯周囲に存在する。

　傍大動脈リンパ節（＃6）　paraaortic node：上行大動脈の左側壁上に存在するリンパ節群。

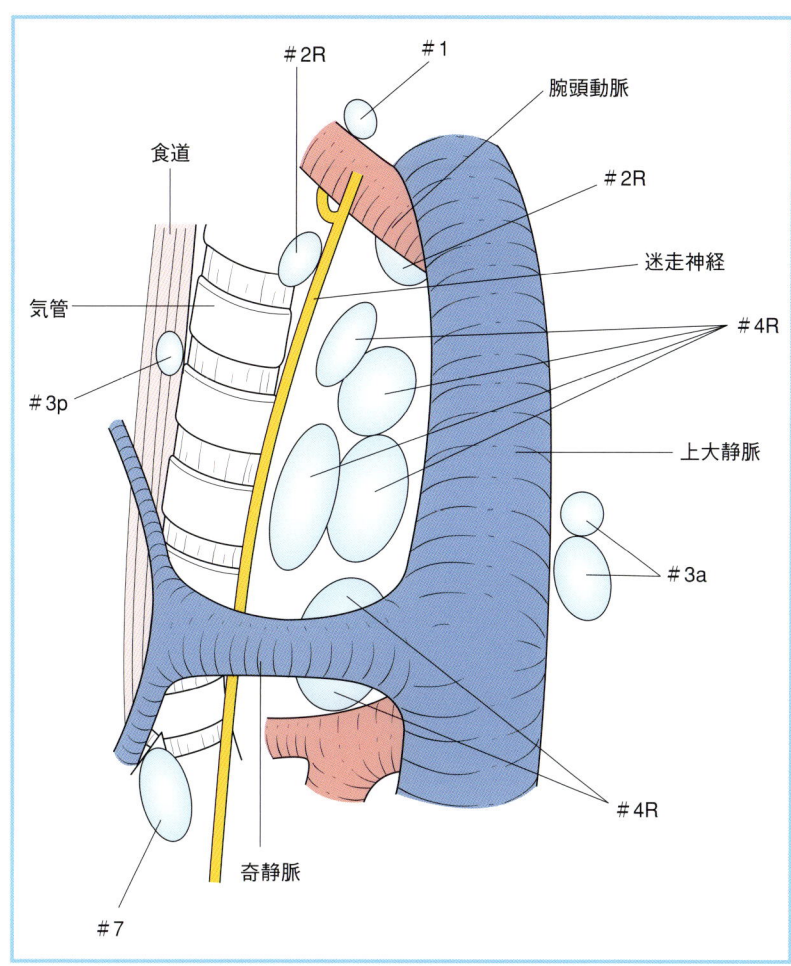

図 5-3 右上縦隔リンパ節　上大静脈と気管の間に多数，また奇静脈の下部で主肺動脈に接する箇所で＃4リンパ節が存在する。上大静脈の裏で腕頭動脈に接する箇所に＃2リンパ節が存在する。＃3p は気管の背側に位置するリンパ節である。

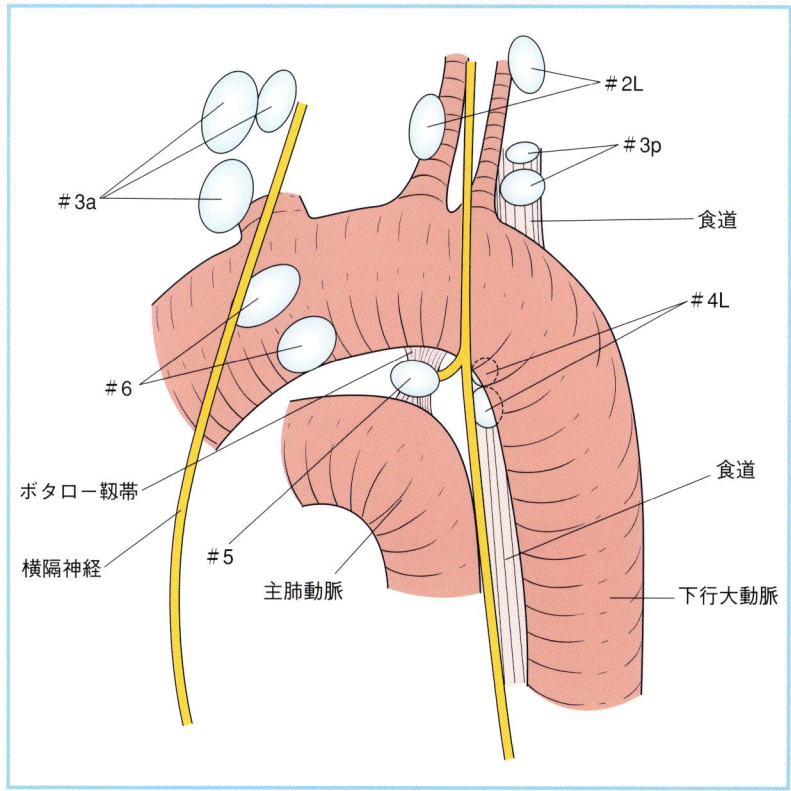

図 5-4 左上縦隔リンパ節　前方の胸腺組織に接して＃3a 群が存在する。大動脈弓表面，周囲に存在するリンパ節群が＃6である。ボタロー靱帯に接して存在するのが＃5リンパ節である。＃4L は大動脈弓の内側で気管左壁に乗っかった形のリンパ節群である。＃2L は総頸動脈，鎖骨下動脈周囲のリンパ節群である。

(3) 中縦隔リンパ節（図5-5, 6）

気管分岐部リンパ節（＃7）　subcarainal node：気管分岐下に存在するリンパ節群。左右肺のリンパ流が集中・交叉する部分である。主気管支周囲リンパ節も含まれる。

(4) 後縦隔リンパ節（図5-5, 6）

傍食道リンパ節（＃8）　paraesophageal node：気管分岐部より下で食道に接して存在するリンパ節群。

肺靱帯リンパ節（＃9）　pulmonary ligament node：肺靱帯内に存在するリンパ節群。

各肺葉の領域リンパ節については日本肺癌学会分類上，下記の基準が設定されている。

1a群（肺内）；左右各肺葉とも＃13，＃14まで。

1b群（縦隔）；左右各肺葉とも＃10，＃11，＃12まで。＃11，＃12についてはその存在部位により，s, u, m, l などの区別が必要。

2a群（縦隔）；左右各肺葉とも，＃2，＃3，＃4，＃7は共通。下葉に＃8と＃9が加わり，さらに左肺にのみ＃5と＃6が加わる。

2b群（縦隔）；左右とも＃3a，＃3pは共通。これに左上葉，右上，中葉で＃8と＃9リンパ節が加わる。

さらに第3群が存在するが，3a群は対側肺門リンパ節を，3b群は対側縦隔リンパ節を，3c群は左右鎖骨上リンパ節をさす。しかし，これらの第3群リンパ節は肺癌の根治手術の対象とはならない。

根治的な肺癌手術を行うためには，肺切除に加えて，それに伴う第1群，および第2a群のリンパ節郭清が完全に行われたもの（**ND2a**）との条件がある。

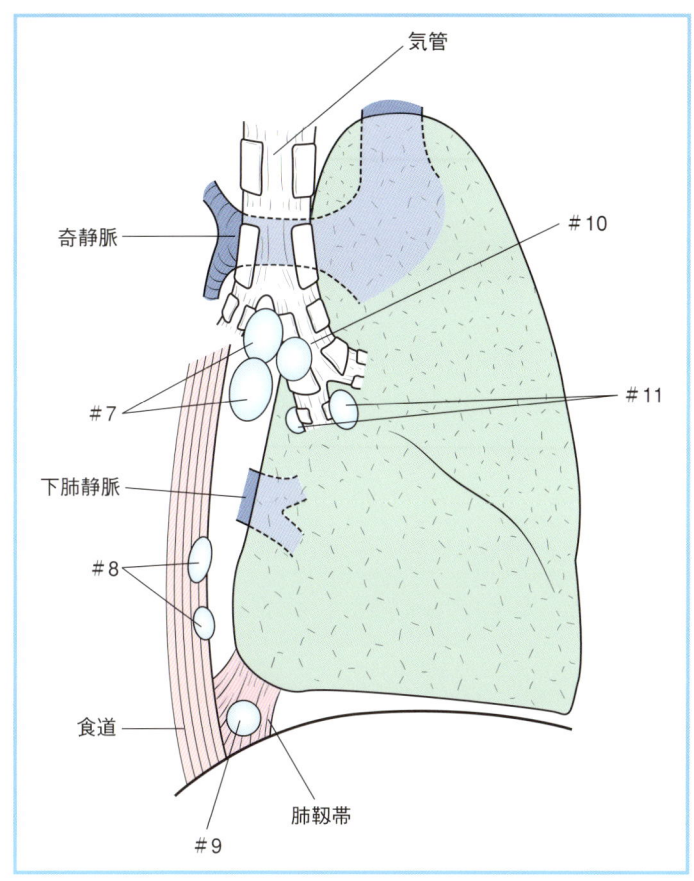

図 5-5　右中～後縦隔リンパ節　主気管支周囲リンパ節を#10，中間気管支幹周囲リンパ節を#11とする。#7は気管分岐下のリンパ節群である。#8リンパ節は食道壁周囲。#9リンパ節は肺靱帯に含まれるリンパ節群である。

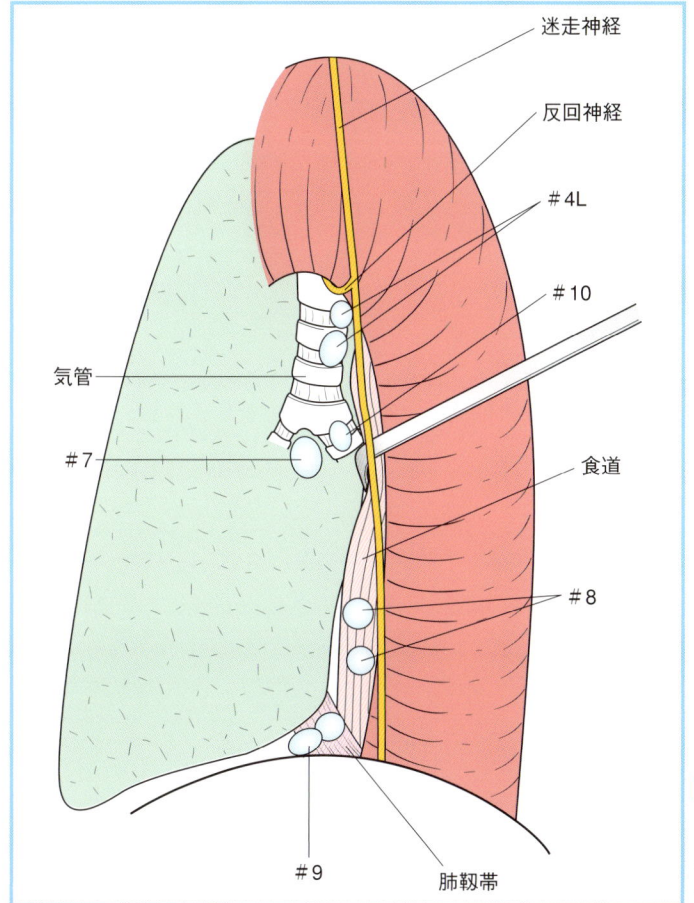

図 5-6　左中～後縦隔リンパ節　左主気管支周囲リンパ節が#10，気管分岐下リンパ節が#7である。食道周囲リンパ節が#8，肺靱帯内リンパ節が#9である。

II
体位・麻酔

6 体位

　呼吸器外科手術の基本体位は側臥位である。右側胸腔の手術には左側臥位を，また左側胸腔の手術には右側臥位をとる（図6-1）。一方，縦隔疾患を対象とする手術では胸骨正中切開を基本とすることから仰臥位をとる。標準手術における肺切除は一般に後側方切開をとることから軽く前傾（前のめり）とするが，前側方切開では逆の姿勢とする。いずれの場合も腹側あるいは背側に適切な大きさの枕（抱き枕，支え枕）を入れ，術者が手術を展開するのに最も適した位置に固定する（図6-2）。胸腔鏡手術などでは前方および後方にポート孔を設定することから，枕が入ると邪魔になるのでストッパーのみでの固定とすることが多い。ただし腰部を幅広の絆創膏などでしっかりと固定すること。術中に体位を手直しすることは大変面倒であるから，手術操作を前もって十分に検討し，そのために有利な体位を選ばなければならない。

　側臥位とした場合，下方に位置する腕は手台に載せて直角に前方に突き出す形とする。その際，腋窩（脇の下）部に柔らかい小枕を入れて，上腕の付け根が重みで長時間手術台に圧迫されないよう配慮する。上方にくる腕は別の手台に載せて固定する施設が多いようである。ただ上腕を高く挙上しすぎると，肩甲骨が後方に押しやられ背側の展開が不十分となる。また極端に上腕を前方に突き出したり，強く押し続けていると術中に肩関節の亜脱臼を起こすことがあるので注意する。筆者は，術側の上腕は大きな抱き枕を抱くような形で，自然に軽く垂らす形（自然位）としている（図6-2）。こうすると肩甲骨が前方に移動して背側胸壁が十分に展開されやすくなる。

　仰臥位をとる場合は両腕を十字状に左右に開かせるか，あるいは一方を体側に沿わせて固定シーツで包み込む（図6-3）。他方，点滴ルート，動脈血採血ライン，血圧測定のためのマンセット使用部位などは麻酔科医が定めるところであり，麻酔科医の判断に応じて両腕の位置が決定される。さらに薄手の枕（背枕）を両肩の下に入れて，軽く上前胸部を浮かす形とする（図6-3）。なお最近，深部静脈血栓による合併症発生の危険性が指摘され，通常の肺手術でも術中，両下肢に弾性ストッキングあるいはフットポンプを装着させることは長時間手術においては常識となっている（高齢者においては術中，術後に深部静脈血栓が肺に引っ掛かるリスクも指摘されており，術前エコーでそのような危惧がある場合は，前もって下大静脈フィルターを挿入しておくことが望ましい）。

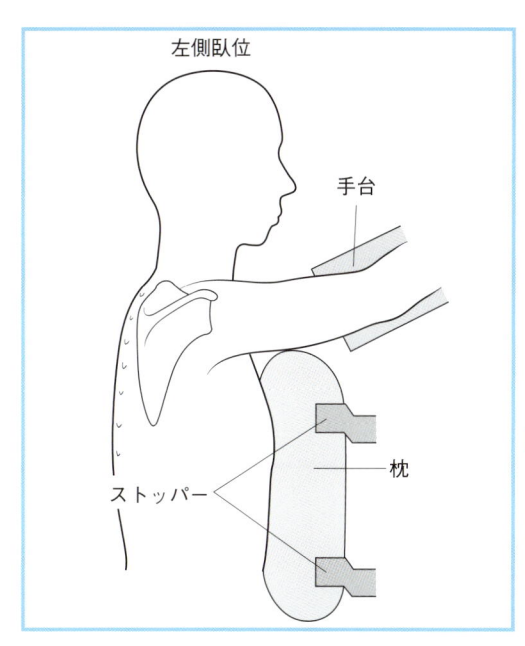

図 6-1　左側臥位の姿勢（手台利用）　手術操作や消毒などの邪魔にならないよう前方に抱き枕を置き，ストッパーで支える。上腕は自然と垂れ下げるかあるいは手台上に置く。定型的な後側方開胸は，やや前のめりの姿勢として肩甲骨下角が中心となる姿勢である。

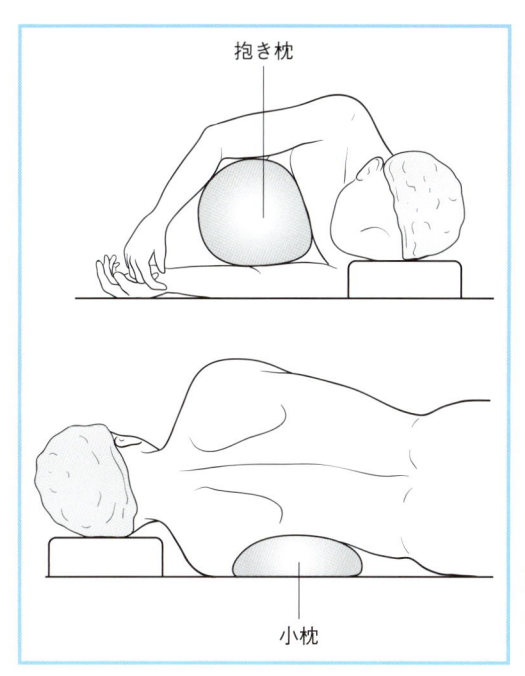

図 6-2　左側臥位の姿勢（抱き枕利用）　左側臥位を頭側からと，背側から見た図。腹側には大きな抱き枕，下方には腋窩枕を入れておく。

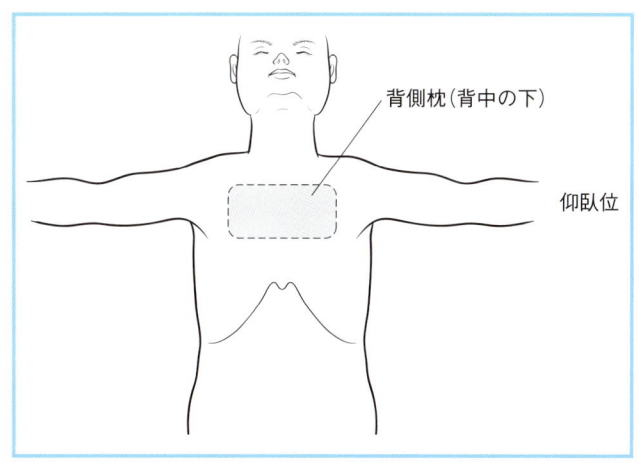

図 6-3　仰臥位の姿勢　両肩の下に薄手の枕を入れて前胸部が全体的に少し持ち上がる姿勢とする。両手を十字のように広げるか，あるいは片方を体に密着させて固定するかのいずれかである。一般には後者が多いが，麻酔科医師との話し合いで決める。

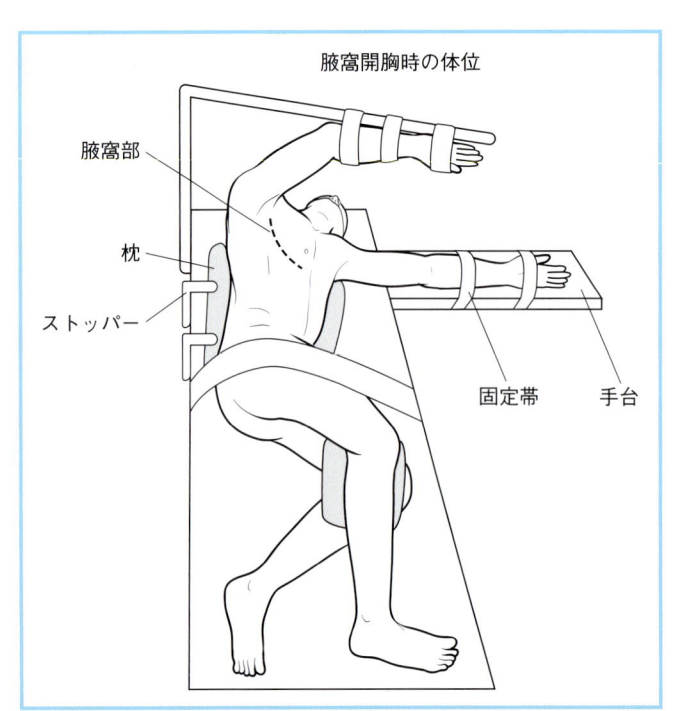

図 6-4　腋窩（前方）切開の姿勢
術側の腕を挙上して固定し，腋窩部が真下正面にくる姿勢。腋窩部が十分に開かれなければならないが，術側上腕の過度な伸展を避けること。

　腋窩切開あるいは胸腔鏡手術を行う場合の基本体位は十分に腋窩部を開くことにある（図6-4）。この際上方の腕は120°以内に挙上して手台などに固定する。腋窩部が真下正面にくるよう配慮する。腋窩部が十分に開かなければならないが，術側の腋窩をあまりに過伸展すると，長時間の手術後に上腕神経の一次的麻痺をきたすことがあるので注意が必要である。

7 麻酔法

　近年では double-lumen tube による左右別分離肺換気麻酔が一般的となっている。かつての single-lumen tube による全麻では，術側肺も換気されることから，手術医は膨張肺を押さえつけながらの肺門操作が大変であり，しかも分葉不全肺では血管剥離までに絶え間ないエア・リークに悩まされ手術が遅々として進まなかった。1970年代後半，米国から Robertshaw type double-lumen tube が導入され，同 tube を使用したわが国で初めての一側肺換気下手術が筆者によって実施された*。

　以後，この方法(左右別分離肺換気下手術)の安全性，有用性が確認され，今日では，より気管・気管支の形状に合い，操作性にも優れたブロンコ・キャス(図7-1)あるいはユニベント・チューブ(図7-2)が開発され，広く使用されている。なおユニベント・チューブは本来 single-lumen であり，対側気管支を閉塞するためのブロッカー・バルーンがついている。これを気管支鏡誘導下に挿入する。

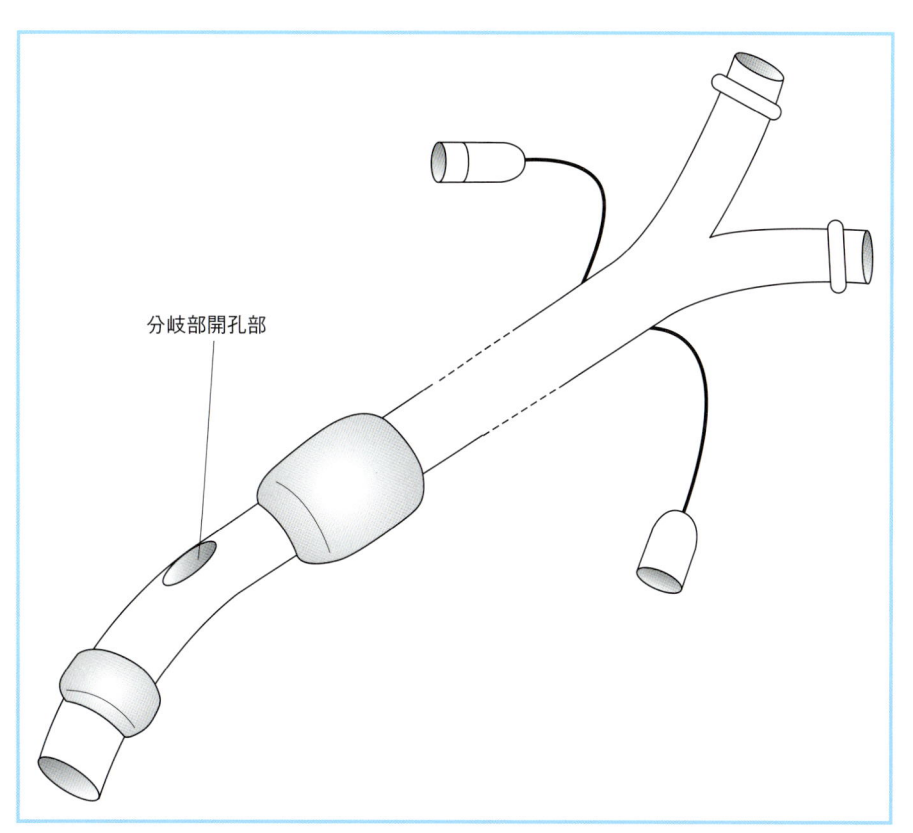

図7-1　ブロンコ・キャス(左側用)　右側と同じく double-lumen となっている。

---

*白日高歩, 他：開胸手術における Robertshaw type endo bronchial tube の使用経験. 胸部外科 32 巻：344-347, 1979.

手術室における麻酔法の選択，および処置については，原則的にすべて麻酔科医に一任すべきであるが，特殊な麻酔法を必要とする呼吸器外科手術（気管狭窄高度の症例，人工心肺下手術，肺移植など）については，念には念を入れた打ち合わせを行う必要がある。他方今日では，麻酔中の循環動態の安定，あるいは術後の疼痛緩和を得るために，硬膜外麻酔を併用することが一般的で，そのため，気管挿管までにある程度の時間が費やされることを予定に入れておかなければならない。よく使用されることの多いブロンコ・キャス（double-lumen tube）の挿管に際しても，ブロンコ・ファイバースコープによる位置の確認が必須となるが，気管分岐前後の観察に慣れていない麻酔科医に対しては，積極的なアドバイスを与えて，スムースに全身麻酔に移行できるよう協力すべきである。通常左側用の double-lumen tube はカフ位置の確認が容易であるが（**図 7-3**），右側用は右上葉口に相当する開孔部が適切な位置にあることの確認が難しく，術中しばしば開孔部がずれて無気肺あるいは低酸素状態となりやすい。したがって特別な必要性がなければ，いずれの側の開胸手術にも左側用ブロンコ・キャスを使用するほうがかえって安全である。なお仰臥位で double-lumen tube を挿入した後の側臥位への変換時，しばしばチューブのずれが生じ，ファイバースコープでの確認，是正をしないままで開胸手術に入ると，術中安定した麻酔が得られず慌てることがあるので注意を要する。

最近頻度の高くなった胸腔鏡下手術では，この分離肺換気による麻酔が必須であり，この麻酔法を選べない場合は胸腔鏡下手術は不可能である。またこの分離肺換気下に左右別々の麻酔器，換気モードで異なった呼吸をさせることも可能であり，ARDS，肺移植後の換気などに利用される。1 つ注意すべきは片肺換気下での麻酔の際に，しばしば 100％の純酸素による対側肺麻酔を行うが，長時間一側肺を純酸素にさらすと，酸素中毒による急性間質性肺炎の発生が危惧される。この点に関し，若い麻酔科医は経験が浅いので，具体的な指示（濃度の低下，両肺換気など）を適宜与えてゆくことも大切である。

また全身麻酔中にしばしば jet ventilation を使用することがある。例えばある特定の肺葉に酸素を常時送り込む必要のある場合で，気管支形成手術，肺の区域切離線の確認時などに特に有用である。

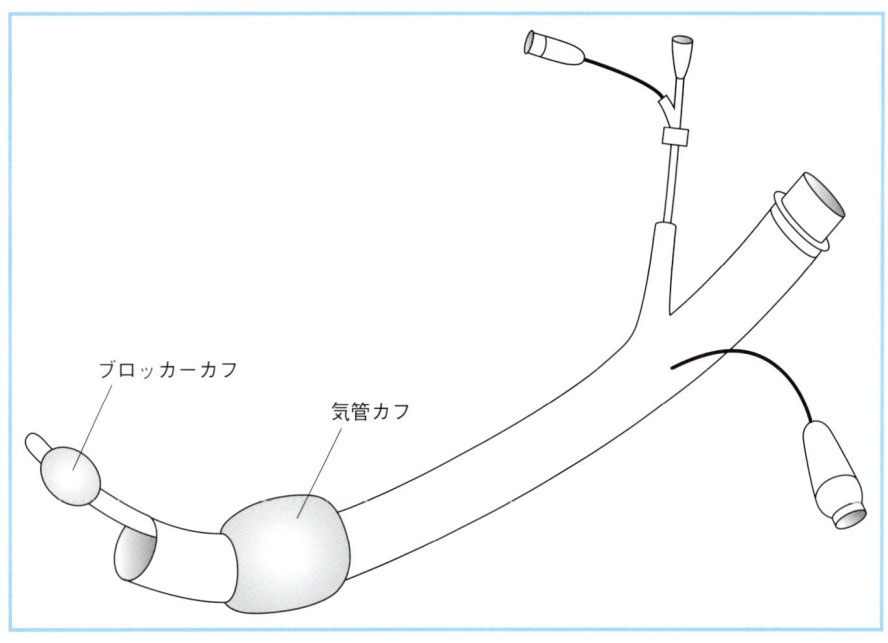

図 7-2　ユニベント・チューブ　single-lumen tube であり，対側気管支を閉塞するためのブロッカー・バルーンが付いている。これを気管支鏡下に挿入する。

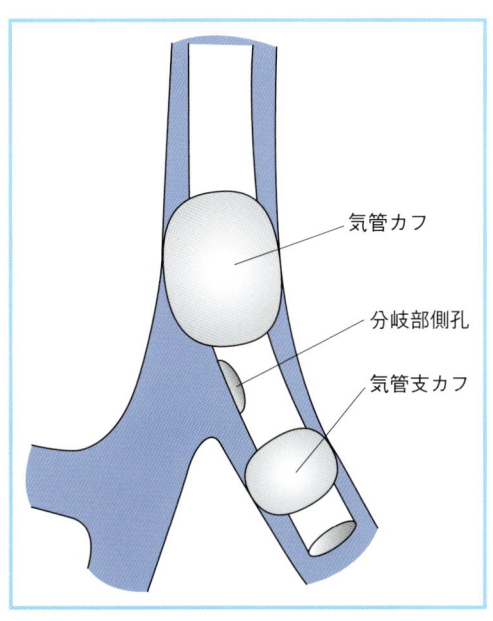

図 7-3　左側ブロンコ・キャスの挿入状況
挿管固定は右側に比し容易である。

コラム・1

若手外科医の礼節と心得

　外科は技術の伝達と習得に関して今日でも一種の徒弟制度の世界である。それは自学自習では技術を学びえない世界であるからだ。そして，直接に手を取って教え，教えられる場においてはやはりある種の師弟関係が生じることから，若い人は師にあたる先輩や上司への礼儀を失うべきでない。今日，外科の医局ではかつてのような厳しい上下関係はすっかり影を潜めてしまった。逆に，最近では，若い人たちの方に外科専門医，あるいはsubspecial専門医になるために必要十分な機会と指導を与えてもらうべきといった権利意識のようなものが濃厚に感じられる。しかしその権利意識を振り回さずに，若い人は謙虚に上司からの技術指導を請うべきである。そしてその指導に対して率直に感謝を述べなければならない。具体的には「ありがとうございます」と言う，ごくありふれた言葉が口から出なければならない。この言葉をなかなか口に出せない若者がいるが，それは本人にとって大きなマイナスである。その他，「お早うございます」が言えない人，「すみません」が言えない人，さまざまであるが，技術の習得に際して謝意が口に出せないのはよくないことである。教えてもらった内容の濃淡にかかわらず謙虚な姿勢でお礼を言う癖を身につけてほしい。

　このような礼節に加えて，若手外科医が気をつけるべきいくつかの心得がある。まず手術室に遅れて入るのはだらしないことである。特に先輩医師や，指導医の後に遅れて入ってはいけない。患者を手術台に移したり，写真をシャウカステンに並べたりと，いろいろ準備しなければならない仕事があるはずである。手術の前には必ずきちんと朝食をとるか，腹ごしらえだけはしておかねばならない。直接介助の看護師，あるいは手術に参加させた女子学生などが，術中に低血糖症状で倒れることがあるが，たいてい朝食抜きでその場にきていることが多い。また，そのようなハプニングが月曜日に集中していることも興味深い。理由は前夜の夜更かしであったり，週明けで体が勤務状況になじんでないことなどが考えられるようである。前夜に深酒で夜遅くまで騒ぐといった馬鹿げた行為は慎まねばならない。当然のことであるが，手洗いも上司や指導医に遅れるようなことがあってはならない。先に手洗いを済ませて，患者の消毒を終えて，清潔シーツをかけて上司，指導医を迎えるくらいの心がけが大切である。

　手術の後は患者の状況報告を忘れないようにしなければならない。特に手をとって教えてもらって執刀の役目を終えた場合は，逐一，術後の容態を報告する姿勢が望ましい。それを怠ると，上司，指導医は執刀医がどれほどの熱意で患者を診ているのか疑問視するであろう。当日，どんな用事があるにせよ黙って早々と病院を後にするような態度をとってはならない。上司，指導医は自分たちが指導して執刀させた患者の容態が一番心配なのである。病院を後にする前には，患者の容態が安定している旨を述べて帰宅する態度が望ましい。またその翌日は朝早く病院に来て，その患者の容態を真っ先に診て，上司に会ったときにいつでも報告できる用意をしておかなければならない。アルバイトに出かけるようであれば，まず患者の状態を朝早く見て，それからバイトに行くべきである。日曜日には病院に一度は顔を出すのが当然である。金曜日の手術ケースは去痰困難，誤嚥性肺炎など，何か問題が起こるとしたらまずこの日曜日に集中するからである。家族との生活，個人のライフ・スタイルの維持は大切である。しかし，担当医，執刀医としての義務は果たすべきである。だからもしゴルフに出かけるのなら，その前に病院に寄って患者の容態を診て，安心してから出かけるべきである。仕事も大切にし，家族も大切にする，それが一流の外科医である。

III

呼吸器外科の基本手技

8 皮膚切開

呼吸器外科領域では胸腔あるいは縦隔に到達するためのいろいろな開胸法が開発されている。それらは目的とする病変に到達するために最も近いルートとして，あるいは操作上に便利なアプローチ法として開発されたものである。呼吸器外科を専門とする外科医はどの方法でも状況に応じて展開できるよう，それらのすべてをマスターしておくことが望ましい。

比較的利用される機会の多い開胸法に以下のようなものがある。

1）後側方開胸法（postero-lateral thoracotomy）
2）腋窩開胸法（axillary thoracotomy）
3）前側方開胸法（antero-lateral thoracotomy）
3'）腋窩前方開胸法（axillo-anterior thoracotomy）
4）胸骨縦切開法（median sternotomy）
5）胸骨横断両側開胸法（trans-sternal bilateral thoracotomy）
　〔clamshell 開胸法（transverse sternothoracotomy）〕
6）前方 U 字開胸法（anterior U-shaped thoracotomy）
7）前方 L 字開胸法（anterior L-shaped thoracotomy）

呼吸器疾患に対する基本的切開線は弧状切開による後側方開胸である。体位は側臥位でやや前傾（前のめり）とする（前項の図を参照のこと）。そして肩甲骨下角部を切開線の指標とする。すなわち肺の上葉切除は皮膚切開がこの肩甲骨下角部にかかる弧状切開でスタートする。背側の頂点は肩からおおよそ一手掌置いたあたりがメスの起点である。続けて肩甲骨と脊椎のほぼ中央を下り，肩甲骨下角に接して後腋窩線に至る所を終点とする（**図 8-1，2**）。全体で 20 cm 程度の切開線である。中葉，下葉切除ならびに肺全摘の際は肩甲骨下角より一横指下方の弧状切開線とする（この直下が第 5 肋骨，第 5 肋間に相当）。このように常に，肩甲骨下角が切開線の中心となるが，状況に応じて背側頸部近くまで切り上げる場合（パンコースト腫瘍の手術），弧状切開にさらに垂直に下方への切開線を入れる場合（**図 8-3**，さらに第 7 肋間あたりで追加の小開胸時）と，いろいろな工夫が必要である。

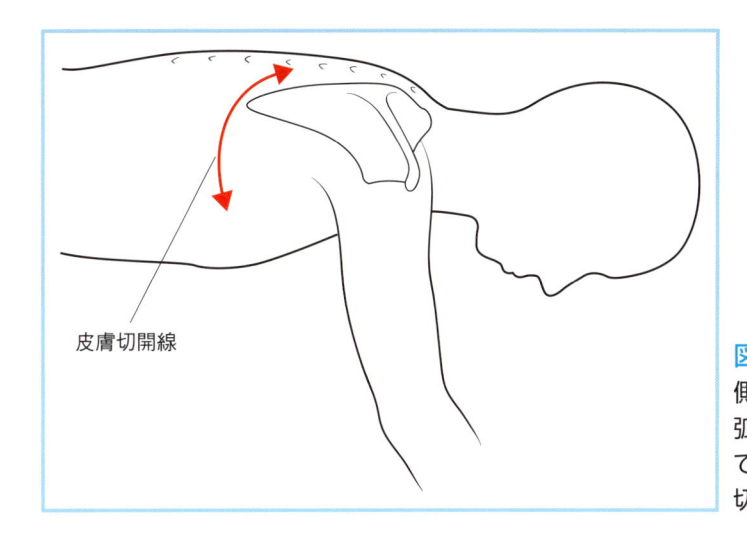

図 8-1　後側方開胸時の皮膚切開（側臥位）　後側方切開は肩甲骨下角にかかる約 20 cm 前後の弧状切開でスタートする。皮膚切開は必要に応じて延長すべきで，開胸に不要なほどの大きな皮膚切開を置くべきではない。

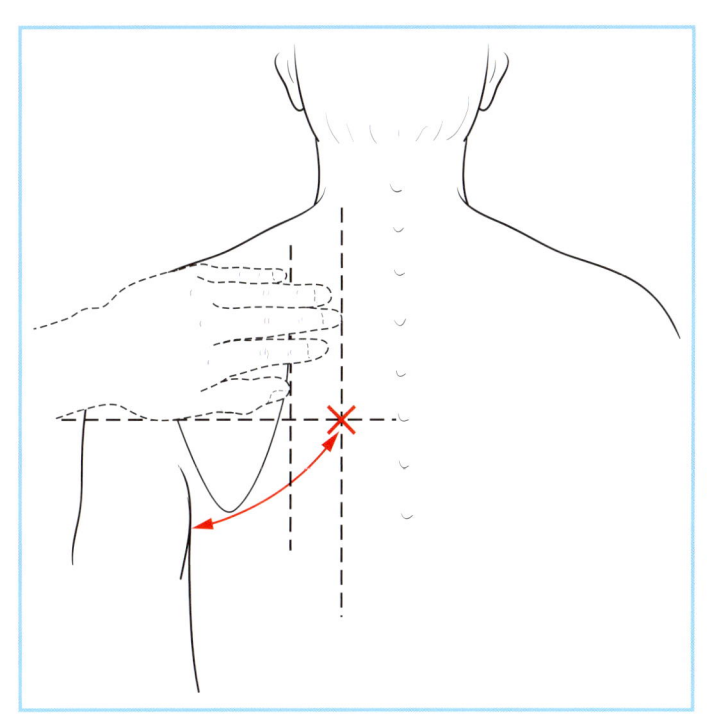

図 8-2　後側方皮膚切開　後側方皮膚切開の起点は肩甲骨側縁のほぼ中央で肩から約 1 手掌おいた位置とする。この切開線で肩甲骨下角の真下に通常，第 5 肋骨が存在する。上葉切除はこの切開線でよい。一方，中あるいは下葉切除は下角より 1 横指ほど下げた弧状切開が適当である。前方は中腋窩線あたりを終点とする。

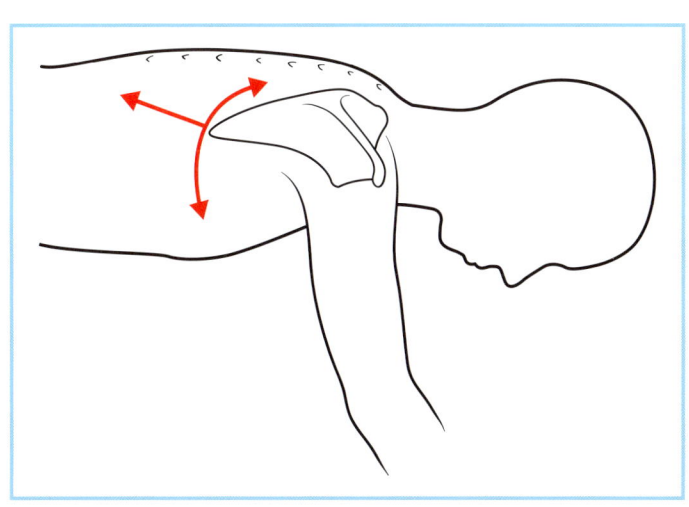

図 8-3　追加皮膚切開　通常の弧状切開に垂直斜め背側に追加切開を置いた図。横隔膜周囲の病変を扱う必要が生じたとき，1〜2 肋間下方で開胸を追加する場合に利用するとよい。

腋窩部を利用した開胸には肺尖領域の手術のための小開胸（腋窩開胸）と肺葉切除を行うための通常開胸（腋窩前方開胸，前側方開胸）がある。前者の皮膚切開は腋窩部にメスを入れ，そのまま8〜9cm下方に切開を下ろすが，後者では切開線をさらに斜め前下方に延長し，全体として約15cm前後の皮膚切開とする（図8-4a）。女性では乳房下縁に沿う形となる（このとき，乳房に切り込まないように注意すること）（図8-4b）。上記の肺葉切除以外にも前方病変の処理に有利である。

胸骨正中開胸では上方の起点は胸骨柄の上縁あたりとし，メス傷が着衣より大きくはみ出さないよう配慮する。胸骨上の皮膚正中を下降し，剣状突起よりやや下方を切開の終点とする。他方，巨大な縦隔腫瘍，両側転移性肺腫瘍あるいは両肺の移植手術など同一視野で一期的に両側胸腔の手術を行う場合は，胸骨を横断するいわゆるclamshell開胸（胸骨横切開胸法：transverse sternothoracotomy）が便利である。このときの切開線は両側乳房の下縁に沿った波状切開（第6肋間あたり）である（図8-5）。このほか開胸のための切開線は種々存在するが，いずれにしても病変処理に最も適した切開法を採用すべきであり，またどのような体位においても適切な形での開胸ができることが大切である。

コラム・2

手術におけるチームワーク

外科手術は1人で行われる作業ではない。特に呼吸器外科領域の手術は何人ものチームワークによってのみ達成される作業である。したがって手術前後の，お互いの連携作業に欠落部分があると作業がスムースに運ばない危険性が生ずる。特に他科の応援が必要な大きな手術の場合は，この連携に十分注意を払わなければならない。その連携作業の中心となるのは主治医である。例えば心臓の一部に浸潤した肺癌を例に挙げると，当然心臓血管外科の応援が必要となってくる。手術前のカンファレンスで出された方針に従って，どのような点で協力を仰ぐかにつき十分煮詰めてゆく作業が必要となる。麻酔の開始から終了まで全体の作業工程を図表のようなものにして，関係者に掲示してその工程で過不足がないか，よく検討してもらわなければならない。肺移植手術になるとさらに規模が拡大する。主治医としての連絡，調整役の責任は重い。

手術は一種の流れ作業なので，この流れのどこかでつまずくと後の作業がなかなかうまく進まないこととなる。例えば，術中に必要な検査（例えば迅速組織診断）の出し忘れなどがあると，その失敗をどうするか瞬時の判断が必要となる。失敗は失敗として指導者はそれを叱責し，主治医はそれについて謝り，さてその次のステップをどうするかを早く決めなければならない。手術を一時中断して急ぎ病理部門との交渉に入ってもよいし，迅速組織診断なしの手術に切り替えてもよい。その判断は手術を統括する責任者がすべきで，主治医は一時的にでも手術を降りて，病理部門との交渉あるいは患者家族への説明に走る必要が出てくるかも知れない。

あるいは術中によく経験させられるのが，手術器具の不足であり，これも流れ作業を円滑に進ませない大きな因子の1つである。原因は手術するドクター側とその準備をする手術室あるいは中央材料部との連絡不足であろう。お互いの思い込みで行き違いが生じていることが多い。手術前日にすべての作業を頭の中で想い描きながら，その準備状況が万全か否かチェックする癖を習慣にしておきたい。

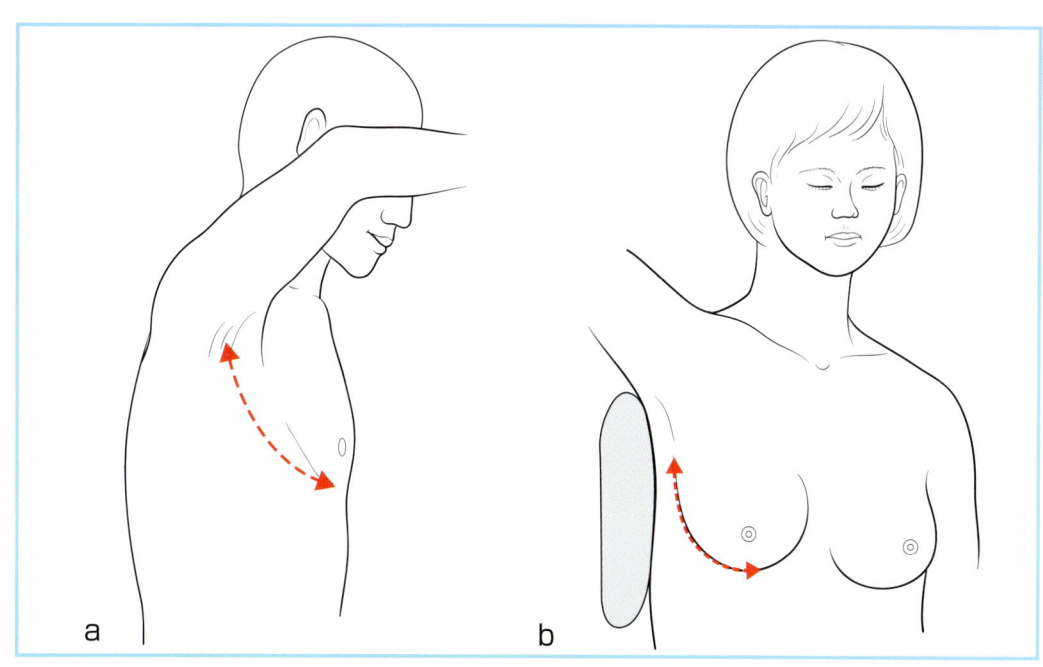

図 8-4　前側方(腋窩前方)開胸の皮膚切開
a：前方腋窩切開の図。切開線は腋窩中央より斜め前方に降ろしてゆき，乳頭の 2 横指下辺りを終点とする。
b：女性では乳房下縁に沿った切開線とするが，乳房の中に切り込んではいけない。

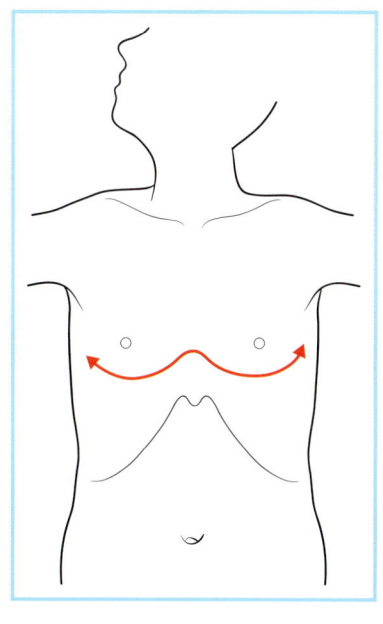

図 8-5　clamshell 皮膚切開　同一視野で一期的に両肺の手術を行うときは clamshell 開胸が便利である。胸骨を横断し両側乳房下縁に沿って波状の切開線を置く。

9 開胸法

a. 後側方開胸

　まず側臥位で開胸を行う場合の軟部組織（筋肉系）の走行が頭に入っていなければならない（図9-1）。後側方開胸は肺切除における基本術式である。肩甲骨下角を中心に約20 cm前後の皮膚切開を入れる。初心者は前もってポイントの位置をマーキングしておくとよい。第4〜7肋間開胸または肋骨床開胸はこの開胸法を利用する。皮切は真皮層をメス（円刃刀）で切った後、電気メスで皮下組織を切離する。通常、その後の軟部組織切離にもすべて電気メスを使用する。

　皮下脂肪組織を電気メスで切離して広背筋を露出し（図9-2）、背側の聴診三角部から電気メスで中央部よりやや下方を切離してゆく（図9-3）。この際、広背筋への栄養血管が切断されることにより多少の出血がみられるので、電気メスによる止血または止血鉗子で出血点を把持して止血操作を行う（広背筋の切離をすべて電気メスで行ったときには、再度の出血の有無を確認することが大切で、電気メスによる止血が不十分であればきちんと結紮を行う。術中気づかないままでいて、かなりの持続出血をみることがある）。

　広背筋切断後、前鋸筋についてはこれを切断する外科医もいるが、前方に圧排するだけで何ら支障なく開胸できることから、この筋肉の背側筋膜付着部を縦方向に下方まで切開するのみとする（図9-4）。また第4肋間で開胸する場合は、上方の僧帽筋さらには大菱形筋を一部切断する必要がある。

　次に骨性胸壁への開胸操作に移行する。骨性胸壁を開く場合、通常肋間で開胸するか肋骨床で開胸するかの判断は肺の癒着の程度による。通常は肋間開胸が基本である。しかし広範かつ高度に肺と胸壁が癒着している場合、剥離を肋間腔から行うのは困難であり、その場合は肋骨床開胸で開胸するとよい。肋間開胸の位置は通常第4あるいは第5肋間であるが、その際に第4または第5肋骨の確認が必要となる。いろいろな確認の方法があるが、筆者は肩甲骨を肩甲骨鈎で挙上し、その下部に手を入れて、上方から肋骨を触知しつつ数え降ろす方法をとっている。通常スーッと手を入れて先端で触知されるのは、後斜角筋の付着する第2肋骨であり、第4肋骨と第5肋骨の中間部あたりが肩甲骨下角の突端に位置してくる（図9-5）。一般に後側方切開による上葉切除では第4肋間を、中・下葉切除では第5肋間を利用するとよい。

9. 開胸法   **33**

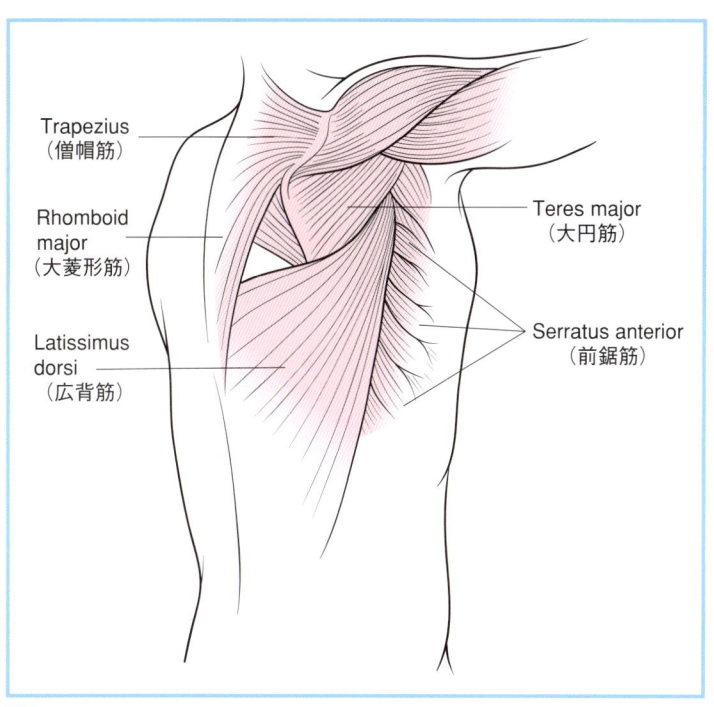

図 9-1 側臥位における胸壁筋層

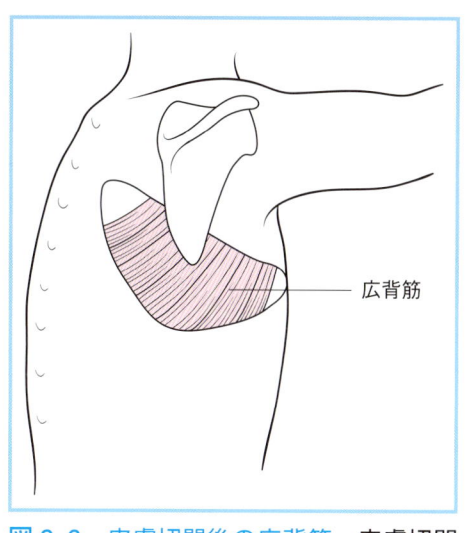

図 9-2 皮膚切開後の広背筋 皮膚切開の直下に広く出てくる胸壁筋肉が広背筋（M. latissimus dorsi）である。この中央部を電気メスで切断してゆく。

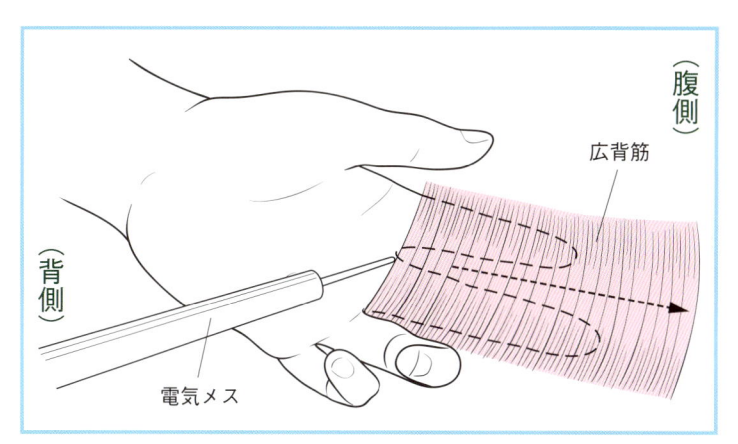

図 9-3 広背筋の切断 広背筋の下部は背部が骨性胸壁，前方が前鋸筋で容易に手指を挿入できる。第2と第3指を入れて筋肉を持ち上げるようにして中央部を切断してゆく。

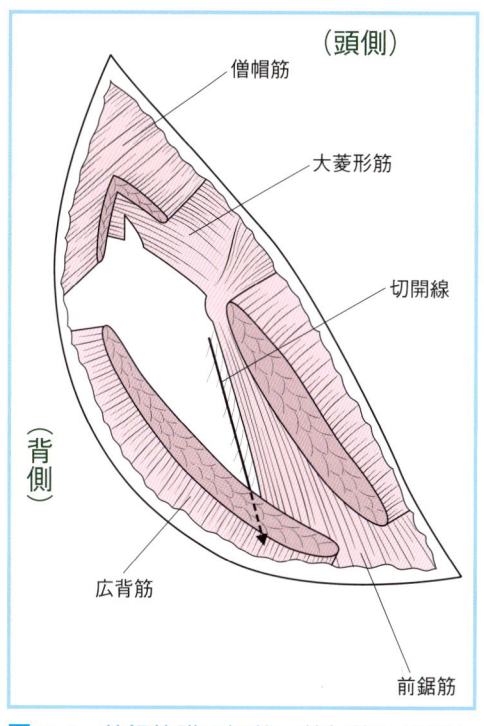

図 9-4 前鋸筋膜の切離 前鋸筋は横切しないで，筋膜を図のように下方に向けて切離し，筋肉を前方に圧排することで開胸操作に移る。

開胸操作であるが，まず電気メスで第4肋骨上（第4肋間開胸）あるいは第5肋骨上（第5肋間開胸）の肋間を切離してゆく（図9-6）。上葉切除では第4肋間開胸がよい。処理が必要な肺門がちょうど真下に出てくる。その場合第5肋骨直上をオープンするが，細かな配慮として骨膜から少し離れた位置（肋間の下方1/3あたりが目安）で肋間筋を電気メスで切離してゆく（図9-6）。骨膜そのものを強く焼くと術後疼痛の誘因となる。このとき，いきなり壁側胸膜まで電気メスで焼灼すると肺実質に損傷が及ぶこととなる。したがって，麻酔医にはあらかじめ分離肺換気による片側麻酔に移行してもらい，若干，肺の虚脱を図ってもらう。ペアンあるいは剝離鉗子で肋間筋をすくいあげてはその中央部を切離する操作を繰り返す（図9-7）。すぐに薄い壁側胸膜が透見されるのでこれをメスまたは鋏で切開することにより胸腔がオープンされてくる。次に第4または第5肋骨背側での肋骨切断に移る。切断の場所は背側の起立筋が縦走する移行部あたりとする（図9-7）。通常，背側では肋骨が角度をつけてカーブ（肋骨角）し胸椎に接してゆくが，その肋骨角移行部あたりを切断の目安とする（図9-8a〜c）。脊椎との関節面（肋骨突起関節面）のような背側で肋骨を切断する術者もいるが，深すぎて無用な出血などをきたすだけで勧められない。

　切断の方法であるが，まず筋鉤で背側の筋肉を軽く圧排する。電気メスで肋骨角近傍の肋骨の上下縁を焼灼し，エレバトリウム，ラスパトリウム剝離子あるいはドワイヤンなどで肋骨剪刀を挿入するスペースを作る。このとき粗暴に，あるいは無用な範囲まで剝離子を（前後に）移動させて余分な出血を生じさせてはいけない。また必ずしも骨膜内での肋骨切断に固執する必要はない。要は肋骨切断に必要な距離を剝離するだけで十分である。また肋骨の切断に際して剪刀を移動させ，数mm程度の幅で肋骨を切除する施設が多い。骨蠟による止血が容易なこと，ならびに術後痛が少ないことで実施される方法である。しかし肋骨ピンによる骨髄内固定を行う場合は，むしろ肋骨を切断するだけとして余計に切除しないほうが固定に容易である。

　肋骨切断に伴う出血は切断面からのものと，肋間動静脈からのものがある。前者は骨蠟で止血する。肋間動静脈の出血については電気メスで焼灼止血するかペアン鉗子で出血部を把持後結紮を行う。血管は多くの場合，深部に引っ込んで肉眼で捉えがたいことから，出血を十分に吸引しながら焼灼しないといつまでも止血はできない。肋間動静脈の走行が念頭にあれば出血部位の確認は容易である（図9-9）。やみくもに周囲一面を焼灼することは控えたい。もし焼灼止血にてこずる場合は肋間血管の走行する深部あたりで，周囲組織を一括してatraumatic needleの一針による縫合固定結紮（transfixation suture）を行う。以上により開胸に至るすべての操作が終了する。

9. 開胸法　**35**

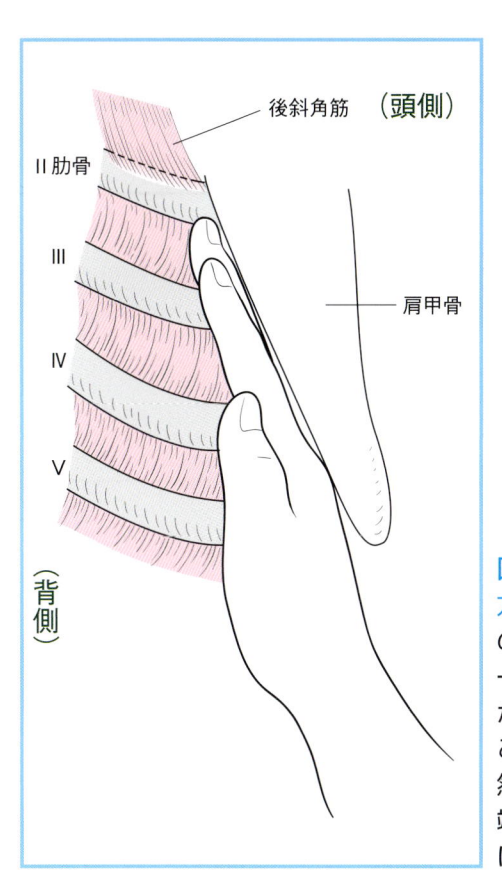

図 9-5　肋骨の数え方　肩甲骨の下に片方の手をスーッと入れて一番先端に触知するのが第 2 肋骨である。この位置で肩甲骨を自然に下ろすと下角の先端が第 5 肋骨の高さに位置してくる。

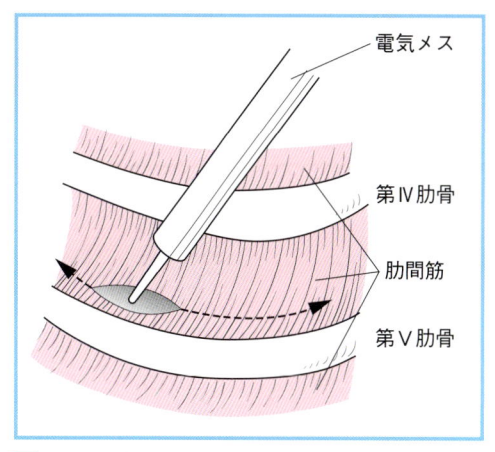

図 9-6　肋間開胸　上葉切除では第 4 肋間開胸がよい。処理が必要な肺門がちょうど真下にくる。第 5 肋骨直上で肋間をオープンするが，骨膜そのものを焼かないように，心持ち骨膜から少し離れた肋間を切るようにする。

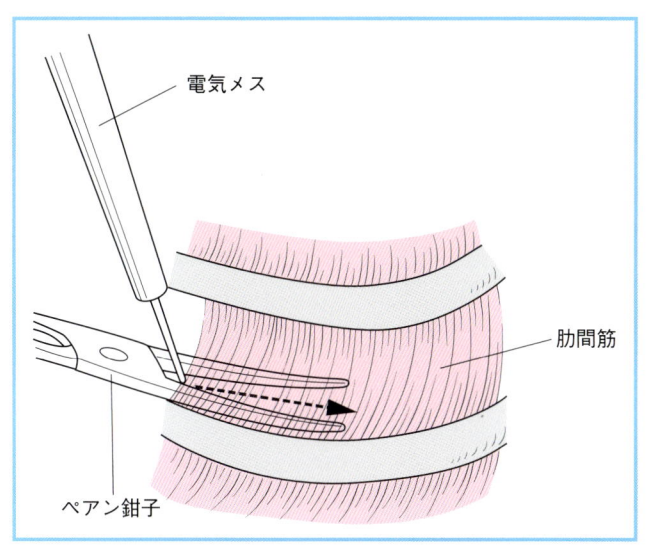

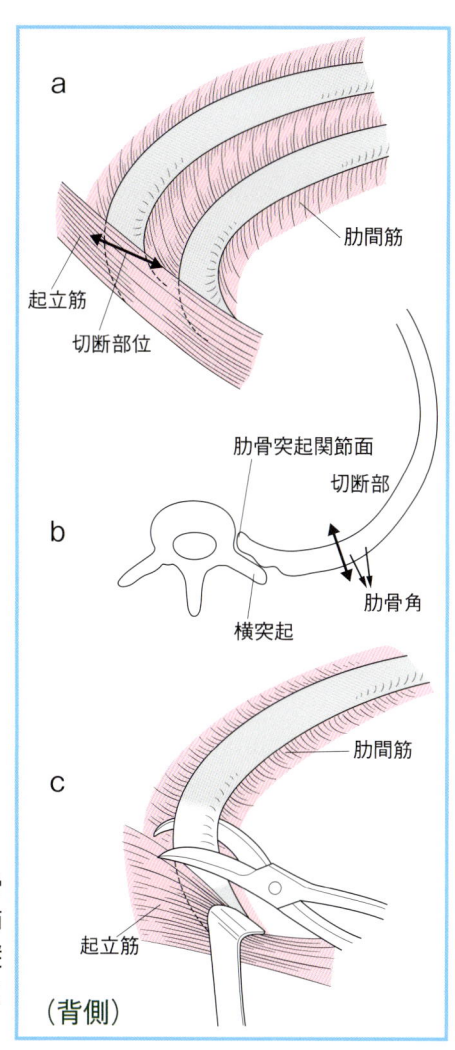

図 9-7　肋間筋の鉗子による挙上　一側肺換気による肺の虚脱が難しいときは，下部の肺まで熱損傷を及ぼさないように，ペアンで肋間筋をすくい上げて真ん中よりやや下方を焼くようにする。

図 9-8　肋骨背側の切断部位　肋骨背側の切断部位は深部（椎体との関節面）にまで及ぶ必要はない。筆者は縦走起立筋（最長筋）から少し入ったところで切断している。

続いて開胸器を肋間部の中央にかけて視野を徐々に拡大する。一気にあるいは粗暴に開くことによって，切断する予定のない上下肋骨の骨折を起こし止血に手間取ることがある。皮膚，筋肉の突っ張り具合，肋間の開き具合などを見ながら，適宜それらに追加切開を加えて開胸器を広げてゆくのがよい。前後左右に各々開胸器をかけるが，筆者は前方と背側の開排には開腹用ゴッセを利用している（図9-9）。皮膚切開は近年小さくなりつつあり，また日本人は欧米人ほど大きな胸郭をもっていないので肋間に2個の開胸器はむしろ使いづらい。もし1本の肋骨離断で開胸野が十分でない場合は，さらに上下いずれかの肋骨切断を追加する。この際は肋間に残される肋間動静脈を周囲筋層もろとも結紮する。

　以上，ほとんどの開胸は上記の肋間開胸で実施されうるが，呼吸器外科医は肋骨床開胸の方法についても熟知しておいたほうがよい。かつてはこの肋骨床開胸のほうが主体であったが，これは結核性肋膜炎による癒着が当たり前であった時代的背景もあるかと思われる。本法の実施は高度の肋膜癒着がある場合，十分な肋間視野から剝離を行う必要のある症例に適応とする。第5肋骨床開胸を例にとると，まず第5肋骨の中央部で電気メスで骨膜を縦切する（図9-10）。続いて骨膜剝離子で外側骨膜を肋骨から剝離し，エレバトリウム，ラスパトリウムを用いて前方から背側にわたり長く骨膜全体を肋骨から遊離する（図9-11）。肋骨が十分に裸となったところで，背側で肋骨を切断する（図9-12）。

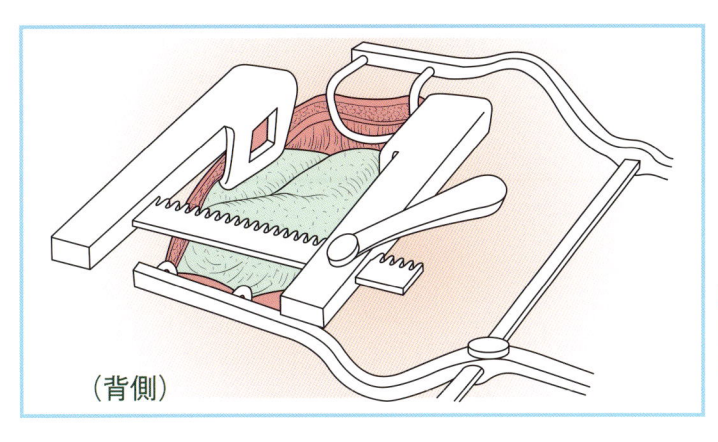

図 9-9　開胸器による開大　開胸したら上下に開胸器をかけて徐々に開いてゆく。一気に開くと肋骨の骨折を生じる。前後にはゴッセまたはもう1つの開胸器をかける。

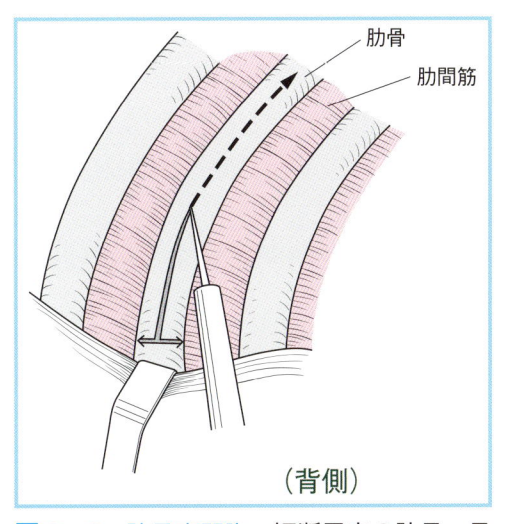

図 9-10　肋骨床開胸　切断予定の肋骨，骨膜の中央を電気メスで切離する。

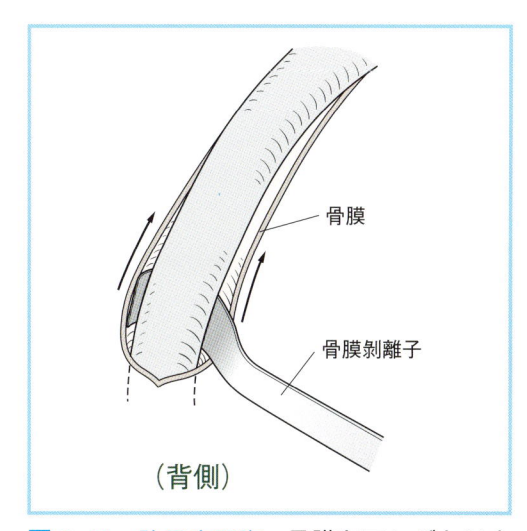

図 9-11　肋骨床開胸　骨膜をエレバトリウム，ラスパトリウムで肋骨表面から剝離した後，骨膜剝離子を肋骨裏面に回し，後方から前方に向けて進め，骨膜を肋骨から遊離する。

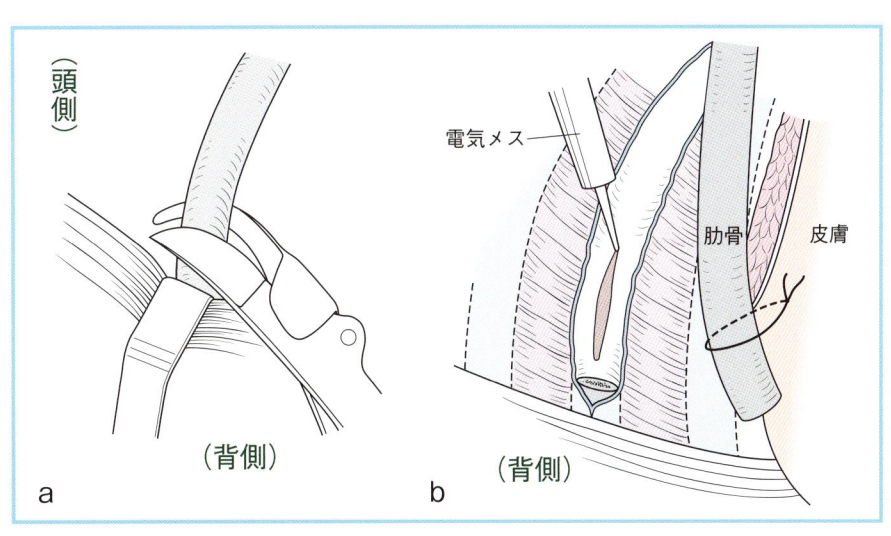

図 9-12　肋骨床開胸
a：肋骨剪刀を用いて肋骨を背側で切断する。
b：切断した裸の肋骨を下方に圧排して皮膚に固定する。肋骨がなくなったあとの肋骨床底部に切開を入れて開胸する。

b. Muscle sparing thoracotomy（筋肉分離による開胸—聴診三角部での利用）

　胸壁筋肉を切離しないで層別に分離して開胸する方法は種々の利点をもたらす。この方法は本来腋窩切開による広背筋と前鋸筋の分離を中心とした開胸法であったが，厚い筋肉の発達した患者では広範に皮下組織を剝離しないと十分な開胸野が得られがたい。筋層に覆われない背部の聴診三角部を利用して，この部を中心に開胸する方法があるので覚えておくと便利である。この聴診三角部を利用した muscle sparing method では，直上の皮膚に12〜13 cm ほどの斜切開を置く（**図 9-13**）。皮下脂肪織を持ち上げつつ電気メスで脂肪織と広背筋膜の間を分けてゆく。広く分離すればするほど，広い開胸視野を得ることが可能となるが，後述する seroma の発生を招きやすい。皮切部を中心に上下方に約7〜8 cm ほど，皮下脂肪織と筋膜を分離するとかなり大きな視野が得られてくる（**図 9-14**）。前方は広背筋前縁あたりまで筋層を露出する（**図 9-15**）。この部分で第4または第5肋間開胸を置く。以後の処置は通常の肋間開胸と同様であるが，背部肋間は前方に比して狭く，肋骨の可動性も制限されている。したがって肋骨を背部で切離しないと十分な開胸視野が得られがたい。胸筋温存は胸壁筋肉，特に広背筋を温存することに利点を見いだすことから，広い視野を得るためではない。したがって，片方の手掌が胸腔内に挿入できるほどのスペースが得られることを目標とする。

9. 開胸法　39

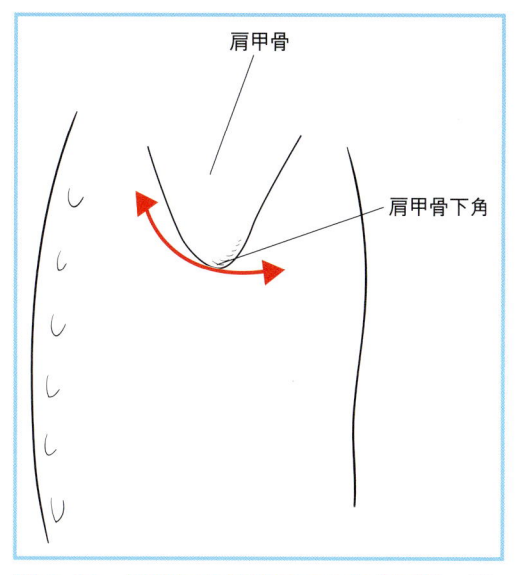

図 9-13　聴診三角部利用での皮膚切開　肩甲骨下角の背側から下角を通って約 10 cm 程度の皮膚切開を入れる。

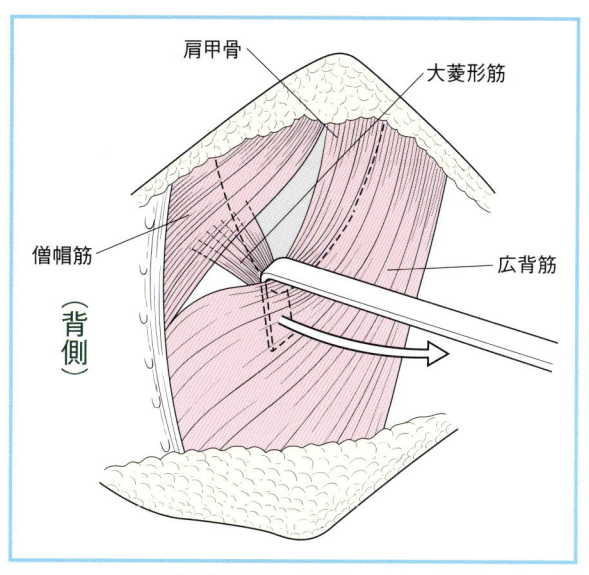

図 9-14　皮下脂肪組織の剥離　皮下脂肪組織を上方，下方に剥離して広背筋を十分に露出する。その上で広背筋を前方に圧排すると聴診三角からその前方に至るかなり広いスペースが得られてくる。この部分を開胸野に利用する。

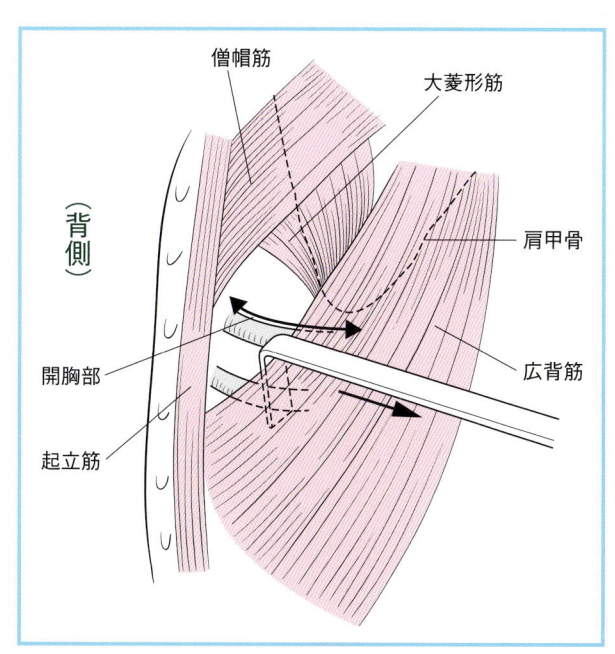

図 9-15　聴診三角部のオープン　広背筋の背側，菱形筋の下方，脊柱起立筋の前方に骨性胸壁の露出した三角部がある。ここが聴診三角であり，この部分で第 4 あるいは第 5 肋間で開胸する。第 4 肋間であれば少し菱形筋を切開・切離する必要がある。

c. 腋窩開胸

　腋窩開胸は，以前は後側方開胸についで頻度の高い開胸法であった。対象となる疾患の多くは自然気胸であり，肺尖部のブラの処理に最も適した開胸法であったことによる。しかしブラ切除が胸腔鏡下に行われるのがルーチン化した今日では，この開胸法を実施する機会がかなり減っている。ただ，患者にとっては，1)傷が目立たず後側方開胸に比して低侵襲である。2)簡単な開胸方法である。3)肺尖端部が直下に出てくる。などの理由で特に肺尖や前胸部の病変切除には欠かせない開胸法である。

手術法

　腋窩中央部から10 cmほど下方に向けて縦方向の切開を入れる。厚い腋窩部の脂肪組織層が存在するので電気メスでこれらを切開して，下部筋肉層に達する。ここに出てくるのは広背筋に接するように斜めに走る前鋸筋であり（図9-16），これを筋肉線維の走行に沿って分けてゆく。鈍的分離が筋層の治癒に好ましいと言われるが，通常はペアンですくっては電気メスで真ん中を切離する方法をとる。近くに縦走するthoracodorsal arteryおよびnerveがある（図9-16）ので，できる限りこれらを損傷しないように配慮する。骨性胸壁が出てきたら第3（あるいは第4肋間）を選んで開胸して，小開胸器を入れて徐々に開いてゆく。これを一気に行うと必ず肋骨を折って無用な出血と術後の遺残痛を残すこととなる。無理がないように開いてゆきながら，前方および背側の肋間を電気メスで切離しつつ開胸野を広げてゆく。前方は肋間が広いので，前方と背側間にゴッセをかけると，かなり大きな視野を得ることができる。

d. 前方側方開胸（腋窩前方開胸）

　前方側方開胸あるいは腋窩前方開胸は，腋窩切開をさらに前方に広げたもので，肺癌や前縦隔腫瘍等の各種疾患手術に利用される方法である。体位は開胸側の上腕を挙上した体位で，15°程度背側に傾斜した半側臥位とする（図9-17）。身体の固定は前方，背側ともメスの入らない部分でしっかりと固定し，必要に応じてさらに十分な傾斜や逆方向への傾斜ができる姿勢とする。

　筆者は胸部背側に枕を置き，ストッパーでそれを支持固定するようにしている（図9-18）。腋窩の中央あたりから斜め前方に15〜18 cm程度の皮膚切開線を入れる（図9-19）。皮下脂肪織を電気メスで切離しつつ筋層表面に達する。広背筋層前縁あたりから前鋸筋群にかけて開胸部位を中心に筋肉層全体を露出する（図9-20）。前鋸筋の表面を縦走する動静脈，神経（thoracodorsal vessel & nerve）は前鋸筋の栄養，機能に関与しており，できればこれらを避けて損傷させずに開胸する方がよい。しかし開胸部位にかかるようであれば切断，結紮もやむをえない。開胸肋間（通常第3または第4肋間）を決定し，肋間筋を電気メスで切離する（図9-20）。乳首あたりが第5肋骨の走行に一致する所であるから，それより推定して開胸部位を決定する。背側に比べて肋間部が広いことから十分な視野が展開されてくる。肺尖部に病変があるような症例の小手術では，第3肋間開胸が適している。肺癌などを対象とした場合は皮切線を前方（腋窩〜乳房下縁）に延長し，大胸筋側縁を少し持ち上げる形で肋間筋を切離する。肋骨を切断する場合は前方肋軟骨近傍とす

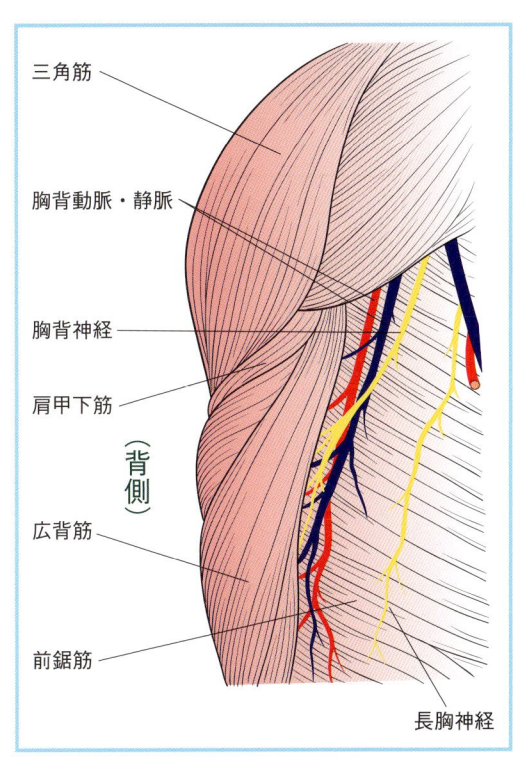

図 9-16 腋窩部の筋・血管・神経

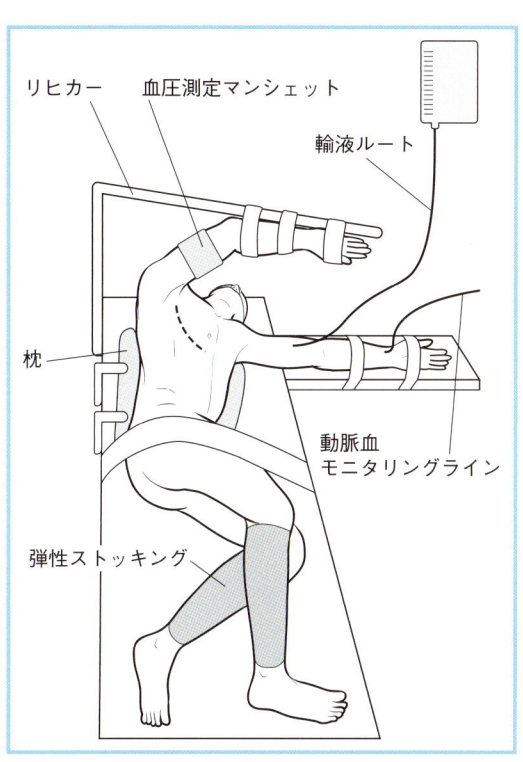

図 9-17 前方側方開胸の体位　術側の腕を挙上してリヒカーに巻き付けるか，吊るす形として，腋窩部が十分に開くようにする。あるいは手台を利用する。両下肢には血栓形成予防のために弾性ストッキング（またはフットポンプ）を装着する。

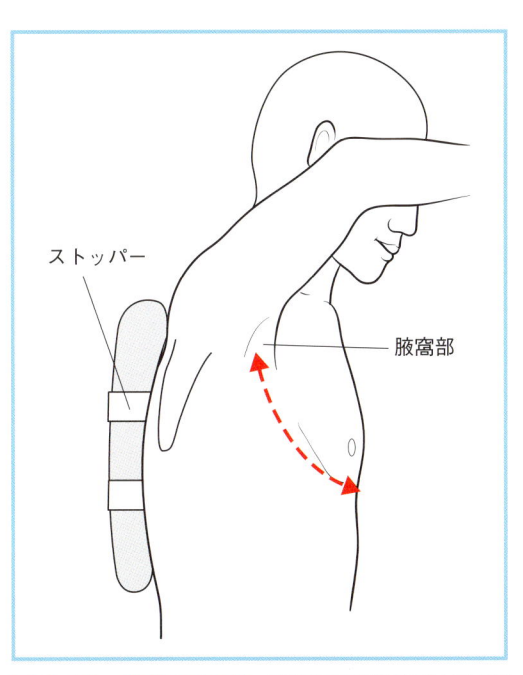

図 9-18 身体の固定　前側方手術あるいは胸腔鏡手術では腋窩中央部に切開が及ばないので，術側上腕は前方に真っ直ぐ伸ばした形で固定し，背側に支持枕を置いて後方に傾く半側臥位とする。

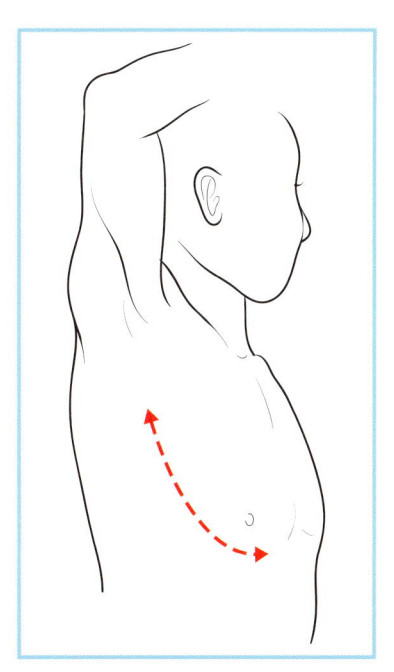

図 9-19 前方腋窩切開線　腋窩部が十分に開くように上腕を吊り上げ，腋窩の中央部辺りから斜めに下り，乳頭の1～2横指ほど下方に至る。

るが，あまりに胸骨縁に近いと内胸動脈を損傷するので気をつけなければならない（図9-21）。肋骨を前方で切断することにより，小さな皮膚切開でも大きな視野が得られるのがこの開胸法の利点である。

e．胸骨縦切開開胸（胸骨正中切開開胸）

仰臥位。胸骨中央部に胸骨柄から剣状突起に至る縦切開を入れる（図9-22）。胸骨表面を露出し，胸骨柄直上の脂肪織，筋膜群を電気メスで切離して胸骨下に入る若干のスペースを作る（図9-23）。胸骨に病変が癒着している可能性があればツッペルで可能な限り癒着を剥がして，胸骨を縦切できるスペースを作る（図9-24）。ストライカーで胸骨中央部を切断するが，胸骨柄部から下方に切り下げてもよいし（図9-25，26），その逆に切り上げてもかまわない。剣状突起はそのまま残してもかまわないが，筆者は胸骨縦切の前にこの剣状突起を電気メスで除去している。ストライカーで縦切する際，しばしば肺肋膜ひいては肺の一部を損傷させる恐れがあるので，麻酔医に頼んで一時的に肺の膨張をストップさせてもらい切断に入る。またストライカーの使用に慣れていないと，正中からずれて左右どちらかの肋軟骨方向に偏ることがあるので，あらかじめ電気メスで正中の切開予定線の部位にマーキングをしておくとよい。また初心者はどうしてもストライカー先端を引き上げ気味とし，そのため刃先を骨内部に食い込ませて動かせずに慌てることがある。ストライカーを平行に動かすのだが，動きが鈍くなれば心持ち先端を下げる意識で軽く押すとよい。

胸骨の縦切に伴い離断面より多量の出血がみられる。骨髄からの出血に対しては骨蝋を塗りつけて止血してゆく。胸骨上縁，下縁の骨膜からも出血がみられるので，これらは電気メスで止血する。全般的な止血が得られたら左右の胸骨縁を軽く持ち上げて，縦隔胸膜と前胸壁間の疎性結合織をツッペルや手指で鈍的，あるいは電気メスで剥がしてゆく（図9-27）。胸骨正中切開で左右いずれかの肺病変を手術する場合は，その側の縦隔胸膜を

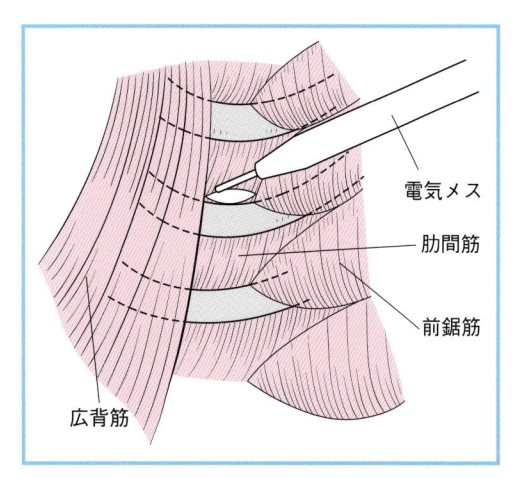

図9-20 腋窩肋間開胸　広背筋の前方で前鋸筋が斜め下方に走っており，第4肋間，第5肋間でこの前鋸筋を切開しつつ肋間を開く。

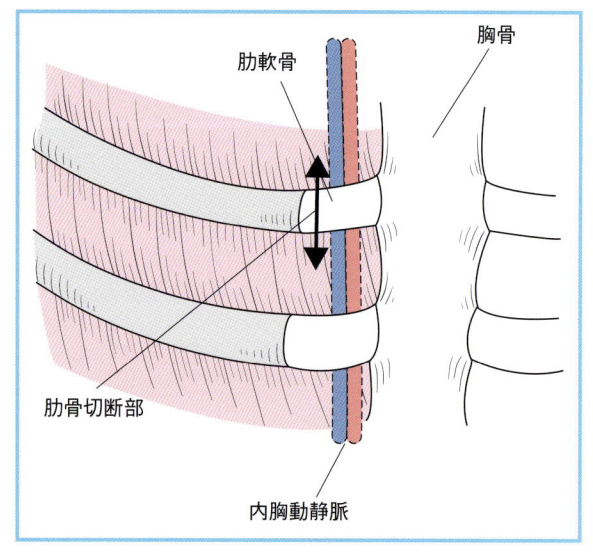

図9-21 前方肋骨の切断　前方肋軟骨に近い部分で切断する。背側に比してほとんど出血をみない。肋骨は薄く平坦となっている。

オープンする。縦隔内腫瘍を処置するだけならば開胸は不要であり，したがって粗暴な操作で縦隔胸膜を損傷させないようにする。もし術中に誤って胸膜をオープンさせた場合は，縫合して修復するか，あるいはむしろより広くオープンして，脱気用の胸腔ドレーンを入れるかのいずれかである。術中に開胸したことに気づかず，術後の胸部X線写真で初めて気胸の発生に気づくのはよくない。

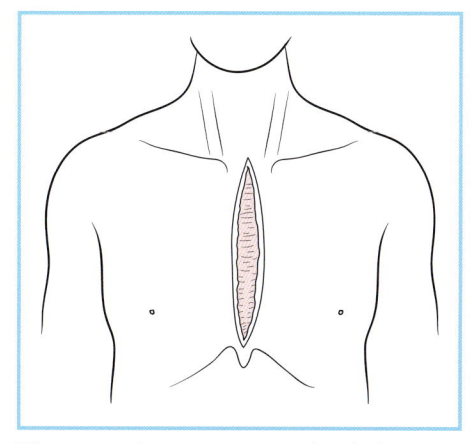

図 9-22　胸骨縦切開法　胸骨柄部から剣状突起に至る皮膚縦切開を置く。

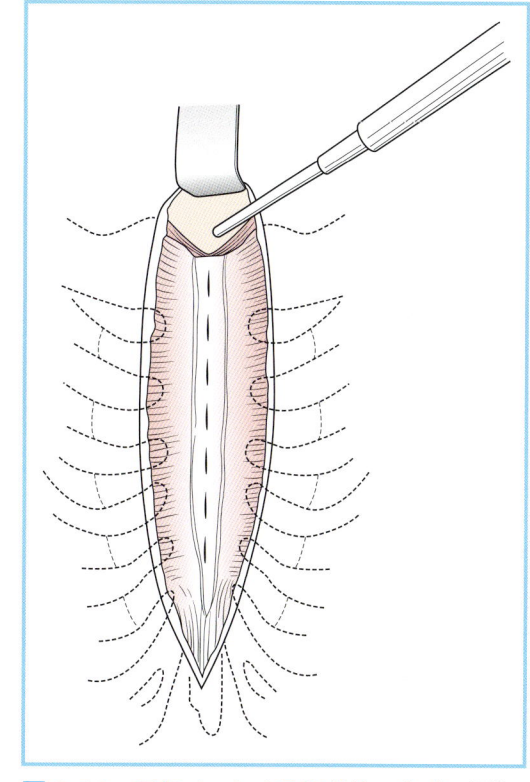

図 9-23　電気メスによる切離線の作成　電気メスで胸骨柄直上の筋群を切離して胸骨下に入るスペースを作る。胸骨切断予定線を電気メスでマーキングする。

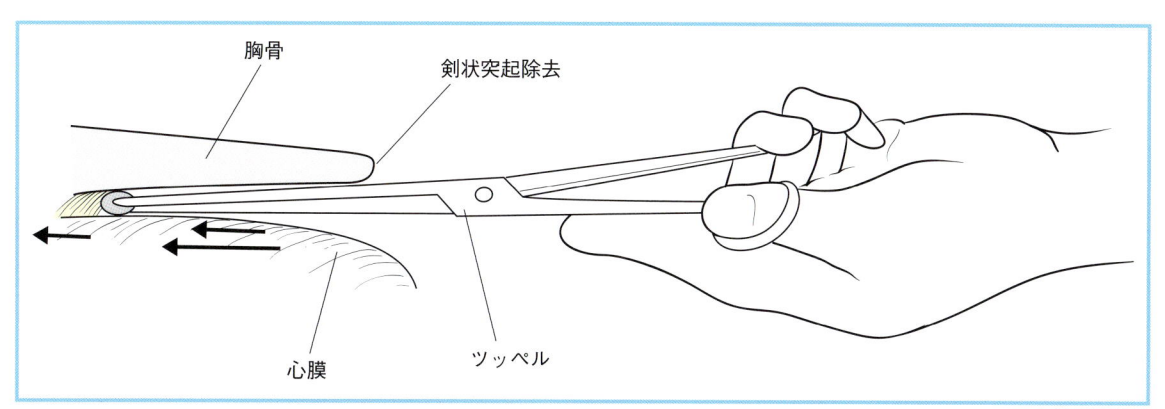

図 9-24　胸骨縦切開法　胸骨の切断前に胸骨の上，下端からツッペルを挿入して癒着の有無を確認し，ストライカーを進める間隙を作っておく。

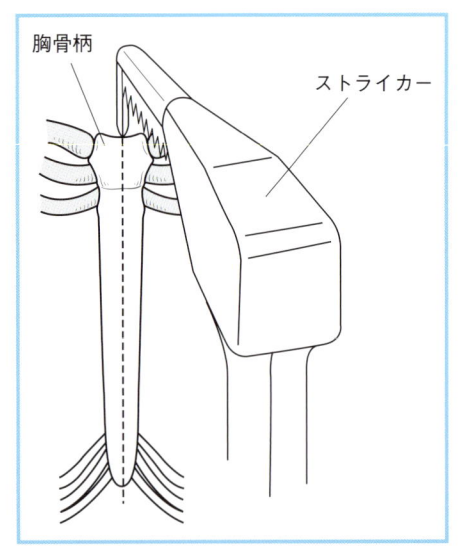

図 9-25　ストライカーによる胸骨縦切　上から切り下ろしても，また逆に下から切り上げてもどちらでもよいが，初心者の場合，刃を胸骨にくい込ませて動きがとれなくなることがある．その場合は筋鉤で切断端を広げながら余裕をもって切るように指導する．

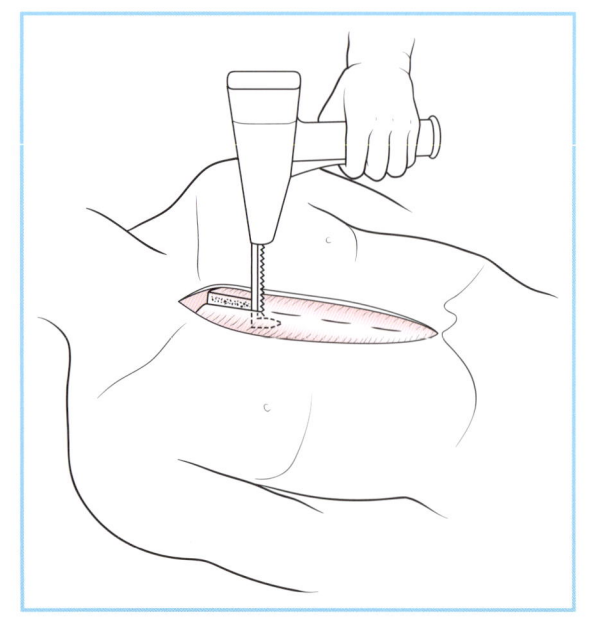

図 9-26　ストライカーによる胸骨縦切　必ず胸骨中央部で切断すること．ストライカーを強く持ち上げすぎると刃が進まなくなるので，若干余裕をもって切り下ろすこと．

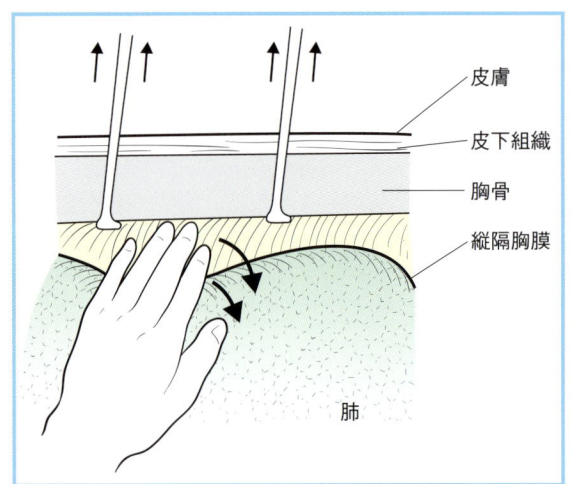

図 9-27　胸骨縦切開法　切断した胸骨縁を持ち上げ胸壁と縦隔胸膜間の疎性結合織を，手指，ツッペル，電気メスなどで剥がしてゆく．

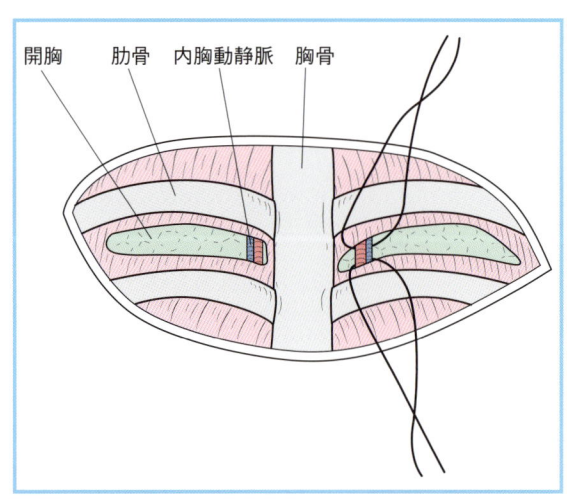

図 9-28　内胸動静脈の結紮　前胸部で胸骨および前胸部を露出し，第4肋間で左右の胸腔をオープンして内胸動静脈を結紮切断する．両方とも必ず二重結紮である．

f. 胸骨横切両側開胸（Clamshell 開胸）

　両肺を同時一期的に手術する必要のある場合，まれに胸骨横切開による開胸（clamshell 開胸）を行うことがある。代表的な手術法として両肺移植あるいは両胸腔にまたがる大きな縦隔腫瘍等がある。非常に広い開胸野が得られるのが特徴である。しかし内胸動静脈の切断を迫られることから，将来的に内胸動脈を利用する形の A-C バイパス手術は断念せざるを得ない。

手術法

　通常，第 4〜5 肋間の高さで両側乳房下縁にかけての波状切開（clamshell incision）を置く（皮膚切開と開胸の項を参照）。左右の両端は前〜中腋窩線辺りである。大胸筋の胸骨付着部を少し切離して上方に挙上すれば直下はすぐ骨性胸壁となる。左右第 5 肋間でオープンして両側から胸骨側面に近づく。胸骨の左右側方の約 1 cm あたりを鎖骨下動脈，腕頭静脈から分枝した内胸動脈が走行するので，これら動静脈を結紮切断しなければならない（図 9-28）。おおよその走行部位を想定して肋間筋もろとも大きく結紮してもかまわないが，万一，結紮糸が外れると思わぬ出血に見舞われる。ここは丁寧に肋間筋を剥離して動静脈を肉眼的に確認し結紮・切断する。両端とも必ず二重結紮である。続いてストライカーまたは線鋸で一気に胸骨を横切する（図 9-29）。次いで肋間の切開を左右に広げてゆき，中央部または両側前胸部に開胸器を置き徐々に開いてゆく（図 9-30）。

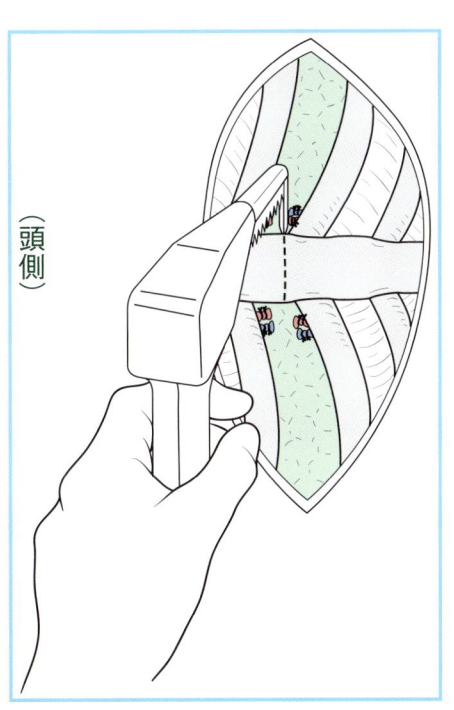

図 9-29　胸骨の横切　胸骨をストライカーで横切する。

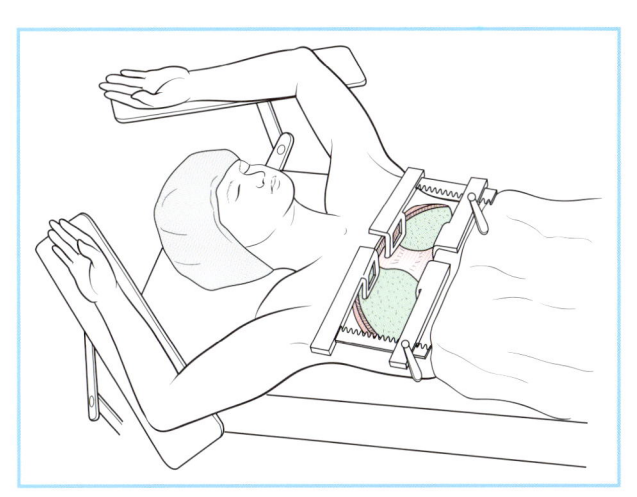

図 9-30　胸骨横切時の開胸　開胸器を 2 つ（左右肋間に）かけて徐々に開く。

g. 小開胸（ミニ開胸）

　小開胸は胸腔内のごく限られた領域の手術を行うときに利用される開胸法である。胸腔鏡と併用されることの多い開胸法であるが，病変の部位に応じて小開胸の置かれる位置は自由に選択される。胸腔鏡を利用したVATS lobectomyでは第5肋間に置かれることが多い。皮切は5〜6 cm前後とする。胸壁の筋肉層は通常切断されることはなく，圧排するかあるいは筋線維の走行に沿って開かれる。骨性胸壁に達すれば目的とする肋間で開胸する。通常，肋骨は切断しない。ラッププロテクターなどの補助開胸用具を装着する（図9-31）。小開胸器（小児用開胸器）も利用されるが，強引な開胸を行うと肋骨骨折や，術後遺残痛の原因となる。腹部外科で使用されるラッププロテクター（ミニ）は肋間の幅に沿って確実な操作野を提供してくれる。しかも開胸器と異なり術後疼痛をほとんど生じさせない。そのような利点からVATS lobectomyで利用されることが多い。

h. 前方L字型開胸

　前方胸壁への浸潤をきたすパンコースト型肺癌手術では，前方L字型の開胸を利用するとよい。方法としては仰臥位で患側の前方胸壁を少し高くする。患側の背中に枕を入れておく。皮膚切開は頸部に襟状切開（患側を長め，対側を短く）を置き，胸骨上に縦切開，続いて第4〜5肋骨上に横切開を置く。胸骨を縦切開し，第4肋間で横に切断（図9-32）する。続いて横方向に肋間開胸を広げる。開胸器をかけて前方胸壁を持ち上げるが，十分に上がらなければ鎖骨を適当な部分で切断すると，開胸野が広がっていわゆる（半）観音開きとなる（図9-33）。この方法であれば直下に鎖骨下動静脈，腕頭動静脈などを観察し，その処理が容易となってくる。

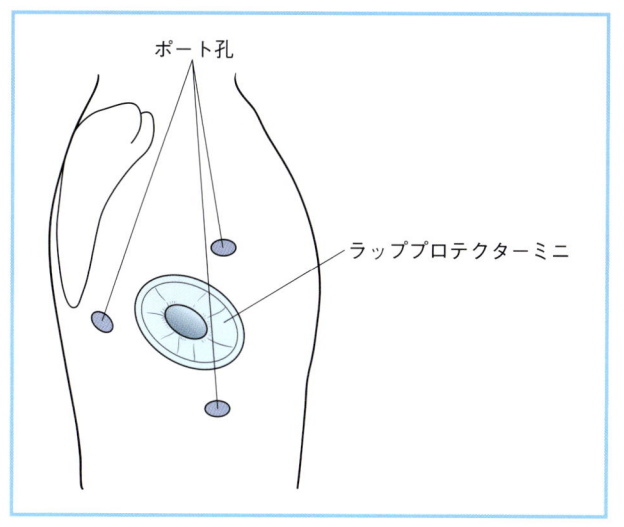

図 9-31　ラッププロテクター（ミニ）の装着　胸腔鏡手術の展開では 2〜3 個のポート孔と 4〜5 cm 程度の皮切によるミニ開胸を置くことが多い。後者の切開創にラッププロテクター（ミニ）を装着する。

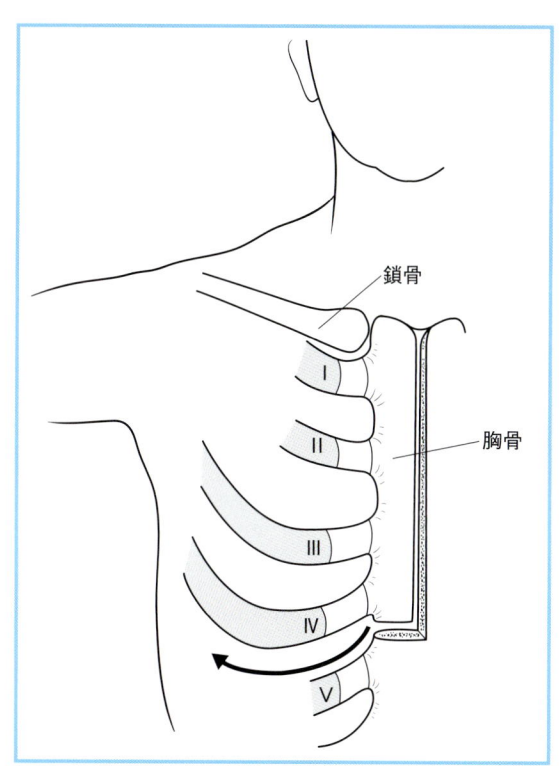

図 9-32　（逆）L 字型開胸（第 4 肋間開胸）　胸骨を縦切し，第 4 肋間で半横切し，肋間開胸とつなぐ右側の内胸動・静脈の処理が必要である。

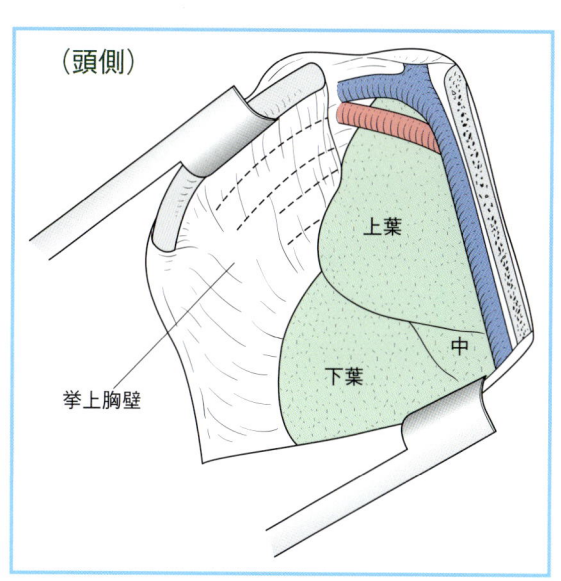

図 9-33　（逆）L 字型開胸　半観音開きとなり，肺尖，胸壁の処理が容易となる。

10 閉胸法

閉胸は骨性胸壁，軟部組織，皮膚の順に従って行われる．

a. ドレーン挿入

どのような開胸手術であってもほとんどの場合胸腔ドレーンが挿入される．例外的に多汗症に対する胸部交感神経切断術などでは出血量がごく微量なことから，ドレーンの挿入はまれである．ドレーンは通常開胸肋間部より2肋間程度下方（腹側）から挿入する．位置としては後側方開胸の場合，前鋸筋の背側縁に沿ったところで，開胸肋間より6～7cmほど離れた部分がベストである（**図10-1**）．メスで1.5cm程度の皮切を入れるが，前もって（ナイロン）糸をかけておき，ドレーン挿入後の結紮固定に利用する．コッヘルまたはリスター鉗子でドレーンの挿入ルートを作るが，できる限りドレーン先端を肺尖方向で，しかも背側にもってゆくように留意する（**図10-2**）．肺からの空気漏れ（エア・リーク）が強いときは，胸腔前方に脱気用にもう1本ドレーンを留置する（**図10-3**）．

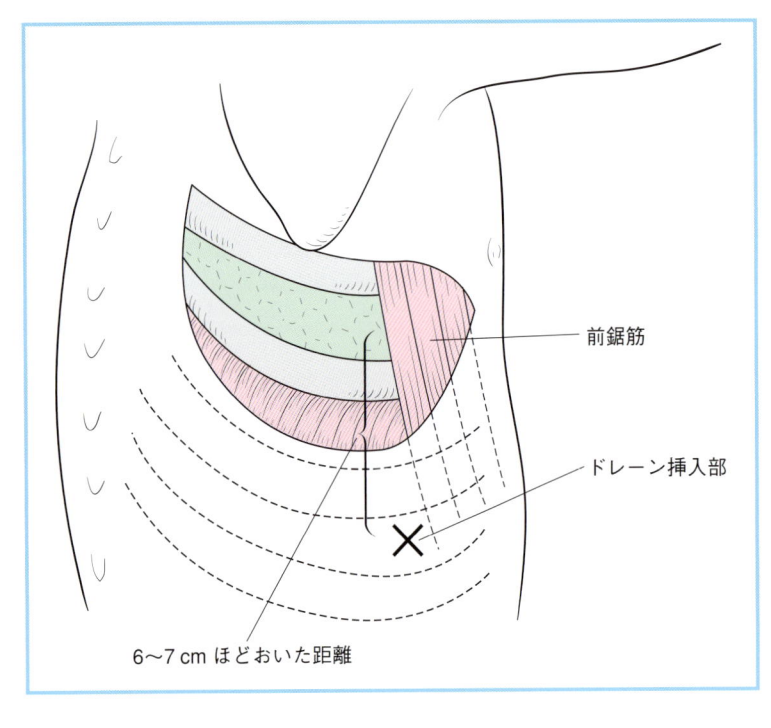

図10-1 胸腔ドレーンの挿入部位 胸腔ドレーンの挿入部位は前鋸筋の後縁で，開胸部中央から約6～7cm（横に1手掌ほど）置いたあたりである．1.5～2cm程度の皮切を入れてコッヘル（またはドレーン把持鉗子）を必ず肋骨の上縁に沿わせて刺入すること．

10. 閉胸法   **49**

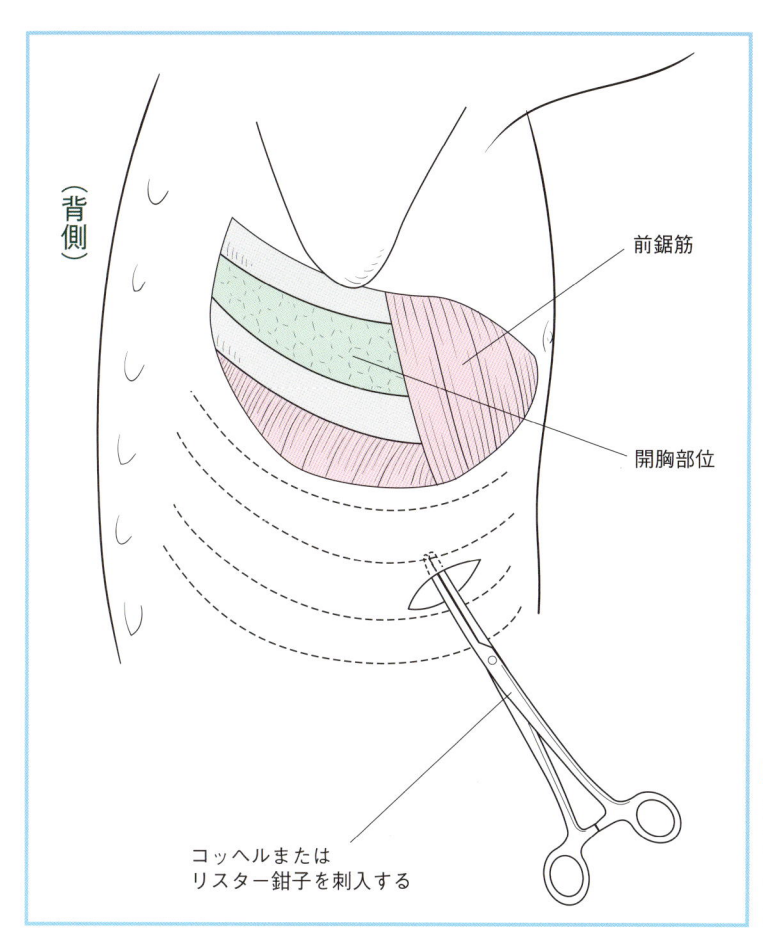

図10-2 胸腔ドレーンの挿入法 コッヘルの先端でドレーンをつかみ体外に引き抜く（ペアンでは把持力が弱く引き出せないことがある）。胸腔ドレーンは肺の背側をはわせ，先端が肺尖に向く形とする。

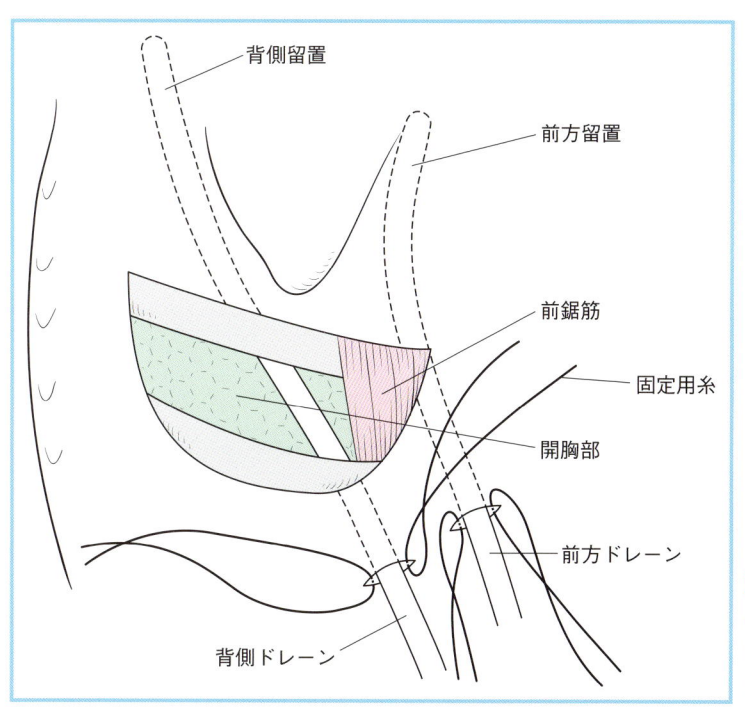

図10-3 胸腔ドレーンの留置 通常，背側の1本で十分であるが，エア・リークが激しいときはさらにもう1本を胸腔前方に留置する。

b. 骨性胸壁閉鎖

　肋間開胸か肋骨床開胸かで，若干操作が異なってくる。前者の場合はまず開胸した肋間の肋骨上下に，閉胸用の糸をかける（通常2-0の合成吸収糸）（**図10-4**）。針は鈍針であるが，このときも肋間動静脈，肋間神経を損傷させないように，できる限り上下肋骨の直上に針を刺入するよう心がける。続いて切断した肋骨の接合に移るが，この部分は縫合糸で閉める方法と，肋骨ピンを利用して閉める方法の2種がある。前者ではドリルで両方の肋骨端に穴を開け，太い糸を通して閉鎖する。後者の場合は専用器具（サイザー）で肋骨端の骨髄に穴を開け，そこに肋骨ピンを押し込み（**図10-5**），これを支持として切断端を接合させる。両端骨髄腔に肋骨ピンが挿入されたところで，手指で上から強く圧すると，肋骨ピンがさらに骨髄深部に入り込んで，肋骨切断面が密着してくる（**図10-6**）。前方で肋骨を切断した時は肋骨が薄く平坦化していて肋骨ピンは使いにくい。この場合は両端に穴を開けてデキソン2-0糸で寄せ合わせたほうがよい。

　肋骨床開胸を行った場合は，再び肋骨床を作る形で上下肋間筋と壁側胸膜の縫合を行う（**図10-7**）。これは前方深部から手前に向けて順に行ってゆくが，針を刺入する場合には肋間動静脈を損傷させないよう注意しなければならない。閉胸器を利用して上下肋間を寄せ合わせて結紮してゆく（**図10-8**）。肋骨床底部の形成ができたらその上に肋骨を載せて（**図10-8**）切断端を接合（肋骨ピン，あるいはドリルで穴を開けて太い糸を通して寄せ合わせる）し，周辺の肋間筋，骨膜等を寄せ合わせて肋骨表面を被覆する。

　骨性胸壁再建の後は筋肉層の縫合を行い，脂肪織を含めた皮下組織の縫合を行ってゆく。筋層の縫合（特に広背筋）に際しては，寄せ合わせる筋層の端々が過不足なく縫合されなければならない。極端に食い違うと皮下に盛り上がりを作って，術後に患者が気にしやすい。

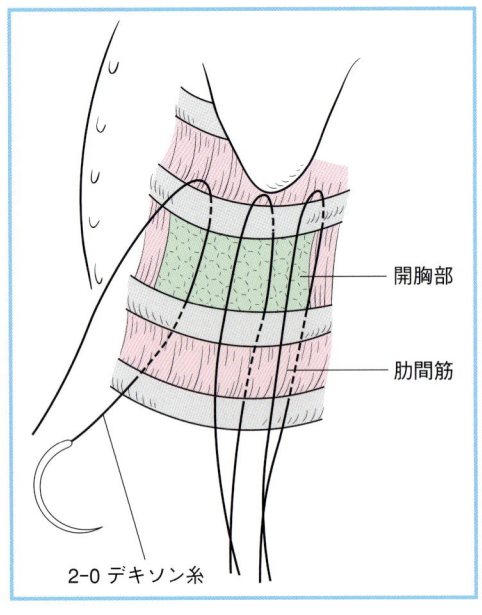

図10-4　骨性胸壁閉鎖　開胸部位の上下肋骨間に閉胸用の太い糸（通常2-0デキソン糸）を通す。針は鈍針であるが，必ず肋骨上縁に刺入する。

10. 閉胸法　51

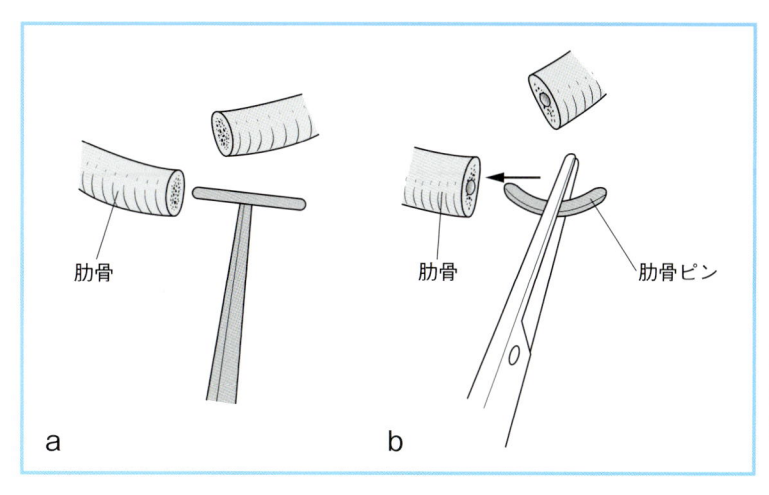

図 10-5　肋骨の接合（肋骨ピンの利用）
a：サイザー（T 字型の金属棒）での穴開け
b：サイザーで穴を開けた部分に図のように肋骨ピンを挿入して接合させる。

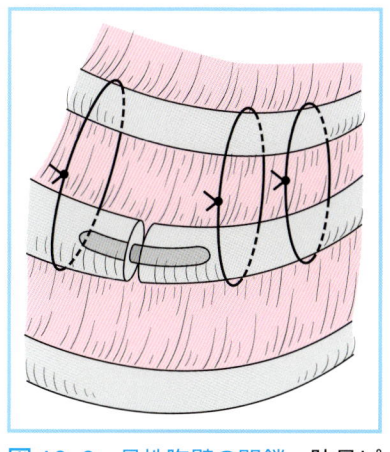

図 10-6　骨性胸壁の閉鎖　肋骨ピンを使用した場合は，手指でもって切断した肋骨を上から強く押さえ込むと両切断端が密着してくる。その後に肋間の閉鎖を行う。

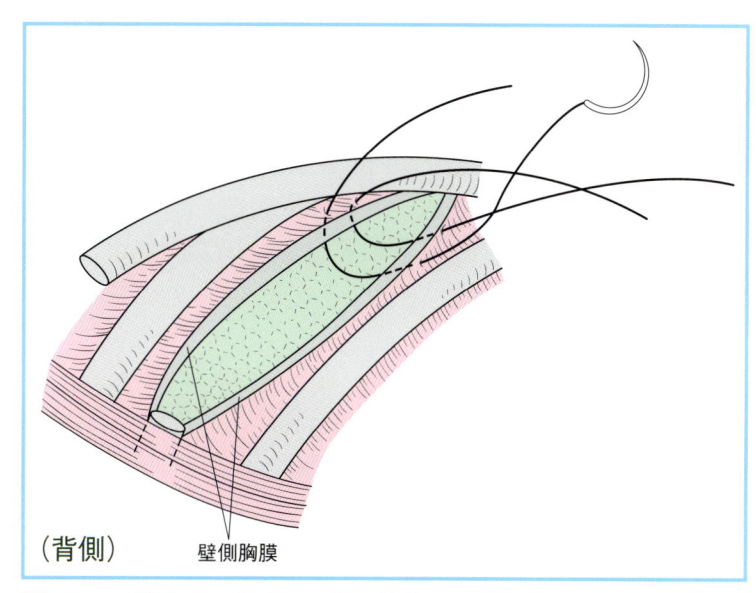

図 10-7　肋骨床開胸時の閉鎖　前方深部から壁側胸膜と肋間筋膜，肋間筋とを縫着し，肋骨床の底部を形成する。

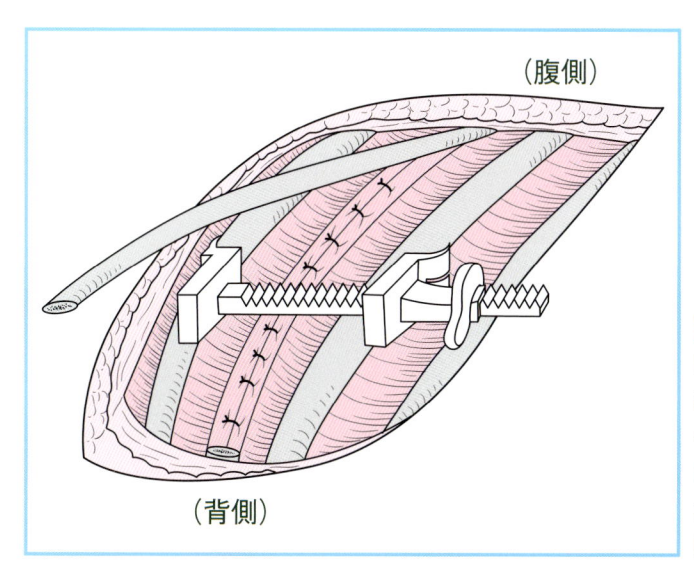

図 10-8　閉胸器を上下肋間にかけて壁側胸膜と肋間筋とを寄せ合わせる。この肋骨床の上に切断肋骨をもってきて接合させる。接合にあたっては肋骨ピンを使用するか，ドリルで両骨端近くに穴をあけ 2-0 糸を通して寄せ合わせる。

c. ミニ開胸の閉鎖

腋窩部あるいは聴診三角部などを利用したミニ開胸での閉鎖はきわめて簡単である。肋骨を離断していないことから，肋間の閉鎖を行うだけでよい。上下肋間に肋間閉鎖用の吸収糸を通して寄せ合わせればよい。

d. Muscle sparing 開胸時の閉鎖

筋肉を切断していないことから閉胸は簡単である。2-0 合成吸収糸で上下肋骨を寄せ合わせ，骨性胸壁を閉鎖した後そのまま筋肉を元に戻し，筋肉辺縁を軽く周辺組織に固定する（**図 10-9**）。聴診三角部を利用した muscle sparing 法でむしろ配慮しなければならないのは術後の seroma を作らないための用心である。すなわち皮下脂肪織から遊離させた筋膜層の上（死腔）に浸出液の貯留をきたし，それが溜まる（seroma）と，術後患者の不満を生じやすい。seroma 予防のためには軟部層の閉鎖の際に，そのようなスペースを放置しないことである。通常 J-バッグを骨性胸壁あるいは広背筋の上に留置して吸引するが，このドレーンを抜去すると，再び浸出液の貯留をきたしてしまう。具体的な防止策としては，深部より脂肪織と筋膜，筋肉層とを密に縫合してスペース（死腔）をなくすとよい（**図 10-10**）。

10. 閉胸法　**53**

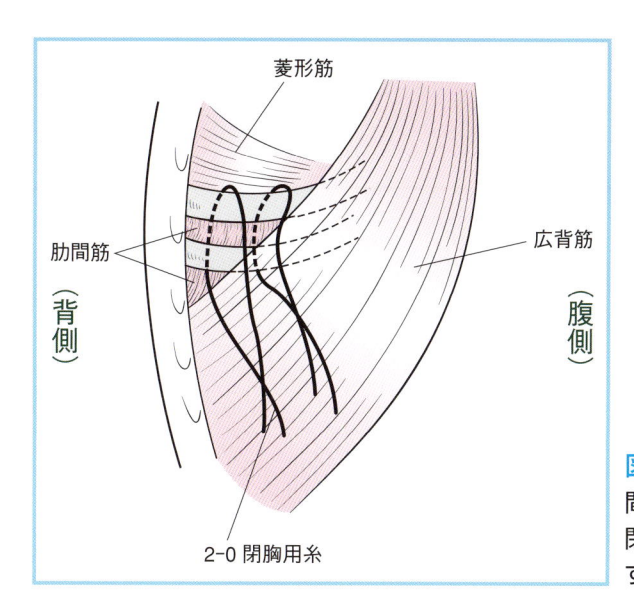

図 10-9　肋間閉鎖　開胸部位の上下肋間に 2-0 閉胸用デキソン糸をかけて，閉胸する。圧排していた筋肉を元に戻す。

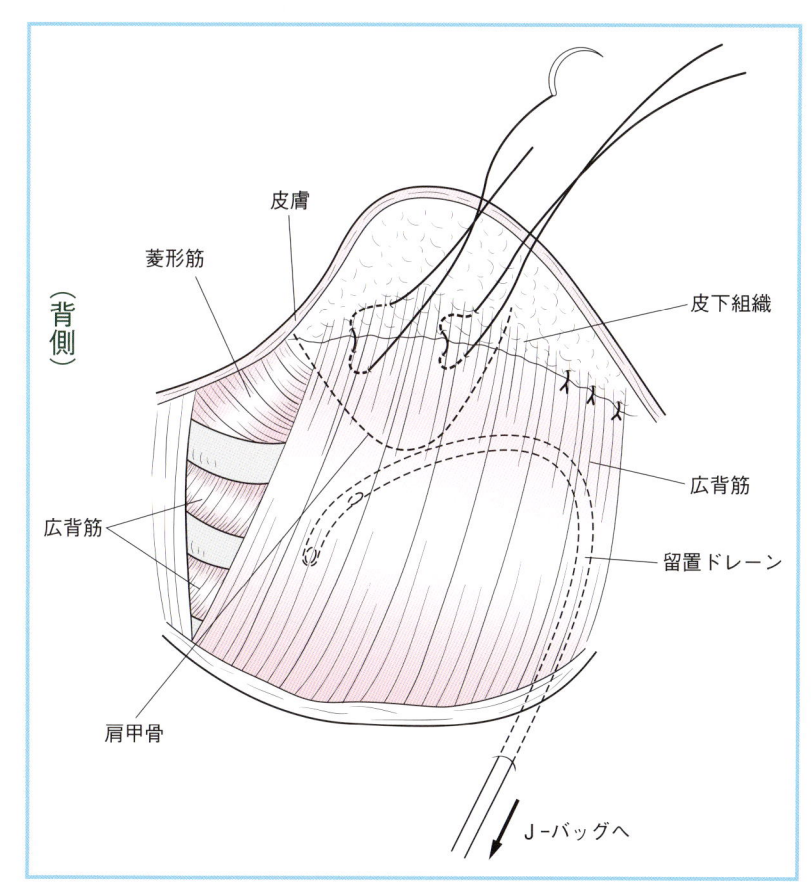

図 10-10　術後の seroma 予防　術後の seroma を作らないためには，できる限り皮下に死腔を形成させない配慮が必要である。J-バッグのドレーンを留置するが，それだけでなく皮下組織と筋膜とを縫着して皮膚と筋層が密着するようにする。

e. 胸骨縦切開の閉胸

　胸骨下にドレーンを留置する。また片側か両側の縦隔胸膜が開かれ，開胸となっていればそちらの胸腔内にも胸腔ドレーンを留置する。例えば悪性の縦隔腫瘍で両側開胸を行った場合は，胸骨直下と左右胸腔内に合計3本のドレーンを留置する（**図10-11**）。このときの胸腔ドレーンの挿入法は次のようにする。仰臥位の状態で側胸壁前腋窩線の第7～8肋骨上に皮切を入れ，鉗子で肋間に穴を開ける。このとき内部の肺を損傷させないよう，肺を鉗子先端から庇護してやる必要がある。ドレーンの胸腔内の位置については，先端を誘導してできる限り胸腔背側に位置させる。正中に置くドレーンは剣状突起下から挿入して，その先端を腕頭静脈の近傍におく。

　続いて胸骨の閉鎖に移るが，胸骨ワイヤーを胸骨柄部に1本，体部に4本程度かける。針を刺入する部位にあらかじめ電気メスによるマーキングをしておく。胸骨ワイヤーの刺入に際しては肋軟骨移行部あたりで針を刺入させ，針を真下方向に入れる気持ちで刺入すること（**図10-12**）が大切である。針の出る部位が斜めとなり胸骨の一部にしかワイヤーがかかっていない場合は，ワイヤーを締める際に骨を崩して胸骨の離断を起こす恐れがある。胸骨全体に4～5本程度かけて寄せるようにする。

　また，刺入針の端を持針器で把持すると，必ず途中で曲がってしまうので最初の刺入に際してはやや針の真ん中に近い部分を把持する。骨体に先端が入ったところで，もう一度針を持ちかえて押し込めばよい。また胸腔内で針先端が肺を損傷させないよう，スパーテルなどで針先端をカバーすることも大切である。胸骨の長さによって多少の差はあるが，大体胸骨柄部に1本，胸骨体部に3～4本のワイヤーを使用する。

　刺入し終わった胸骨ワイヤーはペンチで針を切って適当な長さとし，先端をワイヤー把持鉗子で把持してまとめる。胸骨全体に過不足なくワイヤーが挿入されたら，肩枕を除いて全部のワイヤーを同一方向に捻ってゆき，胸骨の互いの離断面を接合させる。続いてペンチで短く切ったワイヤー両端を持ち上げるようにさらに捻り上げてゆく（**図10-13**）。胸骨が全体にわたって密着すれば短く切ったワイヤーの切断端を胸骨面に押し込むようにして，先端が皮膚面に向かわないようにする。胸骨表面を骨膜や周囲結合組織で十分に覆っておくこと。皮膚表面からの感染による骨髄炎は絶対に避けなければならない。

10. 閉胸法　55

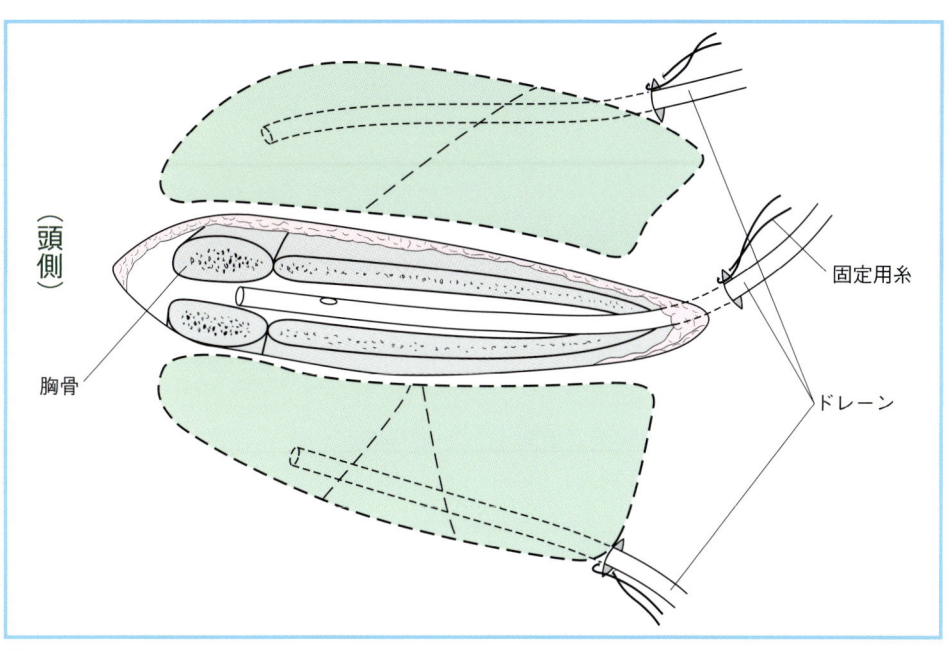

図 10-11　胸骨正中切開（両側開胸）時のドレーン留置　両側開胸となった場合は正中に 1 本，また両胸腔の背側に各 1 本ドレーンを留置する。

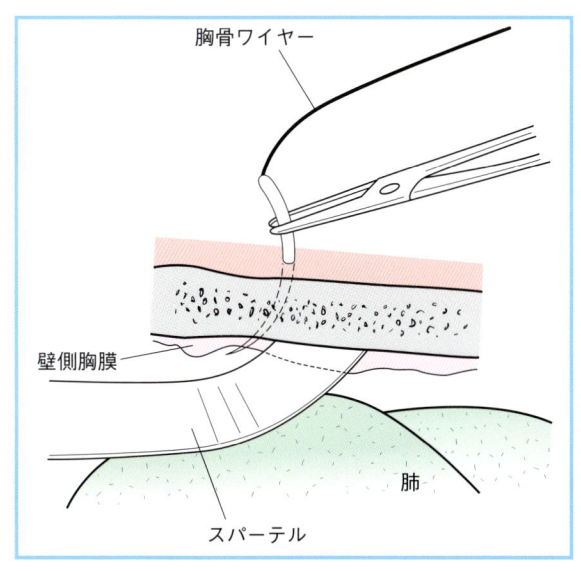

図 10-12　胸骨ワイヤーの刺入　胸骨ワイヤーの刺入に際しては，針を真っ直ぐ下に降ろす形で刺し込み，針の出方が浅くならないようにする。下部の肺を保護するため圧排鉤（スパーテル）などで針の先端をカバーしておく。

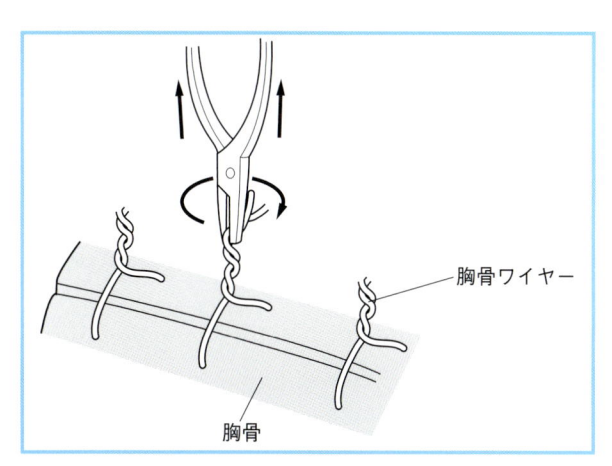

図 10-13　胸骨ワイヤーの締め　胸骨ワイヤーを締める際は，ワイヤー切断端を持ち上げるようにして捻り上げてゆく。

11 癒着剥離

a. 胸壁癒着剥離

　何らかの原因で肺が強固に胸壁に癒着している場合は，その程度に応じて癒着剥離を行う。軽度の癒着は用手的に，あるいはツッペルを利用して剥がしてゆけばよい（図11-1）。少し抵抗があれば電気メスあるいは鋏を利用する。（図11-2, 3）。用手的な剥離では，手指を横方向に動かすのでなくむしろ，上下方向に胸壁から肺を剥ぎ落とす感じで動かすとよい。fineな癒着は簡単に剥離されるので，残存する強い線維性癒着のみを電気メスで焼灼切離する。このとき癒着部を十分伸展させ，少しでも距離を広げて電気メスを当てるように手掌でもって肺を強く前下方に押さえるとよい（図11-2）。既往の肺結核などで癒着が高度な場合は，まず剥離可能なところをすべて剥離し肺尖の癒着部を最後に残す形とする。そして肺全体を手前に牽引しつつ，癒着部をツッペルにより胸壁胸膜外（extrapleural）に剥離する（図11-4）。胸壁からの出血には電気メスで止血を行う。肺尖肋間は深く入ると重要血管，神経などの損傷をきたすことから，深部（肺尖）方向への剥離を盲目的に進めてはならない。また肋間開胸の際，通常通りに肋間から入ると肺を損傷させる可能性があれば，肋骨骨膜を剥離して胸膜外に剥離する形とする（図11-4, 5）。

　肺全体が全面にわたって非常に高度に癒着しているときは，かなりの時間を剥離に取られることとなる。一般には胸腔背側（後側）よりも前方の方が癒着は軽度であることから，まず前方から剥離を行うとよい。次に前述のように，肺実質を損傷させないためには胸膜外剥離を行うが，この層への進入路はコッヘル，あるいはペアンで肥厚した壁側胸膜を把持し，肋骨との間に鋏あるいは電気メスなどで進入口を作り，そこから手指あるいはツッペルで壁側胸膜および骨膜を剥がしてゆけばよい。この際，当然ながらある程度の出血を伴う。特に広範に胸膜外剥離を行うときは前もって麻酔医にそのことを予告し，出血が多いとの予測を通知しておくことも大切である。出血の持続に対しては電気メスあるいはガーゼ圧迫などで対応するが，基本的にはできる限り早く剥離を終え，肺をフリー（遊離）にしたところで止血に入るのが時間的には早いことが多い。肺を外してしまえば出血の勢いは低下し，しかも電気メスによる止血が容易となる。

　一番よくないのは剥離に手間どり，出血点を探して止血させることに時間を要し，いたずらに多量の出血を招くことである。剥離面全体から滲出する出血（oozing）に対しては，出血の強いところを電気メスで止血し，あとは柄つきタオルまたはガーゼを押し込んで圧迫しておく。ある程度時間が経ったところでそれらを除去すれば，出血点は限られてきて止血しやすくなる。

11. 癒着剥離

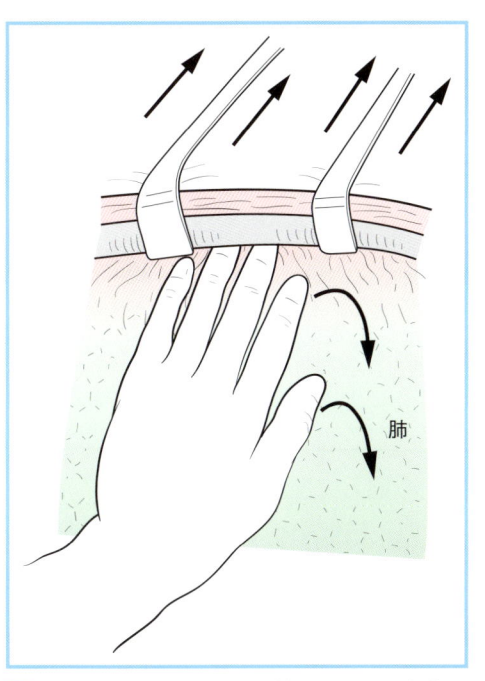

図11-1 手指による癒着剥離 開胸後，肋骨に浅い筋鉤をかけて持ち上げつつ手指先端あるいはツッペルで壁側胸膜と臓側胸膜との癒着を剥がしてゆく。手指での鈍的剥離では指を横方向でなく縦（上下）方向に動かすこと。

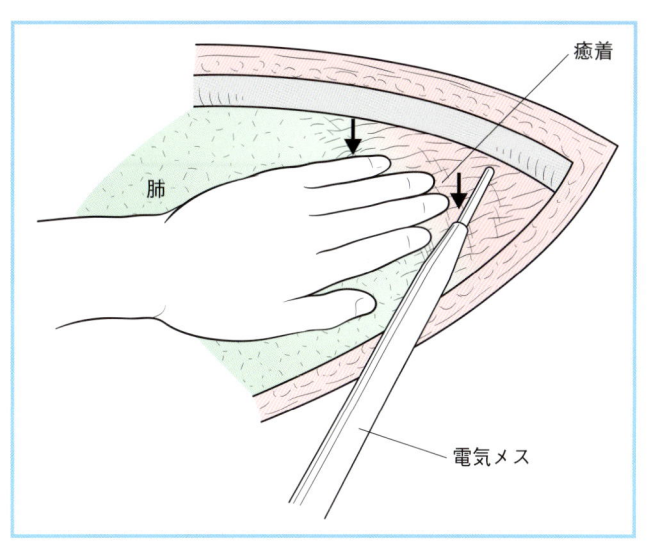

図11-2 電気メスによる癒着切離 肺を押さえつけるようにして胸壁との間を広げ，癒着を電気メスで切離してゆく。

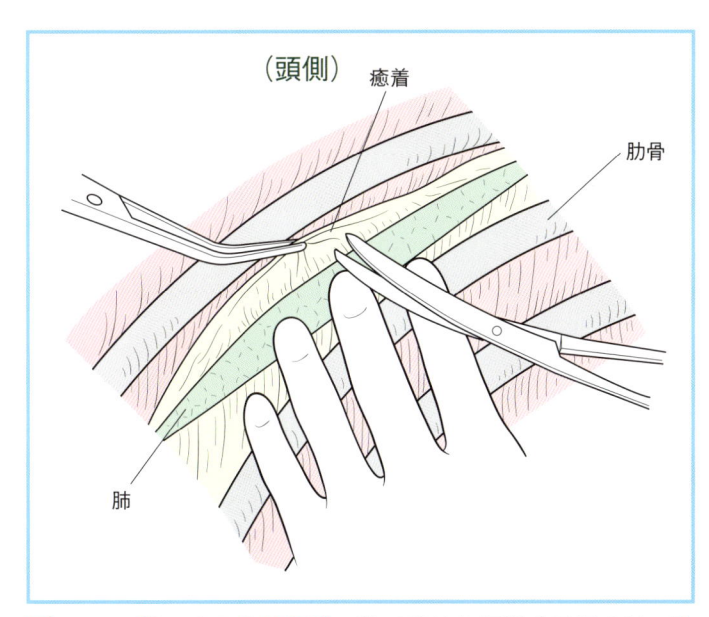

図11-3 鋏による癒着切離 鋏で癒着を切断する場合は，肺を下方に圧排して癒着部位を広げその真ん中を切断してゆく。

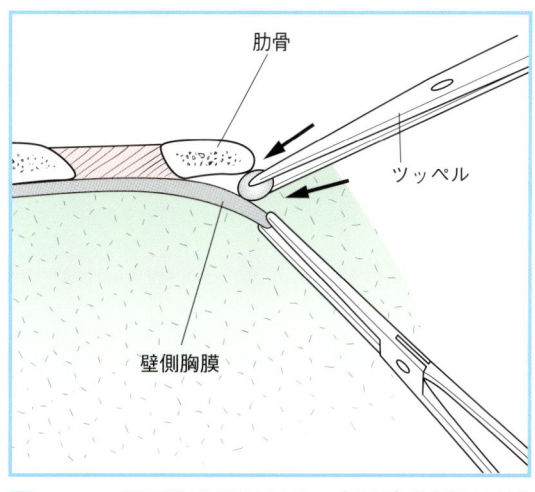

図11-4 （壁側）胸膜外剥離 （壁側）胸膜外剥離を行う場合は，まず鋏あるいは電気メスで肋骨直下を切開して，ツッペルで少しずつ広げてゆく。図中の壁側胸膜の箇所は臓側胸膜および肋骨骨膜も一体となった部分である。

b. 胸腔内剥離

　全面癒着を生じた左肺剥離のポイントは前方では心外膜，後方では大動脈壁表面に達し，その部分を起点として剥離を上下方に進めることである．その場合，大動脈壁の位置の確認が重要で，壁の一部が確認できれば外膜周囲の線維性結合織を剥離してゆくことで，比較的容易に肺門への到達が可能である．

　右肺については奇静脈，上大静脈の位置確認が重要である．通常，縦隔との癒着は軽度であり手指で剥がすことで胸腔の前方と背側とを通じさせることが可能である．そうすればその間に綿テープを通して，肺全体を引っ張り上げると上大静脈との癒着層が表面に出てきて対応しやすくなる．

　肺尖部との癒着についても，同様にテープを縦隔から回して肺を引っ張ることで，癒着層の切離が容易となる（図11-6）．奇静脈については万一損傷を生じても，縫合あるいは切断で対応できるが，上大静脈損傷の修復は簡単ではない．ガーゼ圧迫の形で一時的止血を試み，周囲の剥離しやすい方向に移って，剥離により十分なスペースが得られたところでatraumatic needleによる縫合閉鎖を行う．どうにもならないときは心臓血管外科医の応援を頼むべきであろう．

　横隔膜面との強い癒着の場合は，まず前方の心臓周囲あたりから剥離を行う．剥離により横隔膜が肉眼的に確認できると，横隔膜を強く腹側に圧排し，肺を手前に牽引することによって切離すべき癒着線維層が前面に出てくる（図11-7）．柔らかな癒着はツッペル等で横隔膜を強く腹側に圧排すると，自然と剥離しやすくなる．横隔膜からの出血は電気メスできちんと止血しておく．

　高位（第4肋間等）で開胸した場合，強い横隔膜癒着の剥離を行うのは距離的にも苦労する．のぞき込んでも十分な視野が得られなければ，無理して肺を損傷するよりは下方の第7～8肋間あたりに小開胸を加えて直接の視野下に剥離を進めるべきである（図11-8）．この剥離中に生ずる肺損傷はきちんと閉鎖しておかないと，気づかないままで閉胸した際に頑固なエアリークに悩まされることになる．

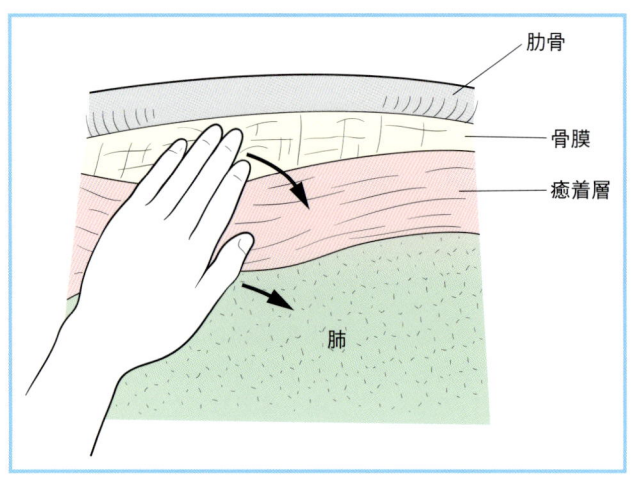

図11-5　胸膜外剥離　強い癒着は胸膜外に剥離をする必要がある．壁側肋膜と肋骨（骨膜）との間にスペースを作りツッペルである程度広げると，後は手指先端で強く剥がしてゆく．肺を損傷させぬ注意深さが必要である．また剥離に伴う出血を予測しなければならない．

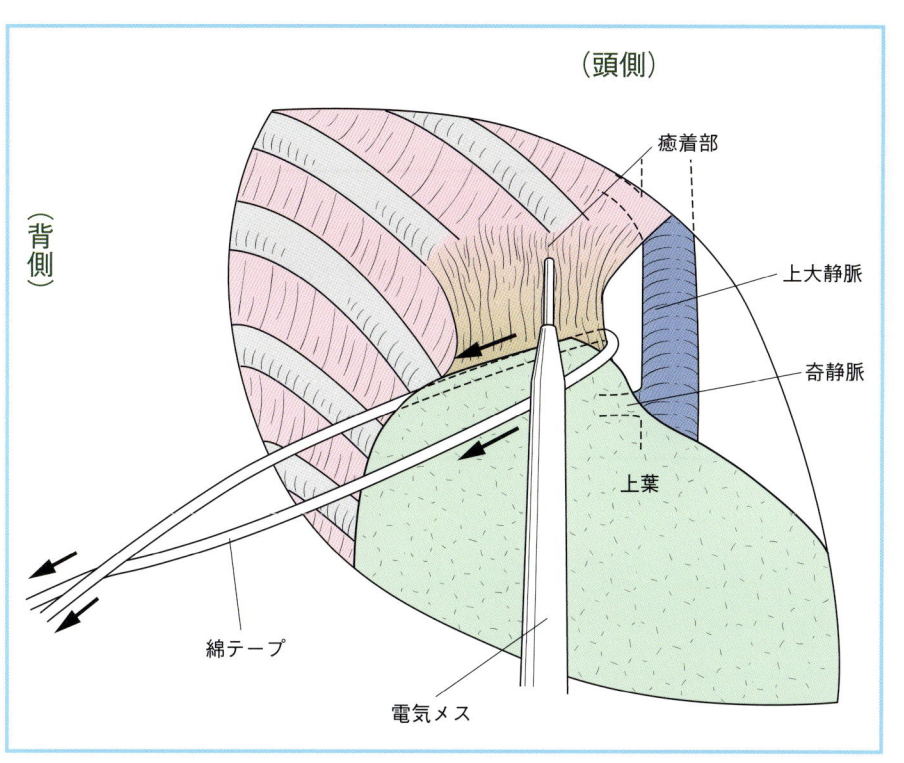

図11-6 肺尖部癒着の処理 肺尖部から上縦隔にかけて癒着しているときは，まず縦隔部の剝がしやすいところを指で剝がして綿テープを通し，肺を持ち上げながら肺尖に向かって剝がしてゆく．ある程度進めば，今度は肺を手で引っ張りながら癒着部を電気メスで切断してゆく．

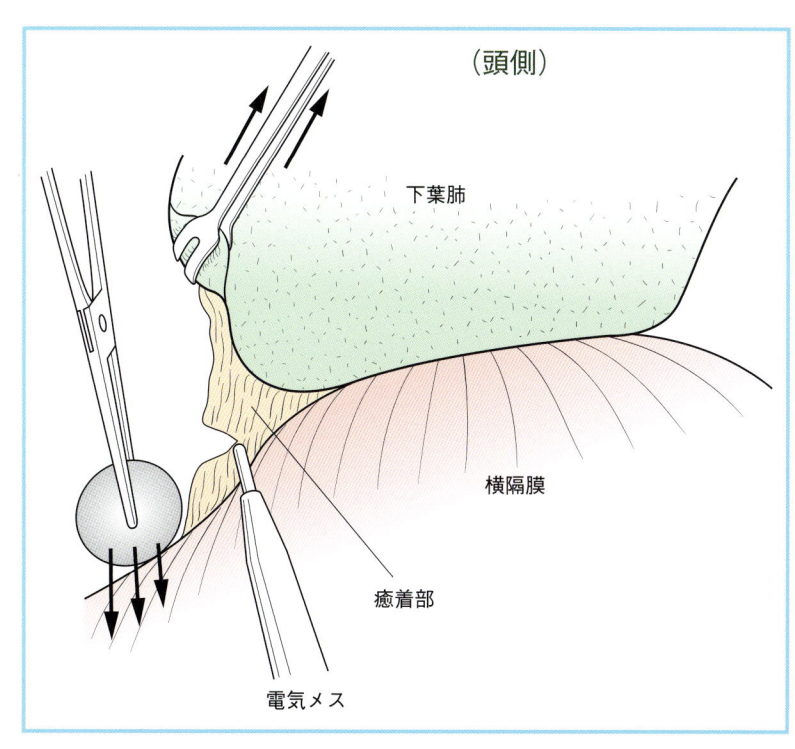

図11-7 横隔膜との癒着処理 横隔膜と下葉との癒着は横隔膜をツッペルで強く押し下げ，逆に肺を手前に引っ張ることによって，線維性癒着部が緊張して広がってくる．その中央部を電気メスで切断してゆく．

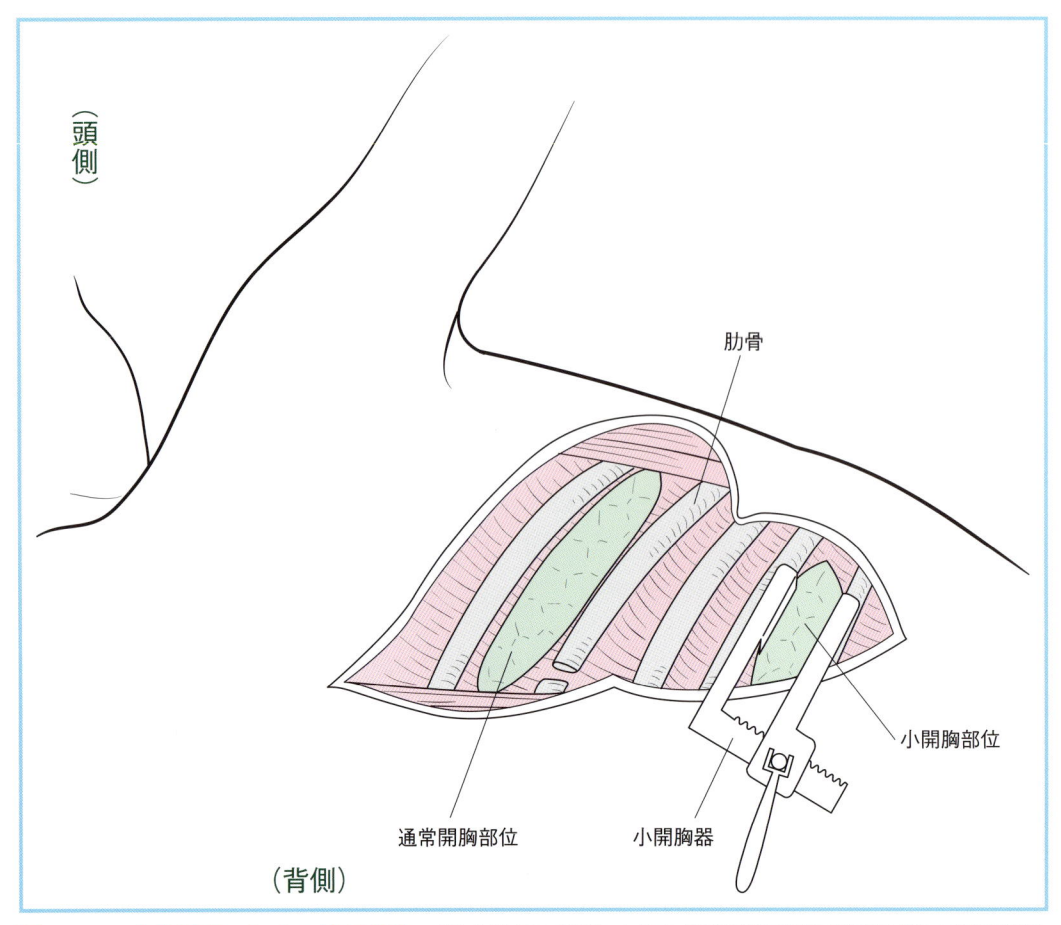

図 11-8 癒着処理のための追加開胸 第4肋間で開胸すると横隔膜周辺や深部の強い癒着剥離が容易ではない。無理して肺を損傷するよりは，第7〜8肋間あたりで小開胸をおき直接の視野下に剥離を行うとよい。

c. 肺門の癒着剥離

　肺門の癒着で剥離の困難を生ずるのは，既往症として肺結核のような炎症性疾患が存在した場合，あるいは肺門への放射線照射，開胸手術の既往などがある場合である。またそれ以外に珪肺，塵肺などで炎症性に腫大し線維化したリンパ節が血管壁に強く癒着している場合も手術に難渋する。癒着が高度な場合の肺門血管の露出は大変困難であるが，通常の操作で血管壁に到達できないときは，心囊内処理に移行する。例えば何らかの原因で上肺静脈の剥離と切断が困難な場合は，心囊内で上肺静脈の左房入口部(orifice)を確保して切断する。

12 肺門血管，気管支の処理法

a. 肺血管の処理法

　血管剝離の基本は動脈，静脈のいずれにおいても変わりはない。呼吸器外科手術において最も重要なところであり，また修練のポイントとなるところである。まず血管の位置，走行に関し常に正しい解剖知識をもっておくことが重要である。次にどの血管を処理し，どの血管を残すかといった点についての知識が求められる。体血管（大循環系）の末梢では，栄養血管としての動脈血流が重視されるが，肺の場合はむしろ静脈血行を重視しなければならない。すなわち肺静脈の灌流障害を生ずると静脈血流がストップし，その支配領域における急激な鬱血で，肺の間質さらには肺胞腔内にまで血液が充満し組織の機能不全状態となる。他方，誤って肺動脈を余計に切断した場合，末梢であれば酸素化は若干障害されるものの，気管支動脈を介した栄養血管が維持されることから直ちに肺組織の壊死につながることは少ない。

　血管剝離に際しては，まず目標とする血管の表面を覆う肺肋膜や結合組織の剝離から始める。ツッペルあるいは鋏で血管壁を露出するが，それらの器具の使用においては各自の熟練度に応じて使いわけるべきで，未熟な術者がいきなり鋏で血管壁を剝離するのは危険である。鋏もクーパーのような先の太いものから，通称メッツェンバウムと呼ばれる先端の細いものまで種々があり，使い分けが必要である。結紮糸や硬い組織の切断には前者を用い，血管の剝離・切断などには後者を用いることが多い。

　血管の剝離に際しては，まず表面を覆う血管被膜（いわゆる血管鞘）を切開し（図12-1），その一部を鑷子（ドベーキー型鑷子）で把持し，鋏の先端（図12-2）あるいは小さなツッペルで（図12-3）血管壁の裏側まで十分に剝離してゆく。このとき血管被膜を持ち上げる方向とは逆に血管本体を手前に転がすことで，血管壁が被膜（血管鞘）から離れてくる。

　次に血管本体をさらに広く露出させるため，血管の側壁を剝離鉗子で少し広げてゆく（図12-4）。このとき血管の裏側から出る細い分枝があれば，それを引きちぎらないように注意する。結紮のための距離が足りなければさらに末梢に向かって，血管鞘を切開し十分な露出を図る（図12-5）。

血管の背側もある程度剥離できたと判断され，全体にわたって露出されると，剥離鉗子を入れて血管全体をすくう（このとき使う剥離鉗子としては先端が鈍なツルリン鉗子というのを使用すると安全・便利である）。結紮糸（通常2-0絹糸）を通して（図12-6），中枢の二重結紮，末梢の単結紮を行う。それから両者の中間で，（心持ち中枢側を長めに，末梢側を短めに），血管を切断する（図12-7）。二重結紮では太い血管であれば，中枢側の2回目結紮は縫合固定結紮（transfixation suture，貫通結紮）として血管壁の中央部に針糸を通し，確実に結紮糸がはずれないよう安全を期すとよい（図12-8）。このときは中枢第1結紮の1～2mm末梢を狙って針を刺入させること。

　以上は血管結紮による切断法であるが，最近は内視鏡用ステープラー（自動縫合器，vasucular endostapler）を使用して一気に切断することが多くなり，簡便かつ確実である。ことに主肺動脈のような太いものでは，この自動縫合器を利用した方が迅速で安全である（図12-9）。通常はベッセルループをかけて自動縫合器（白～灰色カートリッジ）を挿入する。この際原則としてフォークの細い方（アンビル）を血管下方に，カートリッジを上方に通すこととする。またファイヤーしたときに血管壁末端がクリップ外にはみ出すことがあってはならない。正しく血管全体をブレードの中央からやや手前寄りの位置に置くことを心がける。一方，逆に細い血管では3-0絹糸のような細い糸で結紮することが望ましい。超音波メス（超音波凝固切開装置），リガシュアーでの凝固・切断あるいは金属クリップ（ヘモクリップ）といったもので結紮の代用をさせることは便利で手術時間短縮にも有用である。しかし，確実な信頼性が保証されない場合は結紮を重視すべきである。

　肺門において血管処理に困難を感じるのは，リンパ節が固く血管壁に癒着しているときである。無理に剥がそうとすると脆弱な血管壁を破って大出血を生じることがある。このような際の剥離の基本はあくまで血管鞘を開いて，血管被膜（鞘）をリンパ節側に付着させる形で血管本体から遊離させることである（図12-10）。しかしそれでも強い癒着のため剥がすことが不能な場合がある。こんな場合は血管腔も含めて中枢と末梢に各々一針の固定縫合糸をかけ，結紮後その中央部を切断する。念のために両側にロング・モスキートのような鉗子をかけておくと安全である（図12-11a～d）。

　病変が血管壁に固着してどうしても剥離困難であれば，図12-12a～bのように上下で血管を遮断し病変を血管壁ごと切除する。その後にプロリン5-0糸で直接あるいはパッチ補塡による連続縫合を行い閉鎖する。

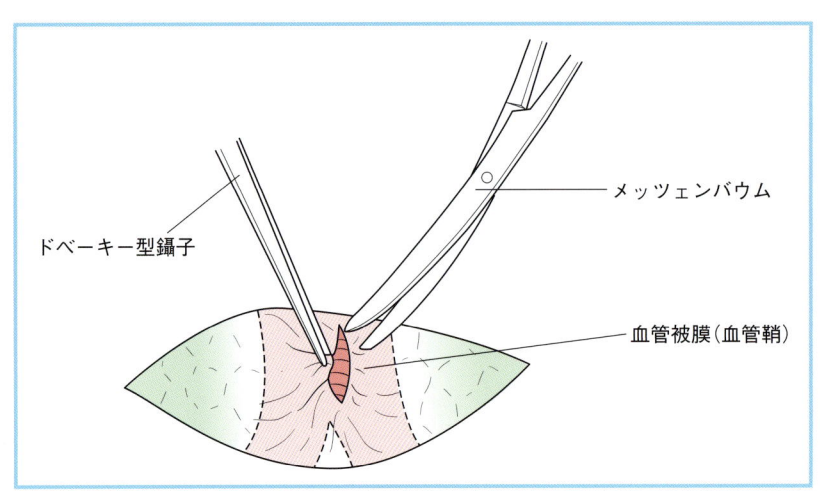

図12-1　血管鞘の切開　血管壁の周囲を覆う薄い血管被膜（血管鞘）を先端のfineな鑷子（ドベーキー型鑷子がよい）で持ち上げ，やはり先端のfineな鋏（メッツェンバウム）で切開を入れる。電気メスの先端で行ってもよいが，たまに通電させて血管を穿孔させることがあるので注意すること。

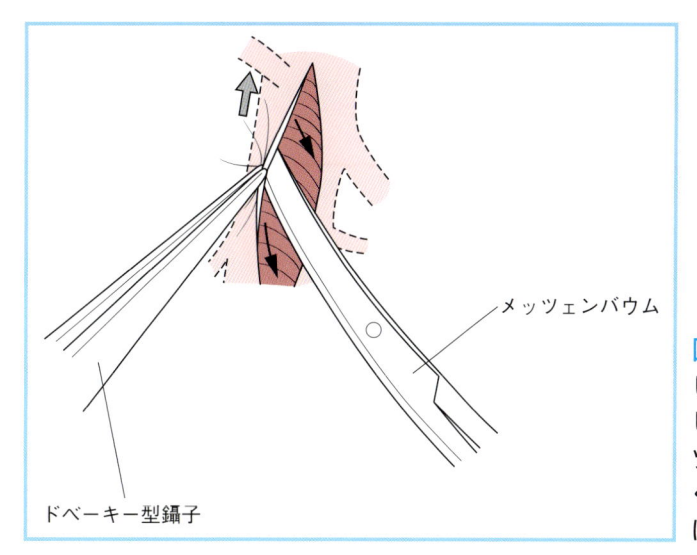

12. 肺門血管，気管支の処理法   **63**

図 12-2　鋏を使った血管剥離　オープンした血管皮膜を持ち上げ，鋏の先端（裏返した方が安全），電気メス先端，あるいはツッペルで皮膜を血管壁から剥がしてゆく。ある程度皮膜が剥がれたらこれをさらに上下に切開して血管壁を露出する。

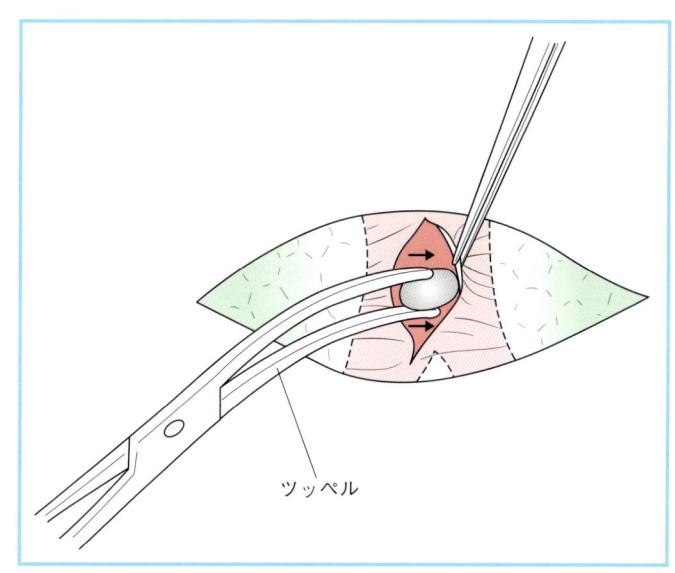

図 12-3　ツッペルによる血管剥離　初心者は血管剥離においてツッペルを利用すべきであろう。このとき，皮膜を鑷子でつかみ血管壁をツッペルで手前に転がすようにするとよい。

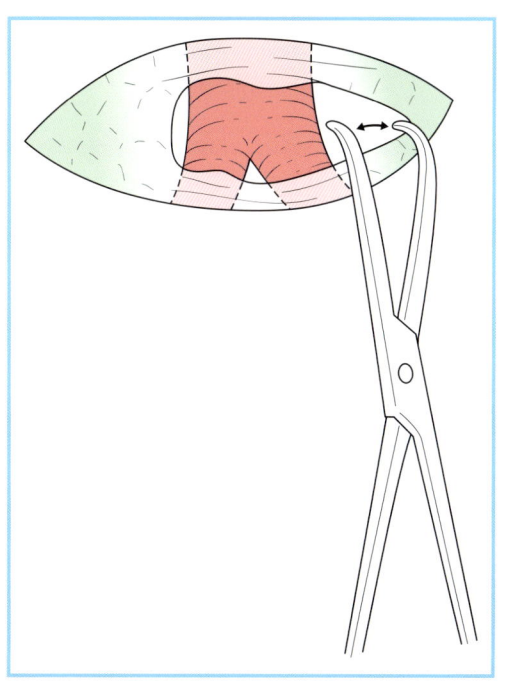

図 12-4　血管壁側方の開大　血管の側壁を剥離鉗子でゆっくりと開く。決して乱暴にしないこと。

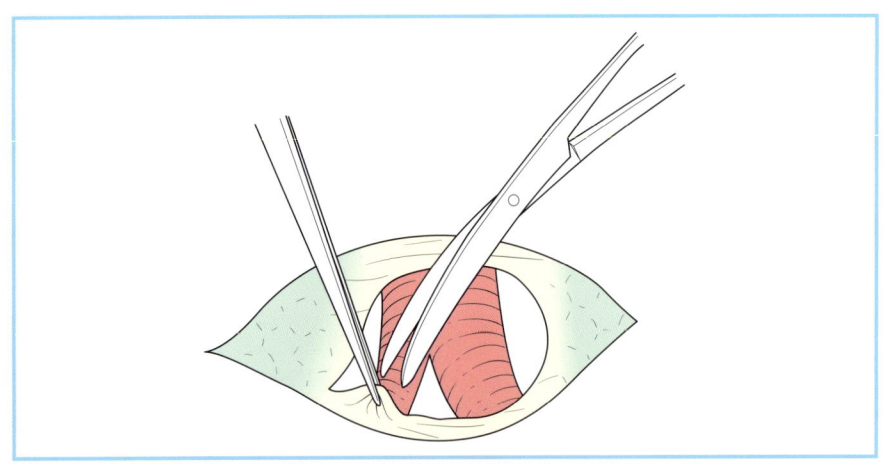

図 12-5 血管の剝離距離の確保 結紮・切断のためには十分な距離を確保しなければならない。血管皮膜を持ち上げツッペルで血管を剝がし，フリーとなった皮膜を末梢に切開してゆく。

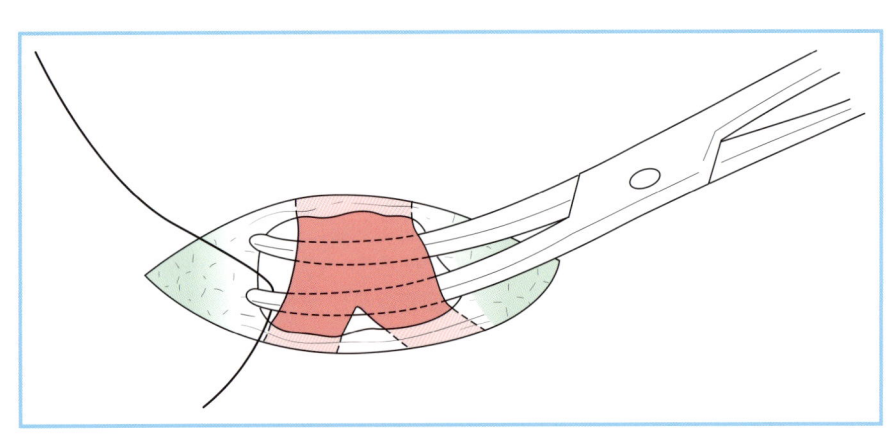

図 12-6 結紮糸を回す 血管の背側をある程度剝離できたと判断したら，剝離鉗子を突っ込んで血管全体をすくい，結紮糸（通常 2-0 絹糸）を回す。

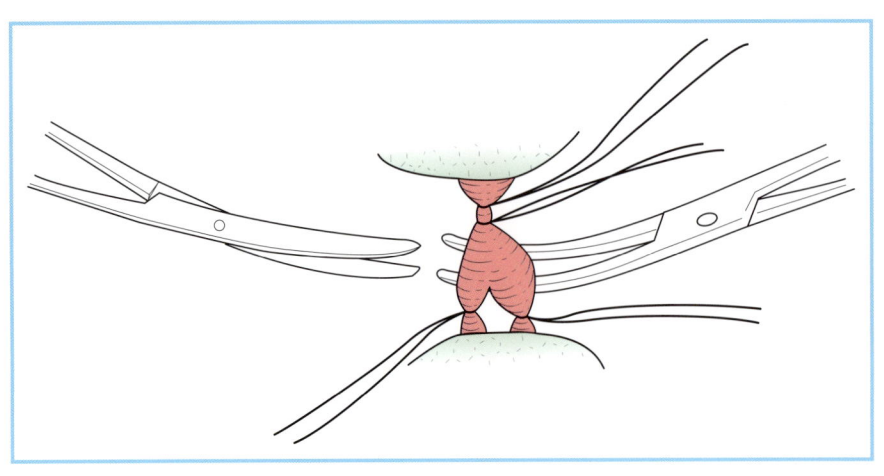

図 12-7 血管の結紮と切断 肺門血管は中枢を二重結紮，末梢は一回結紮として切断する。このとき剝離鉗子あるいはペアンなどで血管全体を軽く持ち上げておくと切断しやすい。

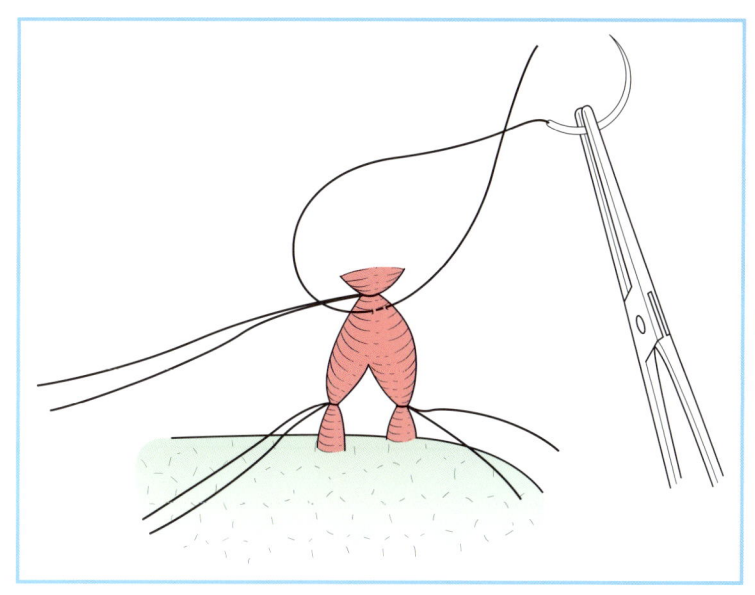

図 12-8　縫合固定（周束）結紮法　太い血管結紮では，万一にでも糸がはずれた場合のリスクを考え，図のように固定縫合（貫通）結紮を置く。これは中枢糸の1～2 mm末梢を狙って針を刺入させる。最初の中枢結紮部位からかなり距離をとって固定縫合を置く人がいるが，切断部位に近くては何の意味もない。

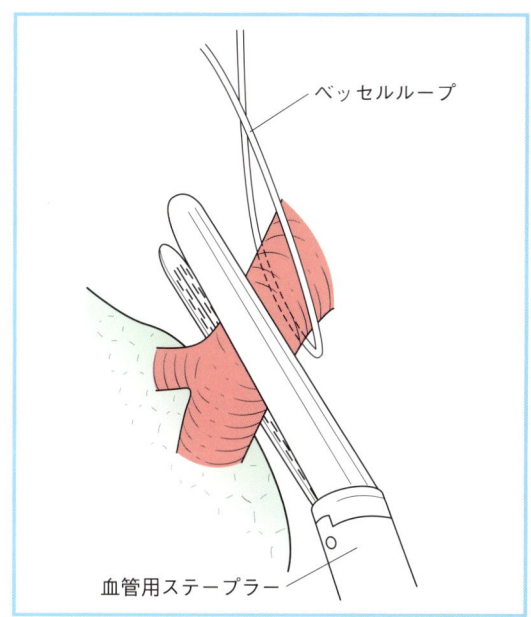

図 12-9　自動縫合器による血管切断　血管用自動縫合器（ステープラー）で切断する場合は，中枢側にベッセルループをかけてステープラーを通す。ファイヤーしたときに血管壁がクリップ外にはみ出すことがあってはならない。

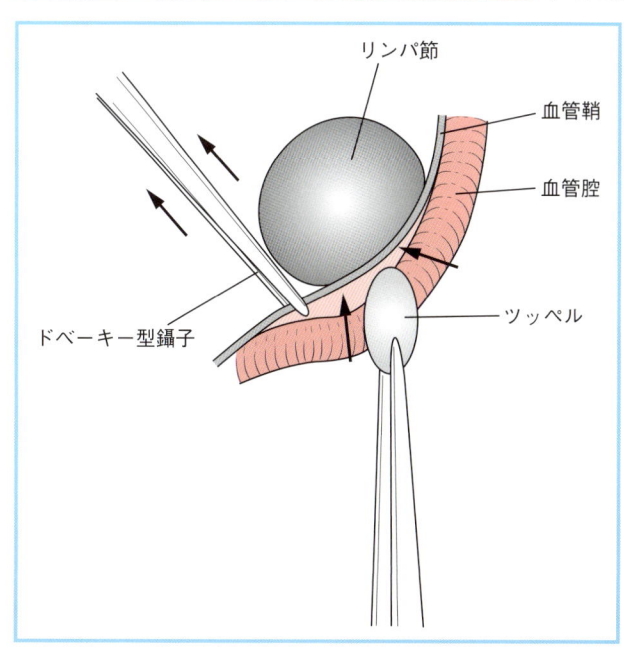

図 12-10　リンパ節が癒着している場合の血管処理　リンパ節が血管壁に強く癒着している場合は，血管被膜（血管鞘）をリンパ節に付着させるようにツッペルで剥離してゆくこと。

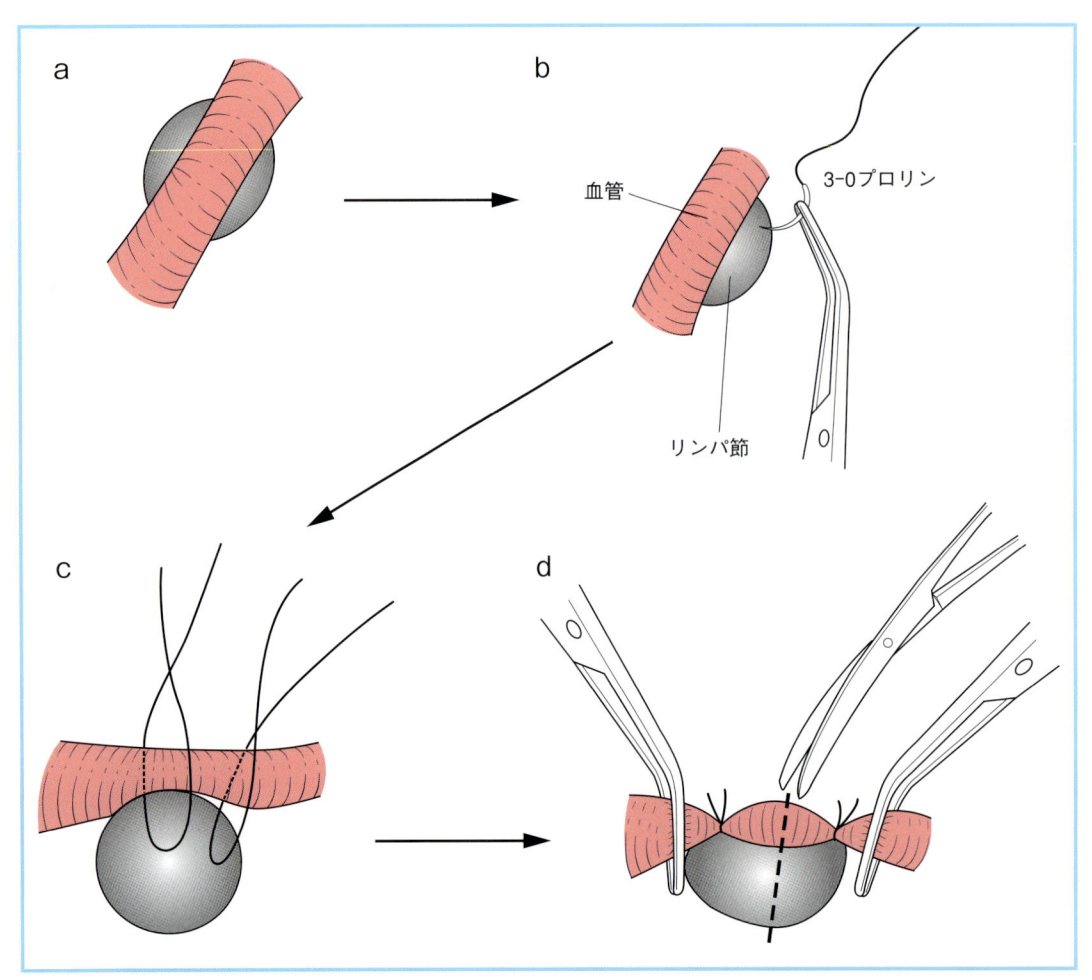

図 12-11　特殊な血管処理法　炎症後のリンパ節癒着が強く，どうしてもリンパ節の剥離が困難と考えられる場合 (a) は，その上下でリンパ節を貫通する形で大きく針を通す (b, c)。結紮後，リンパ節を含めて真ん中で切断する (d)。

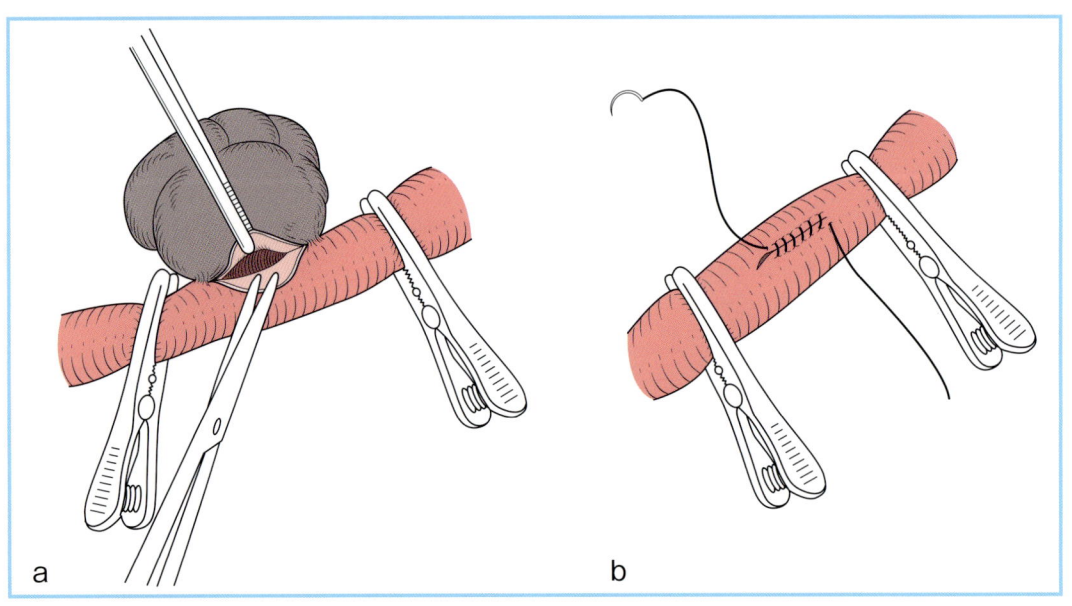

図 12-12　血管に付着した腫瘍の剥離および血管壁を切除した場合の縫合閉鎖
a：上下をブルドッグで遮断して血管皮膜を鋏の先端で少しずつ剥がしてゆく。血管壁に色調の変化が見られる場合は腫瘍が浸潤している可能性が高い。
b：切除範囲がごく少ない場合は図のように直接縫合閉鎖する。しかし狭窄の不安がある場合は端々吻合あるいはパッチ縫合を選ぶ。

b. 心嚢内血管処理法

　心嚢内で肺門血管の処理を迫られる場合が時にあり，呼吸器外科医はその方法に慣れておかなければならない．例えば，肺門での病変の浸潤や癒着が高度で，通常の位置で切断ができないとき，あるいは肺門血管を損傷させ，さらにその中枢での切断を迫られるときなどである．右側上葉切除を例にして解説する．

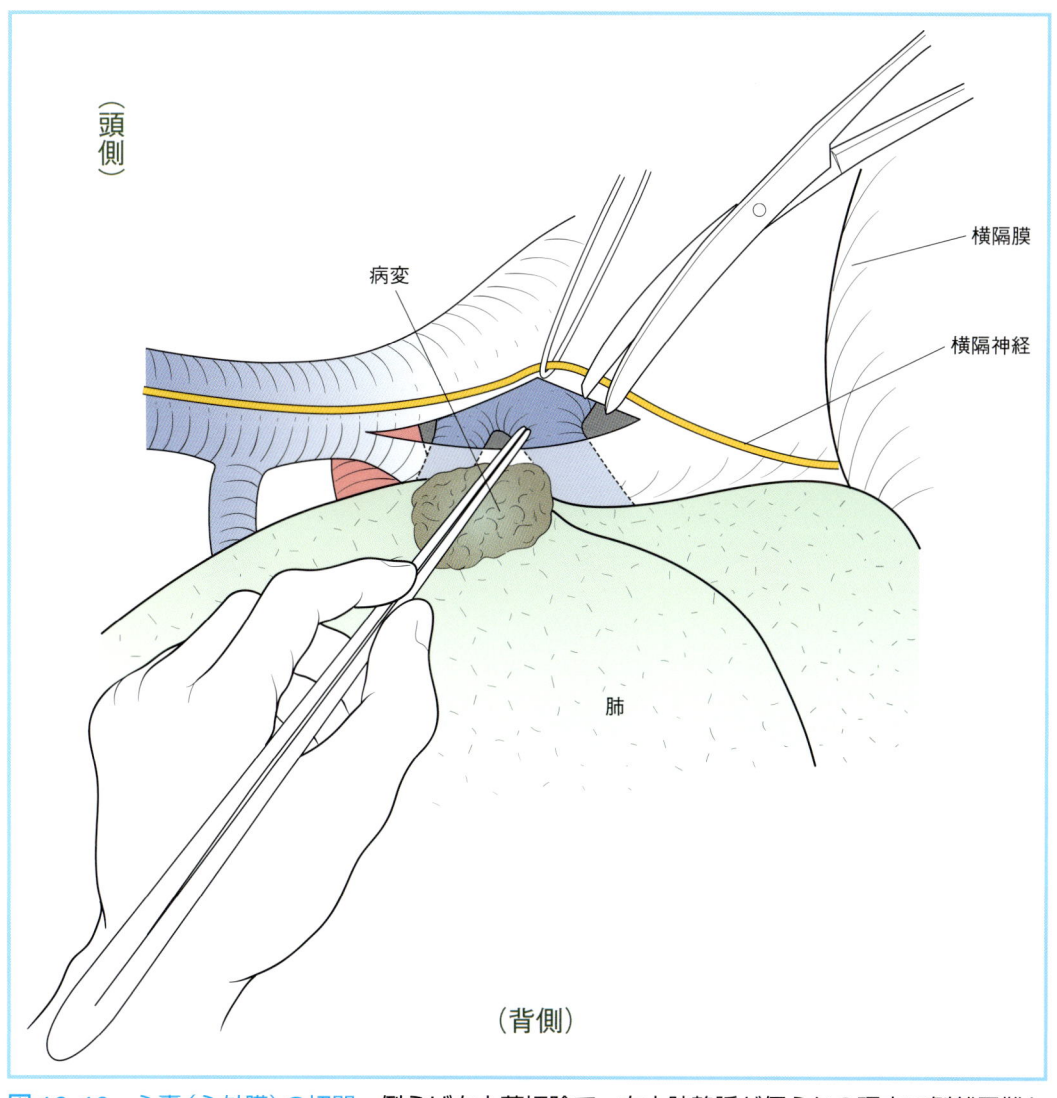

図 12-13　心嚢（心外膜）の切開　例えば右上葉切除で，右上肺静脈が何らかの理由で剥離困難なときは，心嚢を切開して心嚢内で上肺静脈を切断する．心嚢をオープンする場所は横隔神経の肺門側がよい．

右側心嚢をオープンする場合，通常横隔神経よりやや肺門寄りで切開する（図12-13）。方法としては剝離鉗子で心外膜の一部を持ち上げ，メッツェン鋏で切開して，内腔を確かめつつ切開を頭側，腹側に進めてゆく。心外膜からの出血を防ぐ意味で電気メスを使うが，心拍動とともに飛び出してくる右心耳を損傷させないよう，非通電性のもの（例えば木べら）でカバーしつつ切開することが肝要である。心嚢切開によって頭側より上大静脈と交差する形で，右主肺動脈が現れ，さらに上肺静脈，下肺静脈が前面に出てくる。ここで上肺静脈の心嚢内外の走行を確認する（図12-14）。右主肺動脈と上大静脈の分離は容易で，非常に薄い疎性結合組織で接着しているだけであり，ツッペルなどで簡単に分離しうる。主肺動脈と上肺静脈および，上肺静脈と下肺静脈の間にはserous pericardiumという薄い結合組織が存在するので，これを鑷子でつまみ上げ表面を鋏で切開して剝離鉗子を入れてゆく（図12-15）。表面がつるつるしていることからやみくもに鉗子を突っ込んでも破れないし，かえって危険である。serous pericardiumを少し切開後に丁寧に背側に鉗子を回して剝離し（図12-16），最終的に十分な切断のための剝離を確認する。主肺動脈，上肺静脈，下肺静脈を各々血管用自動縫合器（ステープラー）で切断する。ステープラーによらない場合は，血管鉗子で中枢を遮断して連続縫合で閉鎖する。

　左側の肺門癒着で心嚢内血管処理が必要な場合もほぼ同様の方法で処理する。

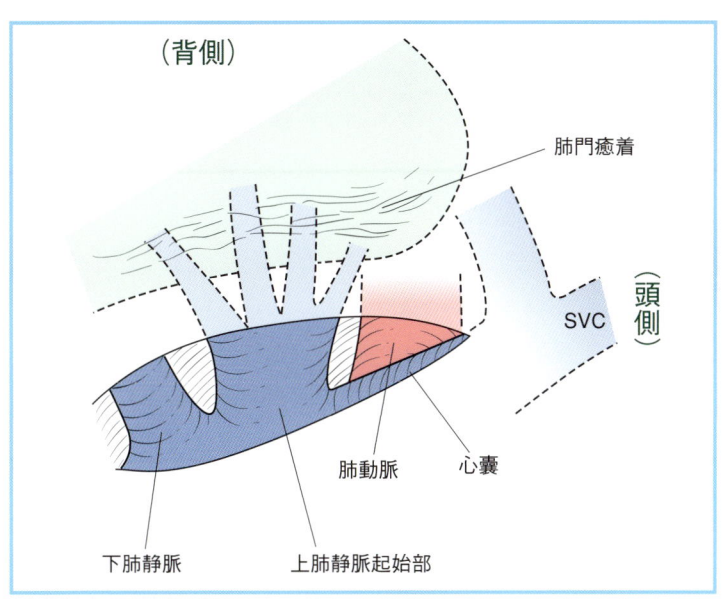

12. 肺門血管, 気管支の処理法　**69**

図 12-14　心嚢切開による肺動・静脈起始部の確認　心嚢をオープンすると上・下肺静脈が合体して左心房に流入している状況がうかがえる。

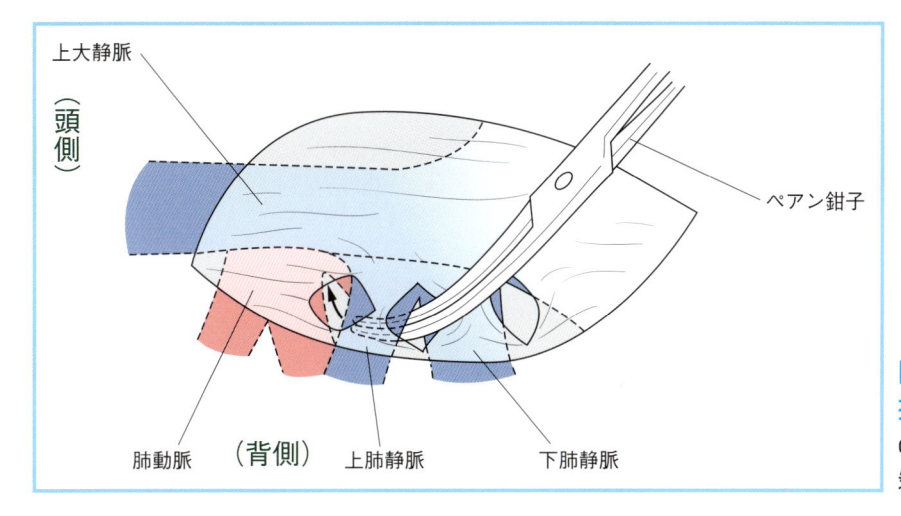

図 12-15　心嚢内での上肺静脈捕捉　上肺静脈周囲の pars pericardium に切開を入れ，そこから剝離鉗子を入れてゆく。

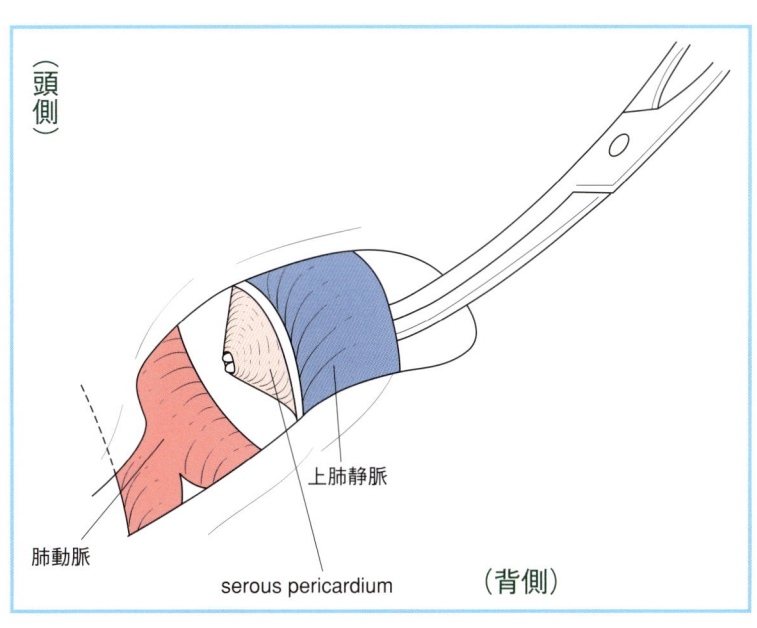

図 12-16　心嚢内での上肺静脈捕捉　上肺静脈の裏側を通った鉗子で再び pars pericardium を破り，鉗子全体を上肺静脈の起始部に回す（serous pericardium に少し切開を入れてやるとよい）。

c. 気管支の剥離，切断，閉鎖

　気管支に関しては血管剥離ほどの慎重さは要求されないが，粗暴操作で気管支膜様部や周辺に存在する血管を損傷させる恐れがあることから，やはりその位置ならびに走行に関しては正確な知識を有しておくことが重要である．

　剥離に際して鋭的には鋏，あるいは電気メス，鈍的にはツッペルを使用するが，通常気管支壁周囲には多くのリンパ節が介在しており，このリンパ節と気管支壁間に間隙を作ってその部分を広げる操作を繰り返す．すでに血管系がすべて処理されていれば気管支壁のみが残るので，鋏の先端あるいは電気メスでリンパ節を末梢に剥ぎ上げるように気管支壁を裸にしてゆく．メスで切断して縫合閉鎖する方法と自動縫合器を利用して切断と閉鎖を同時に行う方法があるが，自動縫合器を挿入するだけのスペースがあれば，通常それで処理する（図 12-17）．

　一般に，肺葉切除ではすべての血管処理後に気管支を切断するのが標準的方法であるが，気管支処理を先行する方が楽な場合がある（図 12-18）．例えば右上葉切除で高度あるいは完全な分葉不全の症例では，上葉肺静脈と A^1，A^2a，A^3 の処理後，上葉気管支切離を先行させることで，残った血管（A^2b）の処理が容易になる（図 12-18）．今日，気管支の切断，縫合はほとんどステープラーで代用され，手縫い縫合をする機会はまれとなった．しかしステープラー挿入が困難な場合のために，やはり呼吸器外科医は手縫いの技術にも習熟しておく必要がある．

　手縫い縫合については歴史的にいろいろな縫合法が工夫されてきたが，代表的なものとして Overholt 法（図 12-19a～b）ならびに Sweet 法（図 12-20a～c）の 2 種が知られている．前者は膜様部と軟骨部の粘膜同士を接着させる形で縫合する方法である．膜様部が広い場合（中間気管支幹，主気管支等）には膜様部を背側にもってきて内腔に折りたたみ，それ以外の軟骨部を接着させるように縫合閉鎖する．通常深さ 3～5 mm 前後，針と針との間隔を 2～3 mm 程度とし，atraumatic needle を用いて結節縫合とする．全体を数針かけて後に 1 本ずつ結紮してゆくのが普通であるが，刺入した糸をそのつど結紮してゆく方法

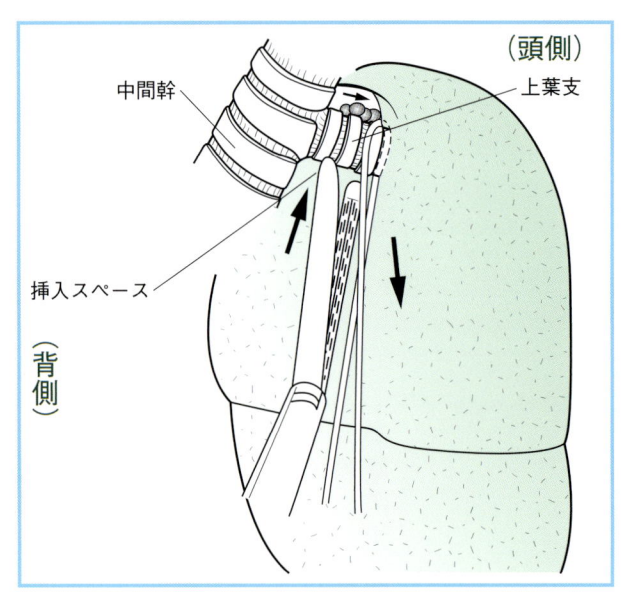

図 12-17　自動縫合器による気管支切断
上葉気管支根部から末梢側にリンパ節を剥ぎ上げてステープラー挿入のためのスペースを作る．

もあり(**図 12-21**),中枢側断端をオープンできない場合に利用する。wet case の場合は別の吸引管で気管支腔内(特に遺残する気管支腔内)の分泌物を十分に吸引除去しておくことが望ましい。また断端鉗子をかけないで気管支を切断する場合は,末梢側から不潔分泌物が術野に落ちる可能性があるので注意が必要である。

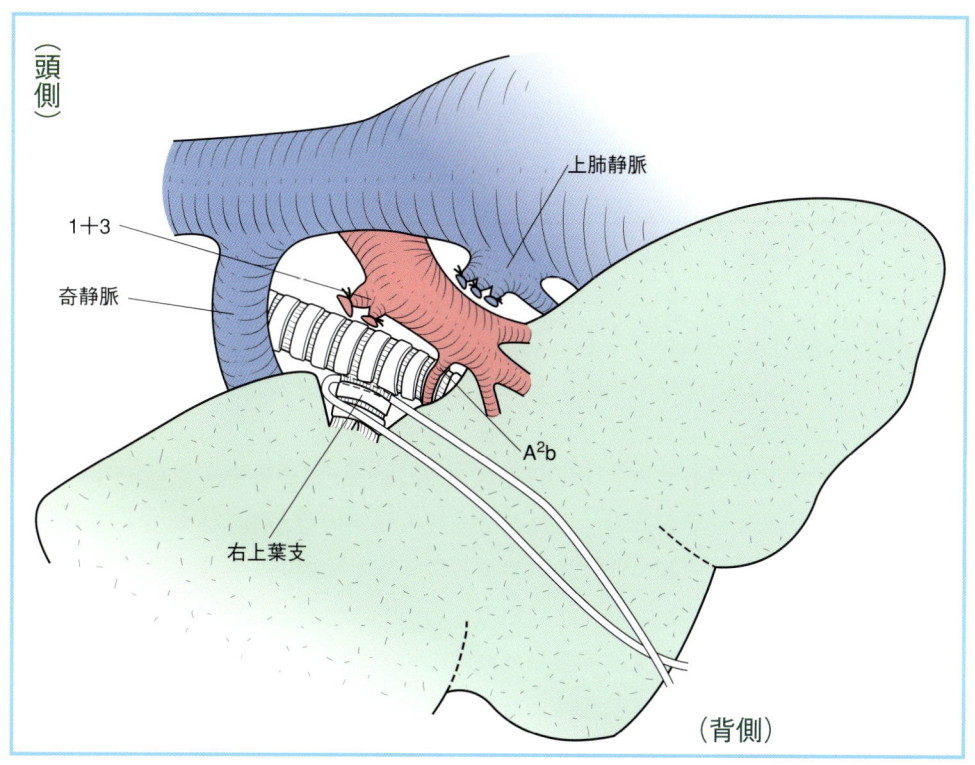

図 12-18 右上葉切除における気管支先行処理 右上葉切除では上葉気管支を先行処理することで A^2b の発見,切断が容易となる。これは上中および上下葉間の高度〜完全分葉不全の際に行うとよい。A^2b が非常に容易に展開される。先に上葉気管支を切断するとその前方に A^2b が見えてくる。

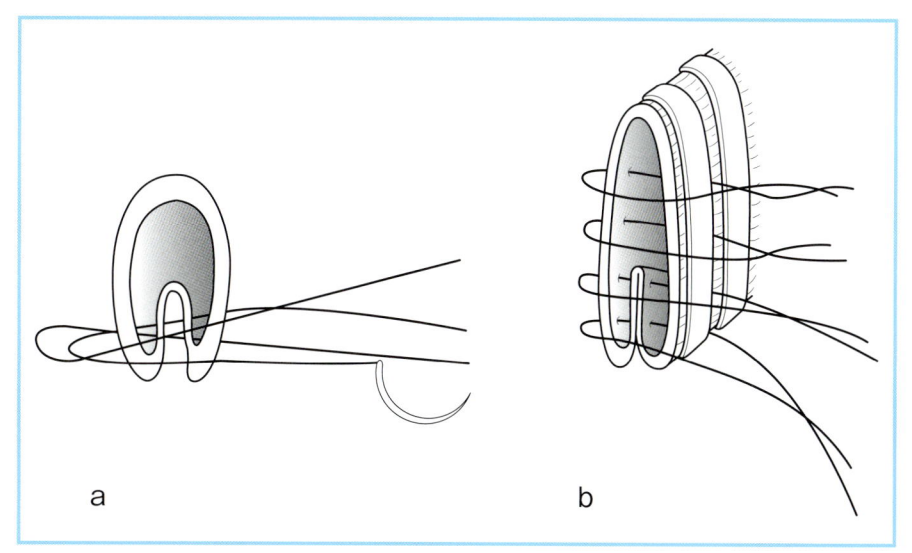

図 12-19 Overholt 法による気管支閉鎖
a:折り畳んだ膜様部を通して針が入る。
b:2〜3 mm 程度の間隔で結紮糸が置かれる。

Sweet 法では膜様部と軟骨部が接着する形で縫合閉鎖される（図 12-20a）。結紮に際しては糸を強く締めすぎて軟骨を cutting することがないよう注意しつつ丁寧に結紮する。中枢側気管支腔をオープンできないときは縫合と切断を重ねて閉鎖する（Sweet 変法，図 12-21）。

自動縫合器の利用では，必ず気管支壁全体がカートリッジの staple line 内に収まることが大切である。ステープリングとナイフによる切断を急ぐ必要はなく，ゆっくりとファイヤーしてゆくこと。最近のステープラーによる閉鎖では縫合不全が起こることはまれである。自動縫合器のロティキュレーターを利用する場合は，ファイヤー後に気管支壁をはさんだままメスで切断することとなる（図 12-22, 23）。周囲血管が未処理で残存している場合は，メスの先端で損傷をきたさないよう慎重に切断しなければならない。ロティキュレーターには主気管支用（ロティキュレーター 55）と肺葉気管支用（同 35）があるので，使い分けが必要である。

以前は気管支閉鎖後に最も不安なのが断端瘻の発生であった。最近はこの合併症を経験する機会が非常に少ない。技術的な進歩というより器具の改良に伴う現象と考えられる。しかし特殊な状況，例えば術前に intensive な化学療法を施行した患者では，気管支切断端の血流途絶が進み，それだけ術後の創傷治癒が阻害されてくる可能性が高い。このような場合は切断端に血行を維持するような生体組織を被覆することが望ましい。具体的には胸腺組織，心臓周囲の脂肪組織，筋肉弁，さらには大網などが挙げられる。

その他，気管支処理でしばしば困難を感ずるのは，気管支壁にリンパ節が強く付着しているときである。この場合盲目的に剥離鉗子を通そうとすると裏側を走る血管を損傷させる恐れがある。このようなときには気管支を一部オープンして内腔から剥離を進めるとよい（図 12-24）。

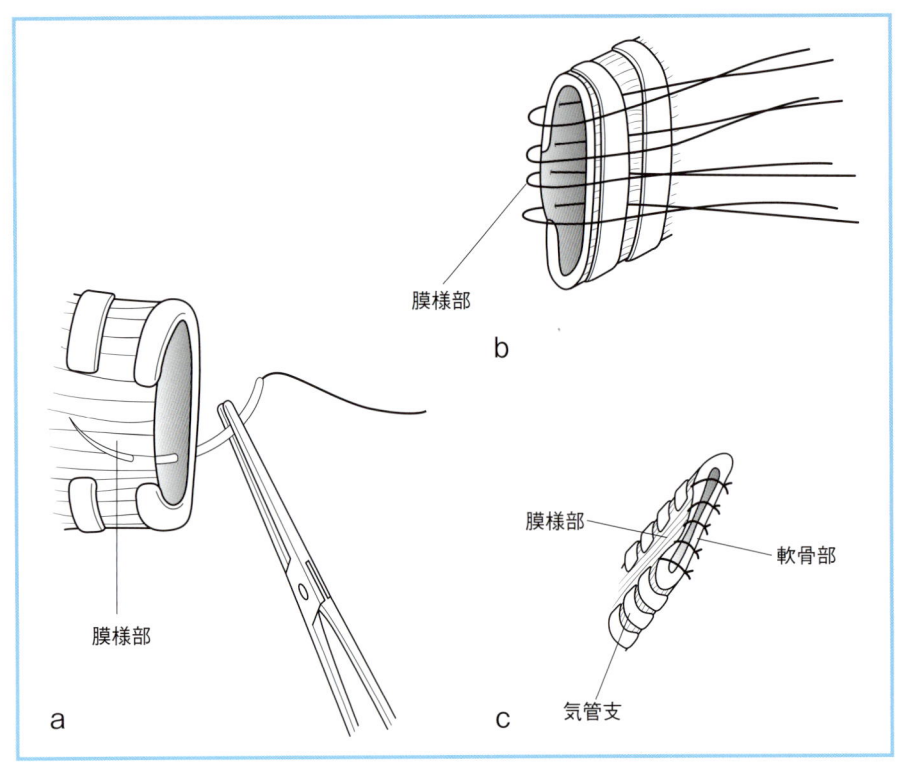

図 12-20 Sweet 法による気管支断端の閉鎖 Sweet 法の実際。膜様部と軟骨部とが縫合される（a, b）。c は閉鎖した状態を示す。

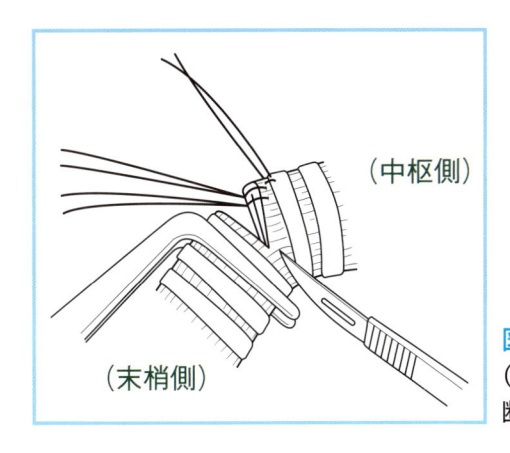

図 12-21 Sweet 変法による断端閉鎖　気管支腔（中枢側）をオープンできないときは結紮しては切断することを繰り返す。

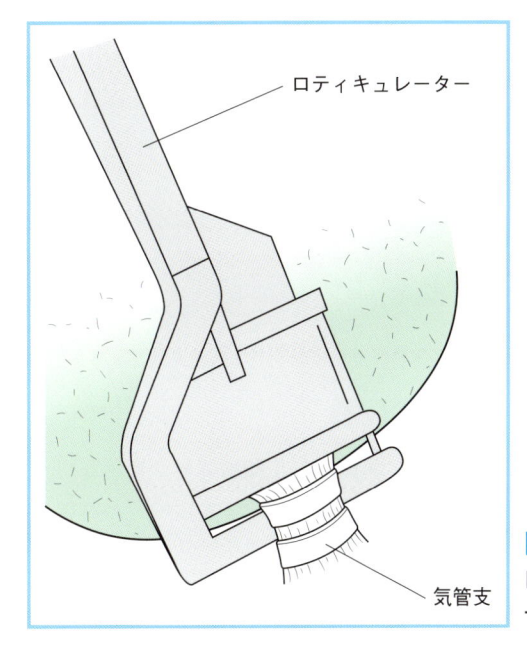

図 12-22 ロティキュレーターによる断端閉鎖　ロティキュレーターを使用する場合は周囲組織を十分に剥離して粗暴な挿入を控えること。

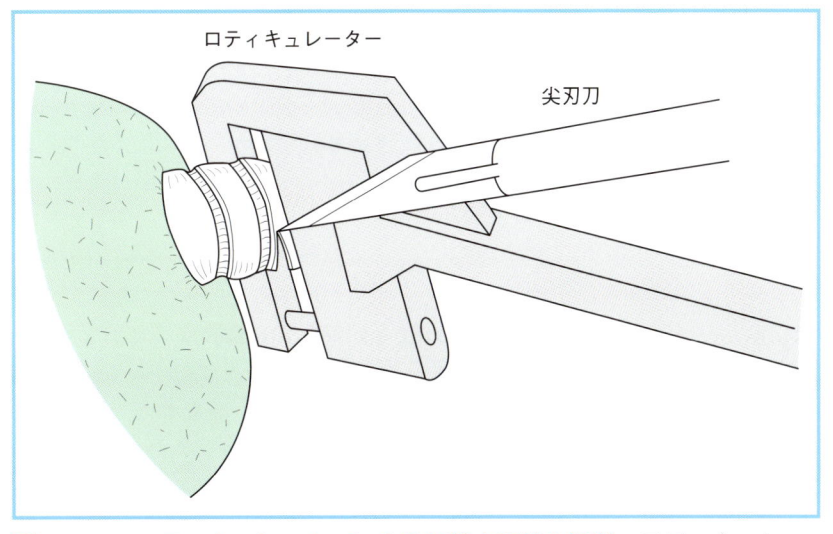

図 12-23 ロティキュレーターによる気管支閉鎖と切断　ロティキュレーターの利用。ファイヤー後，尖刃刀で気管支を切り離す。このとき背部の血管系を損傷させないよう，くれぐれも注意する。

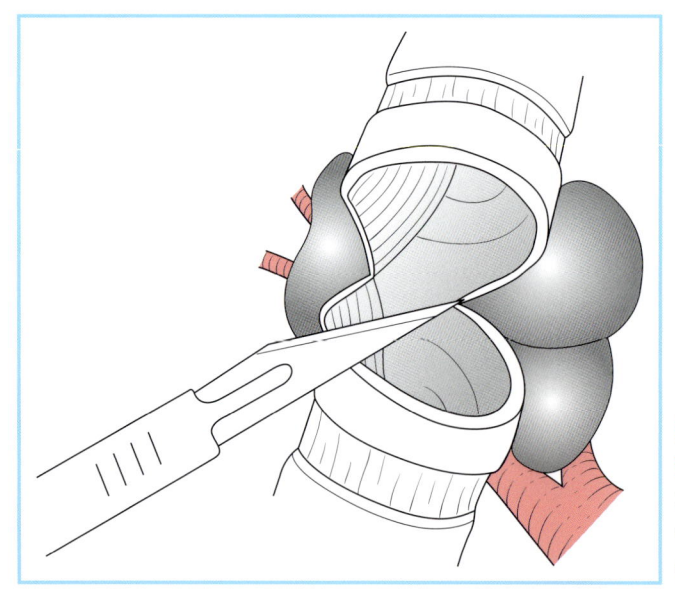

図 12-24　血管を巻き込んだリンパ節癒着がある場合の気管支処理　このような状況で強引に気管支剝離を行うと血管損傷を起こす。リンパ節が強く血管，気管支壁に付着していて剝離困難なときは，気管支壁を切りながら内腔から壁を確認して切り離すとよい。

コラム・3

手術記録の記載

　手術記録の記載はその施設の方針や，定まったフォームがあるはずで，一概にこうすべき，あるいはこれがよいといった意見は出せない。一般には，「肺癌取扱い規約」をベースに作られた記録用紙または電子カルテへの記入が流布しているはずである。ただ1つ先輩外科医の立場として言えることはできるだけ詳細に書くのが好ましいと言うことである。筆者が使用していた手術記録の片半分はID番号，日付，名前などから，リンパ節のstation numberごとの肉眼的転移状況に至る，いわば肺癌手術の必須項目で埋められ，それらの1つ1つにチェックや数字を入れるシステムであった。もう片半分は自由記載のための白紙であり，ここに各術者が担当した手術の内容を，図を含めて詳細に書き込むものであった（今日では全国的な肺癌登録システムが進み，一定の項目は各施設必須の記入内容となっているので，それらをベースとした手術記録への変更が望ましい）。

　各執刀者が記載した記録用紙は原則的に手術の翌朝までには提出される必要があり，教室全体の指導者がそれを読みサインする形とする。手術に関する極端な内容の不足は避けるべきである。

　典型的なⅠ期肺癌で，良好な分葉，リンパ節郭清も型どおりですんだのであれば，ほとんど何も記載する必要がないかもしれない。肺癌記載の必須項目のチェック記入だけですむようなものである。しかしそうであっても，最低，病変の位置を示す画くらいは書き込むべきである。これが執刀を任せて間もない若手医師となると非常に詳細な記述をしてくる。ベテランのすべて型どおりとの短い表現とは真反対である。

　紙ベースでの記載の場合，汚い字，殴り書きは改めなければならない。かなりの年齢となってこの点が矯正されない医師は他者に多大の迷惑を及ぼす。今日ではコンピュータで入力する電子システムが増してきたことから，個人の筆記がとやかく言われる機会は少なくなったが，それでも手書き記録とする施設はまだかなり多いはずである。この用紙はカルテの中でofficialな意味合いをもつものであり，また専門医申請時には提出を迫られるものである。また昇格人事といった際にもチェックされる類のものであろう。他者がきちんと読める筆記内容でなければならない。

13 出血への対応

a. 胸壁

　開胸時の出血で初心者が慌てるのは，肋骨切断に伴う肋間動静脈からの出血である。原因の1つは血管の走行を意識しないで行う粗暴な手術操作にある。背側で骨膜を遊離して肋骨を切断する際に，乱暴にエレバトリウムあるいはラスパトリウムを使うことで不要な出血がみられ術野が汚れる。骨膜剝離は肋骨を切断するのに必要な距離だけ行えば十分である。肋骨切断に伴う肋間動静脈からの出血への対応は簡単で，電気メスによる焼灼で十分である。初心者は血液の充満した中で出血部を焼灼しようとするので，いつまでも止血できずに慌てる。止血の原則はしっかりと血液を吸引しながら，ピンポイントで出血部位を焼灼することである（図13-1）。しかし肋間動静脈の断端が肋間深部に潜り込んでなかなか止血できない場合があり，その場合は少し深部で縫合糸をかける。すなわち atraumatic needle で出血部を中心に周囲組織を含めて固定縫合結紮 (transfixation suture) を行う（図13-2）。

　閉胸に伴う出血は想定しがたい。むしろ閉胸前に不安のないようしっかりと止血を行わなければならない。ポイントとすべきは肺門処理部，縦隔のリンパ節郭清部位，癒着剝離に伴う出血などである。また肋間縫合用の針の刺入，あるいはドレーンの挿入に際しては注意して必ず肋骨上縁を狙わなければならない。

　開胸時の癒着剝離に伴う出血はある程度覚悟せざるをえないが，剝離時の工夫が大切である。結核外科の盛んな時代では肺尖を中心とする強い癒着は当たり前のことであった。

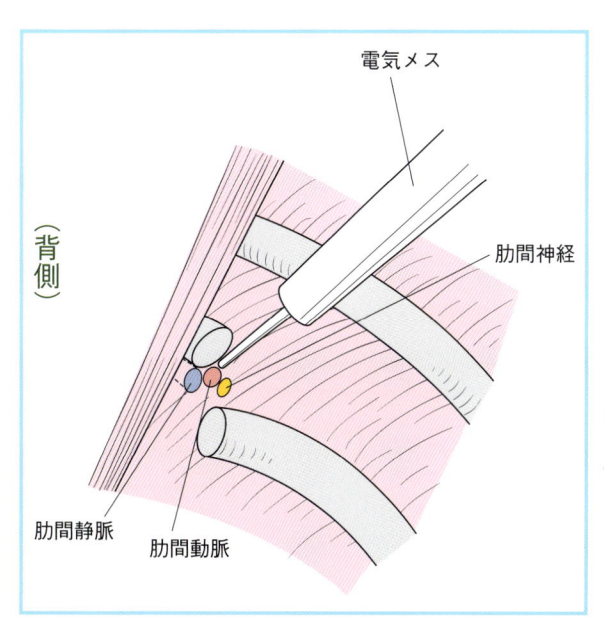

図13-1 電気メスによる止血 肋間動脈，静脈は肋骨の下縁に沿っているのでこの部分を電気メスで焼く。出血している所では電気メスの凝固が効かないので，必ず十分に血液を吸引しながら焼くこと。

この際，いきなり癒着の強い所に進入して大量の出血で苦しむのは避けるべきである。通常は癒着の少ないところから徐々に剥離を狭めてゆき，周囲臓器との位置関係を確認した後，残された高度癒着部位の剥離にかかる。

　胸壁が剥離され，肺尖部に強い癒着が残っている場合は用指的な縦隔剥離を先行する。肺の前方と背側にテープを回し，それで肺を引っ張りながら癒着層を剥がしてゆく（図13-3）。少しずつ慎重に剥離する必要がある場合と，一気に剥離を強行して肺を完全にフリーとした後にゆっくり止血にかかる場合のいずれを選ぶか，状況判断が大切である。一般に組織同士が緊密に接着している部分での出血は，それらを引き離さない限りいつまでもじくじく出血が続くだけでなかなか止血できない。このような部分でいたずらに時間をかけるのは無駄である。ガーゼによる圧迫で対処しつつ，手早く肺を引き離した後に電気メスで丹念に止血を行うのが得策なこともある。

　他方，上大静脈に強く癒着がみられる所では，むしろきわめて慎重に剥離を進めることが望ましい。どの層との癒着かを見極めないで性急な剥離を行うと，取り返しのつかない大出血に見舞われる恐れがある。また大動脈壁のように常に心拍動で律動している臓器の癒着は一般に軽く，外膜周囲の結合織層での剥離が容易である。この場合は，むしろ癌浸潤との区別が重要である。

　気管支周囲の剥離やリンパ節郭清の際にしばしば気管支動脈を損傷することがあるが，それを防ぐためには気管支動脈のおおよその走行を頭に入れておくことが大切である。通常，気管支動脈は下行大動脈より分枝し中枢気管支系に沿って肺内へ流入してゆく。左が2本，右が1本であることが多い。主気管支から葉気管支に沿って走行しているので，慣れると血管としての判断は容易である。食道外科ではこの動脈を残存させることが大切であるが，肺の手術では残すことの意義は少ない。ただ気管支吻合の血流維持に不安があれば残存を図るに越したことはない。一方気管支拡張症などではこの血管が異常に怒張，蛇行していることがあり，処理を誤ると相当な出血に見舞われることとなる。処理の基本は，やはり中枢側二重結紮による切断である。

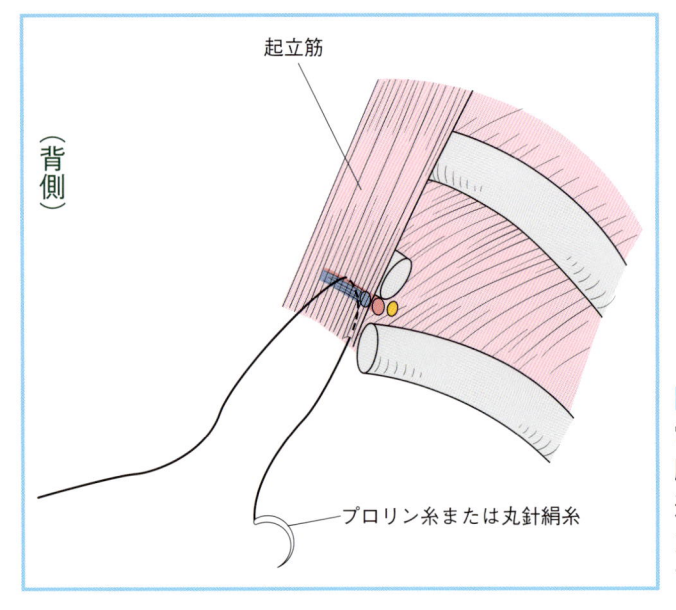

図13-2　縫合結紮による止血
電気メスで止血できないときは，肋間動静脈断端が肋間深部に潜り込んでいるためのことが多い。したがって少し深部で縫合糸をかけて結紮するとよい。

深部でのリンパ節郭清時にも，乱暴な剥離をすると気管支動脈や腫大リンパ節への栄養血管を破って余分な出血に見舞われることがある。流入動脈の存在が判明した場合は，切断して結紮するか，より簡便にはヘモクリップを上下にかけて真ん中を切断する（図13-4）。ただしリンパ節郭清時にこのクリップを引っ掛けないように注意すること。

最近では超音波凝固切開装置あるいはリガシュアーといった器具を使用しての凝固切開が進んでいる。

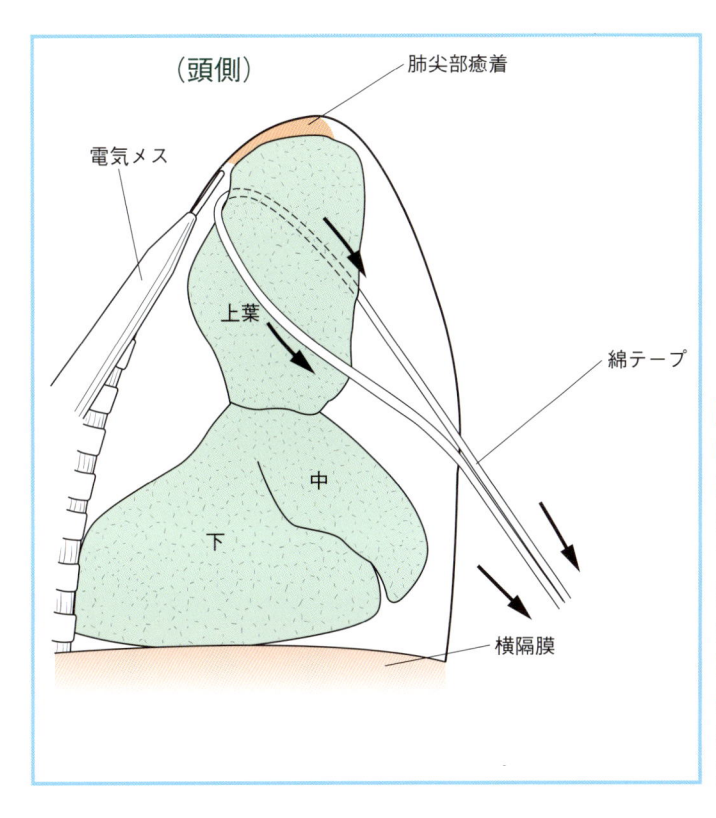

図13-3 肺尖癒着の電気メスによる切離　肺尖の癒着剥離に際して，盲目的に胸壁深部（肺尖方向）に入ってゆくのは危険である。まず，縦隔との癒着を剥がして，綿テープを通し上葉肺を手前に引っ張るようにすれば，比較的安全に肺尖の癒着の処理ができる。胸腔鏡で局所を観察しつつ剥離するのも1つの方法である。

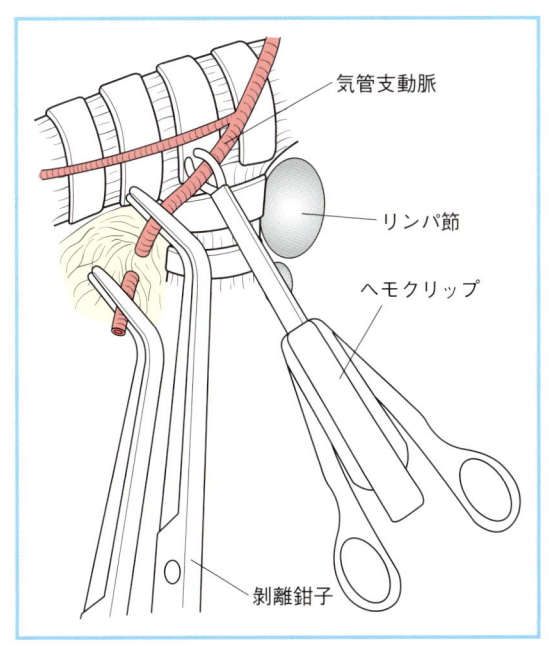

図13-4 ヘモクリップによる止血　肺深部の剥離では視野の狭い部位で出血すると止血に難渋する。また腫大したリンパ節への流入動脈は損傷するとかなりの出血を呈する。流入血管を含む索状物は引きちぎらないで，できる限り鉗子で把持して結紮するか，ヘモクリップで遮断して切離する。

b. 肺門血管損傷

　肺門処理に伴う出血に対しては迅速な対応が求められる。肺門血管の中枢部からの出血か，あるいは分枝からの出血かで対応が異なってくる。分枝や末梢組織からの出血であれば，型通り剝離鉗子で出血部位を把持して結紮すればよい。しかし分枝の根部あるいは本幹で出血させた場合，慌てて剝離鉗子でその部分をいきなり強く挟むといった行為は極力避けたほうがよい。ますます傷口を広げるだけである。このような場合，まずは圧迫止血を行う（**図 13-5**）。それは手指の先端でもよいし，鑷子あるいはツッペル，ガーゼなど何でもよい。ピンポイントで出血部位を押さえられれば，それでまず安心である。そのためにも慌てないことが大前提であるが，どのようなベテランになっても不慮の出血には多少の精神的動揺が起こるのが当たり前である。助手の落ちついた介助が大切である。

　例えば，肺動脈からの出血が見られた場合，どのような手段でその部位を処理できるかの見極めが大切である。その見極めのためには，ある程度時間をかけた圧迫で出血の勢いが弱まったころを見計らって圧迫をはずし，吸引を行いつつ，もう一度出血点を確認し，どの止血法がよいかの判断を行う。一般に肺循環は低圧系であり，瞬時も圧迫を離せないという状況は少ないはずである。その上で以下のような方法で対応する。

　1）中枢側での遮断を行う場合

　局所が十分に展開されておらず処置をするのに不十分な場合は，押さえたままでさらに中枢血管の剝離を行いベッセルループを回せば安心である（**図 13-5, 6**）。この場合，左手の拇指頭と示指頭で血管をつまむことができれば出血は完全に制御できる。続いて出血部位の上下で遮断鉗子をかけ，出血をコントロールしつつゆっくりと止血処置に取りかかる。ただ術者が左手で押さえにかかっている場合，右手だけで剝離操作を行うのはベテランでないと難しい（**図 13-6**）。助手が適切にその押さえ役を交代できれば慌てなくてすむが，状況判断の未熟な助手の場合，対応法がわからないため，さらに出血を助長させてしまうことが多い。そのような場合は躊躇せずに，ベテラン医師，同僚の応援を頼んだ方がよい。要はしっかりと落ち着いて，応援が得られるまで，1時間でも2時間でも押さえておくといったくらいの気持ちを失わないことである。すると精神的動揺もおさまり，落ち着いてその場での止血に取りかかることができる。

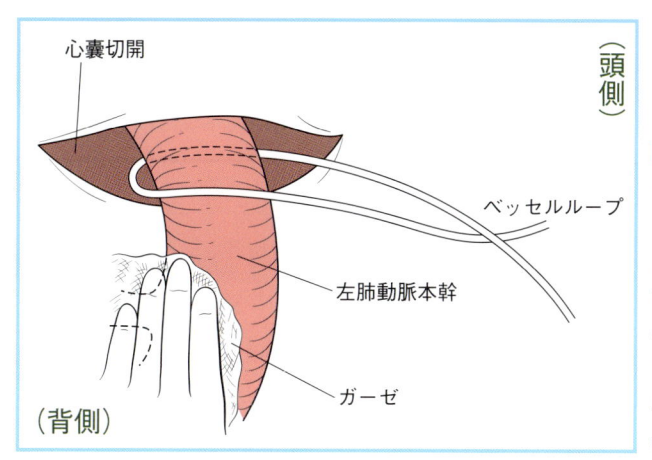

図 13-5 ガーゼによる圧迫 ガーゼで出血部位を圧迫し，圧迫で止まるかどうかを判断する。タココンブ®をのせて圧迫するとより効果的である。不安であればそれより中枢の主肺動脈にベッセルループをかける。剥離距離に余裕がなければ心嚢を切開する（左 A^3 近傍からの出血の場合）。

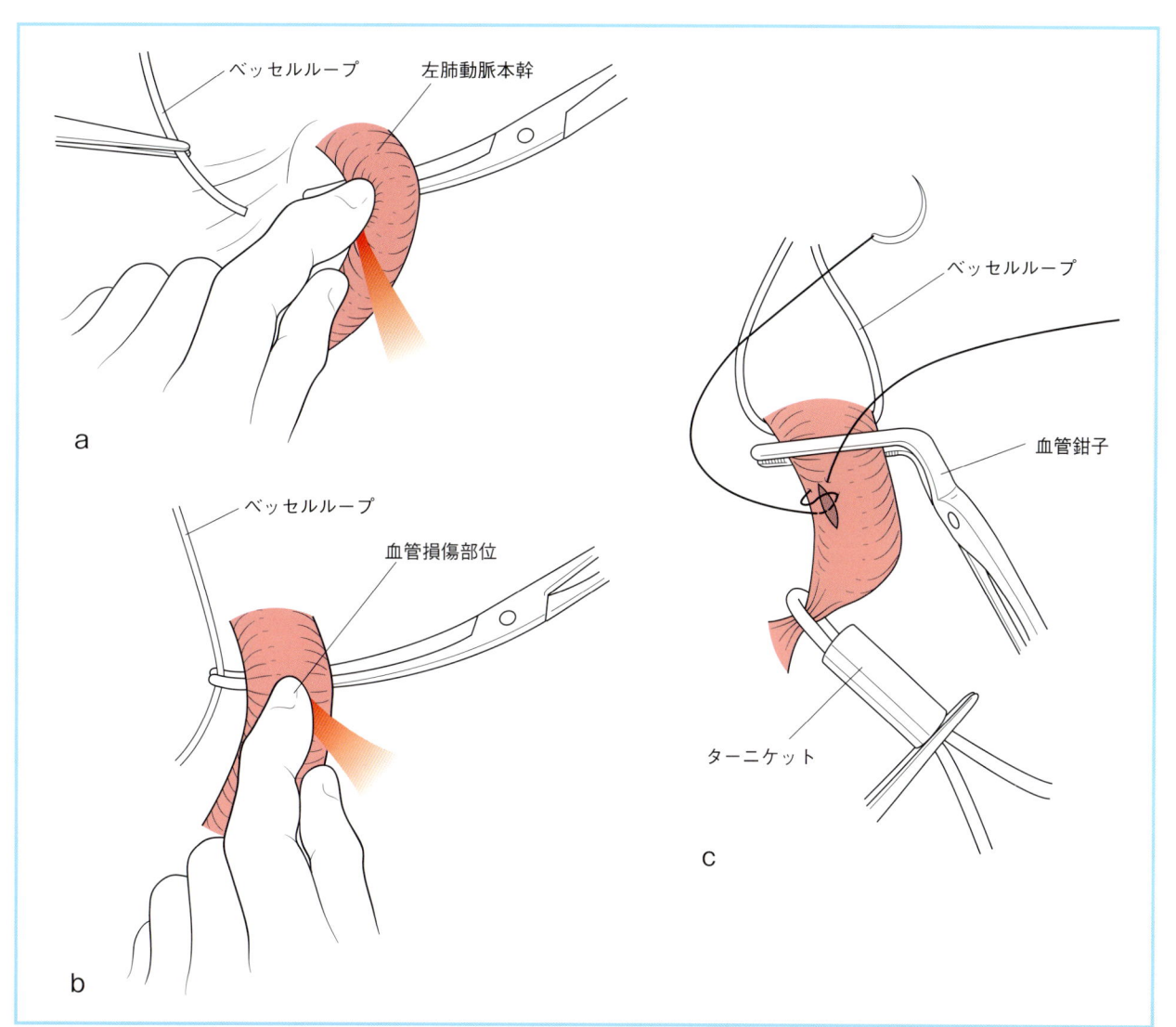

図 13-6 肺動脈損傷への対応

a：ガーゼで圧迫止血すると出血部位の確認が難しい。できれば人差し指の指頭，ツッペルなどでピン・ポイントで押さえられれば，出血部位の確認と処置が容易となる。左示指頭で出血部位を押さえるか，拇指と人差指で出血部位をつまんで右手で中枢を剥離する（左 A^3 近傍の出血に対して）。

b：血管損傷部位の中枢側を剥離することが基本である。血管の裏側に鉗子が通れば，ベッセルループを回して出血のコントロールをする。

c：遮断鉗子あるいはターニケットなどを用いて出血部位の上下を押さえると，後は安心して止血の処理にかかれる。中枢側のみの遮断では逆流による出血をコントロールできない。したがって末梢側も同様に遮断する。

2)局所での止血を行う場合

ツッペルや鑷子先端で出血部位のコントロールができているようであれば，その間にatraumatic needle（例：4-0 または 5-0 プロリン糸）による縫合閉鎖を行う。まず血管壁に1針かければこれを基点に出血のコントロールができ，以後は連続して 2〜3 針をかけることで止血を完了できる（**図 13-6c, 7**）。血管鉗子を使う場合はどのようなものが最適か選んで使用し，クロスクランプ（**図 13-6c**）でゆくか，サイドクランプ（**図 13-8**）でゆくか判断して遮断に入る。ブルドッグ，ターニケットも適宜使用する。呼吸器外科専門医であれば，当然この程度の止血操作は普通にできる技術をもたなければならない。しかしそれができないようであれば，患者の生命優先を第1として，心臓血管外科医師の助力を仰ぐべきである。

3)ガーゼの圧迫処置ですませる場合

静脈系の出血は不注意あるいは粗暴な操作で起こりやすい。特に血管壁の裏側を裂くと局所での止血操作に難渋する。特に大量の出血でなければ，無理に局所をつつきまわすより，むしろ出血部位をガーゼで圧迫し，そこは触らないで他の部位の剥離切断を優先する。タココンブ®を置いて圧迫してもよい。基本的に肺は3つの支持組織（肺動脈，肺静脈，気管支）で固定されているだけなので，残りの2つを処理してしまえば，損傷部位は放置して中枢の結紮・切断で肺を摘出できるわけである。またその頃には小さな静脈損傷は大抵ふさがってしまっていることが多い。上大静脈のような大血管の損傷は圧迫によっても完全な止血は困難である。損傷が小範囲であれば細めの血管鉗子をサイドクランプとして（**図 13-9**）連続縫合で閉鎖する。この際，針の刺入を大きくすると必ず狭窄をきたすので，できる限り小さく密に縫うことが大切である。難しいと判断した場合は圧迫止血したまま心臓血管外科医の助力をお願いすること。

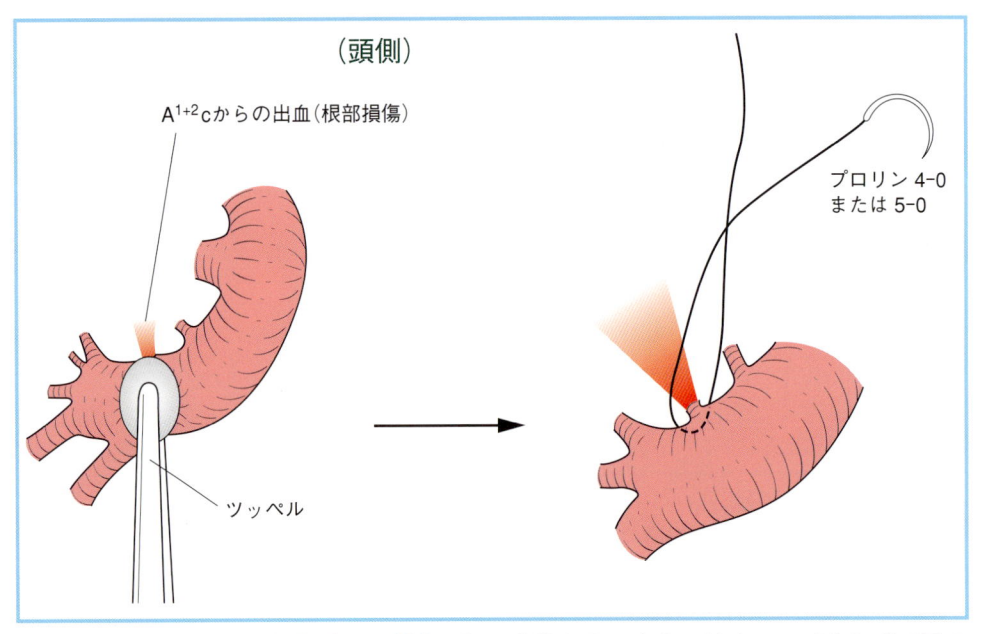

図 13-7　左上葉分枝の損傷時への対応　細い血管からの出血では小ツッペルなどでその根元を押さえ，プロリン 4-0 または 5-0 糸を用意させる。ツッペルを外して吸引しながら血管の根もとに 1 針かける。これでもう 1 針かければほとんど止血ができる状況となる。タココンブ®による圧迫止血も有効との報告が多い。

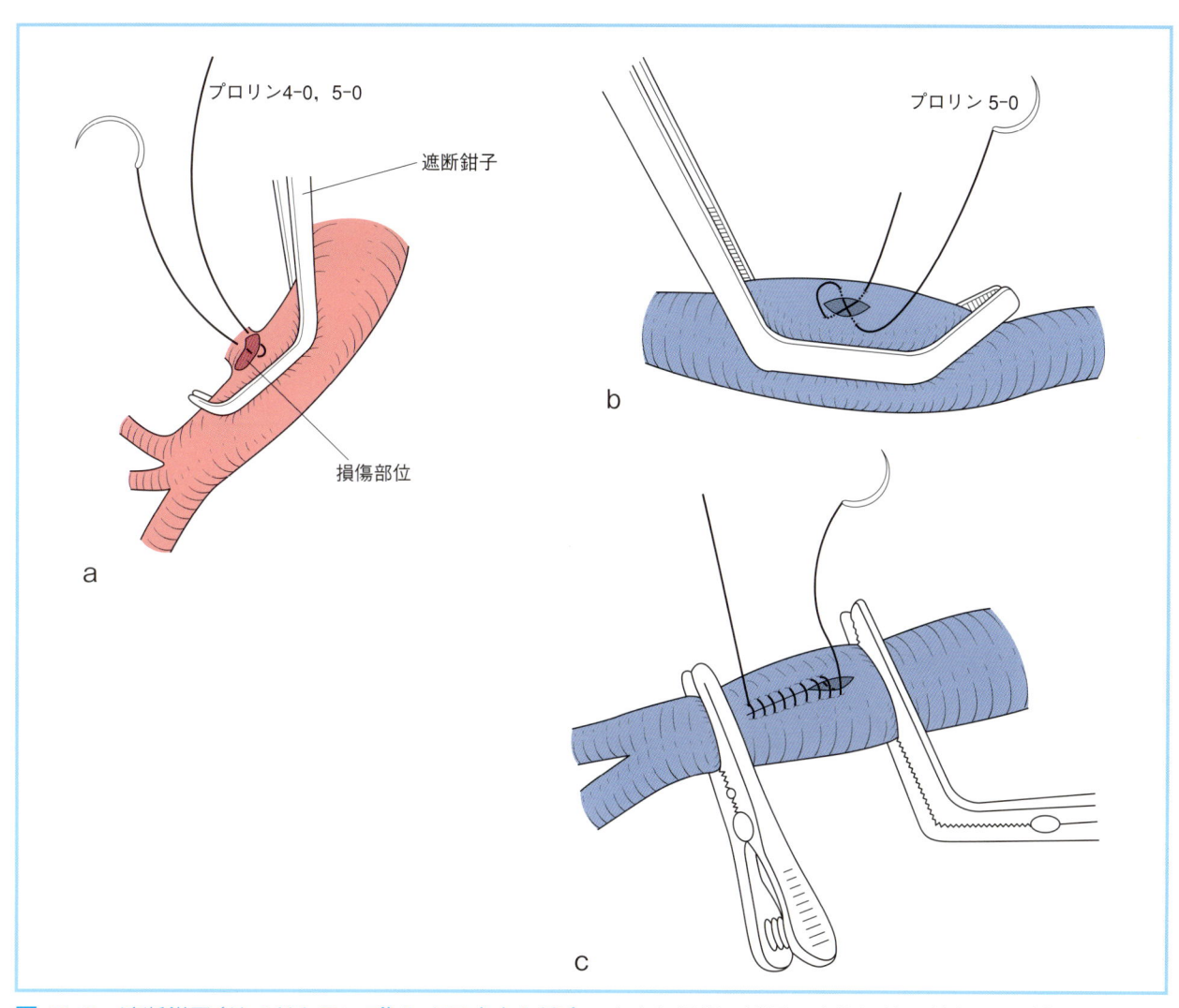

図 13-8　**遮断鉗子（サイドクランプ）による止血と縫合**　小さな損傷では図のようにサイドクランプをかけ 1〜2 針プロリン 5-0 で縫合するが (a)、縫いしろを大きくしないで閉鎖すること (b)。少し広範な出血ではやはり損傷部位の上下を遮断鉗子やブルドッグなどをかけて血流を遮断して丁寧に over-and-over で縫合閉鎖する (c)。

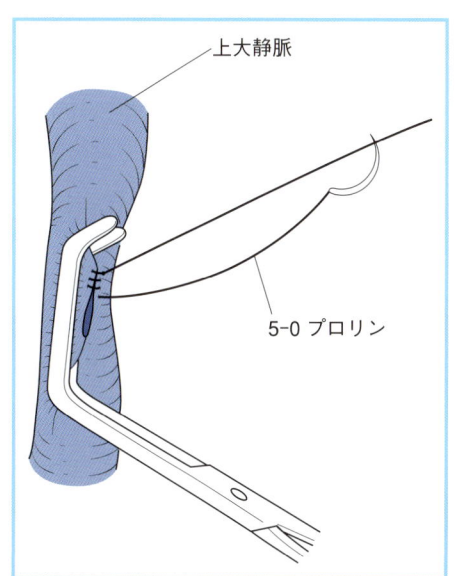

図 13-9　**上大静脈損傷時の止血**　サイドクランプで縫合が可能であればそれを行う。atraumatic needle で 5-0 糸により狭窄を起こさないよう縫いしろを小さくとって血管壁をこまめに縫うこと。

14 胸腔鏡下手術

　胸腔鏡下手術（video-assisted thoracic surgery：VATS）は1980年代後半から1990年代初めにかけ，光学機器の発達と器具の開発，改良によって，目覚ましい普及を遂げた。今日では，肺移植を除くあらゆる呼吸器外科手術に，低侵襲アプローチとして取り入れられている。

　VATSは手術アプローチ法の1つであり，皮膚切開や胸筋の切離を最小限にし，肋間を開大しないことから，術後の疼痛が軽く痰の喀出も容易で，呼吸機能の低下や上肢の運動機能の抑制を防ぐことができる。また炎症反応が軽く，免疫能に及ぼす影響も少ない。その結果，入院期間の短縮，入院費の削減，早期の仕事復帰が可能となり，患者にとって経済的にも有利である。

　胸腔鏡下手術を行うには，スコープによる視覚（モニター画面の視野）と手の運動（手術操作）の協調関係 hand-eye coordination がスムーズでなければならない。そのためにはドライボックスやウェットラボでトレーニングを受け，剝離，結紮，切断などの基本手技と器具の操作に熟練することが肝要である。

　心肺機能不全で片肺換気ができないか，あるいは開胸手術に耐えられないと判断される症例は胸腔鏡手術の適応外である。胸膜炎や開胸手術の既往があり高度の胸膜癒着が予測される場合も胸腔鏡手術は不適応である。ただ胸腔鏡下に癒着剝離が可能な症例もあるから，まずポート挿入を試みて，ポートが挿入できないほどであれば開胸手術に切り替える。胸腔鏡下手術の既往のある症例は，思いのほか癒着は少なく，あっても剝離は容易であることが多い。

　胸腔鏡下手術はどのような視野でどのような器具を使おうと，手術の適応，目的，手技の原則は開胸手術と全く同じである。開胸操作でやっていけないことは胸腔鏡手術でも同じである。

　肺血管，縦隔臓器を損傷させたときや，手術操作が技術的に困難な場合は，開胸操作へ移行する。術者もしくは助手は，短時間で開胸し直視下に的確な処置を行うだけの開胸手術の技術をもたなければならない。

a. 麻酔

開胸手術のときと同じように術前に麻酔医，看護師と十分な打ち合せをする。いつでも開胸手術に移行できるように，手術器具の準備をしておく。麻酔は全身麻酔でdouble-lumen tube挿管による片肺換気とする。体位を取ったらすぐに片肺換気とする。肺が虚脱するのに時間がかかるためである。

b. 体位

完全側臥位とする。腋窩に枕を挿入し術側胸部の隆起と肋間の開大を図る。女性の場合は骨盤が大きいので大きな枕か，腰部を支点に手術台を屈曲させる。骨盤が出ているとスコープ，器具の動きが制限されて操作のじゃまとなる（図14-1）。

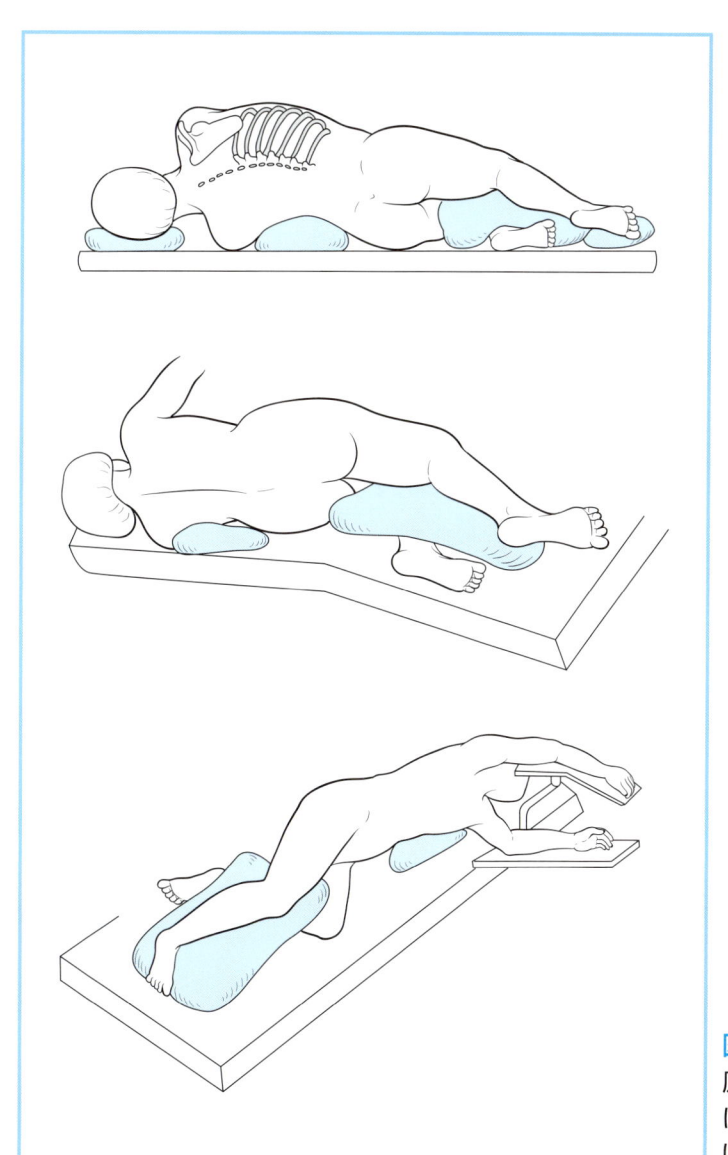

図14-1　胸腔鏡下手術における体位
原則として側臥位である。対側腋窩下に枕を入れ，同側上腕を手台で持ち上げる姿勢とする。

c. モニター術者，助手，介助看護師の配置

　通常，モニター1台で実施する施設が多いが，助手を含めてすべての手術関係者がモニター画面を見ながらの手術が望ましい。したがって可能であれば2台設置してもらう。モニター2台（術者用ならびに助手，介助看護師用）を，患者頭側で手術台の左右に各々置く。術者は手術台の右側，助手とカメラ助手は左側に立つ。看護師は術者の右側に立つ。術者，助手およびカメラの視軸（モニター画面の視角）と，器具の操作軸を病変に対して同じ向きにする。術者とカメラの視軸を同じにし，対側に立つ助手の視軸を180°回転（モニターを180°回転）させて倒立像にするものもある（**図14-2**）。

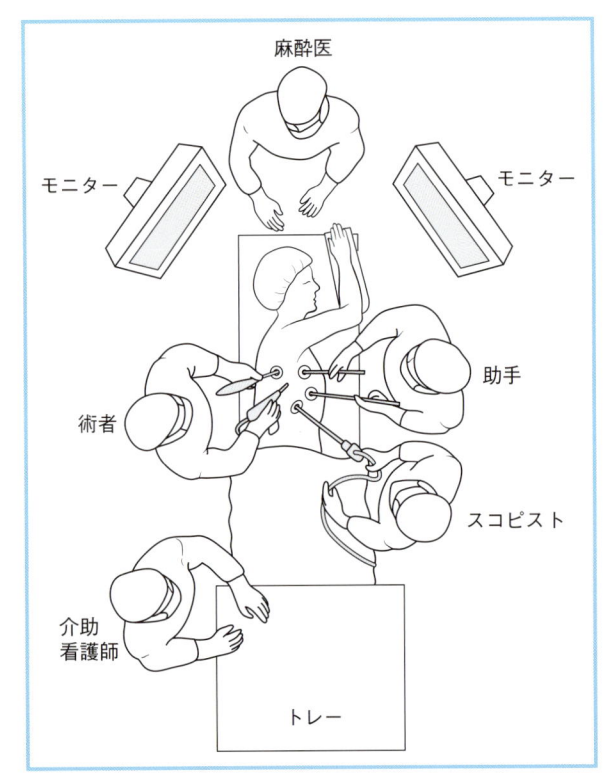

図14-2　モニター，術者の立つ位置
モニターは図のように2台配置するのが望ましいが，1台で行う場合は術者の視界に入る位置に設置する。

d. ポートの挿入

　ポートは5 mm，10 mmを使用する。12 mm，15 mmはステープラーの挿入時に使用し，常時挿入することは避ける。狭い肋間を無理に押し広げると，術後疼痛の原因になる（**図14-3**）。

肋間にメスで小切開を加え，電気メスとペアン鉗子で皮下組織，筋肉を剥離し，肋間に達したら細い筋鈎で肋間筋を分け，肋膜を直視下に開く。指を挿入して肋間周囲に癒着がないかどうかを確認する。癒着があれば指で剥離し，ポートを挿入する。剥離できなければ，小開胸の予定線上で同様の操作を行う。ポートの挿入後カメラを入れて胸腔内を観察し，続いて他のポート孔（操作用ポート，他）の作製に移る。カメラを持つ助手に常に適正な位置に胸腔鏡を維持させることと，レンズの汚れで画面が不鮮明にならぬよう注意させる必要がある。肺の脱気が不十分な場合は麻酔医にその旨伝えて，気管挿管チューブの位置を再チェックさせるか，気管チューブ内からの脱気を図ってもらう。

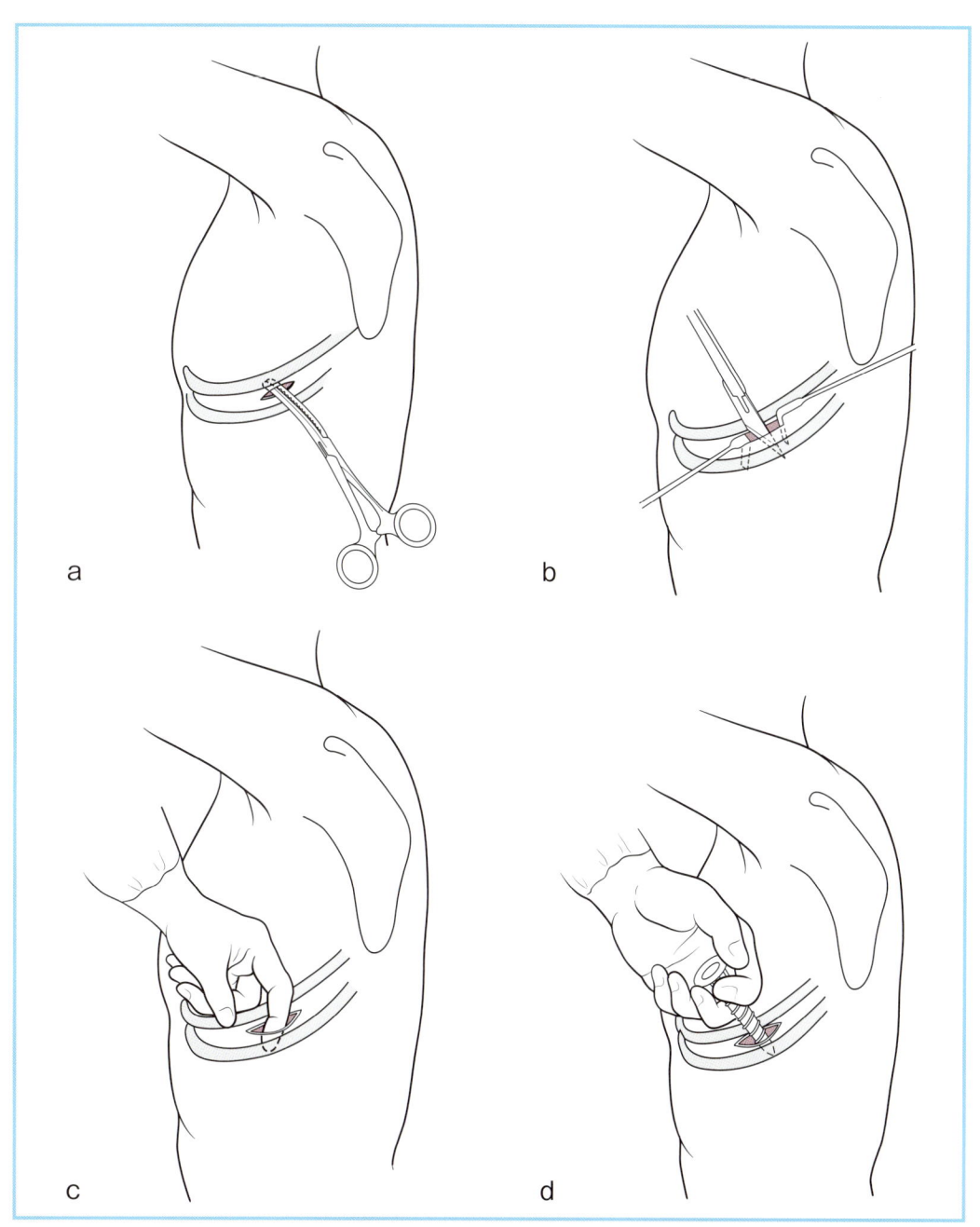

図14-3　ポートの挿入法　2 cm 程度の皮膚切開を置き (a)，筋鈎で肋間筋を圧排した後，鋏，メスまたはペアン鉗子で胸壁肋膜をオープンする (b)。指で癒着の有無を確認する (c)。その後にポートを挿入する (d)。

e. ポートの位置

病変部位によってポートの位置が異なるので必ずしも決まった位置はない。最初にスコープ用ポートを中腋窩線第7もしくは第8肋間に挿入する。スコープで胸腔内を観察し，病変部位を確認して操作用ポートの位置，個数，大きさを決める(図14-4a)。ポートとスコープの位置は病変に対し逆三角形になるように配置する(図14-4b，4c)。肺切除の際のアクセスポートは，通常，聴診三角部および後腋窩線第7肋間に術者用ポート(5 mm)，前腋窩線第4および第6肋間に助手用ポート(10, 12 mm)を挿入する。5 mmポートは肋間での器具の可動域が最も広い。10 mmポートは吸引管，ツッペルの挿入，12 mmポートはエンドクリップ，エンドステープラー(グレー，ホワイト，ブルー)，肺圧排鉤，15 mmポートはグリーンステープラーの挿入に用いる。小開胸が必要な場合は，いずれかのポート孔を開大(皮切4～5 cm)してwound retractorミニ(ラッププロテクターミニ)を挿入する。この小開胸腔を通して通常の開胸用器具が使用できる(図14-4d)。

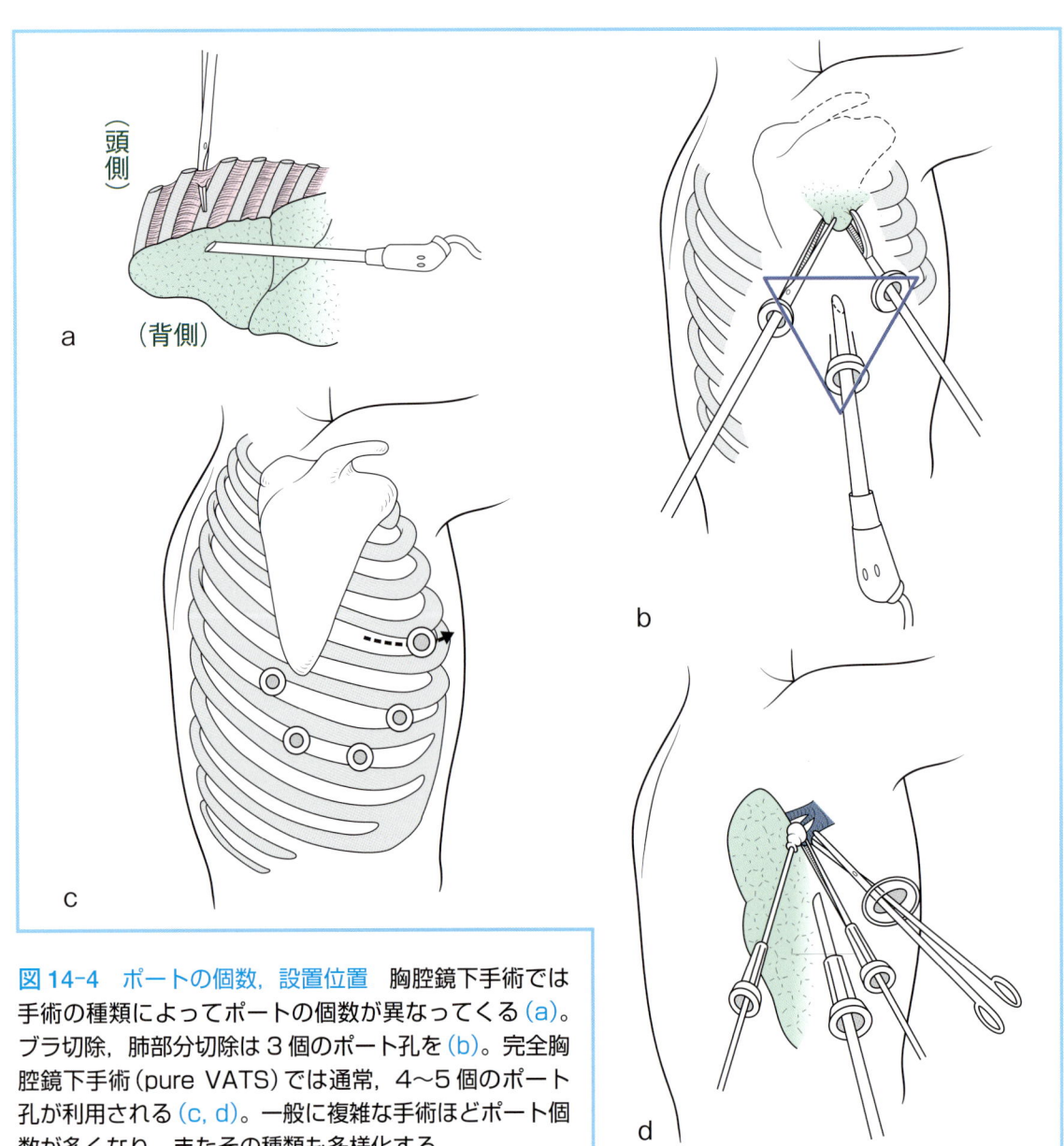

図14-4　ポートの個数，設置位置　胸腔鏡下手術では手術の種類によってポートの個数が異なってくる(a)。ブラ切除，肺部分切除は3個のポート孔を(b)。完全胸腔鏡下手術(pure VATS)では通常，4～5個のポート孔が利用される(c, d)。一般に複雑な手術ほどポート個数が多くなり，またその種類も多様化する。

f. 胸腔鏡手術器具

　胸腔鏡手術実施のための手術器具は，今日までに種々のものが工夫されてきた。初期の器具の欠点や不便性が克服され，さらに新しいものが工夫されて次々と現場に出てくるということで，将来的にも常に信頼性を求めて，メーカーの努力が続くであろう。VATS肺葉切除の初期，しばしば各地から報告のあったステープラーによる事故は，その後改良に改良が重ねられ，今日では偶発的なトラブルの報告を聞くことは極めてまれである。コスト高，デイスポ製品としての取扱いなど，まだいろいろの問題点があるが，要は，術者が使い慣れて，信頼できる内視鏡器具を駆使すればよいわけで，必ずしも新しい製品を次々と追いかける必要はない。とはいっても日進月歩で改善が進む内視鏡用器具の世界であり，機能面，安全面で優れたものについては，その特徴を理解して購入・使用を考えること。ここには国内の代表的メーカー2社〔COVIDIEN（タイコヘルスケア・ジャパン）ならびにEthicon（ジョンソン・エンド・ジョンソン）〕から提供いただいた写真で，一般に頻用される器具，各6品目を提示する（各器具の使用勝手，特徴などはメーカーによる器具の添付文書を御覧いただきたい）。

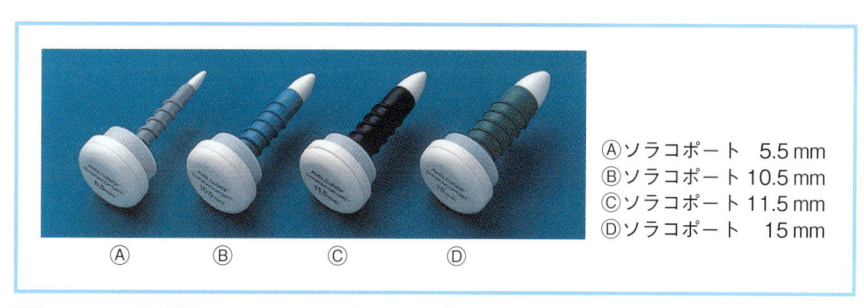

Ⓐソラコポート　5.5 mm
Ⓑソラコポート　10.5 mm
Ⓒソラコポート　11.5 mm
Ⓓソラコポート　15 mm

図14-5　胸腔鏡用トロッカー（ソラコポート）（COVIDIEN社製）

88　Ⅲ．呼吸器外科の基本手技

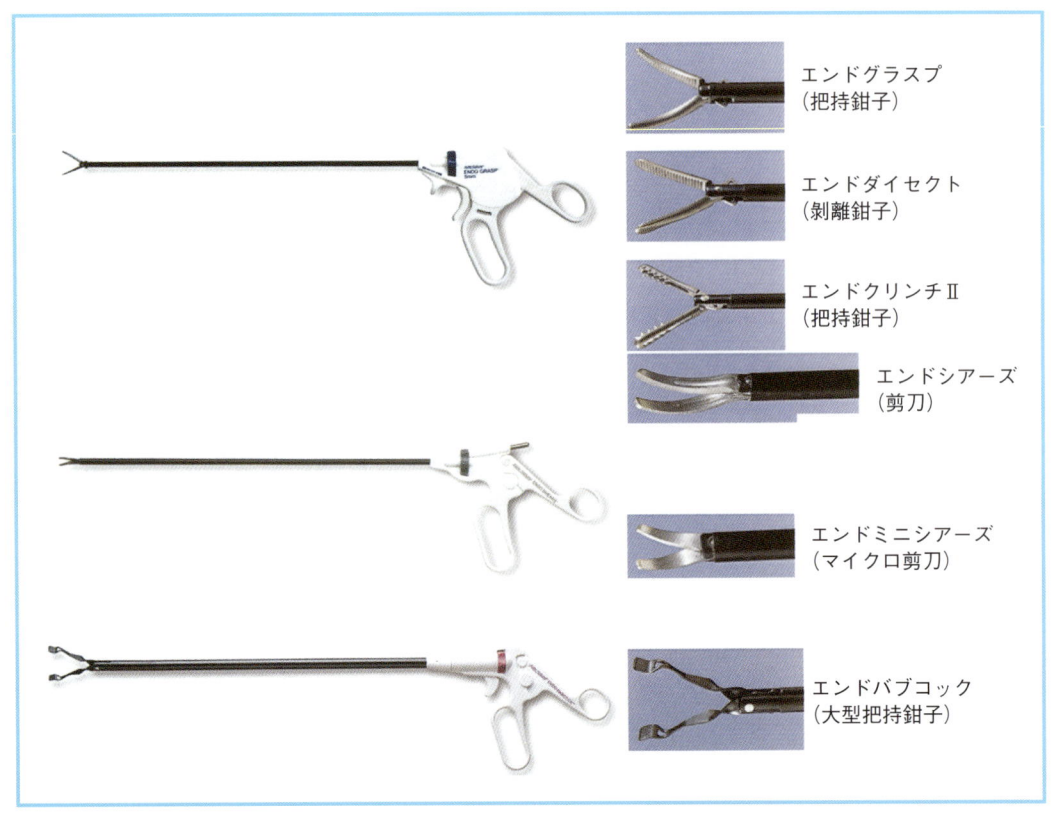

図 14-6　把持鉗子，剪刀（COVIDIEN 社製）

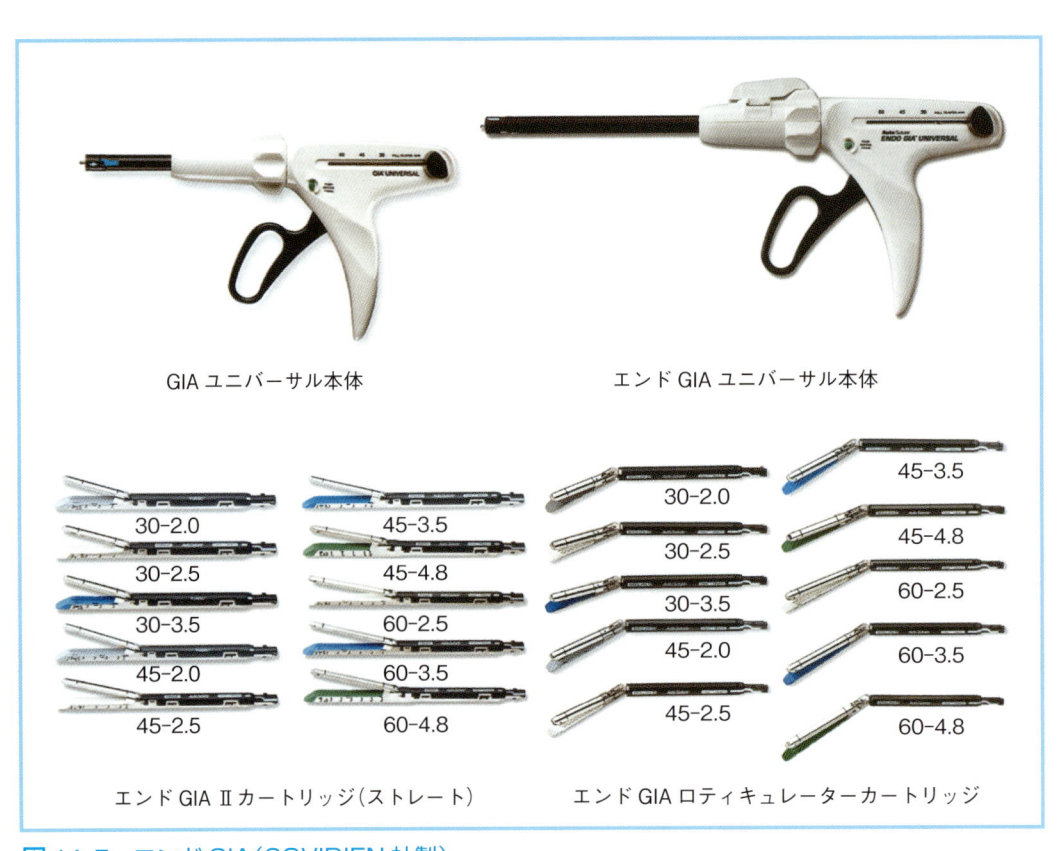

- エンドグラスプ（把持鉗子）
- エンドダイセクト（剥離鉗子）
- エンドクリンチⅡ（把持鉗子）
- エンドシアーズ（剪刀）
- エンドミニシアーズ（マイクロ剪刀）
- エンドバブコック（大型把持鉗子）

GIA ユニバーサル本体　　エンド GIA ユニバーサル本体

エンド GIA Ⅱ カートリッジ（ストレート）
- 30-2.0
- 30-2.5
- 30-3.5
- 45-2.0
- 45-2.5
- 45-3.5
- 45-4.8
- 60-2.5
- 60-3.5
- 60-4.8

エンド GIA ロティキュレーターカートリッジ
- 30-2.0
- 30-2.5
- 30-3.5
- 45-2.0
- 45-2.5
- 45-3.5
- 45-4.8
- 60-2.5
- 60-3.5
- 60-4.8

図 14-7　エンド GIA（COVIDIEN 社製）

14. 胸腔鏡下手術　89

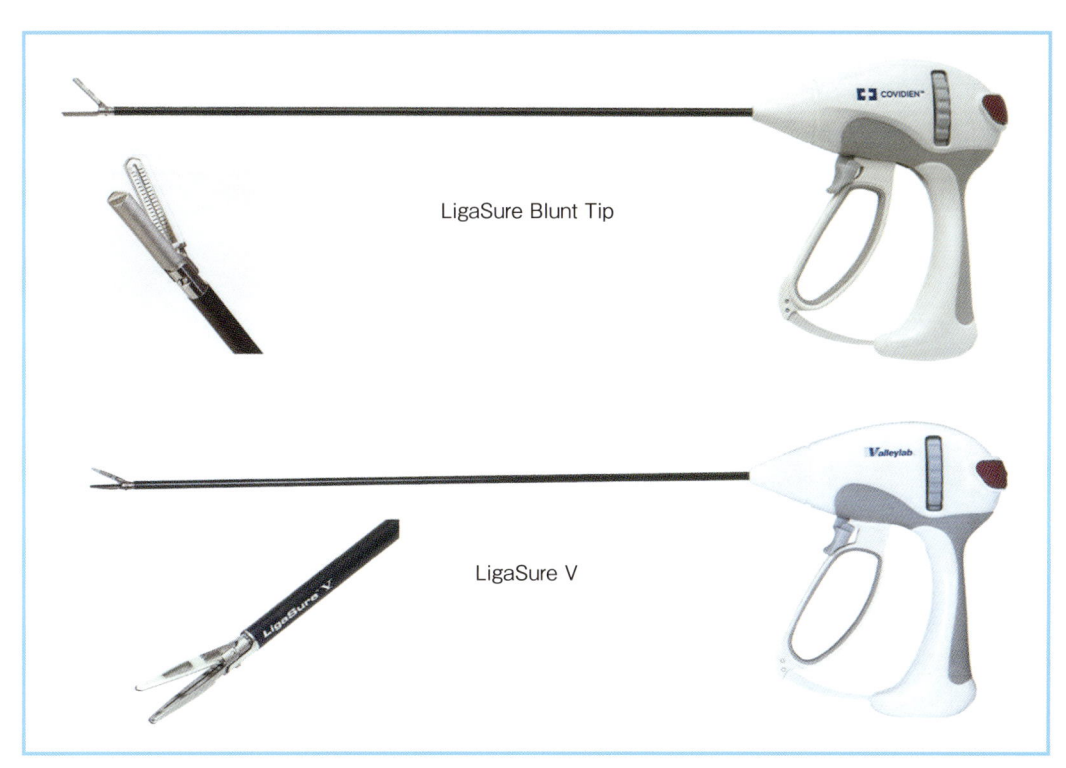

図 14-8　リガシュアー（COVIDIEN 社製）

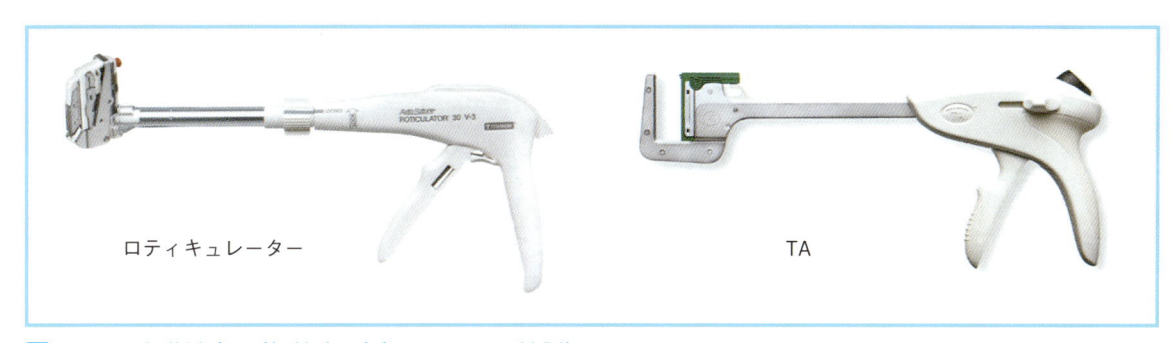

図 14-9　自動縫合器（気管支用）（COVIDIEN 社製）

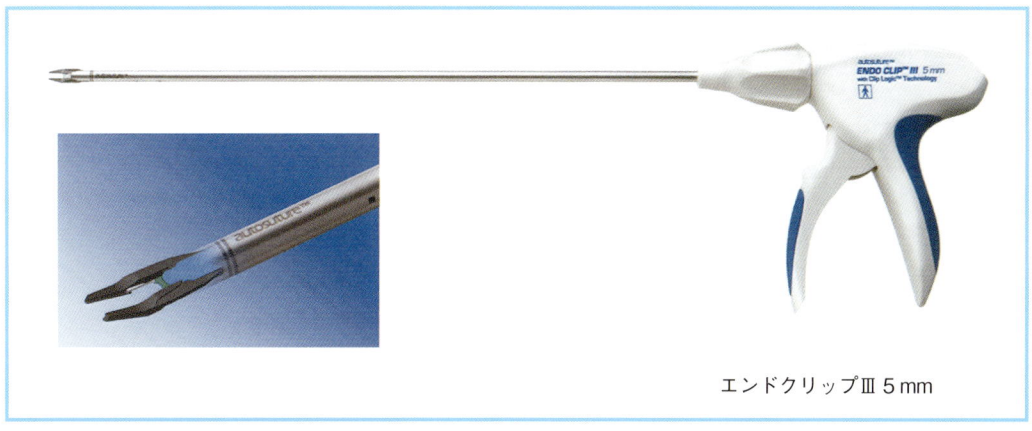

図 14-10　胸腔鏡用クリップ（COVIDIEN 社製）

III. 呼吸器外科の基本手技

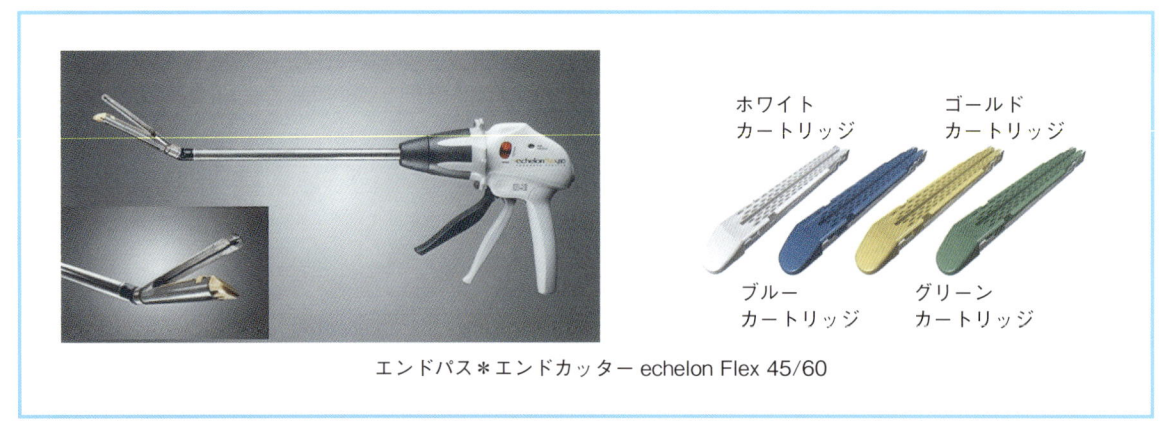

ホワイトカートリッジ　ゴールドカートリッジ
ブルーカートリッジ　グリーンカートリッジ

エンドパス＊エンドカッター echelon Flex 45/60

図 14-11 自動縫合器（Ethicon 社製）

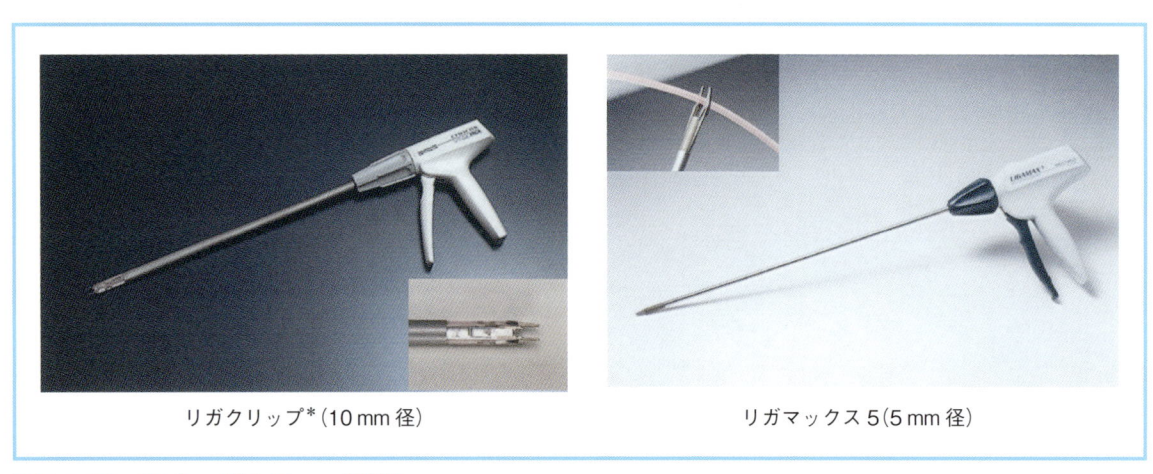

リガクリップ＊（10 mm 径）　　リガマックス 5（5 mm 径）

図 14-12 クリップ（Ethicon 社製）

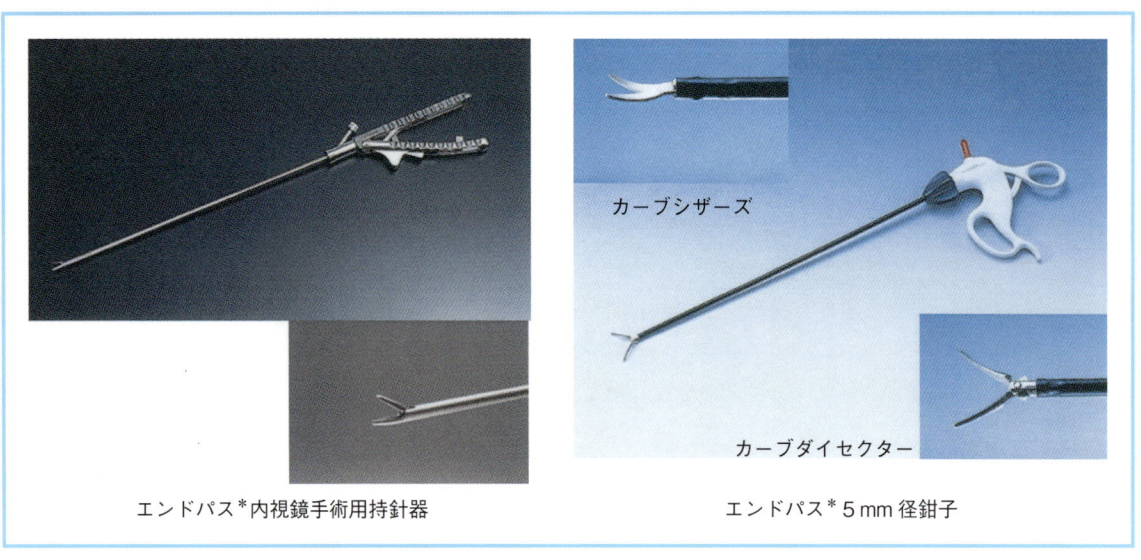

エンドパス＊内視鏡手術用持針器　　カーブシザーズ／カーブダイセクター　エンドパス＊5 mm 径鉗子

図 14-13 各種内視鏡器具（Ethicon 社製）

14. 胸腔鏡下手術　**91**

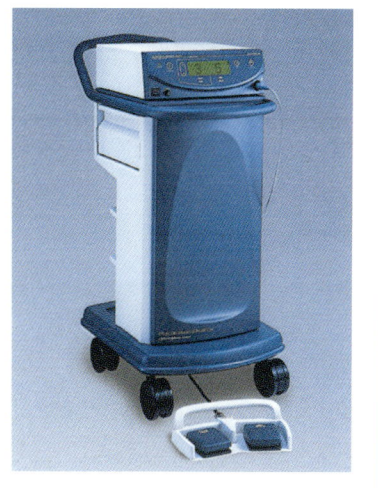

図 14-14　超音波凝固切開装置 HARMONIC(Ethicon 社製)

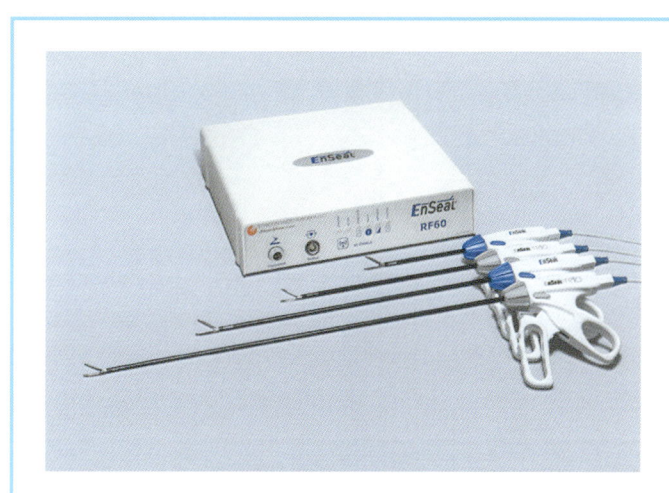

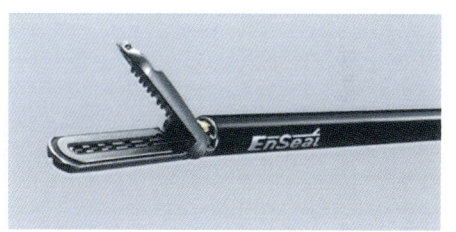

5 mm ラウンドチップ

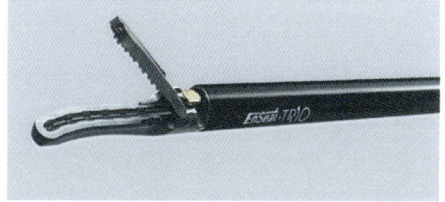

TRIO 3 mm カーブ型ラウンドチップ

図 14-15　バイポーラ　ティッシュシーリングシステム ENSEAL®(Ethicon 社製)

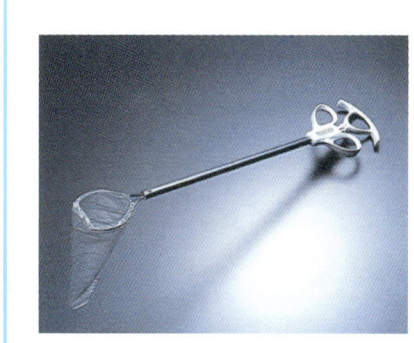

エンドパウチ*レトリーバー　　マルチフラップゲート®

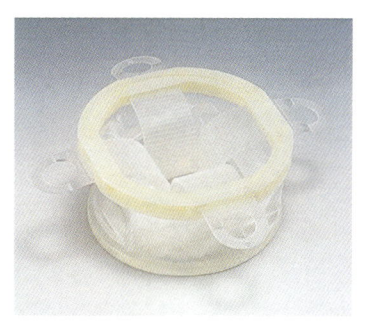

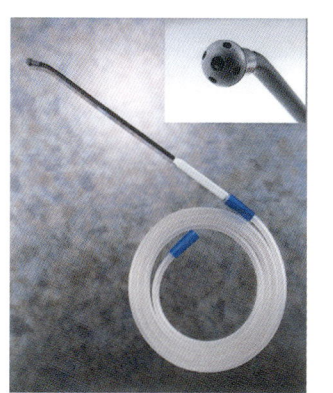

コダマダイサクション®

図 14-16　その他の内視鏡器具(Ethicon 社製)

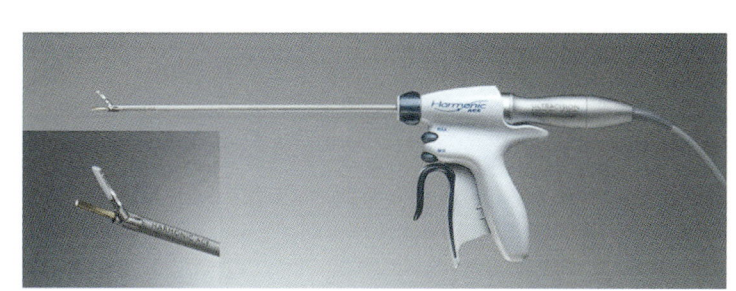

IV

各種疾患に対する手術法

15 肺悪性腫瘍

　各種肺切除の中で標準的，かつ基本となるのは肺葉切除であり，これがすべての呼吸器外科手術の基礎となることに変わりはない。

　ただ肺悪性腫瘍に対する手術の基本は，上記の肺葉切除にしても技術面でこの通りでなければならないという法則的なものがあるわけではない。悪性疾患と良性疾患とではアプローチにも差があり，また術者の好みやその施設で受け継がれてきた伝統のようなものも無視できない。

　要は次の2点，すなわち
1）安全，正確に実施できる方法であること
2）その疾患の根治性を保証できる方法であること
が十分に満足されなければならない。このような概念に従うと，肺葉切除に際しては
　（1）通常開胸か，胸腔鏡併用か，さらにその胸腔鏡手術が補助下か完全鏡視下か？
　（2）開胸法の選択：後側方開胸か，前方腋窩開胸か？
　（3）肺動脈と静脈のどちらを先行して処理するか？
　（4）肺門処理を順行性（頭側から）にするか逆行性（腹側から）にするか？
　などについて，上記の1）および2）の基本条件を満足するものである限り，方法や選択は各施設の伝統，あるいは指導者の手術方針に任せられるものである。

　なお本項では開胸による肺悪性腫瘍切除の基本を解説する。今日ではむしろ胸腔鏡下手術の比率が高くなっているが，肺葉切除の基本は両者に共通するものであり，胸腔鏡手術はそれを応用したものと考えたい（胸腔鏡下肺葉切除については別項を参照されたい）。

A. 肺葉切除

a. 右肺上葉切除

体位：左側臥位
開胸：第4肋間開胸

左右上葉切除に際しては，通常第4肋間開胸が常用される。1肋間下げると肺門処理，肺尖部の癒着，上縦隔郭清のすべてにおいて不利となる（かつては第5肋骨床開胸で実施されることが多かった）。

この第4肋間開胸において，第4肋骨自体は肩甲骨下角よりやや上方に位置することから，背側の皮切線を少し切り上げ，僧帽筋，菱形筋に少し切り込まないと第4肋間を直下にもってくることは難しい。

> **手術操作**

上葉肺を肺把持鉗子で把持し，頭側，前方，背側にわたって肺門肋(胸)膜をオープンする。原則的に奇静脈は切断せずに温存することが多く，鋏で肺門との間に切開を入れ奇静脈を頭側に押しやることで容易に離れてゆく（**図15-1**）。もし奇静脈が腫瘍，あるいは転移リンパ節で巻き込まれているようであれば，背側の肋間静脈の集合した部分，および上

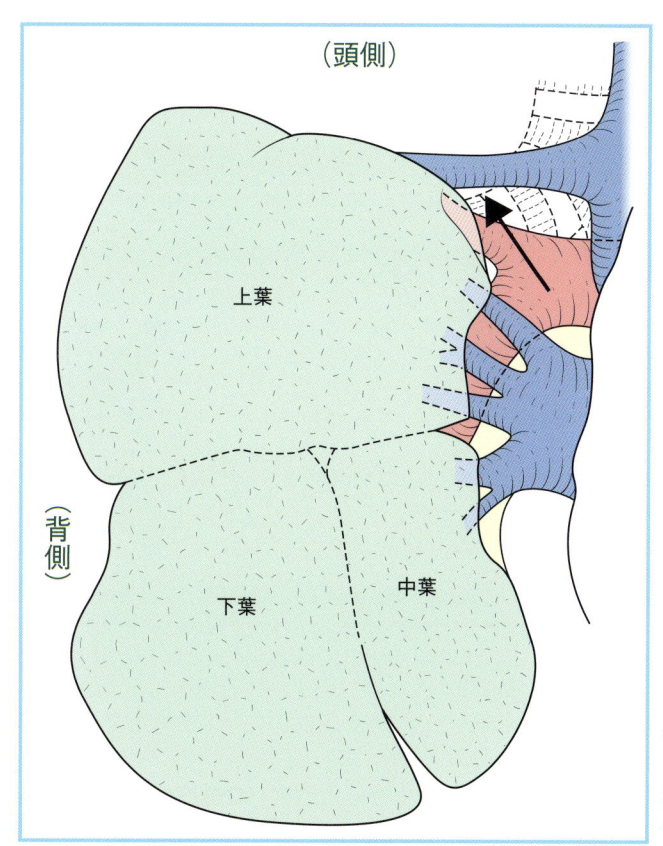

図15-1　右肺上葉切除　肺門血管と奇静脈の間の肋膜を切開し，奇静脈を軽く頭側に押してゆく（矢印）と，奇静脈は簡単に離れてゆく。肺門肋膜をオープンして肺門血管の位置を確認する。

大静脈流入部のところで奇静脈を結紮，切断する。

次いで前方の上肺静脈を露出してゆく。静脈表面の血管鞘を持ち上げメッツェンバウム（鋏）で切開し，鋏の先端あるいはツッペルで血管の側面を出すように血管壁を遊離する。基本的には末梢側に向かって周囲組織を剥ぎ上げる形とする。この際，中葉静脈の位置の確認をしておいたほうがよく，その走行は中葉の肺門を持ち上げれば比較的容易に観察される（図15-2a）。

上肺静脈側端の血管被膜（鞘）をドベーキー鑷子で把持し，血管本体を鋏先端あるいはツッペルを使って被膜から遊離させる。この操作を十分に末梢まで進める（図15-2b）。上肺静脈の側端は頭側では上葉動脈の走行からやや離れており，腹側ではV^2（中心静脈）と中葉静脈の間が分葉あるいは分葉不全の状態でつながっている。頭側（V^1側）に比し腹側（V^2，V^3側）での静脈剥離はやや難しい。その理由はV^2が肺門からすぐに肺実質の中に入ってゆくため，剥離面の距離が比較的少ないことによる。V^2は肺静脈系の中でも非常に太い血管であり損傷すると簡単には止血できない。また肺静脈の裏側は中幹肺動脈（中間動脈幹）が走行しており，この間の疎性結合織を十分に剥離しておかないと剥離鉗子の挿入に危険が伴う（図15-3）。その上で剥離鉗子を挿入するが，初心者で慣れていない場合は，できれば手指（例えば拇指と第2指）を静脈背側に挿入し，どの程度剥離されているか，あるいは癒着が強いかなどの確認をするとよい。お互いの手指先端がある程度接触するようであれば，ほぼ安全に剥離鉗子が挿入されると判断してよい。剥離空間が狭い場合は比較的先端の鋭な鉗子を，またある程度空間が生じれば鈍な鉗子（例：ツルリン鉗子）

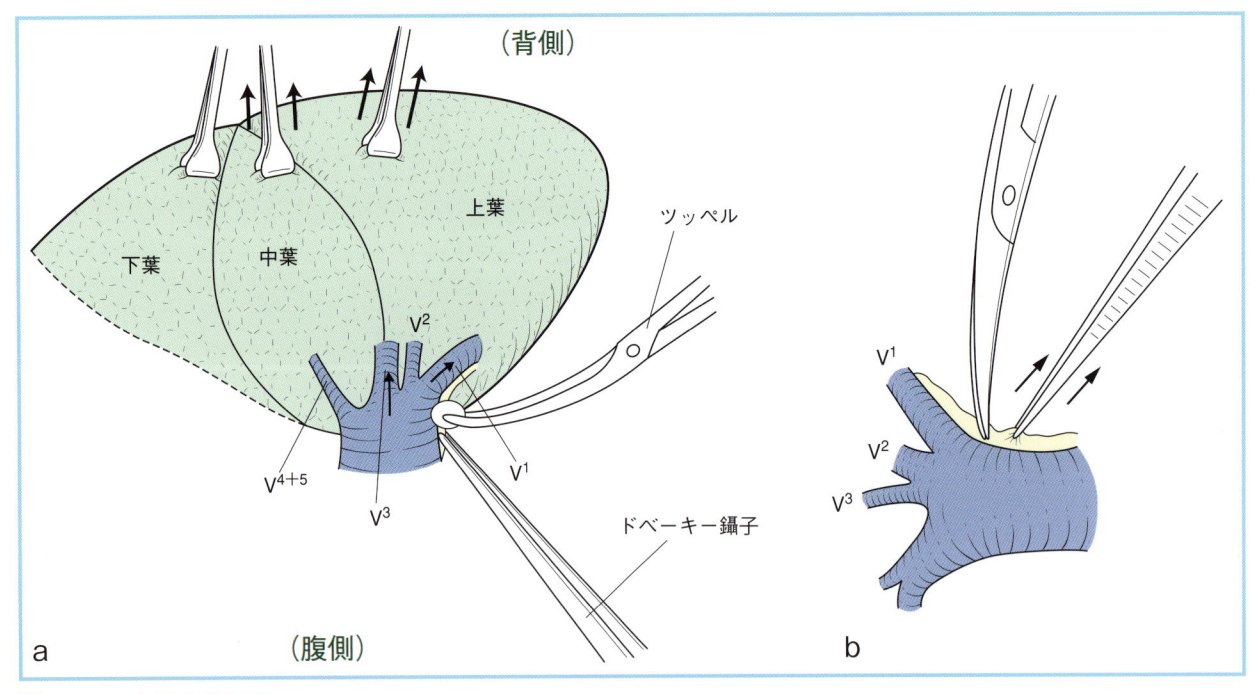

図15-2　右肺上葉切除
a：肺門前面を末梢側に向かって剥ぎ上げると上（葉）肺静脈が姿を現す。血管壁を露出するためには血管周囲の疎な結合組織を除いてやる必要がある。メッツェン鋏あるいは電気メスの先端で剥離するが，初心者はツッペルを用いたほうがよい。
b：上（葉）肺静脈表面の血管鞘（被膜）を切開しそれを持ち上げるようにして血管本体をフリーにしてゆく。鋏の先端あるいは背側を使って血管背側にスペースを作ってゆく。

15. 肺悪性腫瘍　97

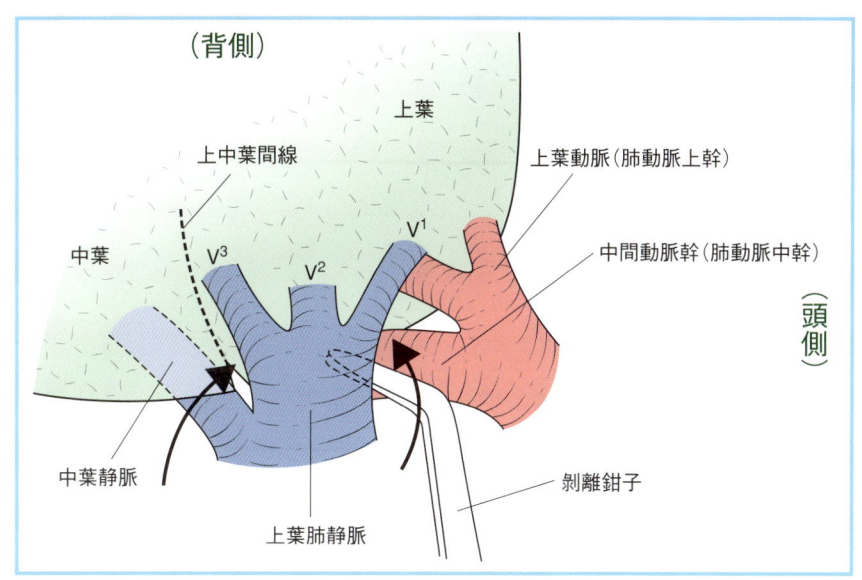

図 15-3　右肺上葉切除　上(葉)肺静脈の前面を露出し，続いて静脈の側面より背側に剥離を進める。背側には中間動脈幹が走っている。血管被膜(鞘)を持ち上げてその内側を血管壁を剥がすように両側からアプローチしてゆく。先端の鋭な剥離鉗子と鈍な(丸っこい)鉗子を使い分ける。後者の代表的なものとしてツルリン鉗子がある。

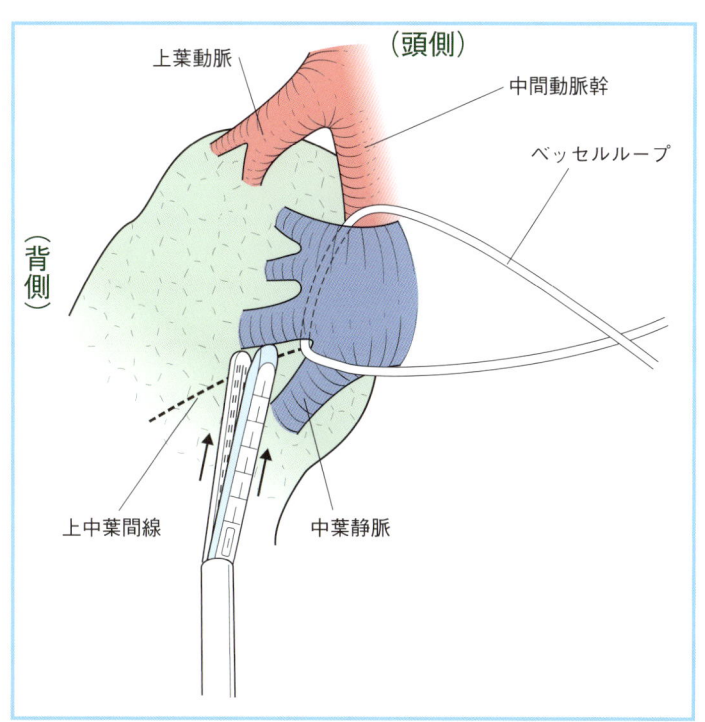

図 15-4　右肺上葉切除　上(葉)肺静脈の背側に鉗子を通してベッセルループで V^1，V^2，V^3 全体を捕捉する。さらに末梢の分枝も露出する。静脈を先行して切断する場合は血管用自動縫合器を挿入して切断する。

を突っ込んで糸あるいはベッセルループを捕捉する。

この上葉肺静脈はできれば$V^1+V^2+V^3$全体で捕捉して，自動縫合器で一括処理するのが望ましい（**図 15-4**）が，根部での十分な剥離が難しい場合は末梢側で各分枝を別々に結紮・切断して処理する。

続いて上葉肺動脈上幹（肺動脈）の剥離にかかる。この時点で上葉肺静脈をまだ切断していなければ，同静脈にかけたベッセルループを牽引して上幹（葉）肺動脈を露出する（**図 15-5a**）。A^1とA^3は通常1本の太い上幹動脈から分枝していることが多い。これらの動脈は前方V^1と上葉気管支の中間あたりに位置する。血管表面の脂肪組織，薄い結合組織（血管鞘=血管被膜）を鋏で開くと黄白色，拍動性の動脈壁が顔をのぞかせる。静脈剥離と同様の操作で周囲組織を末梢方向に剥ぎ上げて，やはりベッセルループで捕捉する。ステープラー（自動縫合器）による切断が一般的である。しかし1本の上幹動脈としての距離が短く，切断に不安があれば，A^2a，A^1，A^3の分枝すべてを剥離し，中枢を上幹動脈根部で二重結紮し，末梢は各分枝で結紮して切断する（**図 15-5b**）。

肺葉切除における血管処理については動脈を先行するか静脈を先行するかがよく議論される。動脈を先行する理由は，静脈を先に切った場合，動脈処理に手間取ってしまうと鬱血が進みさらに処理が困難となることを懸念するためである。一方，静脈処理を先行させるべきとの意見は術中に癌細胞の血中への移行を防ぐべきとの見解による。しかし末梢静脈への癌細胞流入の程度については，はっきりした差異がみられないのが事実である（研究論文において種々異論あり）。ただ静脈を先行処理しないと動脈の切断が難しい場合があり，また最近のように微小～小型の肺癌が大部分を占める状況では，動脈剥離で手間取る状況は皆無となってきた。したがって基本的に動静脈のいずれを先に切ってもかまわないというのが筆者の考えである。**図 15-5b**では上葉肺静脈を先に切断して肺動脈の剥離にかかる状況を示す。

また，肺葉動・静脈の処理においては自動縫合器を使うか結紮・切断とするかについては，短時間で処理できることから縫合器を利用する方が安全かつ有利である。上葉静脈の切断に際しても，ステープラー（自動縫合器）による切断を行うことが多い（**図 15-6**）。スムーズに縫合器を挿入できるようポート孔を別に作り，そこから自動縫合器を挿入してもよい。この際，必ずカートリッジ（分厚い方）ではなくて薄いアンビル側を血管背側に挿入すべきである。十分な余裕があればどちらを突っ込んでも問題はないが，血管背側の狭い空間に太いカートリッジを挿入する操作は避けたほうがよい。先端のブレードを適当な角度に屈曲させて，片方を血管背部に入れてゆくが，周囲の結合組織などにアンビル先端が引っかかった場合，強引な操作で思わぬ周囲組織の損傷をきたす恐れがある。その場合は結合組織の除去を図るか，ペンローズドレーンの中腔にアンビルを入れてドレーンを誘導しつつアンビルを挿入する。この自動縫合器については常に改良が加えられて次々と新しい器種が登場している。したがって，必ずしも本書の記述通りのスタイルによる使用法でなくてかまわないことを付言しておく。

なお，ステープラーを使用せず従来通り結紮する場合は，まず中枢を2-0絹糸で2重結紮するが，その中の1糸は縫合固定（貫通）結紮としておくと安心である（**図 15-7**）。末梢側はV^1，V^2，V^3の各々で結紮し，中央部で切断する。上幹動脈も中枢の二重結紮，A^2a，A^1，A^3の別に末梢結紮後，中央部で切断する〔この血管の切断についてはあくまで中枢

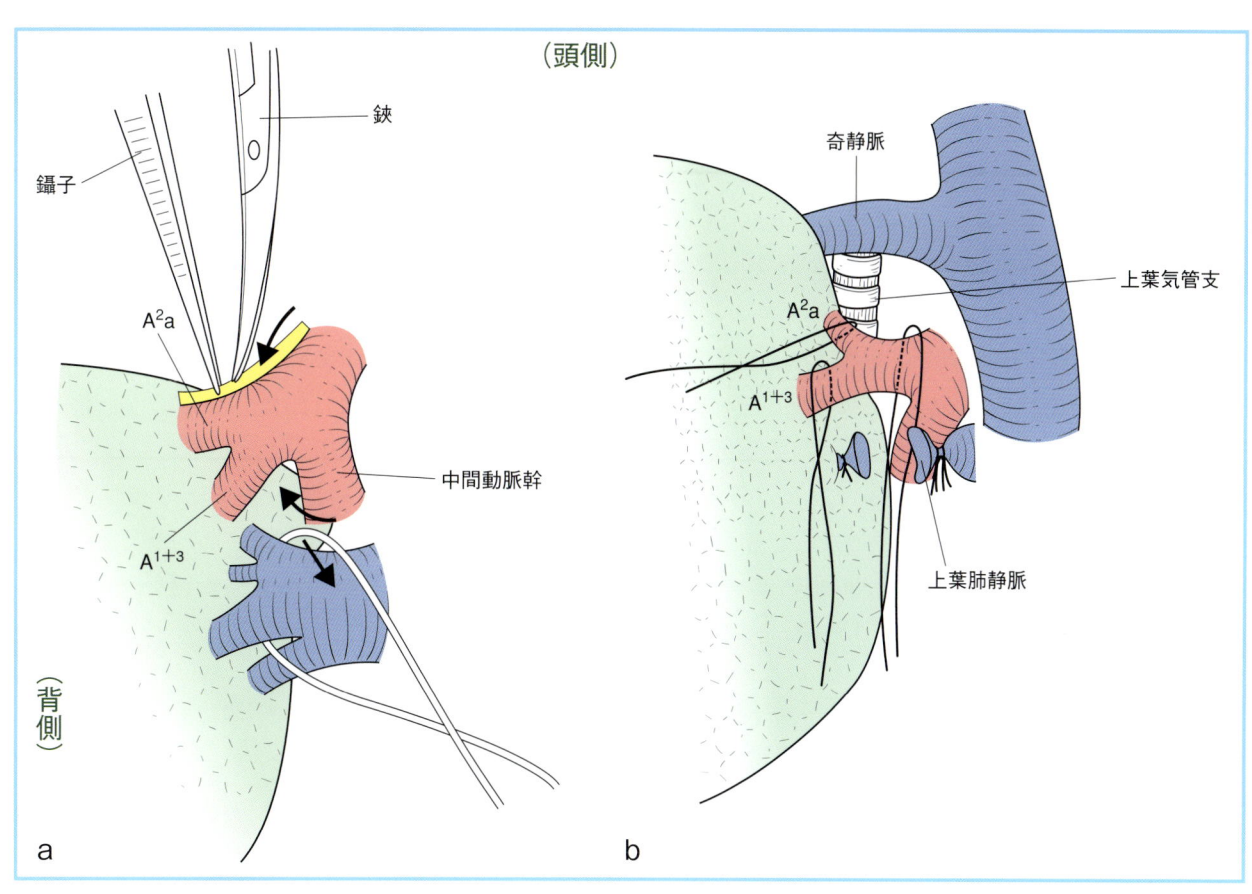

図15-5 右上葉切除

a：上葉肺静脈の背側に鉗子を通して，ベッセルループでV^1〜V^{3}全体を捕捉する。ベッセルループを牽引して上葉肺動脈（A^{2}a，A^1+A^3）の剥離を行う。

b：上葉肺動脈の中枢，末梢に糸を回す。この図では上葉肺静脈を先行して結紮・切断している。

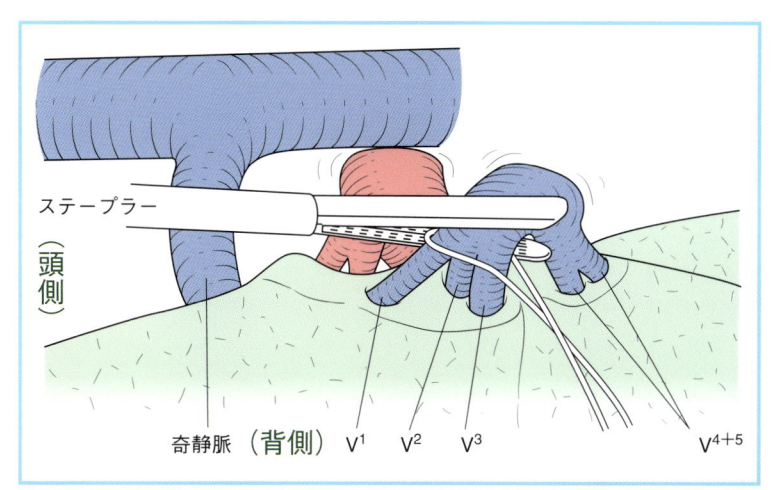

図15-6 右肺上葉切除
上葉肺静脈の切断には血管用自動縫合器（白色または灰色のカートリッジ）を利用するとよい。ベッセルループで血管を持ち上げて，自動縫合器を挿入する。この際，必ずアンビル側を血管背側に入れてゆくこと。カートリッジ側は太いため挿入に手こずることが多い（図では頭側から挿入する形としているが，一般的には腹側から挿入する。いずれにしても挿入方向，角度についてはいろいろと工夫する）。

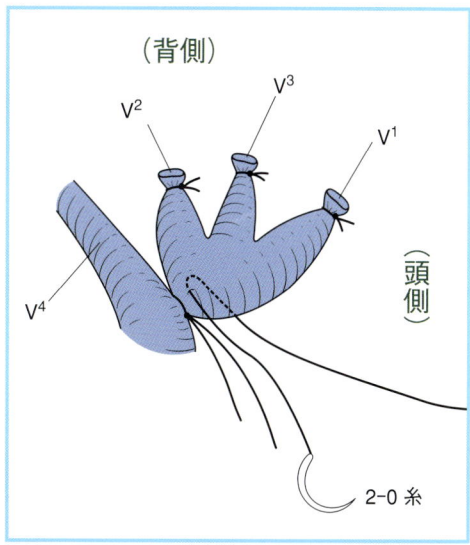

図15-7 右上葉切除
ステープラーによらず，結紮・切断する場合は，それぞれ分枝ごとに切ってもよいが，通常は中枢を二重結紮してその中の1本は（貫通）縫合固定結紮としておくとよい。

側に十分な余裕を残すことが大切である。余裕がない場合は中枢のみを結紮して，末梢側は結紮せず切断後に末梢側血管断端の縫合閉鎖で処理する〔Ⅲ．呼吸器外科の基本手技—肺血管処理法 61 頁参照）〕。

　以上の操作後，残った血管である A^2b の剥離，切断に移る（図 15-8）。通常，葉間面から剥離するが十分に分葉していればその露出はきわめて容易である。たいてい黄色調の脂肪組織に囲まれて存在しているので，その部分の葉間肋膜をオープンすれば血管が透見される（図 15-9）。

　分葉不全があれば注意して葉間を分離しつつ肺動脈表面に達する。この際 V^2 が近接して走っているので，まだその時点で V^2 を切断していなければ損傷しないように注意する。また下葉から流入する葉間静脈が 1〜2 本存在する場合は前もって処理しておく。

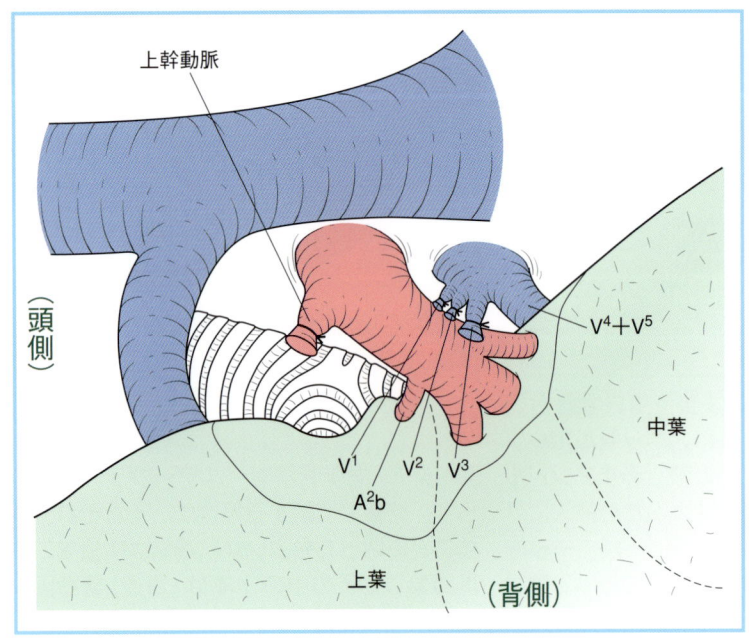

　分葉不全の場合の A^2b の露出は中幹動脈の走行を念頭に置き，直上の葉間を電気メスで切離しつつ到達する。結紮切断に十分な視野が得られない場合，先に肺門前方へのトンネルをつくり，自動縫合器（ステープラー）で葉間分離を図ると，A^2b の走行が一目瞭然となってくる（図 15-10）。この際の前方へのトンネル形成では，上肺静脈（V^2，V^3）のすぐ腹側に出口をもってくるのがポイントである。A^2b の走行がわかれば，鑷子で周囲脂肪組織，血管鞘を持ち上げて切開し，ツッペルで末梢に剥ぎ上げることで十分な結紮距離を得ることが可能となる。A^2b は細く短い血管であるから，不注意に強く引っ張らないことが大切である。結紮に際しては 2-0 または 3-0 絹糸で丁寧に縛り，中枢側への十分な余裕をもって切断しなければならない（図 15-11）。以上で上葉血管系のすべてが処理されると，残りの上葉気管支をステープラーで切断する（図 15-12）。

図 15-8　右上葉切除　上葉肺動・静脈を切断した所見を前方から見た図。上行する A^2b（上行動脈）が残されている。

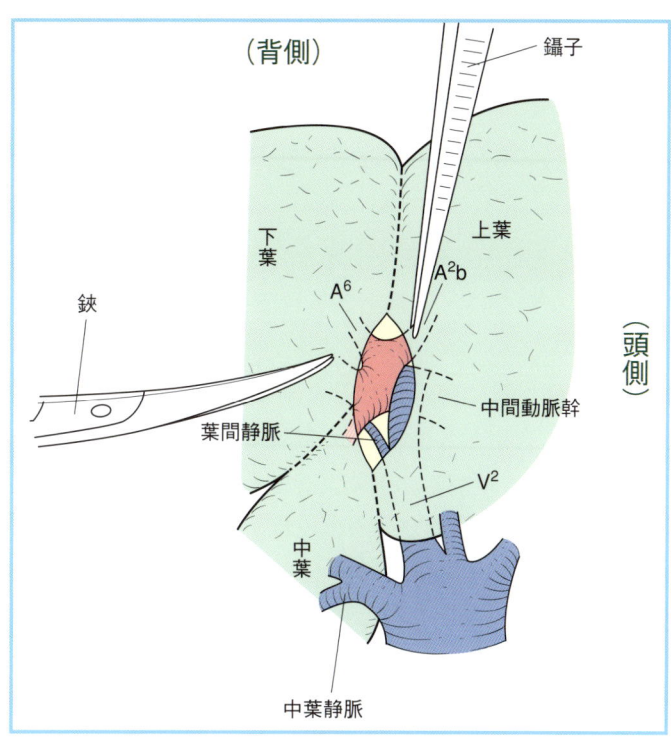

図15-9 右上葉切除　A^2bの露出は分葉していればきわめて容易である。通常，葉間中央部の黄色調の脂肪組織が付着する箇所を肺動脈（中間幹）が走っている。中間動脈幹が姿を現せばA^2bの位置を確認できるが，このときV^2が側を走っているので損傷させないように注意する。先にV^2を含めて上葉肺静脈を結紮・切断しておくと楽である。分葉不全の場合は動脈の位置を想定しながら少しずつ剝離を進める。

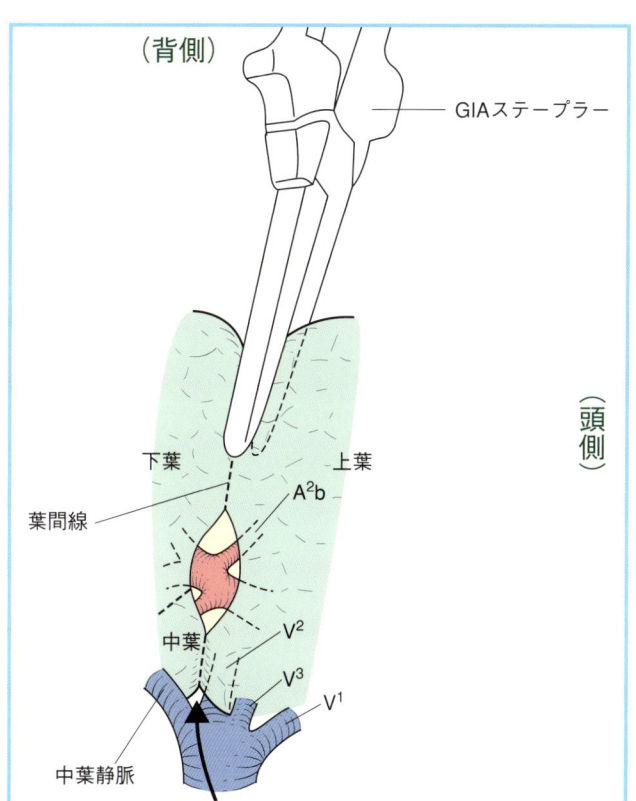

図15-10 右肺上葉切除　十分な分葉であればA^2bの処理は簡単である。高度の不全分葉であれば中間動脈幹がある程度姿を見せたところで，葉間の分離を行うとよい。上下葉間はA^6の上方で図のようにステープラーで分離．上中葉間もA^5の位置を確認の上，前方肺門のV^2，V^3の側面にトンネル（矢印）の出口を作り綿テープあるいはベッセルループで牽引した後，GIAステープラーで葉間を分離する。

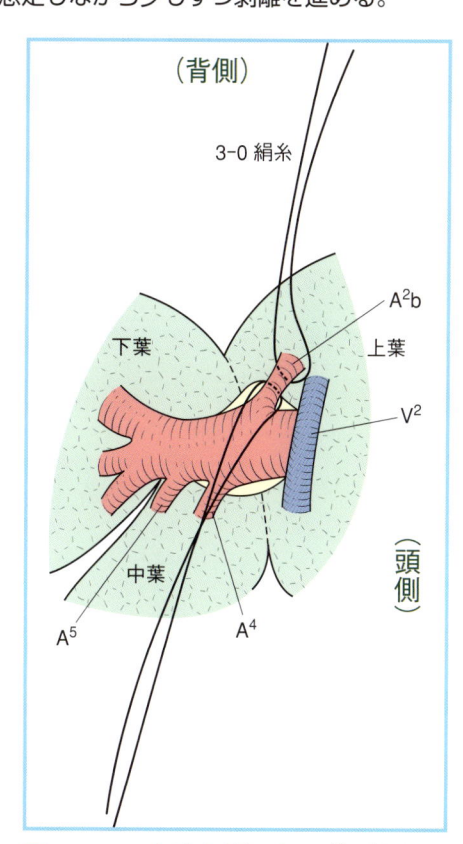

図15-11 右肺上葉切除　A^2b（上行動脈）は他の分枝に比して，細く短い。末梢まで血管被膜を十分に剝離して距離をとった後，2-0あるいは3-0絹糸で丁寧な結紮・切断を心がける。

葉間面から A^2b の確認がどうしても難しいときは，肺門前方から肺動脈中間幹を露出し末梢へさがしてゆくか（図 15-13），上葉気管支を切断して頭側から A^2b を処理するとよい．すなわち，すでに上葉静脈，上幹肺動脈は切断されていることから，中幹肺動脈を図 15-13 の要領で下方におりてゆくと上幹肺動脈から少しの距離のところに A^2b の分枝を発見しうる．

A^2b が未処理で，上葉気管支を先行して切断する場合，A^2b を損傷しないよう慎重に上葉気管支の剥離を行わなければならない．通常上葉気管支と中間気管支との間には＃12 のリンパ節が介在しており，このリンパ節の内側で気管支壁剥離を進めることが基本である．そのためには剥離鉗子を気管支壁に密着させるように挿入するのがポイントである（図 15-14）．前もって手指（通常，親指と人差し指）で気管支壁の走行ならびに大きさを確認しておくと鉗子の挿入の方向がよくわかる．上葉気管支を剥離し綿テープで気管支壁を捕捉して，切断に必要な距離を確保する．自動縫合器を挿入し切断をする．この操作により，A^2b の位置が容易に確認できる（図 15-15）．そこで A^2b を露出し結紮，切断する．

なお気管支の処理は自動縫合器（ステープラー）の使用がルーチンであるが，万一メスで切断する場合はすぐ傍らを走る動脈壁の損傷を避ける注意が必要である．手縫いであれば Overholt 法あるいは Sweet 法のいずれかで断端を閉鎖する．

血管，気管支がすべて切断されれば，後は葉間を分離する．

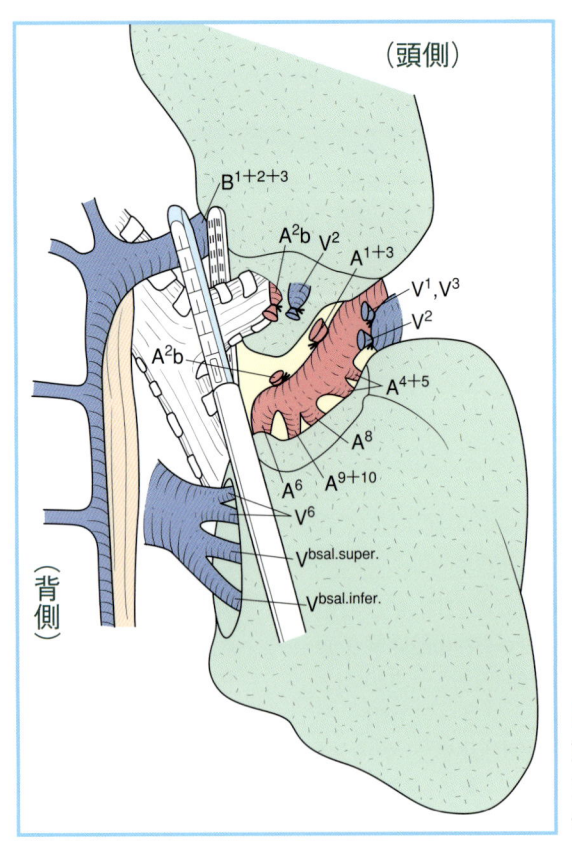

図 15-12　右上葉切除　上葉に属する動・静脈系がすべて処理されると上葉気管支周囲を剥離してステープラーで上葉支を切断する．

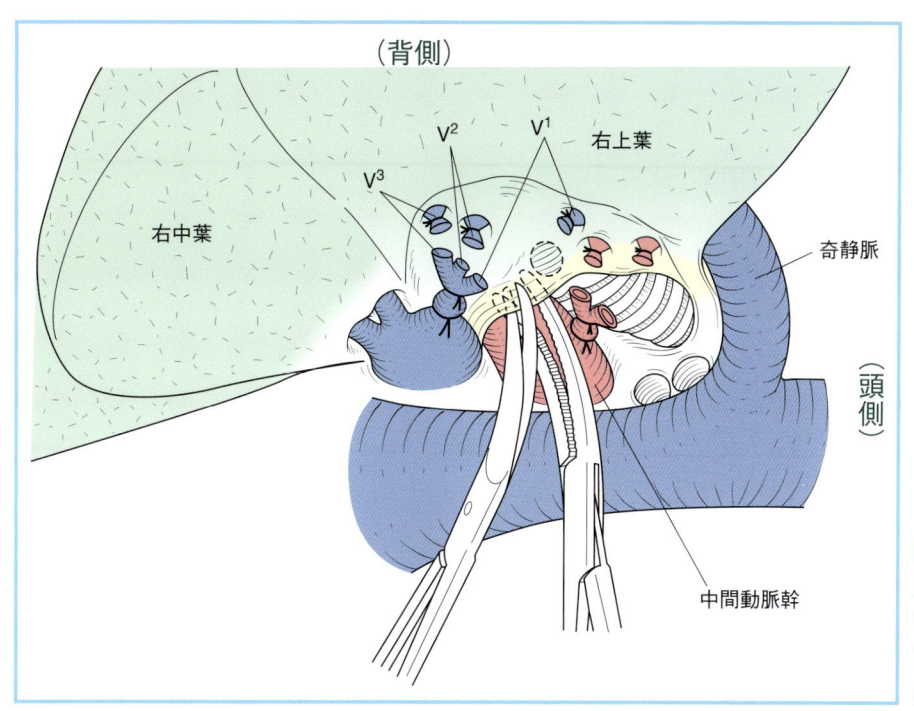

図 15-13 右上葉切除 分葉不全のため葉間から A²b を探すのが難しい場合は，上方から中間動脈幹を剥離して A²b を発見する。

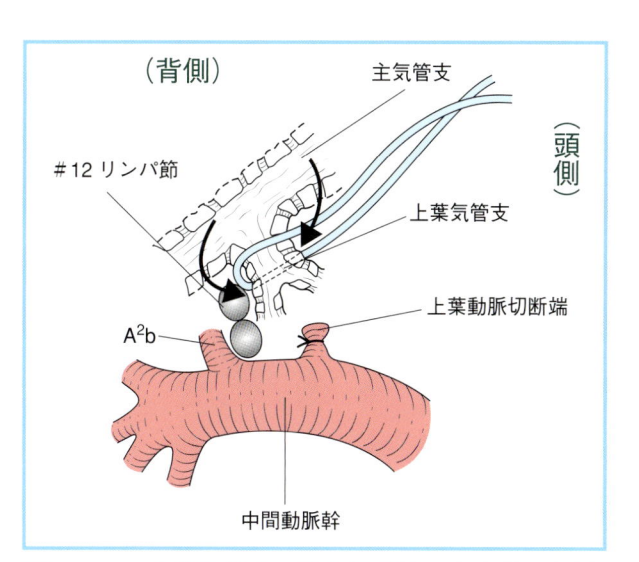

図 15-14 上葉気管支の先行処理法 上中葉，上下葉間が完全分葉不全のときの A²b の処理のためには，上葉気管支を先に切断すると中間動脈幹から分枝する A²b を容易に発見，処理することができる。この際，上葉気管支の剥離に際しては背側に A²b が走行することを念頭において，必ず気管支壁に密着するような形で剥離を進めること。

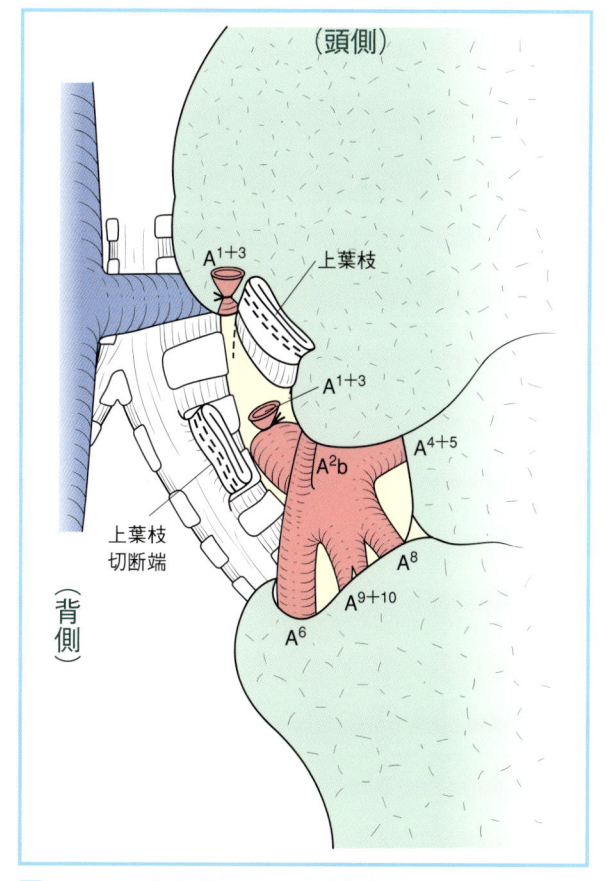

図 15-15 右上葉切除 上葉気管支処理を先行した際の肺門血管の走行。A²b がフリーとなって十分な距離で露出されてくる。

b. 右肺中葉切除

　右中葉切除は比較的容易である．特に上中葉間，中下葉間がきちんと分葉していれば切除は簡単である．しかし上中葉間の分葉が不完全な場合は肺動脈の走行を正確に理解していないと，切除に手間どる．

体位

　左側臥位．後側方切開あるいは前方腋窩切開のいずれでもよいが，中葉は特に前方からの方がアプローチしやすい．ただし，リンパ節の郭清において視野が多少制限される．

開胸部位

　第4または第5肋間で開胸する．第5肋骨～第5肋間直下が中葉の肺門となる．

手術操作

　まず分葉が十分か否かを観察する．一般に上中葉間は不完全分葉，中下葉間は十分に分葉していることが多い．葉間部肺動脈の位置を発見するには中下葉間の肺門脂肪組織を見つけ，それを上方にたどればよい(**図 15-16**)．血管鞘とおぼしきところを目標とし，鑷子(ドベーキー型鑷子)で血管鞘を把持して鋏(メッツェンバウム)で切開を入れる．切開した血管鞘の端を持ち上げ，鋏の先端あるいはツッペルを用いて A^4，A^5 を露出してゆく(この操作を電気メスの先端を利用して行ってもよい．ただ不用意に指先に力が入って通電し，血管壁に穴を開けないように注意すること！)．

　中葉動脈は A^{4+5} として1本で出る場合と，各々別々に出る場合がある(**図 15-17a, b**)．後者では，一般に A^6 よりやや上方から A^5 が斜め下方に中葉に分枝している．また A^6 よりやや下方でほぼ水平方向に A^4 が分枝している．一般に A^5 は太く A^4 は細い(**図 15-17b**)．A^4，A^5 の肺動脈分枝に至る以前に葉間静脈がまたがっていることがあるので，これらの血管を処理する(**図 15-18a**)．

15. 肺悪性腫瘍　**105**

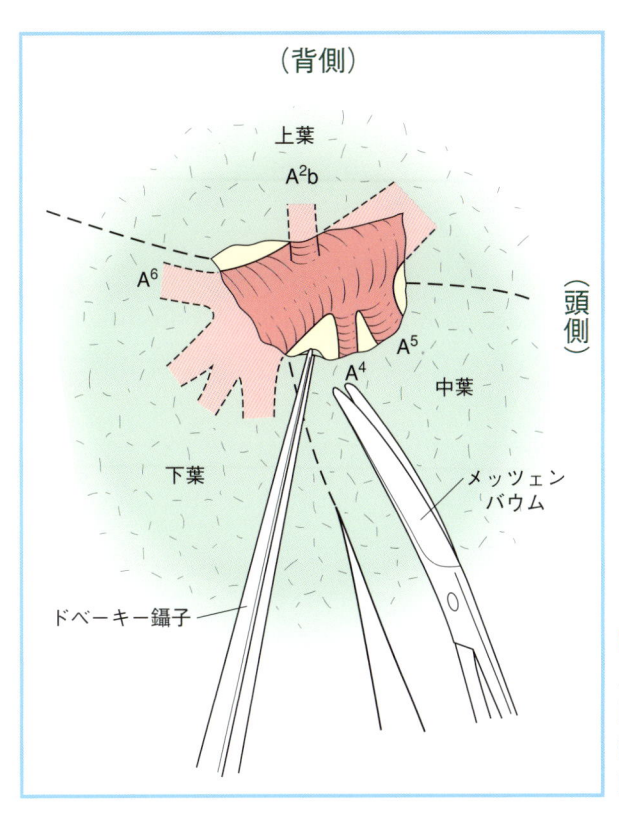

図 15-16　右中葉切除　破線のように上中葉間は不完全分葉が多いが，中下葉間は分葉していることが多い。その中央部で葉間動脈の位置を探る。黄色の薄い脂肪組織に囲まれて肺動脈が存在する。

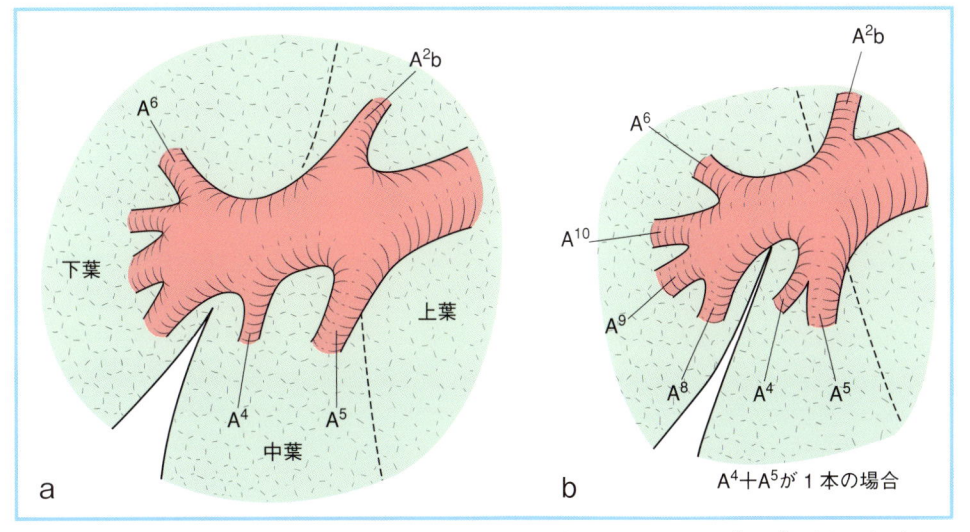

図 15-17　右中葉切除　中葉動脈は 2 本で出る場合(a)，1 本で A^4, A^5 が出る場合(b)の 2 種がある。背側の A^6 を挟んでその対面に A^4, A^5 が存在する。A^5 は太くて斜めに，鋭角に分岐している。逆に細い A^4 はほぼ水平に中葉に向けて分岐していることが多い。

一方，中葉肺静脈は中葉の前方表面を走行するので，その確認は容易であるが，通常，中葉気管支の前後を挟んで V^4, V^5 の2本が出ることが多い（図 15-18a）。動脈処理を優先する場合はまず A^4, A^5 を剝離する。中下葉間から剝離すると細く短い A^4 がすぐに顔を出す。さらに上方に剝離を進めると太く鋭角に分岐した A^5 を発見する。両血管を結紮，切断する（図 15-18b）。

続いて中葉静脈を剝離する。V^{4+5} として1本の場合と，V^4 と V^5 の2本として出ている場合がある。V^5 は中下葉間，気管支背側に位置していることが多い。鋏あるいはツッペルで周囲組織をリンパ節を含めて末梢側に剝ぎ上げ血管壁を露出する。これらの静脈を結紮，切断する。上中葉が分葉不全であれば先に分葉を図るか，あるいは中葉気管支切離後に分葉させるかのいずれかである。前者であれば $A^4 + A^5$ のほぼ直上から V^4 の直ぐ側に向けてステープラーを挿入し葉間分離を行う（図 15-19）。

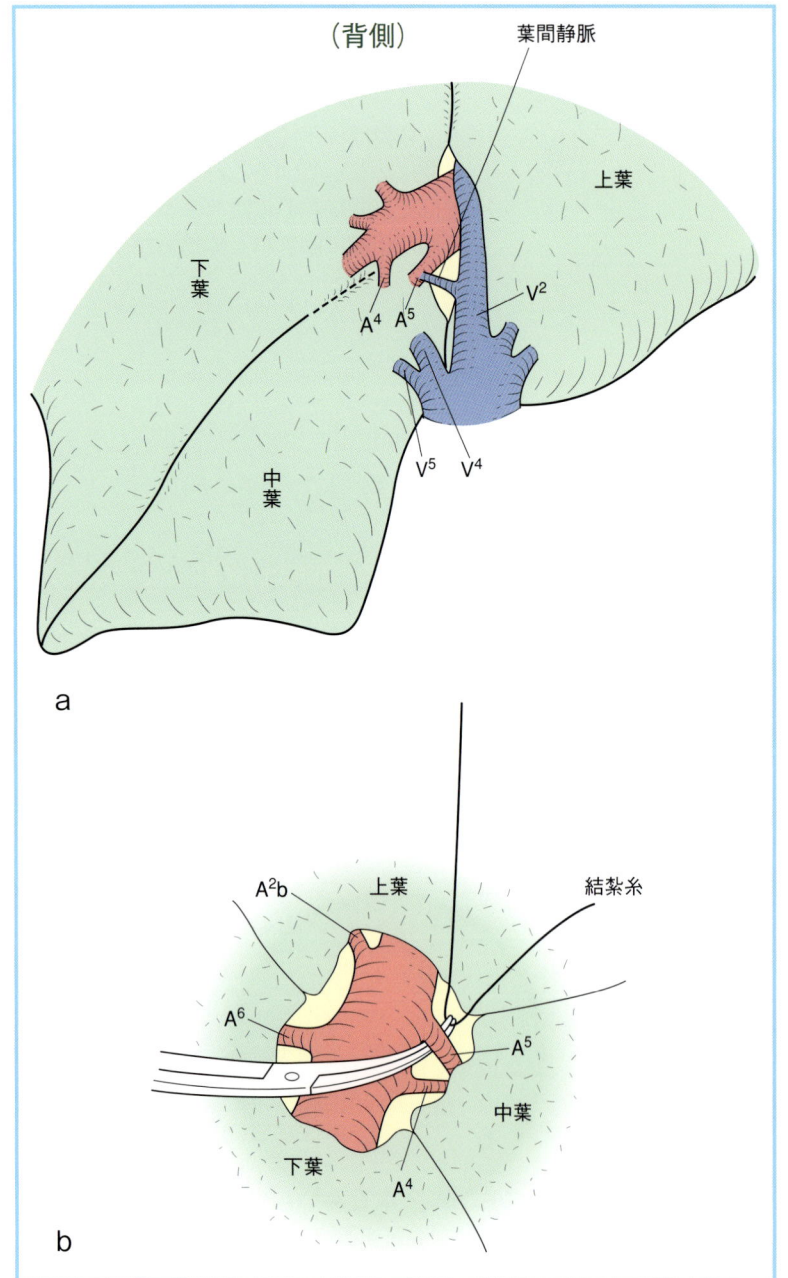

図 15-18　右中葉切除
a：肺動脈の表面には時々，葉間静脈が位置し，V^2 に流入している。この葉間静脈を切断して肺門に進入する。A^5 の剝離はその分岐部がかなり上方深部にあることから，高度の分葉不全の場合は慎重に実施すること。根元近くを損傷すると修復に手間取る。
b：このような狭い領域を走る細い動脈の処理には原則的に結紮と切断で対応するほうがよい。

一般に気管支の剥離は容易であり通常 B^{4+5} として1本である（**図 15-20**）。ステープラーで処理する。他の葉気管支に比し特に細い場合は，切断して縫合閉鎖する。4-0（または 3-0）吸収糸を数針かける。

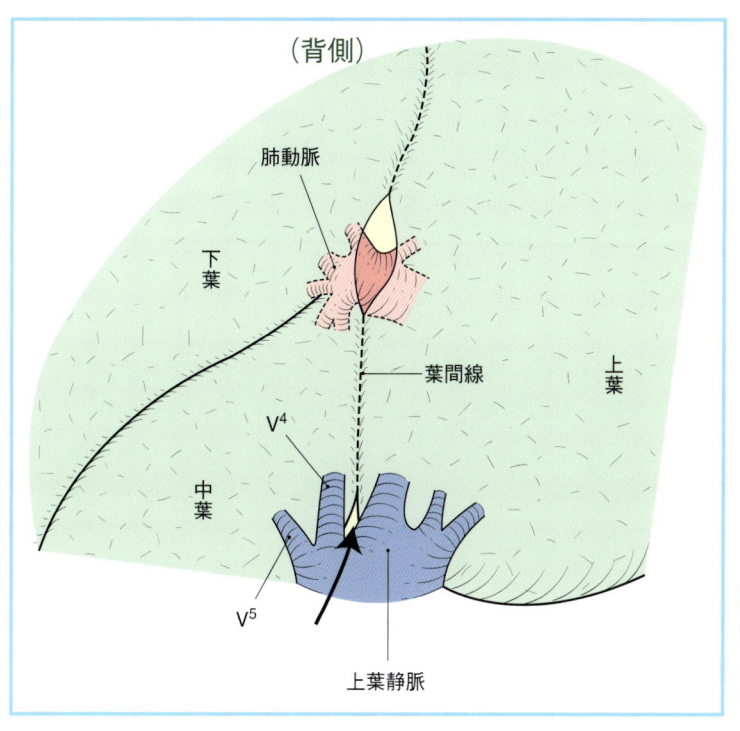

図 15-19　右肺中葉切除　上下葉間が高度に分葉不全であれば肺動脈の直上と，前方の V^2 と V^4 の間にかけてトンネルを作りステープラーで葉間形成を行う。

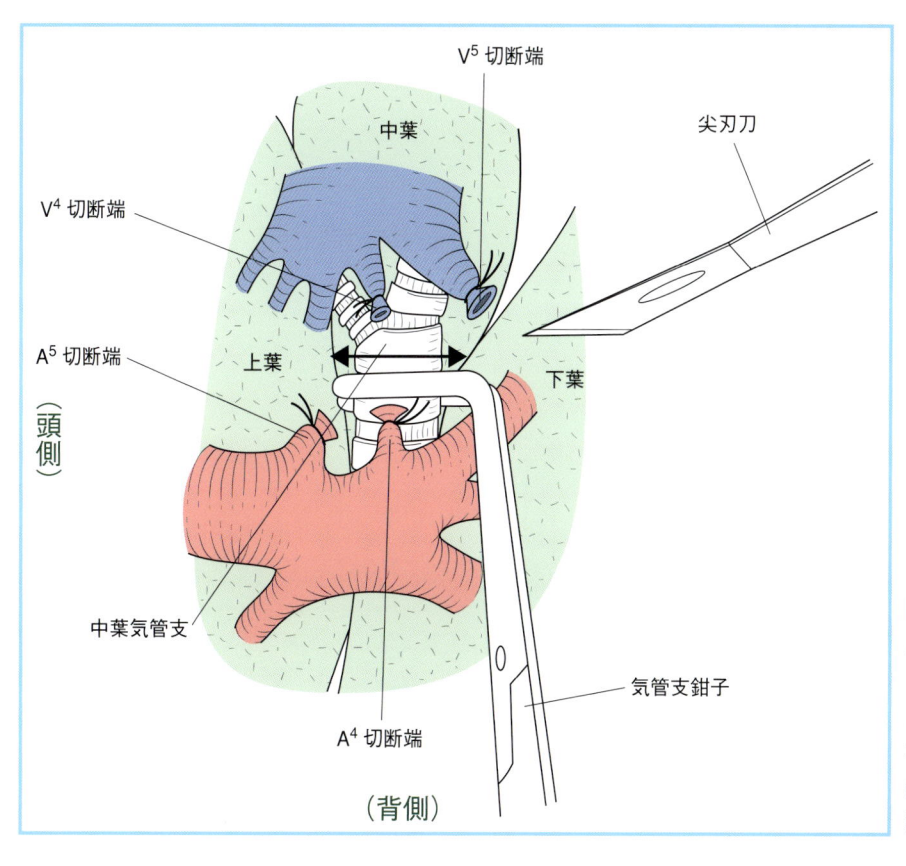

図 15-20　右肺中葉切除　A^4，A^5 ならびに V^4，V^5 を切断すると中葉気管支のみとなる。メスで切断し（矢印）4-0（または 3-0）吸収糸による 4〜5 針の縫合，閉鎖を行う（もちろん自動縫合器を使用してもよい）。

c. 右肺下葉切除

　右肺下葉切除では肺動脈分枝の切断を先行し，下肺静脈をその後に処理することが多い。通常中下葉間はある程度の分葉が常にみられることから肺動脈分枝の発見は容易である。

体位：左側臥位

　通常後側方切開で入る。

開胸：第 5 肋間開胸

手術操作

　まず上下葉間，中下葉間の分葉の有無を確かめる。上下葉間は分葉不全であっても，中下葉間はある程度分葉していることが多い。葉間部肺動脈は肺中央部の黄色調の血管周囲脂肪織の直下にあるので，その部位の葉間胸(肋)膜を開く。分葉不全の場合はおおよそ肺門血管の直上あたりを電気メスで少しずつ切離してゆき，動脈壁の一部を露出する（図15-21）。この際，葉間部の肋膜を通して黄白色の組織が一部でもみえれば，その近辺または直下を下肺動脈が通るものと予測して近づいて行く。血管鞘の一部を切開し，その血

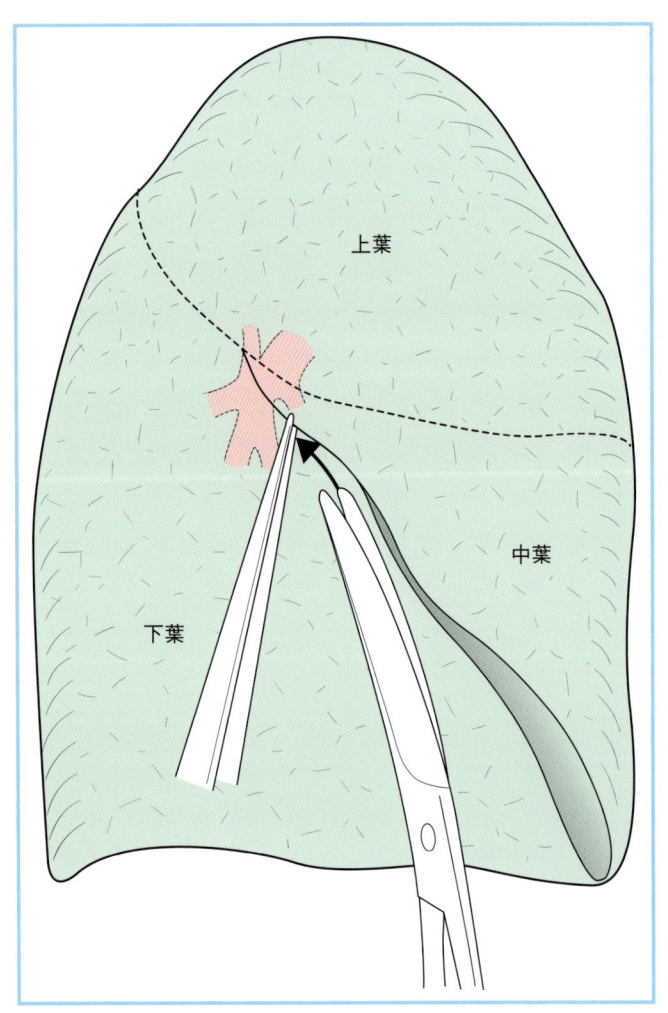

図 15-21　右肺下葉切除
中下葉間の上方に存在する薄い脂肪組織をオープンすれば中間動脈幹の一部が顔を出す。ドベーキー鑷子で葉間肋膜を持ち上げて上方に切離してゆけばよい。

管鞘を鑷子で持ち上げ，ハサミ先端あるいはツッペルなどで血管本体を血管被膜から遊離しつつ，上下方に剝離を進める。

まず A^6 の位置を確認するが，A^6 はかなり上方から出ていることを念頭に入れておく。A^6 は通常 1 本で分岐したのち，A^6a，A^6b，A^6c と 3 本に分かれる（**図 15-22a**）。通常 A^2b，A^5 が近傍よりすぐに分岐することから，A^6 は他の下葉動脈とは別に処理する（**図 15-23**）。

A^6 処理が葉間部で簡単にゆかないときは，先に上下葉間を分離するとよい（**図 15-22a**）。この方法はまず背側肺門の肋膜をオープンしてトンネルの出口を作り，A^6 の直上よりこの出口に向かって鉗子を通しステープラーによる葉間形成を行うのである（**図 15-22b**）。これで A^6 が十分な視野で観察されることとなる。自動縫合器で切断するか，A^6 の中枢を二重結紮し，各分枝の末梢を結紮して切断する（**図 15-23**）。

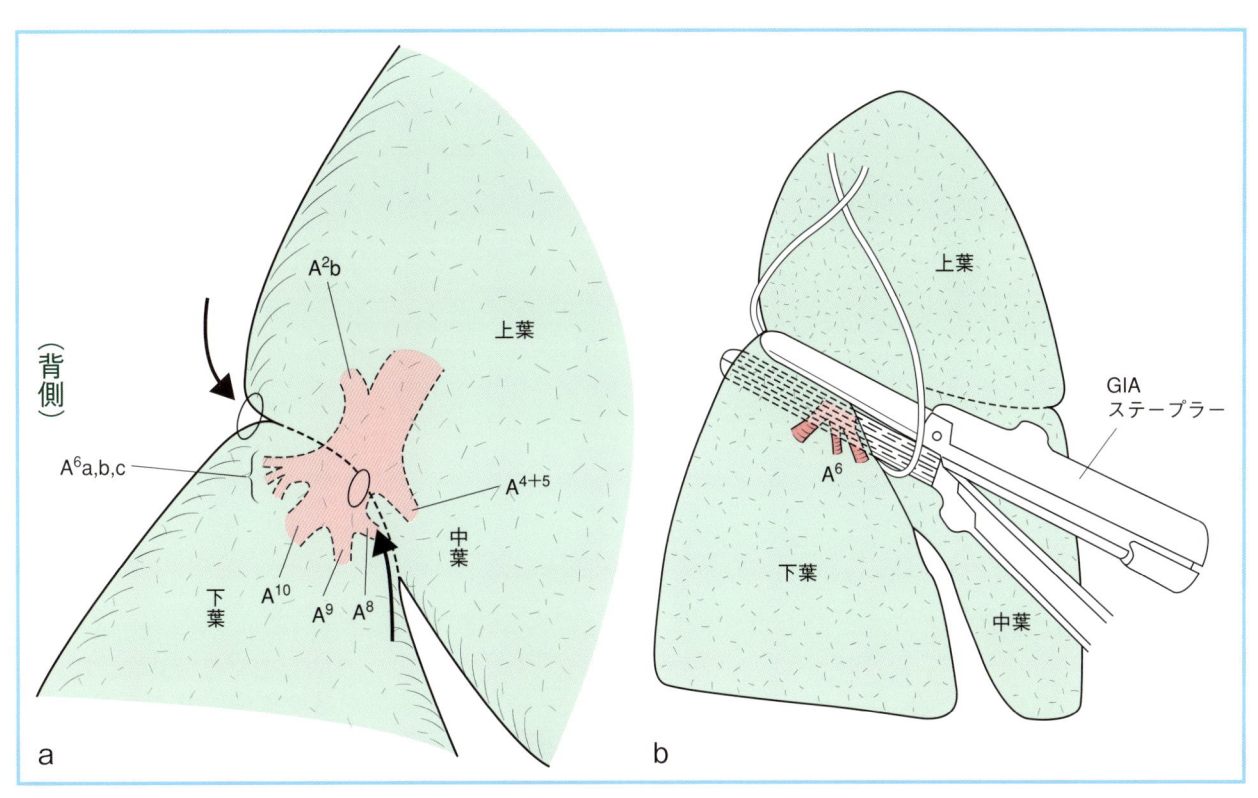

図 15-22　右下葉切除
a：葉間が分葉していれば A^6〜A^{10} の剝離，切断は容易である。しかし不完全分葉の場合は先に葉間分離を行った方が安全に血管を処理できるので，それを先行するとよい。まず A^6 の位置を確認した上で背側の縦隔肋膜との間にトンネルをつくる。
b：A^6 の直上でトンネルをつくることができたら，綿テープを通してトンネルを持ち上げ自動縫合器を血管の上を通すように挿入し葉間を切離する。

続いて残りの総底区動脈の剝離を行う（図15-24）。血管鞘（被膜）を切開しツッペルで十分に血管背側の剝離を行ってから剝離鉗子を通すこと。このとき，背部で A^7 が分枝していることがあり，そのことを念頭に置かず強引な剝離を行うと，血管を裂いて大出血を招く恐れがある。底区動脈は非常に太い血管であるが，よほど強い癒着がない限り，通常はスムーズに剝離しうる。十分に安心な距離を得られるまで剝離を進める。剝離鉗子を通すとき，ツッペルで血管背側の剝離状況を十分に確認する必要がある。一方の手指先端を血管背側に挿入するか，血管壁深部のedge（縁）をつまんで引き上げると，その下に鉗子を誘導するのがきわめて安全，かつ容易である（図15-25）。指の利用は万一，血管を損傷したときの止血にも対応しやすい。

末梢側は A^8，A^{9+10} などもある程度の距離で剝離し，底区動脈全体をベッセルループで捕捉すれば血管ステープラーを挿入して切断する（図15-26）。ステープラーを利用しない場合は A^8，A^{9+10} で中枢，末梢を結紮し切断する。中枢の二重結紮の1本は固定縫合結紮としておくのが安全である。

次に下肺静脈を剝離する。まず背側の縦隔肋膜をオープンし，ついで肺靱帯を電気メスで切離する（図15-27）。その際，この靱帯の一部で出血がみられるので，できればヘモクリップをかけて止血しておく。この靱帯を頭側に向けて切離してゆきそのまま下肺静脈辺縁に達する。下肺静脈の頭側は気管支の下方に接しており，薄青い色調でおおむね透見できるがツッペルで軽く擦り上げると同定は容易である。

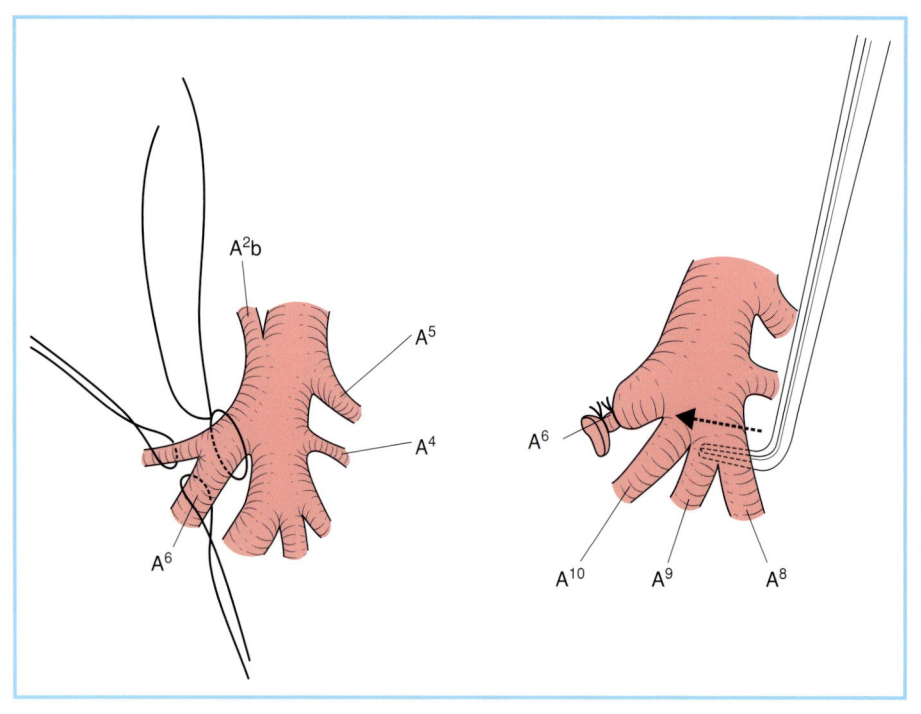

図15-23 右下葉切除
A^6 は通常3分岐なのでその各々末梢に2-0糸を回す。中枢側は二重結紮する。肺底区動脈（$A^8+A^9+A^{10}$）の背側剝離にあたっては不十分な状態で強引に鉗子を突っ込まないこと。この部分は癒着も少なく，血管被膜（鞘）をオープンすれば容易に剝離できる。

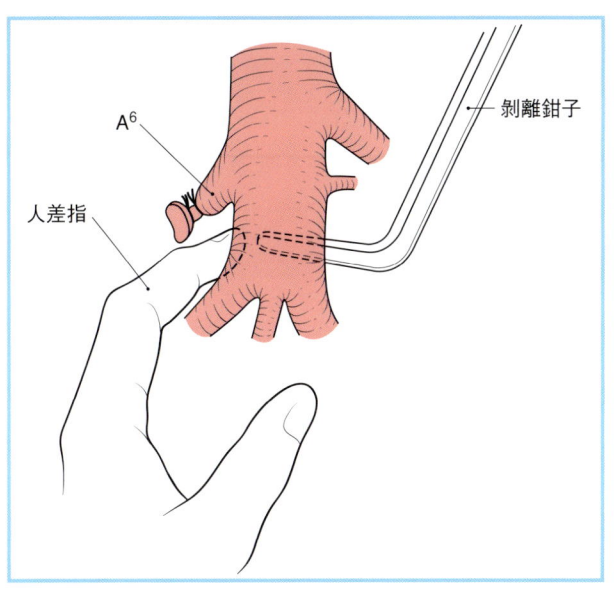

図 15-24　右下葉切除　肺底区動脈に鉗子を回す場合，背側は盲目的操作となる。ツルリン鉗子という先端が鈍な鉗子が挿入に便利である。また初心者は手指先端で剝離状況を確かめて鉗子を挿入すれば安全である。

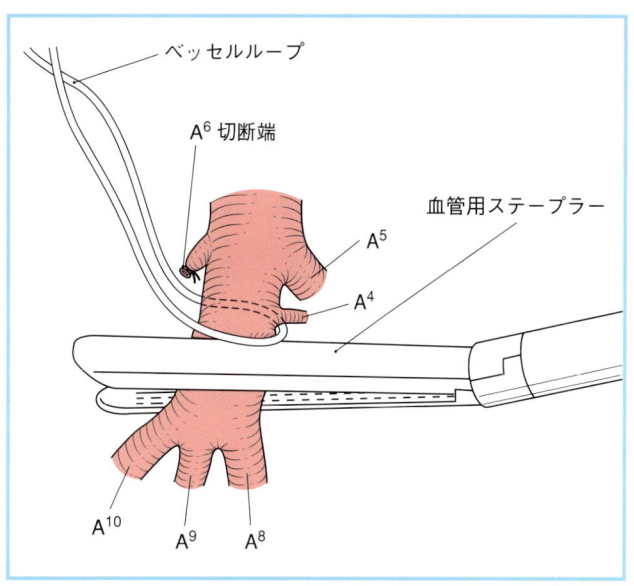

図 15-25　右下葉切除　肺底区動脈処理については，通常血管用自動縫合器（ステープラー）を挿入して切断する。ステープラーの挿入に際しては開胸野から先端を入れるが，方向性などで困難を感ずる場合はポート孔を別に作りそこから挿入した方が安全である。

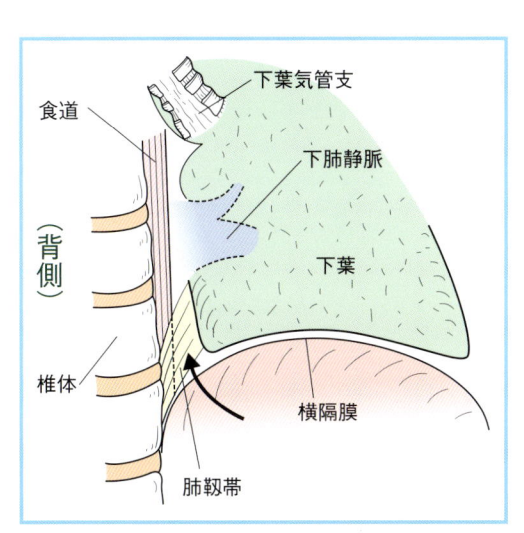

図 15-26　右下葉切除　肺靱帯を末梢側から電気メスで切離してゆく。下肺静脈近傍まで接近する。

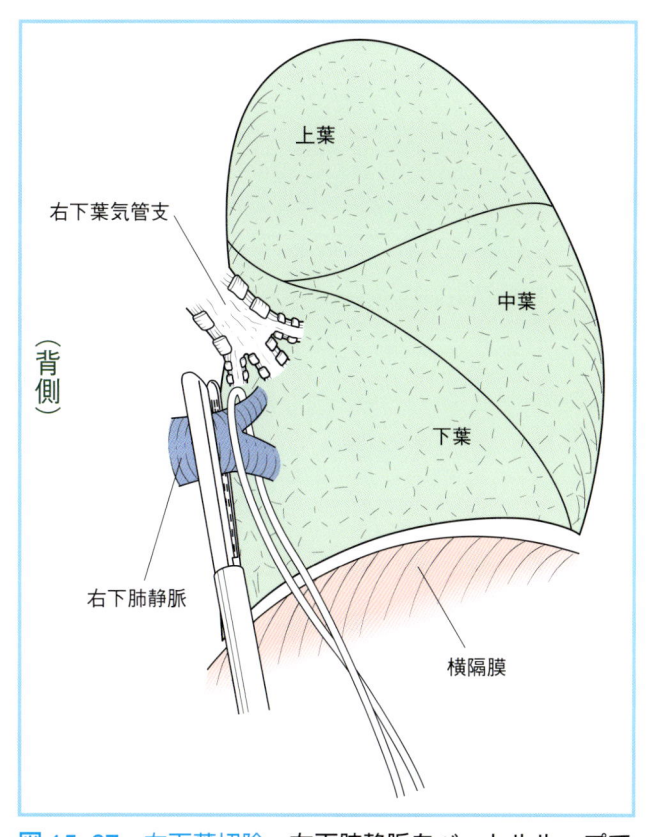

図 15-27　右下葉切除　右下肺静脈をベッセルループで持ち上げて血管用ステープラーを挿入する。下肺静脈はV^6と肺底区静脈に分枝するが，全体を剝離・露出した後，一気に切断する。もちろん全体を二重結紮後に切断してもかまわない。

下肺静脈の剝離は肺門前方および背側から血管鞘を剝離することですぐに血管壁が露出する。通常 V^6 と（総）肺底区静脈の 2 本に分かれているが，それ以外にも非常に細い枝が 2〜3 本分枝していることが多い。ベッセルループを全体に回し，ステープラー（自動縫合器）で切断する（**図 15-28**）。結紮する場合は血管中枢側に（一針を貫通させた）縫合固定結紮を加えておくことが望ましい。細い分枝がかなり中枢から出ている場合は，先にこれらの枝を 4-0 糸で結紮処理しておくのがよい。

最後に気管支の切断に移るが，既に動静脈は処理されていることから，鋏，電気メスなどで気管支壁を末梢に向かって露出するように剝ぎ上げてゆく。周囲の大小リンパ節もできる限り剝ぎ上げる形で切除肺側に含めてゆく。

注意するポイントは中葉枝の分岐の確認であり，この分岐状況をよく確認しないまま不用意にテープを回して切断すると，中葉枝をともに犠牲にするという失態を犯すこととなる。非常に近接した位置で中葉枝が B^6，肺底区枝とほぼ同時に分岐する場合もあるので特に中下葉が分葉不全の際に注意すべきである。初心者は指を入れて確認するとよい。中葉枝は手指を肺門から末梢にすべらすことで気管支壁としての感触を確かめることができる。

この中葉の分岐した直下で綿テープを下葉枝にかけ，全周にわたって気管支壁を露出させる。念のために切断前に下葉枝を軽く遮断して中葉の膨張を確認するとよい。下葉枝が 1 本で出ていればステープラーで切断する。一方，B^6 と底区枝が同時分岐の場合は，メスで切断しトリミングして 1 本の管腔にまとめる。それが無理なようであれば別々に縫合・閉鎖する。この際，絶対に中葉枝入口部を狭くしないよう配慮しつつ縫合糸をかけてゆくこと。

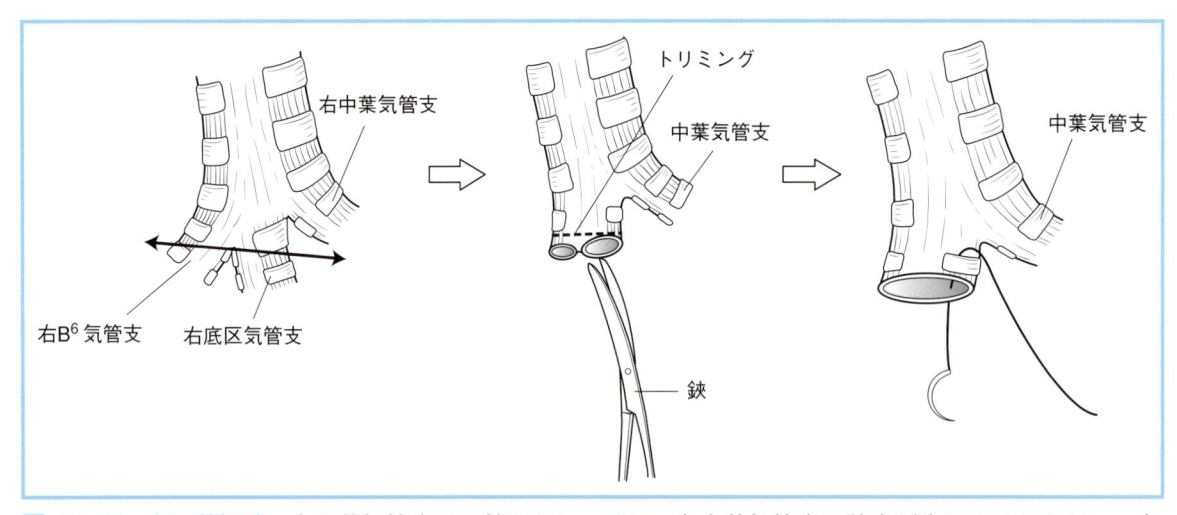

図 15-28　右下葉切除　右下葉気管支の閉鎖にあたっては，右中葉気管支に狭窄が生じてはならない。右下葉気管支は中葉枝直下で B^6 と底区枝に分岐していることが多い。1 本で切離できるようであれば，ステープラーで切断・閉鎖する。B^6 と底区枝とが別れて切離される場合は，分岐部分をトリミングして 1 本の管腔として縫合・閉鎖するとよい。縫合に際しては中葉支との分岐に直接針をかけないようにする。中葉支は内腔が狭く，針を深く刺入すると入口部狭窄の原因となる可能性がある。

d. 左肺上葉切除

体位：右側臥位
開胸：左第4肋間

> **手術法**

　肺門の縦隔肋膜を前方および後方で切開して血管系の露出にかかる（**図 15-29**）。迷走神経の肺枝が肺門に入っているのでこれを切断する。前方の上肺静脈，背側の各肺動脈分枝の位置を確認する。上下葉間の分葉が完全であれば，A^4，A^5 の走行を確認する。不完全分葉であれば背側から肺動脈を露出して，A^4，A^5 の位置を確認することとなる。前方では V^{1+2}，V^3，V^{4+5} が扇状に展開しているので，それらの起始部で上肺静脈を露出してまとめて自動縫合器で切断するか，あるいは分枝を別々に結紮切断するかで処理する。肺動脈系については最も剝離しやすいところから剝離を始めればよい（一般に肺動脈系を頭側から順に切断してゆくか，あるいは腹側から逆行性に切断してゆくかについては，特別な手順があるわけではない。極端なことをいえば，上葉を灌流する動・静脈について，剝離・切断しやすいものから順に関係なく処理してゆけばよい。ここでは筆者が通常実施してきた方法に従って解説してゆく）。

　通常，背側の縦隔肋膜を切開して，末梢側へ少し剝ぎ上げることによって左肺動脈全体の分枝状況がつかめてくる（**図 15-29**）。このとき鑷子で血管鞘（血管被膜）を把持し鋏（メッツェンバウム），電気メスあるいはツッペルなどを用いて血管分枝を露出してゆくが，走行の位置が頭に入っていなければならない。すぐに $A^{1+2}b$ あるいは $A^{1+2}c$ といった細い血管が出てくる（**図 15-29**）。

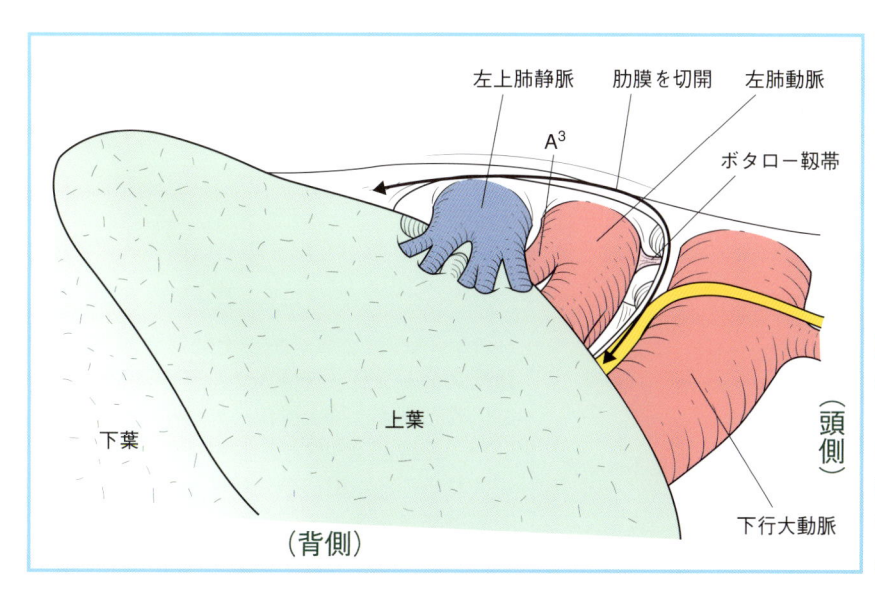

図 15-29　左上葉切除　上葉肺門の肋膜を前方ならびに後方で切開する(矢印)。前方では上肺静脈が容易に露出される。背側ではまず肺動脈幹の一部の壁が顔をのぞかせるので，その走行に沿って血管全体を露出してゆく。

A^3 は V^{1+2} と末梢で交差しており（図 15-30），V^{1+2} を切断すると全体の走行が明瞭となる。ここではまず前方静脈系の処理を先行する方法で解説する。前方の静脈の切断においては，ベッセルループを静脈全体にかけて血管用ステープラーで切断するか（図 15-31），ステープラーを挿入するスペースを得難い場合は，各分枝を露出して切断するかのいずれかである（図 15-32）。後者の場合，中枢二重結紮糸の1本については，縫合固定（貫通）結紮としておくのが安全である（**図 15-32**）。

次に動脈系の処理に移る。A^3 を除いて他の動脈分枝は細いので通常はステープラーを使用しない。狭くてステープラーの挿入が危険であり，またこのような細い血管にまで自動縫合器を使用するのは費用の無駄遣いである。A^{1+2}a，b+c といった細い分枝は末梢までの距離も短い。これをできるだけ長く取るためには，血管鞘を開いて十分に末梢へ剝離を進めることが必要である。

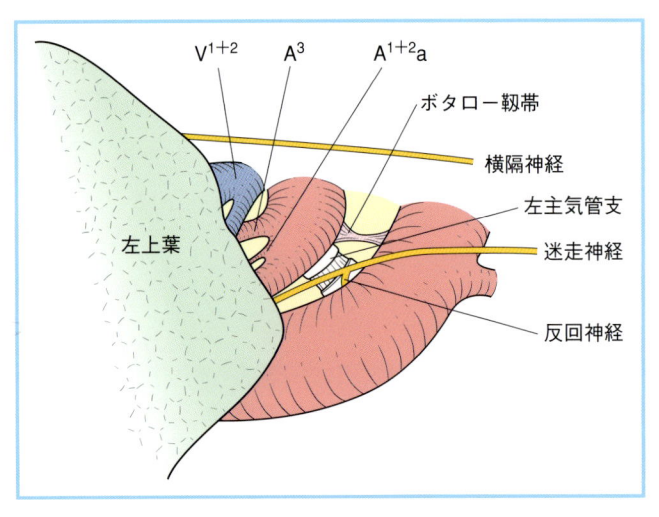

図 15-30　左上葉切除　鑷子の先端で血管被膜（鞘）を持ち上げ切開してそのまま末梢側に剝ぎ上げると，動脈の各分枝が露出してくる。肺動脈，静脈の最初の分枝は A^3 および V^{1+2} であり，これらは分枝してまもなく交差する形となる。

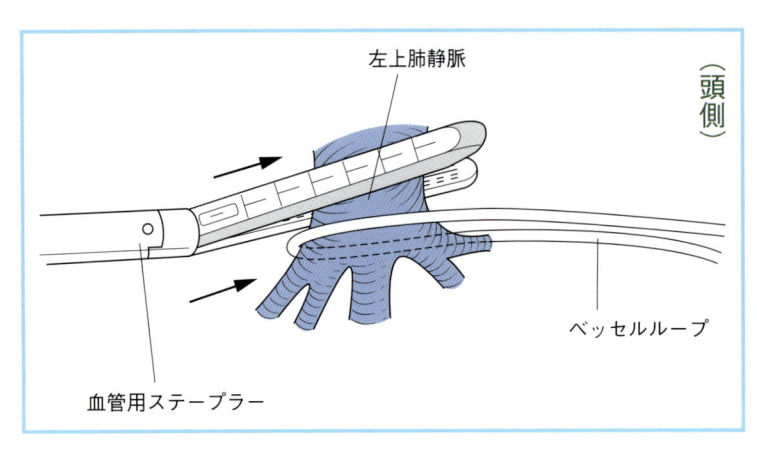

図 15-31　左上葉切除　上肺静脈基部へ血管用ステープラーを挿入する。裏側は気管支なので右側ほど挿入操作に神経質でなくてよいが，先端が A^3 などを損傷せぬよう注意深く入れること。出口でつかえることが多いので無理をせず手指で誘導するか，ペンローズドレーンなどを利用するとよい。

15. 肺悪性腫瘍　115

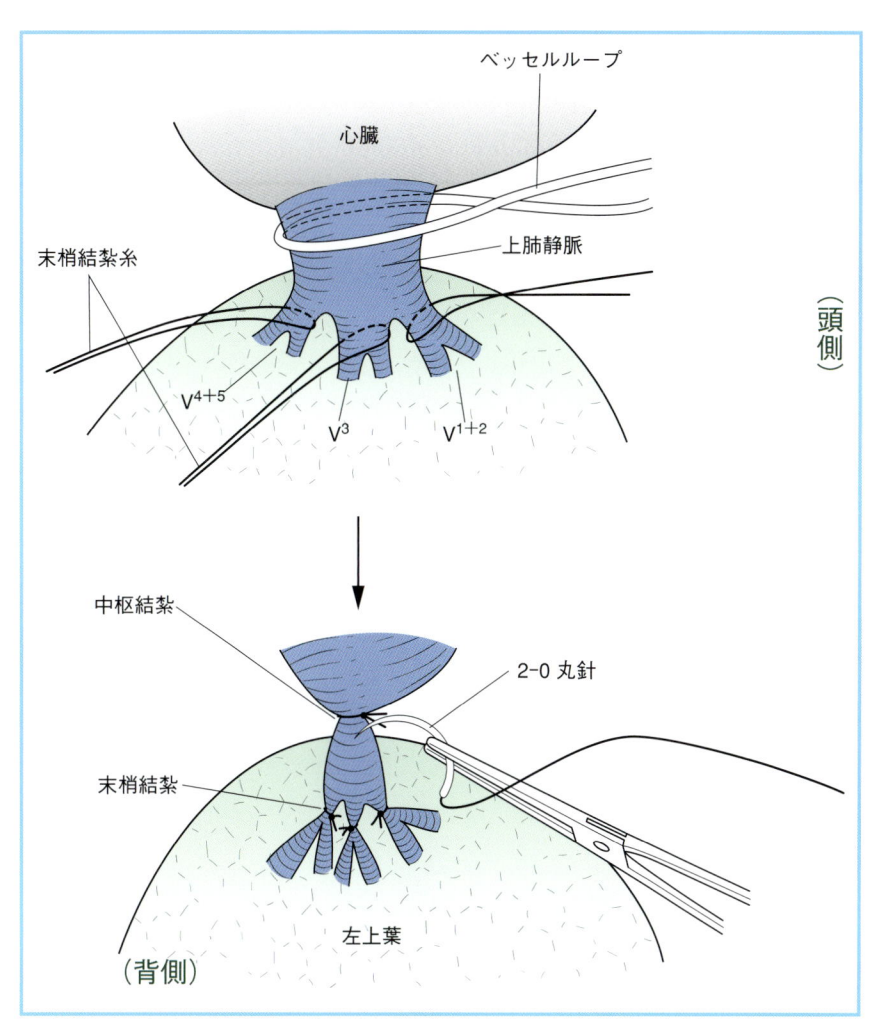

図15-32　**左上葉切除**　上肺静脈を結紮・切断する場合。中枢は二重結紮する。十分な剥離距離が得られていればその必要はないがあまり余裕がないときは縫合固定（貫通）結紮を入れておくと，肺が膨らんだときに糸が脱落することはない。1本目の結紮糸のすぐ直上（1〜2mm上方）に針を入れる。

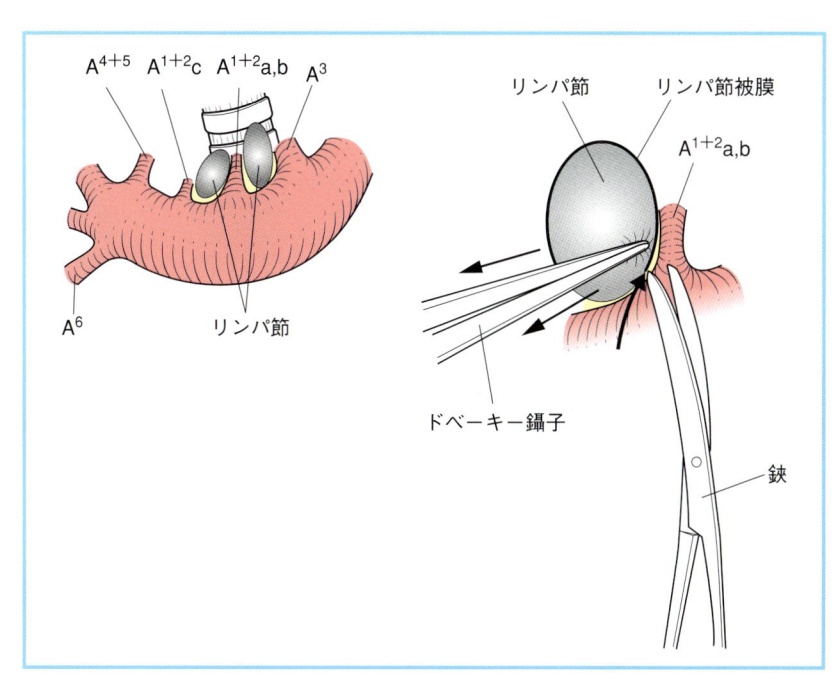

図15-33　**左上葉切除**　血管の各分枝間あるいはその裏側にはリンパ節が存在し，血管被膜と強く炎症性に癒着していることが多い。そのため被膜をリンパ節につけたまま，血管鞘の中で剥離を進めなければならない。ツッペルでリンパ節を背側に，また血管壁を前方に転がすように剥離してゆく。さらに鋏の先端で慎重に結合織切離を繰り返せば，かなり十分な剥離距離を得ることができる。

左上葉では右と異なり，気管支を中央に挟む形で，前方に静脈，背側に動脈各分枝が位置している。したがって気管支周囲リンパ節が上葉血管分枝の裏側に位置していることが多い。これらリンパ節が血管周囲の結合織に強く癒着している場合は血管の剥離が容易でなく，血管鞘をぎりぎり末梢まで剝ぎ上げる形で結紮点を確保する（**図 15-33**）。結紮は2-0または3-0糸とするが，細い血管には通常3-0を使用する。血管の切断に際してメッツェン鋏を使用するが，距離が短い場合はいずれかの結紮糸を一緒に切り落とす危険性がある。それを避けるためには剥離鉗子で血管を持ち上げて，その中央を尖刃刀で切り離すのが安全，確実である（**図 15-34**）。それでも距離が十分にとれない場合は中枢のみ二重結紮し，末梢は結紮しないで切断後にプロリン4-0糸で周囲肺組織とともに縫合閉鎖すればよい。とにかくあくまで中枢側への距離を十分にとることを念頭に置く。

A^3 と A^{4+5} の処理ではどちらを先行してもかまわない。上区域切除，あるいは舌区域切除では必ず頭側での A^4, A^5 の位置確認が必要であるが，葉切除ではこれは不要である。ただし葉間部において A^4 と A^5 が A^8 の中枢寄り，末梢寄りのいずれで分枝しているかを確認する。

この A^4 と A^5 の処理にあたっては葉間の分離が必要であるが，分葉不全の場合，背側の中間動脈幹の位置からそのまま葉間内に入ってゆく（**図 15-35**）。するとまず A^6 の位置が確認される。A^6 の前方で $A^8 \sim A^{10}$ および $A^4 + A^5$ の分枝の展開が確認されるので，これらの位置についての大よその把握ができれば，後は積極的に葉間分離を進める。電気メスで表面から分離を進めてもよいし，前方の V^{4+5} の横を出口としたトンネルを作り一気にステープラーで分離してもよい（**図 15-36**）。

A^4 と A^5 は A^6 のほぼ対面から出ることが多く，分枝型として1本で分枝している場合と各2本で出ている場合があり，いずれにしても簡単に露出でき，通常処理を行う。

次に A^3 の結紮・切断は最も用心深く行う必要がある。この血管の処理にあたって不用意に肺を前方に牽引したりすると A^3 根部の内膜損傷をきたし，すぐに血管壁内に血腫形成をきたしてしまう。よりひどく根部を損傷すると修復が難しく，血管縫合もしくは全摘

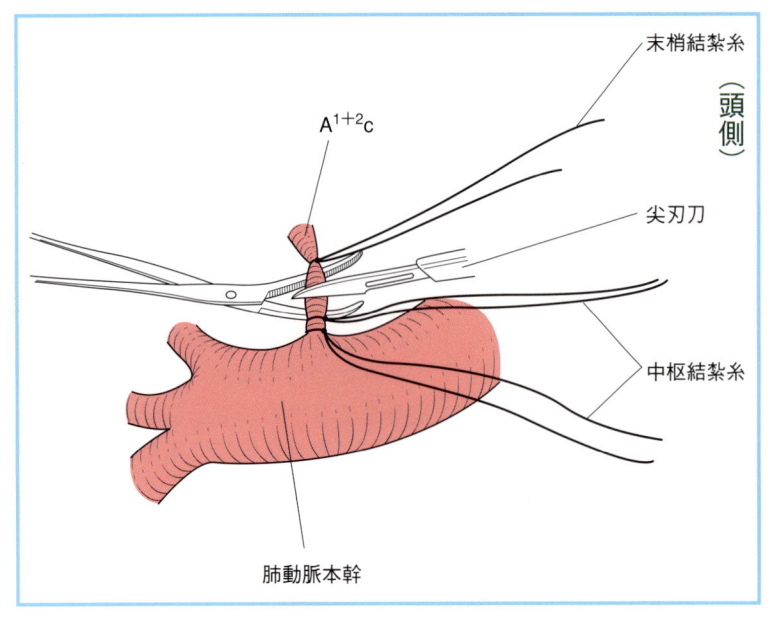

図 15-34　左上葉切除，細い分枝動脈の処理　左上葉静脈の分枝（A^{1+2}b, c など）は細く，短く，十分な剥離距離がとれないのが普通である。したがって中枢は最初に2-0糸で結紮後，同じ箇所を3-0糸でもう一度二重に結紮する。末梢糸は3-0糸1回で十分であるが，さらに周囲組織を含めてヘモクリップで閉鎖してもよい。通常，血管の切断にはメッツェン剪刀を使うが，距離が短い場合はケリー鉗子で血管全体を持ち上げ，中央部を尖刃刀で切断するとよい。

15. 肺悪性腫瘍　*117*

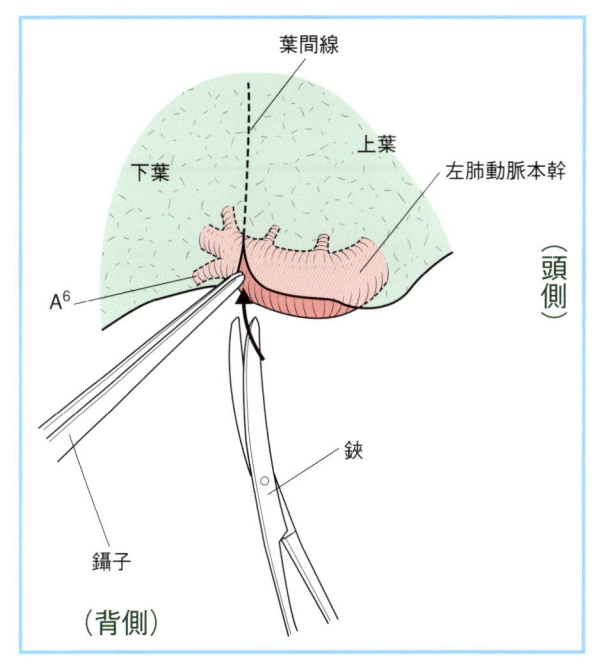

図 15-35　左上葉切除　分葉不全における葉間形成。背側の肺動脈壁を露出し剪刀の背中あるいはツッペルなどを利用して，血管壁を下方に落とすようにしてゆくとすぐに血管直上のスペースが得られてくる。前方の V^{4+5} の腹側端を出口としてステープラー挿入用のトンネルを作る。

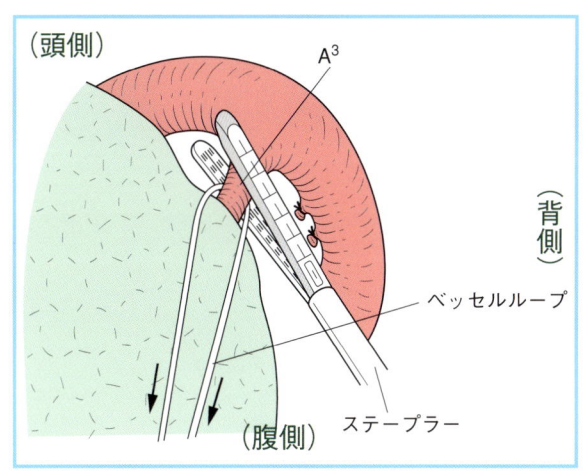

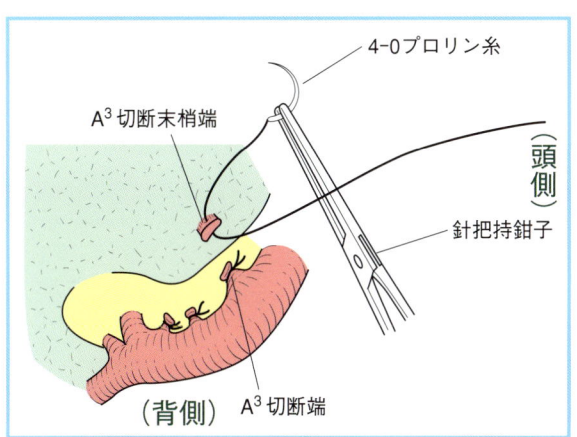

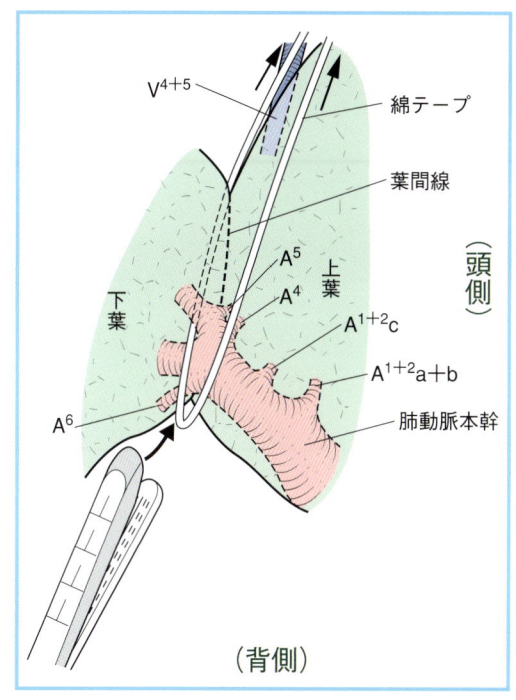

図 15-36　左上葉切除　葉間を綿テープで持ち上げ，自動縫合器（ステープラー）を血管上にすべらすように入れて葉間を切断する。

図 15-37　左上葉切除　A^3 の処理。A^3 は動脈の中で最初に切ることも可能であるが，他の分枝の処理後に切断するのが楽である。ステープラーが挿入できればそれで切断するが，決して粗暴に挿入しないように。特に根部に過度な緊張がかかると，簡単に内膜損傷を起こして内出血を呈してくる。

図 15-38　左上葉切除　A^3 の剥離距離が十分にとれなければ中枢の二重結紮後，末梢側は切りっぱなしとしてプロリン 4-0 糸で縫合閉鎖する。このとき，別に血管壁そのものを露出して縫合する必要はない。周囲肺組織を含めて 2～3 針ほどで閉鎖できる。

を迫られることとなる。そのため上葉を挙上したり，方向転換する際は乱暴に扱わないように助手に注意しておくことが大切である。

A^3の裏側は上葉気管支壁であり，リンパ節腫大に伴う癒着がなければ剝離は容易である。十分な剝離スペースが得られれば血管用ステープラー（自動縫合器）を挿入してA^3を切断する（図 15-37）が，粗暴な操作でA^3根部を裂く恐れがあるので慎重にステープラーを挿入してゆくこと。何らかの理由で剝離距離が短かくステープラー挿入が不安であれば，結紮・切断に切り換える。末梢を縛る余裕がなければ中枢側結紮のみとして，切り離した後に 4-0 プロリンで末梢切断端を周囲肺を含め running suture で閉鎖すればよい（図 15-38）。

すべての血管系が処理されれば気管支周囲の剝離，切断に移る。上葉気管支根部は中幹肺動脈と接しているので，この肺動脈を圧排しながら鋏の先端や電気メスで気管支周囲のリンパ節を一塊として末梢に剝ぎ上げ，ステープラーで切断する。あるいは尖刃刀で切断後，Sweet 法または Overholt 法で閉鎖する。

上葉切除後の死腔は通常，下葉が膨張して埋めてくるが，それが不十分な場合は肺靱帯を適度に切ることで下葉全体が持ち上がってくる。ただ切りすぎると長い主気管支が屈曲し，気管支切断端を中心とした狭窄を呈してくるので注意が必要である。この際，死腔を完全に埋める必要はなく，肺尖から 2～3 肋間くらいまでに下葉の先端が伸びていれば十分である。ただ広い死腔のまま，肺瘻を残すと遷延性気瘻となりやすい。したがって，気瘻部については綿密に閉鎖することが大切である。肺肋（胸）膜が大きく欠損しているときはプレジェットを使って閉鎖するとよい（図 15-39）。

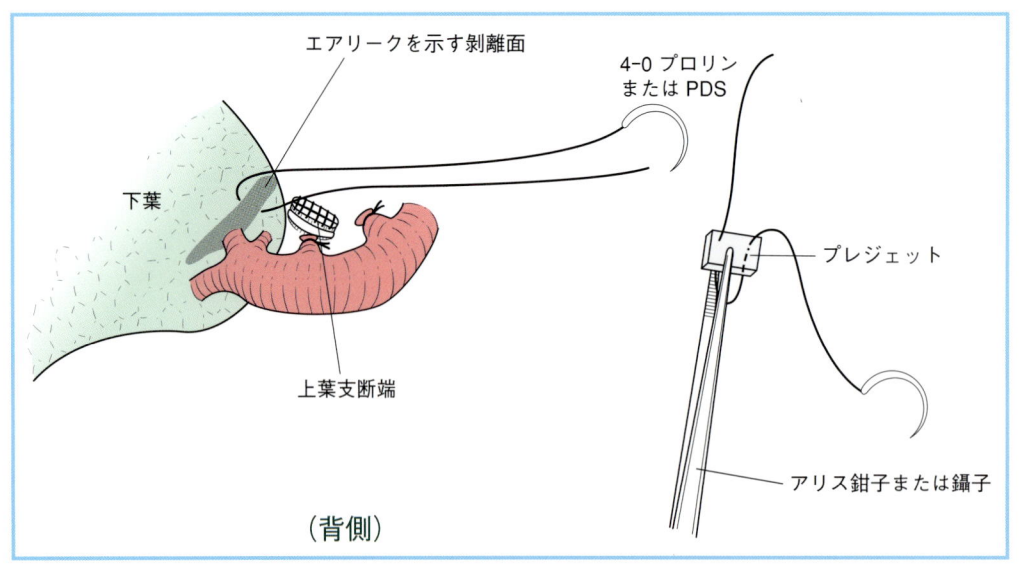

図 15-39 **上葉切除後の肺瘻の処理** 上葉切除後の肺瘻に対しては，近くに肺肋（胸）膜が存在すればそれを寄せ合わせる。欠損していればプレジェットを利用して補塡する。

e. 左下葉切除

体位：右側臥位
開胸：第5肋間開胸

手術法

まず上下葉間の分葉状態を確認する。分葉していれば簡単に A^6 以下の動脈分枝の剝離が可能である。(**図 15-40**)。背側葉間より肺門血管の露出をはかる。鑷子で血管被膜（鞘）の一部を持ち上げ，メッツェンバウムで切開を入れ露出した血管壁を，血管被膜から遊離させてゆく。まず A^6 の位置を確認する（**図 15-41，42**）。続いて $A^8 \sim A^{10}$ の分枝が顔を出してくる。この際，葉間が分かれていなければ上下葉間の分葉をはかり，下幹肺動脈の全貌を出す。すなわち背側の縦隔肋膜をオープンして，肺門前方，あるいは葉間中央部との間にトンネルを作り（**図 15-43**），GIA または内視鏡用ステープラーを挿入して葉間を分離（切離）する。

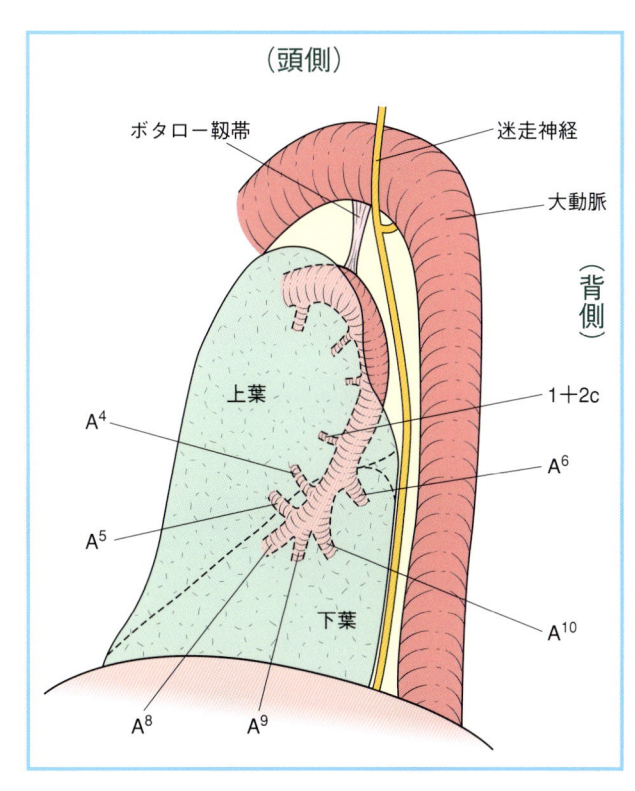

図 15-40 左下葉切除 分葉が良好であれば肺門剝離は容易である。分葉不全時の下葉動脈の位置確認は，背側の中間動脈幹をそのまま前方に追うことで可能となる。

VI. 各種疾患に対する手術法

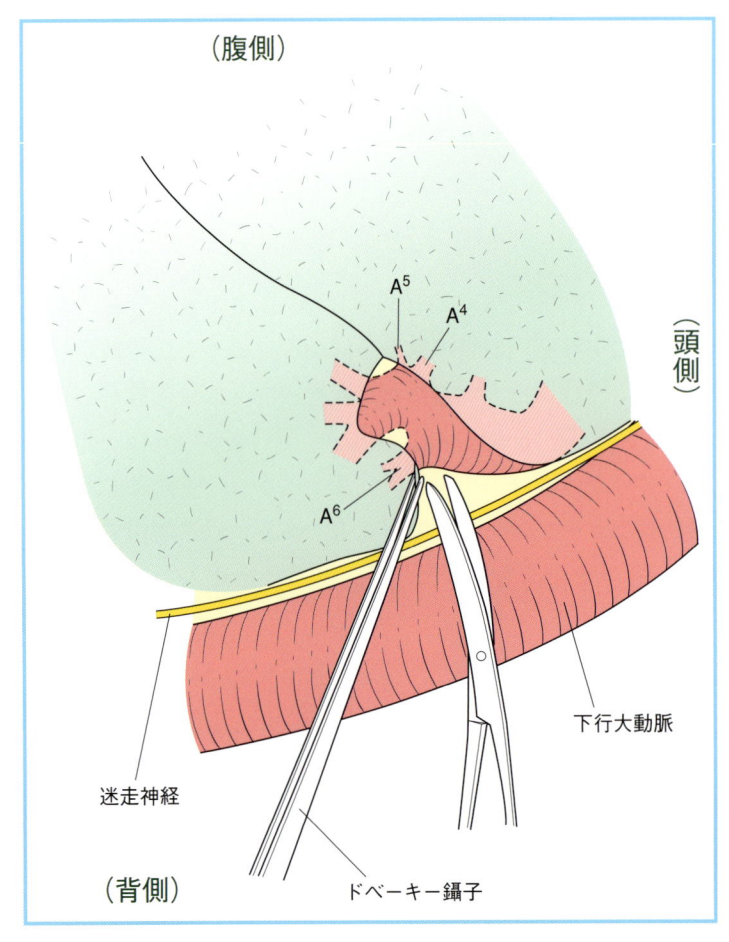

図15-41　左下葉切除　A^6は背側の葉間面から入れば下降する肺動脈の最初の分枝として発見される。A^6の位置が確認されると上下葉間の分葉を図る。動脈の直上にスペースを作りトンネルを作ってステープラーで切離する。するとA^6の全貌ならびに残りの底区動脈の位置が確認されてくる。

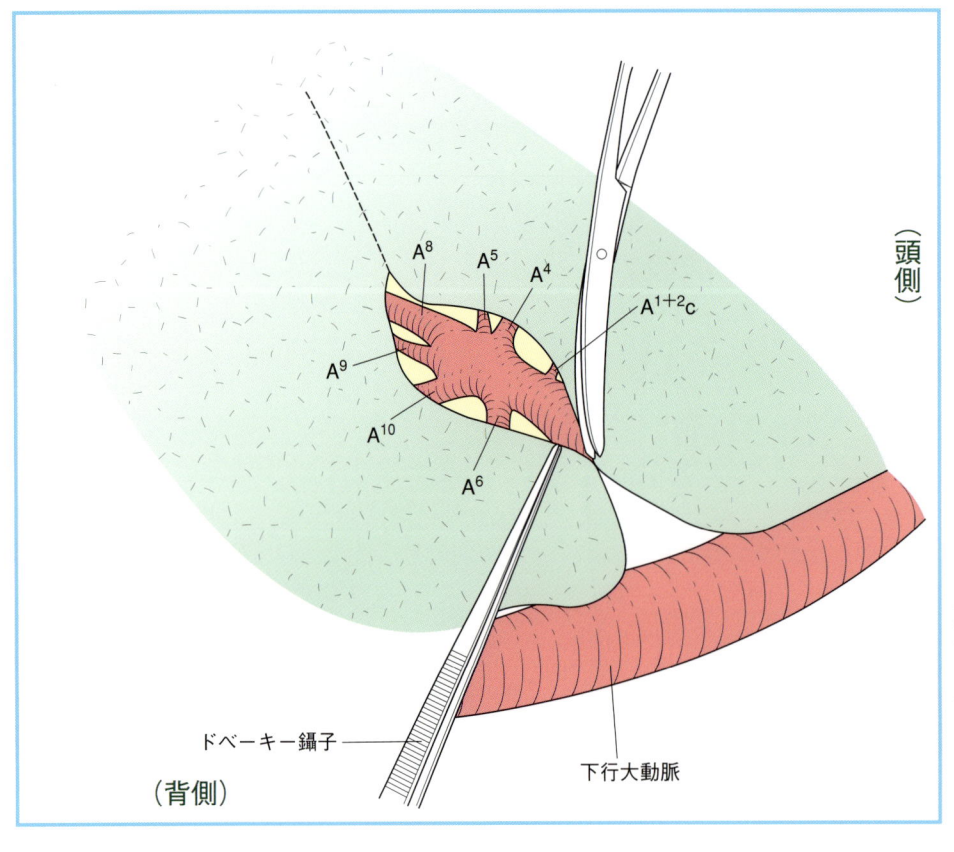

図15-42　左下葉切除　上下葉間の分離は肺門で肺動脈を発見できれば、そこから背側に鋏、電気メスで切離していってもよい。ただし、全く不全分葉であれば、ステープラーでの切除が楽である。

A^6 が出てくるとその血管鞘を開き A^6 分枝の，分岐状況を明らかとする（**図 15-44**）。続いて残りの肺底区動脈を露出して全体をベッセルループで捕捉する。A^6 と底区動脈をまとめてステープラーで切断するのが難しければ A^6 のみ先に処理する。A^6 は 1 本のみの場合，2～3 本に分枝する場合と形がさまざまである。かなり中枢の高位で分枝しているようであれば末梢まで剝離して，中枢側と各分枝の末梢側を結紮し切断する。

このとき上葉に流入する A^4，A^5 の走行の確認が必要である。ことに A^5 が A^4 とは別々に，A^8 のかなり末梢から分枝することがあるので，そのときは A^8 の切断は A^5 分岐の末梢で実施しなければならない。

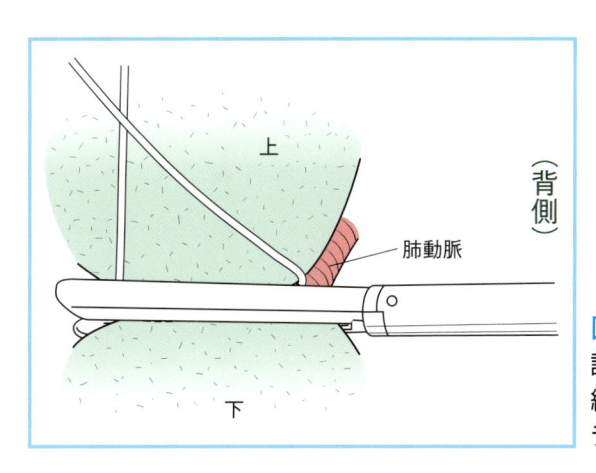

図 15-43　左下葉切除　肺門で肺動脈を確認し，背側葉間面との間にトンネルを形成。綿テープを持ち上げて自動縫合器（ステープラー）で切断する。

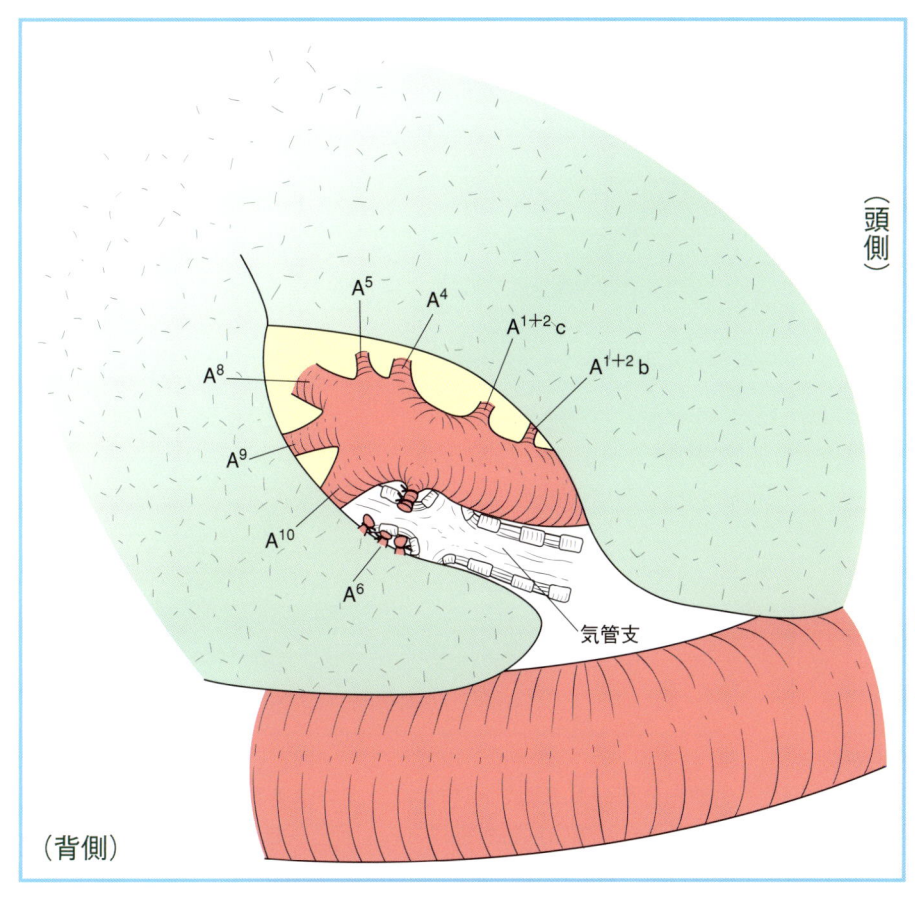

図 15-44　左下葉切除　葉間では A^6，肺底区動脈，A^4，A^5 が近接して分枝する。A^6 と底区動脈をステープラーで一括処理するのはやや難しい。まず A^6 の結紮・切断を行い，その後に底区動脈をステープラーで処理する。

底区動脈全体が捕捉された所で，ステープラー（自動縫合器）で一括切断する．しかし，各動脈が早く分枝していて 1 本で切るのが難しいようであれば，各動脈各々の結紮・切断が安全である（図 15-45）．

　下肺静脈の処理は比較的容易である．下肺静脈は下葉気管支より末梢の腹側に位置しており，肺門の胸膜を開いてゆくと肉眼的にやや青みを帯びた組織として観察される．まず肺靱帯を横隔膜側から徐々に切り上げてゆく（図 15-46）．この際，靱帯組織は薄く透見できるので，静脈の近傍まで電気メスによる切離が可能である．下肺静脈の背側および前方で血管鞘を開き，下葉気管支との間を十分にオープンして血管全体をベッセルループで捕捉する（図 15-47）．静脈全体の切断はステープラーを利用する．

　続いて下葉気管支根部の周囲を開き気管支壁周囲に綿テープを通す（図 15-48）．ここにいくつかのリンパ節（#12）が付着しているので，これらを電気メスや鋏の先端で末梢側に剥ぎ上げ，全体的に下葉気管支の根部を裸の状態とする．ステープラーを挿入して切断する．

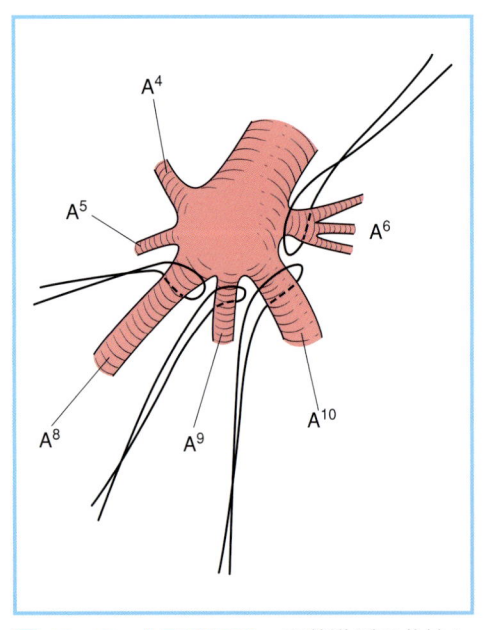

図 15-45　左下葉切除　下葉動脈の分岐と A^4, A^5 の分岐が近接していてステープラーでの一括切断が難しいときは，各分枝を結紮・切断する．

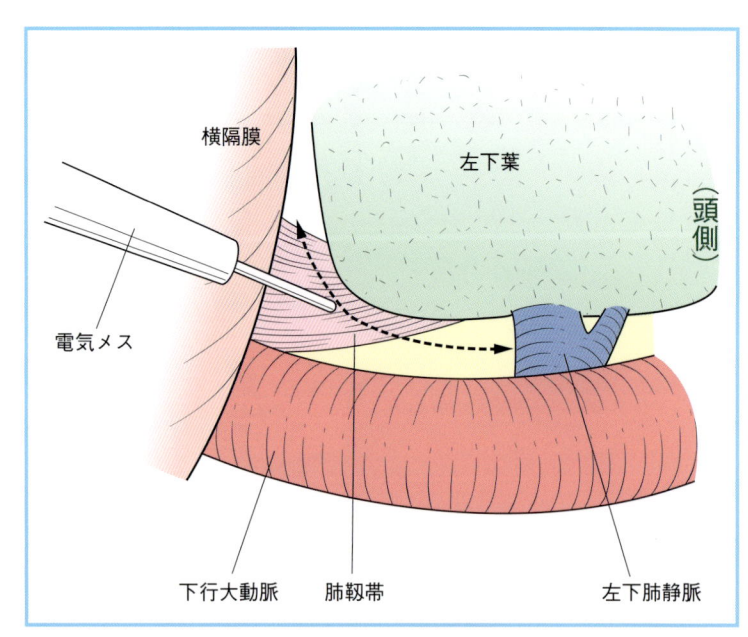

図 15-46　左下葉切除　電気メスで靱帯を切り上げる．途中で出血する箇所があるのでヘモクリップで留めておく．助手に光を当てさせると靱帯の部分が透見され血管近傍まで安全に切離できる．

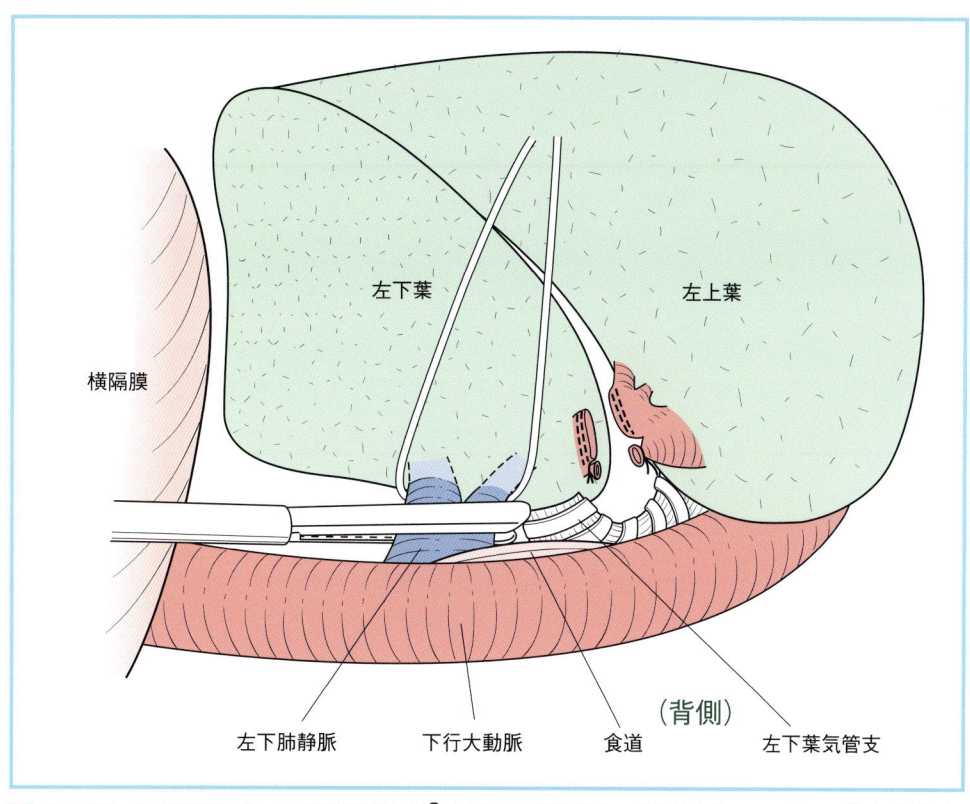

図 15-47 左下葉切除 下肺静脈は V^6 と肺底区静脈とで構成されている。V^6 と下葉気管支との間のスペースは結合組織のみであり，末梢に広く剥ぎ上げることが可能である。ベッセルループで捕捉して，自動縫合器(ステープラー)で切断する。

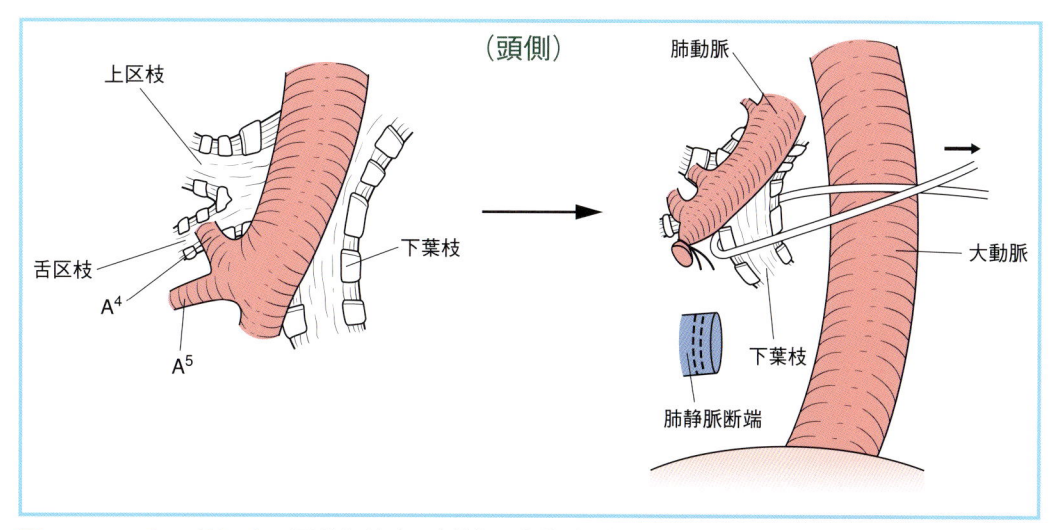

図 15-48 左下葉切除 下葉気管支の剥離は肺動脈の切断部位を少し前方に圧排して，動脈との疎性結合組織を剥離して鉗子を回して捕捉する。綿テープをかけてステープラーで切断する。

f. 右上中葉切除

適応として上中葉間にまたがる病変に対して実施される。上中葉間は分葉不全が多く悪性病変が葉間に広くまたがって存在する場合は、再発防止のため2葉切除を行う。

手術法

上葉切除と同じ方法で肺門の肋膜を開き、動・静脈血管を剥離・露出する。まず上葉肺動脈を切断する。続いて葉間を開き A^2b, A^4 と A^5 を葉間面から処理する。静脈については $V^1+V^2+V^3$ を捕捉し、続いて V^4, V^5 も剥離・露出する。これらの静脈全体を上肺静脈として1本で切断することは可能であり、ステープラーが挿入できればそれが一番簡単である。しかし1本として露出される距離はかなり短く、V^1 から V^5 まで広がり過ぎているようであれば、$V^1+V^2+V^3$ と V^4+V^5 は別個にステープラーで切断する。気管支も上葉支と中葉支とを各々ステープラーで切断閉鎖する。

g. 右中下葉切除

　下葉発生の癌が肺門近くに発生した場合，しばしば中葉の合併切除を迫られる。また下葉支周囲のリンパ節転移が疑われる場合も中下葉切除に踏み切ることが多い。通常，中下葉間はよく分葉しているのに上中葉間はほとんど分葉不全のことが多い。したがって上中葉間の分葉を安全に行うことが大切である。

手術法

　肺門部葉間を開き，A^4，A^5 以下の動脈分枝を剝離，露出する（**図 15-49**）。A^2b（上行動脈，ascending artery）からある程度の距離がとれれば，中下葉への肺動脈全体をステープラーで切離することが可能である。しかしその場合，多くは A^2b にステープラーがかかってくる。その不安がある場合は，A^4，A^5 は結紮・切断とするのが安全である。一般的には A^4，A^5 を別々に切断して，$A^6 \sim A^{10}$ を一括してステープラーで切断することが多い（**図 15-50，51，52**）。$A^6 \sim A^{10}$ まで結紮する場合，中枢は二重結紮としその中の 1 本は縫合固定結紮とする。

　この肺門血管の展開にあたっては上葉と中葉，上葉と下葉間の分離が必要であり，それぞれ血管直上を横断するトンネルを形成して葉間分離を図っておく（**図 15-50，51，52**）。肺静脈は V^4，V^5 と下肺静脈とを別個に処理する。気管支は中間幹で切るが，盲端部を残さないようできる限り中枢で切断する。

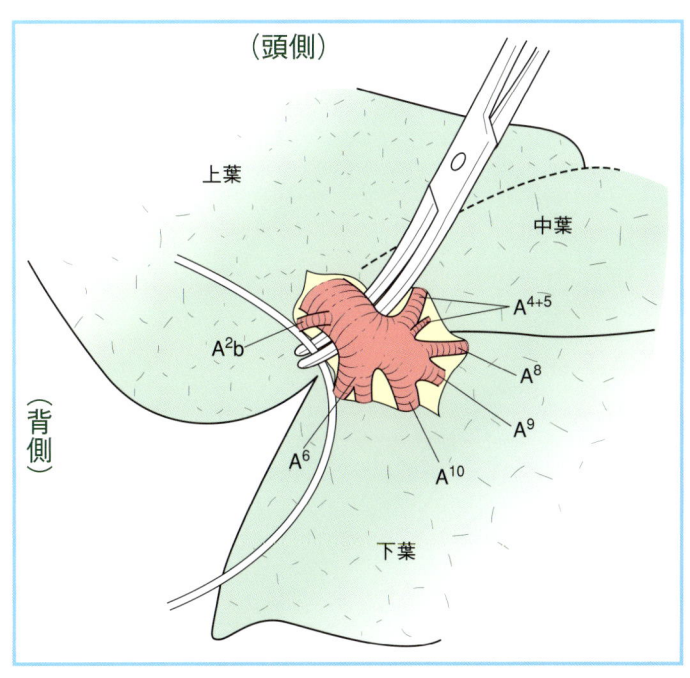

図 15-49　右中下葉切除　肺門の葉間を開き A^6，続いて A^{4+5} を探す。A^4 と A^5 が 1 本の場合と，各々別々に分枝している場合がある。後者の場合，A^5 は A^6 よりもやや高位から斜めに下降してくる。その位置関係で各肺動脈分枝をどのように処理するか判断する。

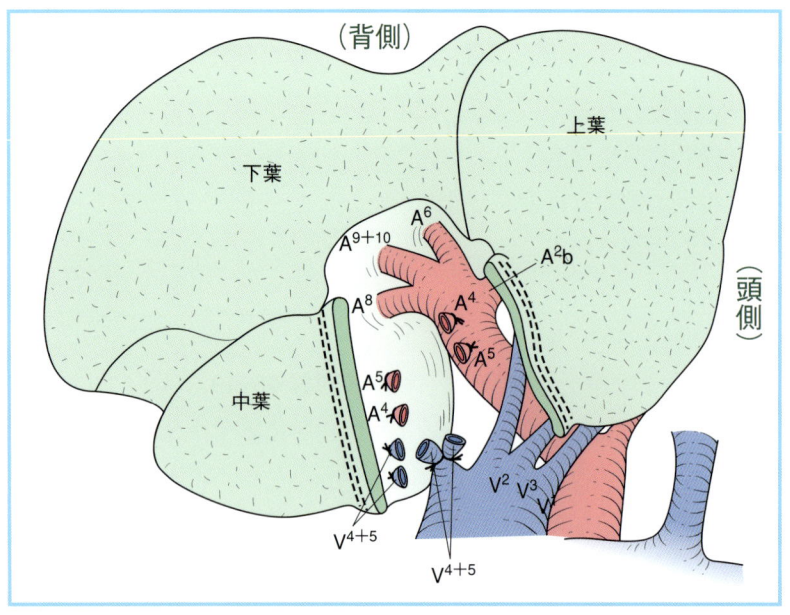

図 15-50　右中下葉切除　中葉の動静脈は各々結紮・切断する。

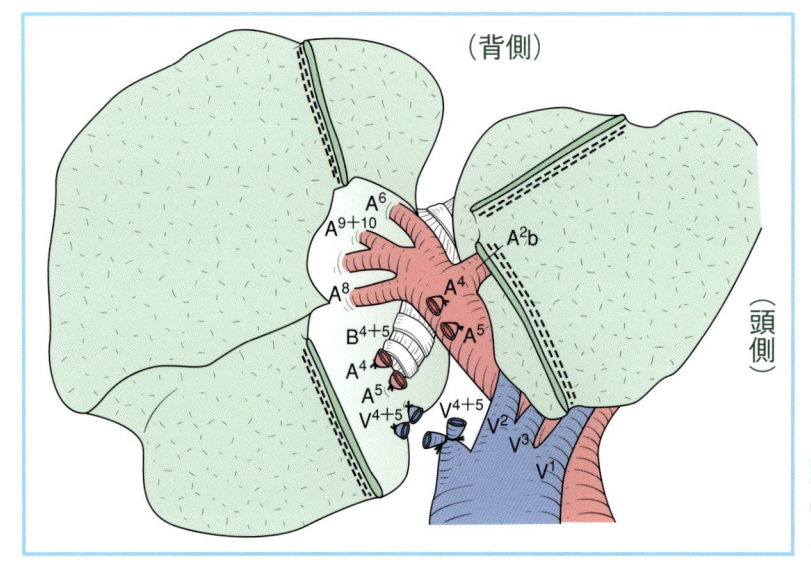

図 15-51　右中下葉切除　上下葉間を GIA で分離して下肺動脈の分枝を露出する。

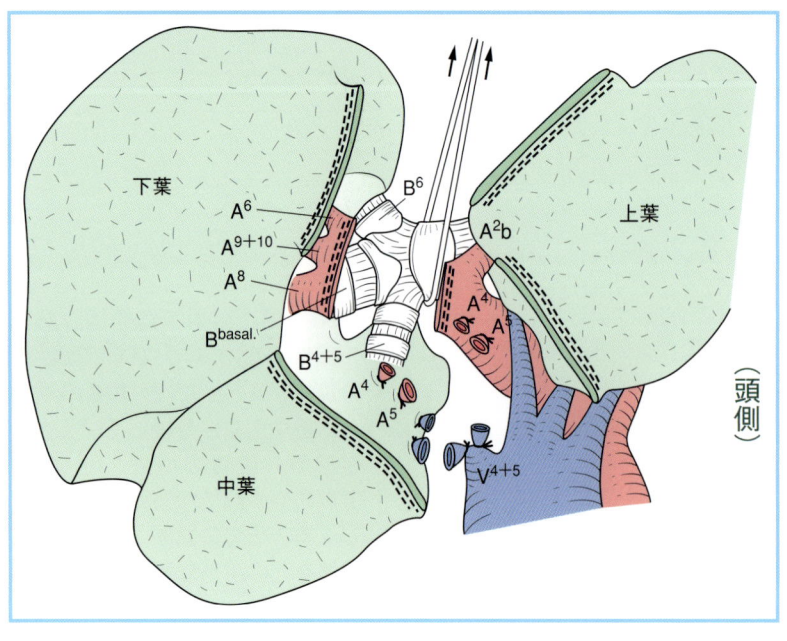

図 15-52　右中下葉切除　$A^6 \sim A^{10}$ を一括してステープラーで切断し，その直下に出てくる中間気管支幹を露出する。綿テープをかけて，できる限り盲端を残さないよう中枢側でステープラーで切断する。

B. 肺葉切除以外の縮小手術

　区域切除はかって結核外科の華やかな時代において，肺葉切除と並び最も頻用された手術法である．しかし，今日のように肺癌が呼吸器外科手術の主体となって以来，一時期その重要性が減少した．その理由は，肺癌の標準手術は肺葉切除（ならびに肺全摘手術）とリンパ節郭清であるとする固定観念が広く普及しためである．しかし20世紀末以来CTを中心とした画像診断が急速に進歩し，かつての胸部写真，断層写真では捕らえがたいほどの微小な肺癌が多数発見されるようになった．これらをすべて型どおりの肺葉切除で処理するのは肺機能の面からも大きな損失である．さらに超高齢社会の出現で，異時性多発癌の増加が現実なものとなりつつある．このような状況では可能な限り肺機能を温存し，しかも根治を狙える手術法を採用するのが妥当と考えられる．

　以上のような観点から最近では従来の標準手術の考えにとらわれず，各種縮小手術も可とする考えが急速に普及してきた．この縮小手術の概念に相当するものに以下のような術式が挙げられる．

1) 区域切除（拡大区域切除）
2) 肺部分切除（拡大肺部分切除）
3) リンパ節の選択的郭清，あるいはその省略

　また，近年では従来からの標準開胸によらず，低侵襲で病変切除が可能な内視鏡下手術も広範に肺癌手術に導入されてきている．

　これらの技術を肺癌手術にどのように適用してゆくかは，今後の臨床データーの蓄積や学会における相互討論などで明らかにされてゆくであろう．いずれにしてもこれから呼吸器外科を学ぶ外科医は，肺癌手術が画一的なものではなくなってきた事実を認識し，今日までに開拓された各種手術法の基本的手技をマスターして，どのような症例にも対応できる技術を身につけるべきである．

1 肺部分切除

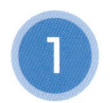

　肺部分切除は診断的手法も含めて種々の疾患の治療に利用される。最も一般的に利用されるのは転移性肺腫瘍に対してであろう。以前は開胸下に複数個の転移巣を切除していたが，今日では原則的に胸腔鏡下に実施する。

　その他，肺部分切除は小さな肺癌，殊に早期の末梢型肺癌，いわゆる GGO (ground-glass opacity) の診断や治療に利用されることが多い。ただし本来の肺癌に対する標準的手術法は肺葉切除であり，肺部分切除は標準的手術として，現時点ではいまだはっきりとした市民権を与えられていない。どのような微小病変を部分切除の対象とするかは，大きさや GGO の程度も含め現時点で種々論議されている状況である。しかし非常に微小で，しかも脈管侵襲が生じる可能性のまれな病態（例：高分化腺癌）では，肺部分切除でも十分に根治性を得られる可能性がある。その際に注意すべきは surgical margin（切除断端）の安全性である。

　GGO の確認の仕方であるが，非常に微小で肺胞構造が維持されているものでは，指で触知しても病変を簡単には確認できない。同定のための手段が種々考案されているが，いまだ決定的方法がない。CT ガイド下に病変近傍にマーカーを挿入する方法が最も確実であるが，これは空気塞栓の危険性を指摘されており，それ以外にいまのところ，普遍的に実施される方法は存在しない。いずれにせよ，どのような方法を選ぼうとも常に病変部を中心に置き，両側ならびに深部に十分な距離（少なくとも 1～1.5 cm 以上）を置き切除することが肝要である。

手術法

①転移性肺腫瘍に対して

　転移性肺腫瘍では複数回の手術を余儀なくされることが多い。癒着していなければ原則

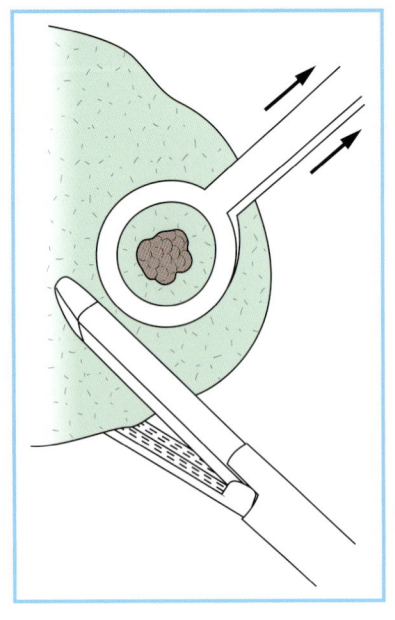

図 15-53　転移性肺腫瘍の切除　腫瘍をリング状（把持）鉗子で把持し引き上げ，その基部を自動縫合器で切断する。

的に胸腔鏡を使用する．その場合に問題となるのが位置の確認である．肺胸膜の変化を伴わないことが多く，最も確実な位置の同定は手指で行う．そのためには手指を挿入するスペースが必要である．また確実に病変を取り残さずキャッチするためには，リンパ節把持鉗子を大きくしたような器具（リング把持鉗子）で，腫瘍を真ん中に把持し，その直下にステープラーを挿入して切離にかかるとよい（図 15-53）．癒着が強く胸腔鏡の操作が難しい場合は，開胸して全肺野の転移巣を手指先端で丁寧に探してゆく．

②肺野小腫瘤に対して

肺野の微小腫瘤（GGO）に対しての手術法は以下のように行われる．

側臥位でポート挿入孔を第6～7肋間に置く．方法として約1～2 cm の皮膚切開を置き，胸壁筋肉層を筋鉤で分けて目的とする肋間に到達する．ペアンで肋間を丁寧に開き，この部分にも筋鉤をかけて前後方向に肋間筋を圧排する．壁側胸膜をオープンして癒着していないことを確認の上，10 mm ポートを挿入する．

胸腔鏡により胸腔内全体の癒着状況を観察して第2，第3のポート孔を設置するが，この場合，ペアンで胸壁胸膜を破る所まで，先に挿入した胸腔鏡でモニター観察下に実施する．病変の同定のためにはマーカー（アンカー）を打ち込む方法が最も確実であるが，空気塞栓による重大事故の懸念があるとされているので，この点のインフォームド・コンセントが十分にとられていなければならない．

まず目的とする GGO 病変の部位を確認する．アンカーにとりつけられた糸を目標に（図 15-54）直上の肺を持ち上げて，操作用ポート（黒ポート）孔からエンドステープラーを挿入して部分切除を行う（図 15-55）．

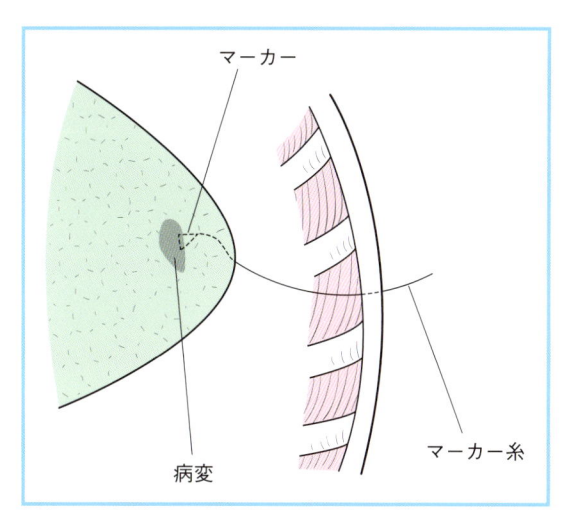

図 15-54　胸腔鏡下肺部分切除（アンカー刺入法）　肺表面に病変の影響がみられないときは，何かの手段で病変の局在部位を確認しなければならない．CT ガイド下のマーカー挿入もその一法であり，マーカー（アンカー）についた細い糸を目印に部切を行う．

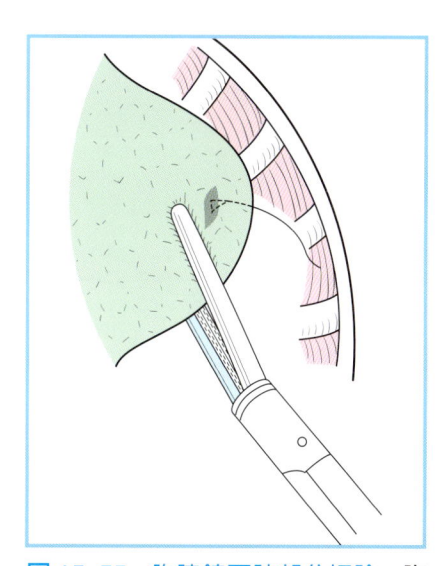

図 15-55　胸腔鏡下肺部分切除　胸腔鏡で部分切除を行うときは，マーカー糸を胸腔内で切断しその挿入部を中心にステープラーを入れて部分切除を実施する（糸を切断する理由は肺の虚脱などで，糸が引っ張られてマーカーの脱落を起こすからである）．

問題となるのは病変の先端がステープラーによる切離線(surgical margin)にかかっていないかあるいは近接していないかといった点で，その可能性が強い場合は再発を起こす危険性がある。肉眼的には最低1cm以上の距離が求められる。辺縁(surgical margin)の病理学的あるいは細胞診による癌陽性，陰性などの判断についてはスタンプ(捺印)細胞診やカートリッジの洗浄細胞診など種々の方法が考案されている。

部分切除は原則的にステープラー(自動縫合器)による手術であるが，胸腔鏡の挿入が困難であったり，何かの理由でステープラー挿入ができないときは小開胸により鉗子把持による部分切除を行う。図15-56, 57のように鉗子で病巣を楔状に把持して切除後，3-0または4-0糸でマットレスおよびover-and-overの連続縫合で切除断端を閉鎖する。

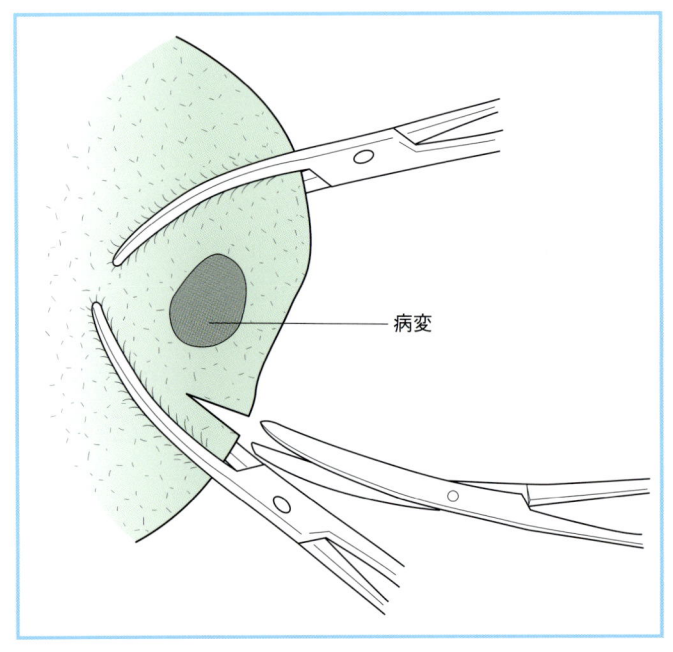

図15-56 鉗子による部分切除　自動縫合器の挿入が難しいときは，小開胸下に鉗子で病変基部を挟んで部分切除を行う。

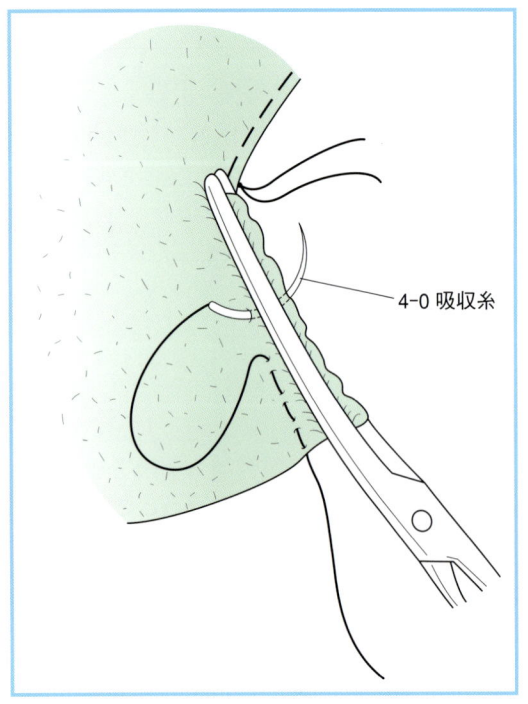

図15-57 部切切除の閉鎖　連続マットレスで部切切除を閉鎖する。切断面からのエア・リークの心配があれば，同じ糸を使ってover-and-overで連続縫合を行う。

2 肺区域切除術

　肺癌手術においては，区域間に近接して発生した腫瘍については，通常の区域切除によらず拡大区域切除がより根治的であるとする坪田らの理論に筆者も賛成である．特にsurgical margin がしっかりとした距離をもって切離されなければ局所再発の危険性が高くなるからである．ただ本書はこれから呼吸器外科手術を修得しようとする若手外科医を主な対象に想定していること，拡大区域切除はさらに技術を学んで後に展開すべき手術法であること，などの理由により本書では拡大区切についての解説は一部にとどめ，通常頻度の高い一般的区域切除法を解説する．もちろん腫瘍が区域の深部にあるか，あるいは区域辺縁から十分な距離（約 1 cm 以上）に存在するなら，GGO（ground-glass opacity）主体の微小癌であれば通常の区域切除で根治が得られると考える．

　なおこの際，読者に認識しておいていただきたいのは，

1) 区域切除では動・静脈の区域分枝を末梢まで明らかにしなければならない．したがって全摘，葉切除と異なり血管剝離を末梢まで十分に行い，分枝状況を正確に把握して切除にかかることが大切である．
2) 区域切除では軀幹の血管系と異なり，静脈の誤った処理はすぐに部分的肺うっ血の危険を招く．

の 2 点である．

　これは本来残さなければならない静脈の切り過ぎにより灌流障害が当該ならびに隣接区域に生じてくるためである．他方，臨床病理学的な見地からすれば，肺癌では脈管侵襲の中心となるのはリンパ管ならびに肺静脈系であることから，癌近傍の静脈を遺残させるのは根治性を損なう手術になりかねない．したがって，区切を断念して葉切に切り換えるかあるいはやや複雑となるが上記の拡大区切に手を伸ばすか，それはその場での上級指導医の判断によらざるを得ない．

　他方，区域切除が葉切と異なり技術的に難しい点として区域間の分離手技が挙げられる．古くから良性疾患の区域間分離に際しては手指を使って分離を行う方法が採用されてきた．しかし肺癌に対しそのような方法で区域間分離をすると，癌細胞を近辺肺組織に播種させる危険性があり，むしろ禁忌となるように思われる．したがって最近では，区域分離に際してはステープラーを用いるか，あるいは電気メス，超音波メス（凝固切開装置）などで腫瘍に接することなく分離を図ることが多い．その他，切除側気管支へ選択的陽圧呼吸を行って，虚脱，含気境界線を明らかにして区域分離を図る方法もある．ただ，上記の手指による区域分離法は知っていると有用であり，良性疾患では今後も応用されてよいので，本書ではまずその方法を解説しておく．

区域間分離手技（図 15-58〜60）
①手指による分離
　原則的に良性疾患を対象とし，開胸下で行われる方法．
　基本の手順は
　1) 区域気管支を切断して切除予定の区域面積を確認する．

2）左手指（拇指を除く 3〜4 本）を切除予定の区域肺の裏側に置き，区域間を持ち上げるようにして，中枢からの区域分離をしやすくする。

3）気管支の末梢側切断端を牽引すると，自然と区域間静脈が剥離面に露出する形で分かれてゆく。

以上である。

具体的にはまず当該区域気管支をその根部で切断しておおよその区域間の判断がついたら，切除予定の肺の背側に片方の 4 指を持ってゆき，区域間を持ち上げるようにする。そして拇指なども使いながら気管支末梢切断端を手前（術者側）に引っ張る形とする（**図 15-58**）。ここで切断した気管支断端周囲から末梢に少し割を入れる感じで剥離を進める。区域間静脈が出てくるので，それを区域面に残すようにして，気管支を引っ張る方向と平行に剥離面を露出させる。この時，背側の 4 指を深く隣接区域に食い込ませると，残す方の肺実質に剥離が及んで，結局はエア・リークと出血が激しくなる。したがって決して強引に無理な割れ目を作ってはならない。右手にガーゼを持ち区域静脈を残すように少しずつこすり上げ区域間静脈が剥離面に出てくる形で進める（**図 15-59a**）。剥離が胸膜下まで近づくと臓側胸膜が透見して見えてくるので，ガーゼで実質肺を剥ぎ取るように少し胸膜を残してゆく（**図 15-59b**）。そうすると後で剥離面の被覆にその胸膜が使えることとなる。

以上の方法で定型的な区域間分離が終了する。なお上記の処置を全部術者が実施してもよいし，助手に気管支を牽引させてもよい。きれいな剥離面には区域間静脈が露出してきて，出血もエア・リークもほとんどみられない。

②切除側虚脱による分離

これは通常これまで行われてきている分離法で，開胸，非開胸のいずれでも一般的に応用される。気管支を切除することにより虚脱した肺と含気の残る残存肺との境目を分離境界線と判断する方法である。しかし正確な区域境界線として現れないからこの部分に電気メスを入れると多量の空気漏出で悩まされることとなる。したがって多くの場合この大ま

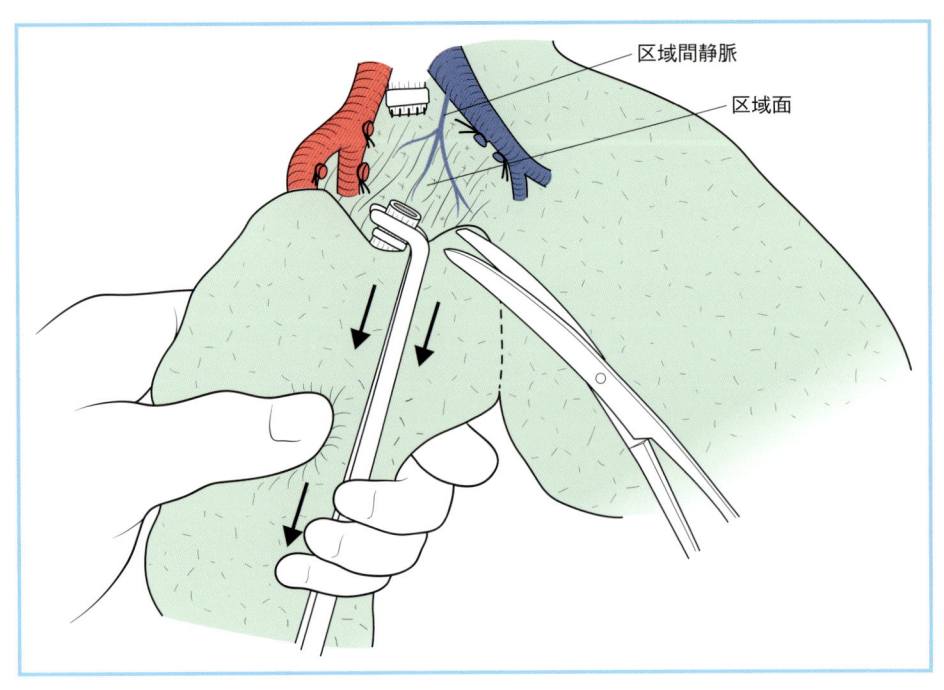

図 15-58 区域切除〜手掌を利用した区域切離 区域間に該当すると判断される背側の肺表面に片方の 4 本指をもってゆき，区域間を割るような形とする。同時に末梢気管支断端を引っ張る。気管支周囲を末梢に向かって少しずつ剥離する。

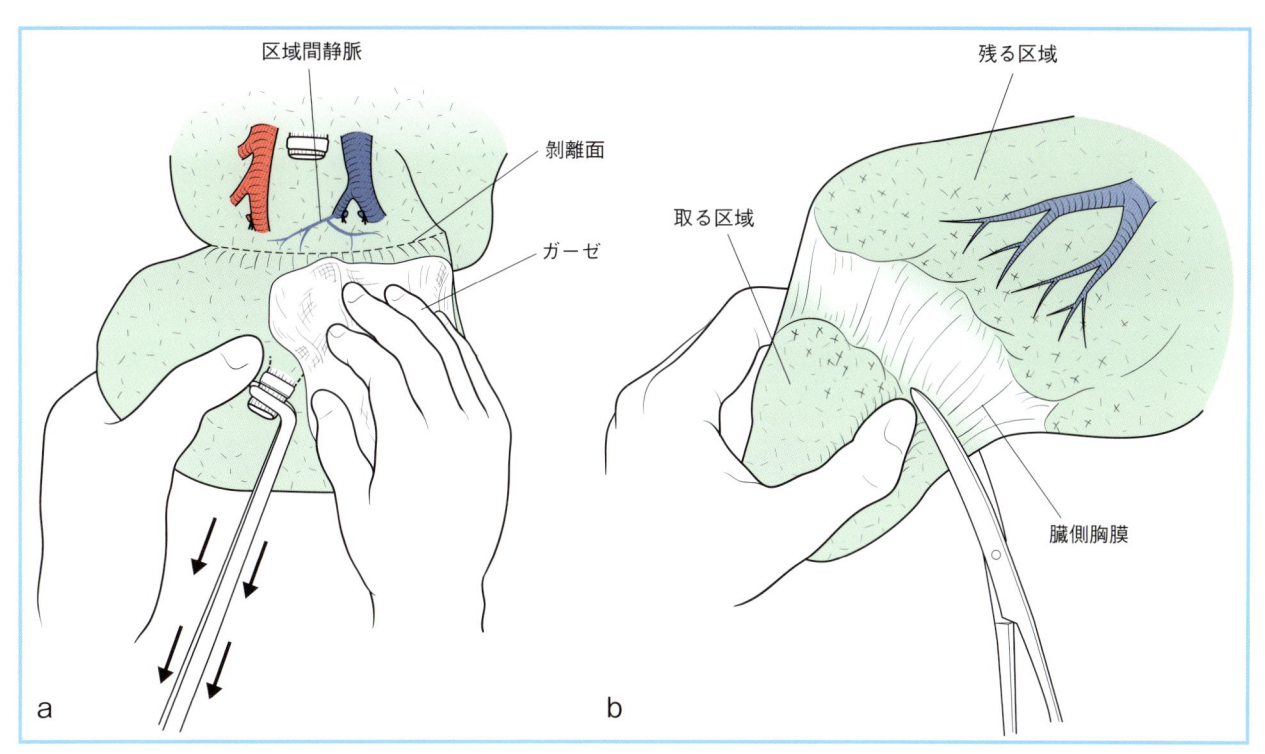

図 15-59　区域間の鈍的剝離と区域剝離

a：背側の4本指を持ち上げながら右手のガーゼで区域間を剝ぎ上げるようにする．区域間静脈が出てくるので，切除側に流入する血管は切断する．

b：肺実質組織が末梢まで剝がれると肺肋膜を残存肺につけて切離し，後で区域剝離面を被覆するのに使う．

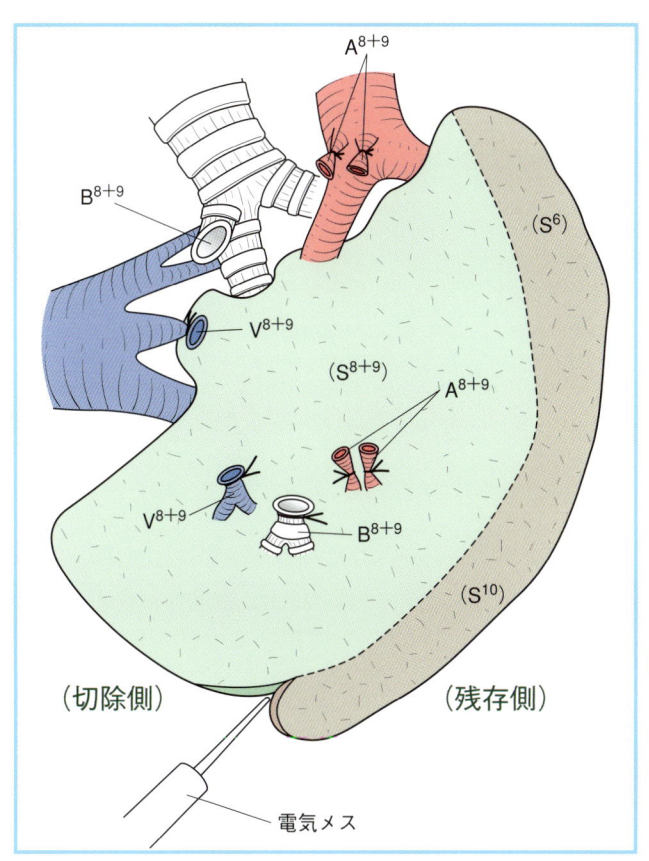

図 15-60　切除側含気法による区域間分離

坪田らが勧めるこの方法では切除予定気管支への選択的な送気による膨張を図り，末梢側を結紮，中枢側を切断する．すると，周囲の虚脱肺との境界が明瞭に現れるので，この線に沿って電気メスで切離してゆく（この図では S^{8+9} のブロック区切を例とした）．

かな分離線に沿って，自動縫合器を入れ強制的な分離を行うこととなる。

③切除側含気による分離

区域間分離に関し，上記②の切除側虚脱法は大変おおまかであり，正確な区域線を示してはくれない。理由は側副換気の存在のため，加圧すればいくらでも空気が虚脱肺に入ってゆくからである。正確な区域領域の識別のためには，坪田らの提唱する選択的な切除側含気法を採用するとよい（図 15-60）。この方法は術側肺を膨張させて当該気管支を遮断後に，残った肺を脱気させて色調の変化をみるのであるが，前もって当該気管支へのjet-ventilationによる加圧を行うとより正確に切除予定区域が含気され，含気・虚脱境界線が明瞭に描出されてくる。具体的には

1) 区域気管支を同定して jet-ventilation で選択的に加圧し，区域肺を inflate させる。（この方法がとれない場合は全体の肺を inflate させる。）

2) 切除予定の区域気管支末梢を結紮する。

3) 色調の変化（含気肺はピンク，虚脱肺は暗赤色）が出てきた時点で，その境界線を区域分離予定線とする。

4) 末梢および中枢から電気メスあるいは超音波凝固メスで切離してゆく。

その他に，区域分離法として色素（例：ICG＝インドシアニングリーン）を血管内に注入し，赤外線内視鏡で境界線を同定する方法も提唱されている（横見瀬ら）。

各種区域切除

本項では一般的な開胸下区域切除法について解説する。胸腔鏡下区域切除はその応用であり詳細は胸腔鏡下肺切除の項を参照いただきたい。

a. 右 S^1 区域切除

まず肺尖から肺門にかけて縦隔胸膜を切開し，主な血管系を露出する。V^1, V^3, A^1, A^2a などが出てくる（図 15-61）。切断する必要があるのは，V^1a および A^1a+A^1b である。まず V^1 を末梢まで十分に剥離して，肺尖にゆく V^1a を切断する（図 15-62）。V^1b は最後

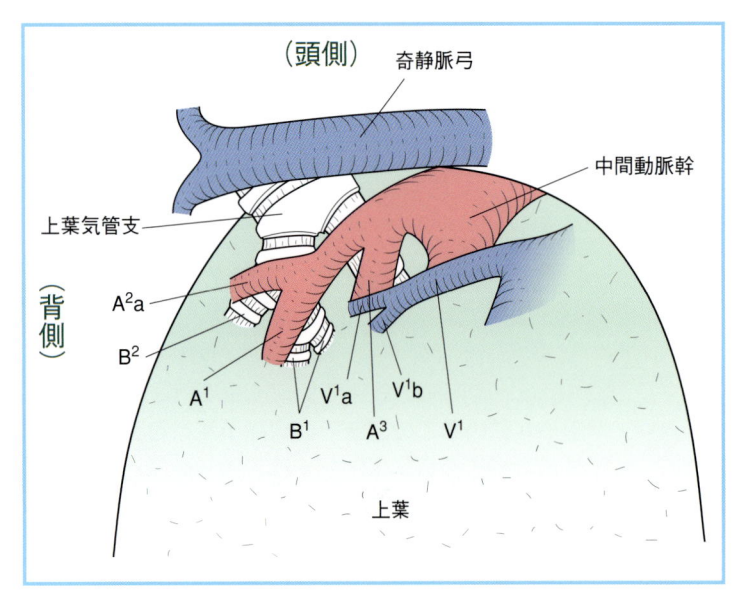

図 15-61 右 S^1 区域切除 奇静脈を十分に前方に落として上葉尖端部の胸膜をオープンする。A^2a, A^3, A^1, V^1 の血管系を各々露出する。これらの中，V^1 は A^3 を斜めに横切って走るのでこの V^1 を剥離する。

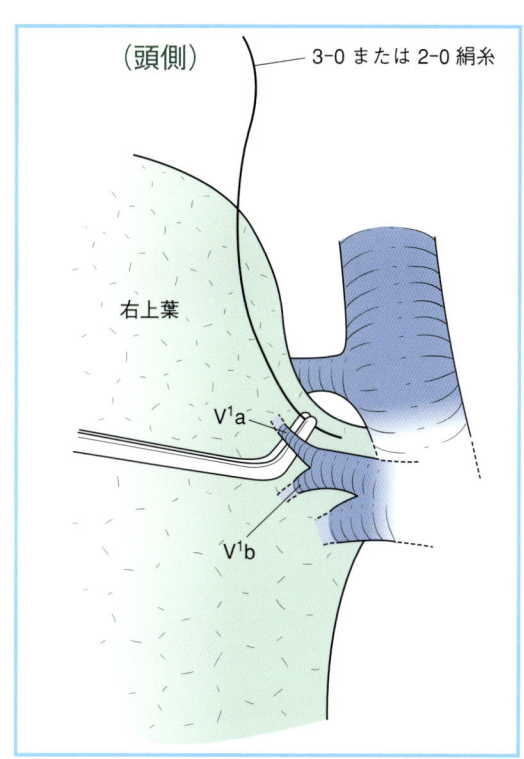

図 15-62　右 S^1 区域切除　通常，区域切除では静脈の切断は最後に回すことが多いが，S^1 区域切除では V^1a は必ず切断することから，この V^1 をまず末梢まで丁寧に剥離する。そして V^1a と V^1b の分岐を確認し，肺尖端部に分枝する V^1a を切断する。

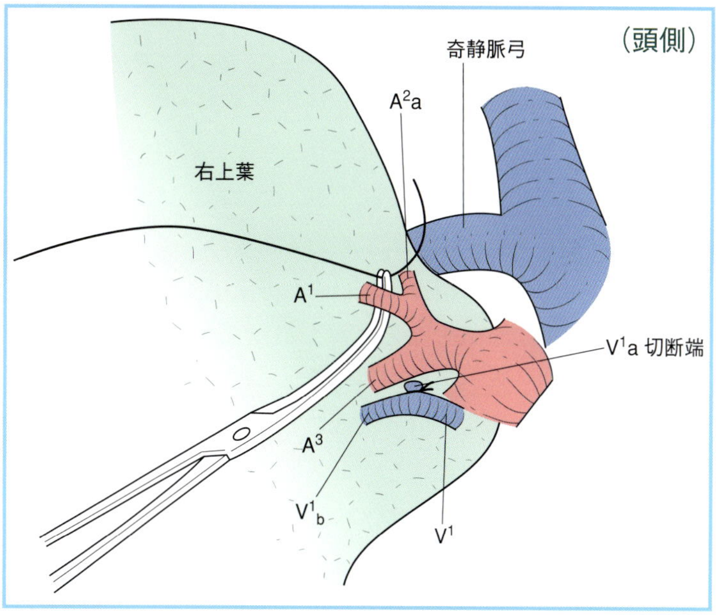

図 15-63　S^1 区域切除　区域を灌流する動脈では A^2a と A^1 とがみられるが，このうち A^2a は上葉気管支を斜めに横切っているので，これを残して残りの A^1 を切断する。

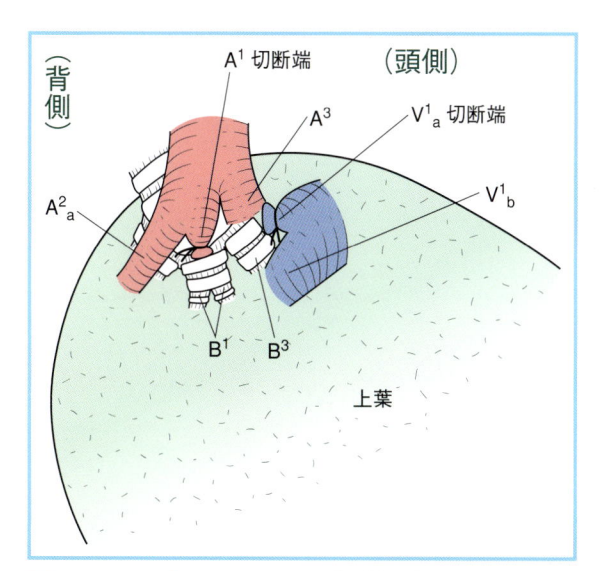

図 15-64　S^1 区域切除　A^1 が切除されると，その後方の B^1 気管支が顔を出すのでこれを剥離する。B^1 であることの確認のため，上葉気管支の背側表面を剥離してそこから肺尖端に別れる枝であれば B^1 と判断してよい。

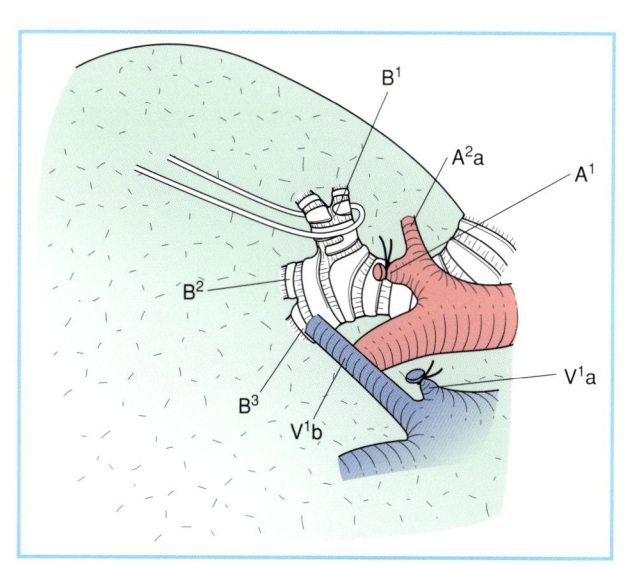

図 15-65　S^1 区域切除　B^1 の周囲を剥離するが，この際周囲の血管系（特に A^2a）を損傷させないためには，前もってベッセルループをかけて保護するとよい。また B^1 の剥離にあたっては分岐状態を確認し，剥離鉗子を気管支壁に常に密着させて入れてゆくよう心がけること。B^1 を自動縫合器で切断，または根部を結紮後 4-0 吸収糸 2〜3 針で閉鎖する。

まで切らないでおき，できれば後の区域気管支切除の際の邪魔にならないようベッセルループで捕捉しておく。続いてそれと交叉している A^1a+A^1b を切断する（図 15-63）。

この血管系を除くとその直下に肺尖に向かって走る B^1 気管支が顔をのぞかせるので，電気メス先端やツッペルで剥離して気管支壁を露出する（図 15-64）。この気管支の背側に剥離鉗子を回すが，このとき気管支壁から遠い位置に剥離鉗子を入れないよう，必ず気管支壁に密着する形で鉗子の尖端を回すことが大切である。綿テープで気管支全体を捕捉して末梢に向かって剥ぎ上げ，切断・縫合に十分な長さを露出する（図 15-65）。

気管支を遮断して S^1 領域に病変が局在することを確認後，自動縫合器による切断に移る。手縫いの場合は，根部を結紮後 4-0 吸収糸 3～4 針で閉鎖する。切断した気管支の末梢端を引っ張って少し末梢側に剥離を進める。ここで肺の加圧や脱気等を繰り返して区域間を推定し，電気メス・ステープラーを利用して区域分離を終える（従来法）。

この際に区域剥離面に突っ張って出てくる静脈は区域間の末梢静脈なので，たとえ V^1b であっても遠慮なく切断する。剥離面からの出血はガーゼでしばらく圧迫していると大抵止まってくる。エアー・リーク（空気もれ）があれば人工被覆材（例：ネオベール・シート）とフィブリン・グルーなどを使用してリークの消失に努める。

b. 右 S^2 区域切除

手術法

肺門の胸膜を剥離して上幹肺動脈，上葉肺静脈，上葉気管支周囲を剥離する。A^2a，A^1，A^3 および V^1，V^2，V^3，A^2b の各枝を露出する。A^2b は葉間をオープンして露出するが，分

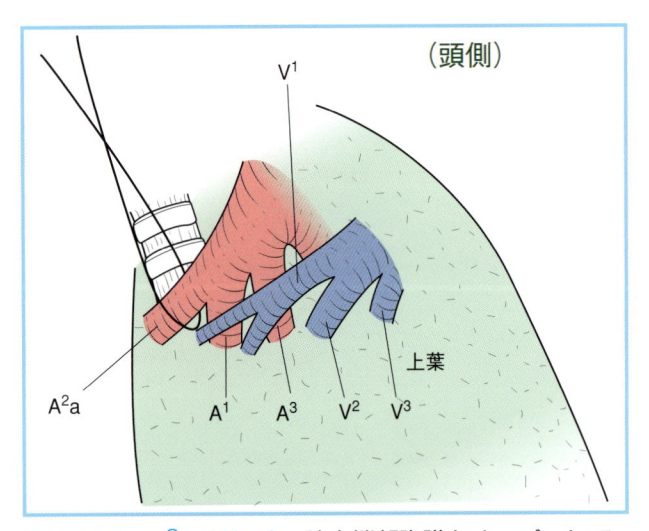

図 15-66　S^2 区域切除　肺尖端部胸膜をオープンして肺門前方および背側まで露出する。上葉動静脈のうち V^1，V^2，V^3 ならびに A^2a，A^1，A^3 などを剥離して，このうち上葉気管支を横切る A^2a を末梢まで剥離する。A^1 と別れた末梢で結紮・切断する。

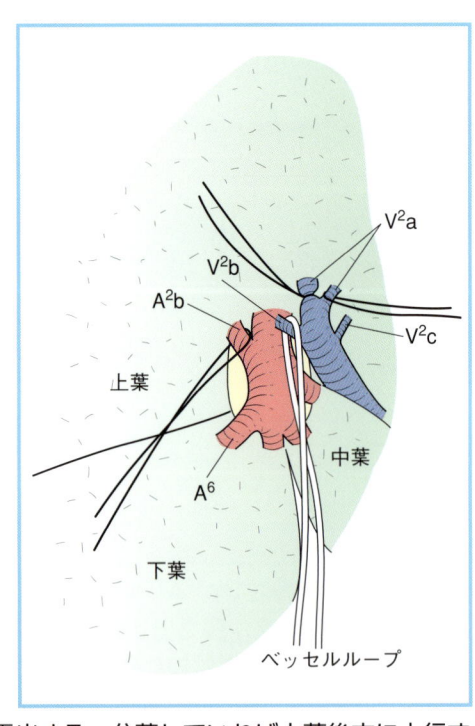

図 15-67　S^2 区域切除　A^2a を切断後，葉間を分けて A^2b を剥離・露出する。分葉していれば上葉後方に上行する動脈の発見は簡単である。不全分葉であれば，葉間の分葉は面倒なので，この際は先に B^2 を切断してそれに付随する動脈を A^2b と判断すればよい。V^2 については気管支末梢端を持ち上げそれに付随した V^2b を切断する。

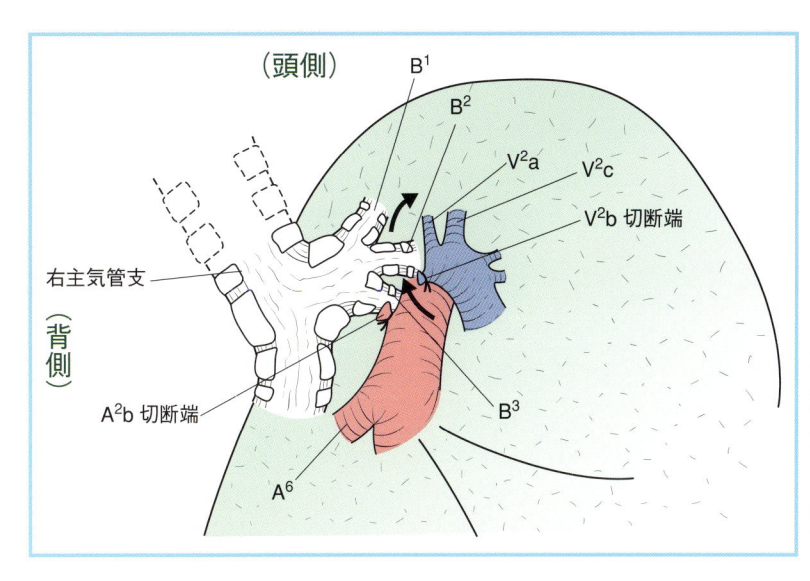

図15-68 S²区域切除 B²の剥離は上葉気管支の根部を露出してB¹, B³との分岐を確認しなければならない。肺尖方向に行くB¹と上葉前方に走るB³とを識別してB²気管支壁に密着して鉗子を入れてゆく。

葉が不十分なときはその発見が面倒であるので,後述の方法で切断するとよい。A²aは上葉気管支を回るようにして上葉後区域に入ってゆくので剥離は簡単である。ただA¹とはかなり末梢側で分枝する可能性があるので,そこまで剥離した上で結紮・切断する(図15-66)。

V²はその本幹を切ってはいけない。末梢まで剥離して上葉後区に入ってゆくV²bのみを切断する(図15-67)。ただこの確認は簡単ではない。そのため後述のように先にB²を切断して,その後にV²cを切断するのが楽である。

V²cを先行して切断し得たときは,続いてB²がA²aを切断した直下に出てくるので,これを剥離してテーピングする(図15-68)。

区域間同定のための処置として,気管支を遮断して加圧による肺膨張,虚脱などを繰り返しS²の区域を同定する,または切除側含気法で選択的にS²を膨張させ,残存する虚脱肺との境界を色調で区別する。ステープラーでB²を切断する。あるいはメスで切断後,4-0吸収糸で断端を閉鎖する。区域境界線に沿って区域間を切離する。

A³やV²は損傷するとかなりの出血状態となるので,それを防ぐためには露出した各分枝にベッセルループをかけて保護するのが安全である。

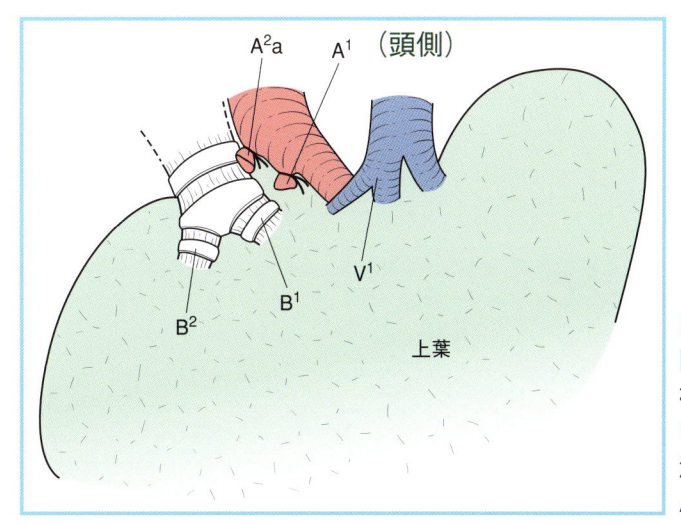

図15-69 右S¹＋S²ブロック切除 上葉肺動脈ならびにV¹を末梢まで剥離してA²a, A¹, A³,またV¹a, V¹b＋cなどの分枝状況を明らかとする。V¹a, A²a, A¹を切断する。

A^2b, V^2c を B^2 に先行して切断する場合は，次のようにする。まず A^2a を切断し，続いて B^2 を捕捉する。するとこの気管支に並行して走る動脈，静脈が A^2b, V^2b であるので，これらを順次切断すればよい。

c. 右 S^1+S^2 ブロック切除

手術法

肺尖端から肺門前方および後方をオープンする。上葉の血管・気管支系で剝離・切断の対象となるのは，A^1, A^2a, A^2b, V^1, V^2a+b それから B^1+B^2 である。まず V^1a を切断し，続いて A^1 と A^2a を切断する。それから葉間を分離して A^2b を切断する。すると B^1 と B^2 が見えてくる（図 15-69）ので，上葉気管支を剝離して B^3 との分岐を確認した後，B^1, B^2 の各々に綿テープをかける。B^1 と B^2 をステープラーで切断する。あるいは根部を結紮後メスで切断して各々を 4-0 吸収糸 4〜5 針で閉鎖する。この切断気管支の末梢端を持ち上げてゆくと，V^2a+b が露出してくるので，これらを切断する。S^3 を残す形で S^1 と S^3 間を分離，切断して終了する。

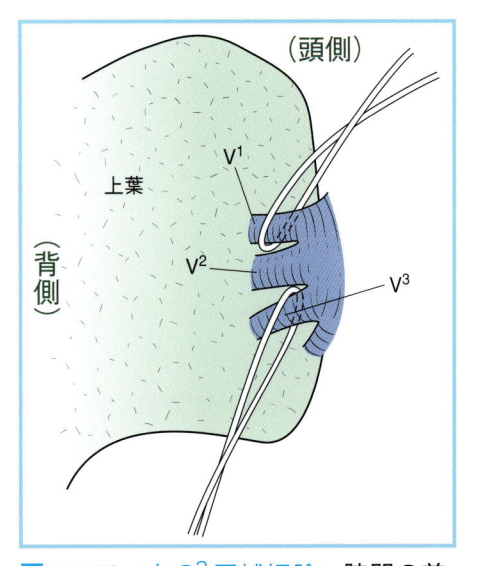

図 15-70　右 S^3 区域切除　肺門の前方肋膜をオープンして上肺静脈の V^1, V^3 を末梢まで露出する。

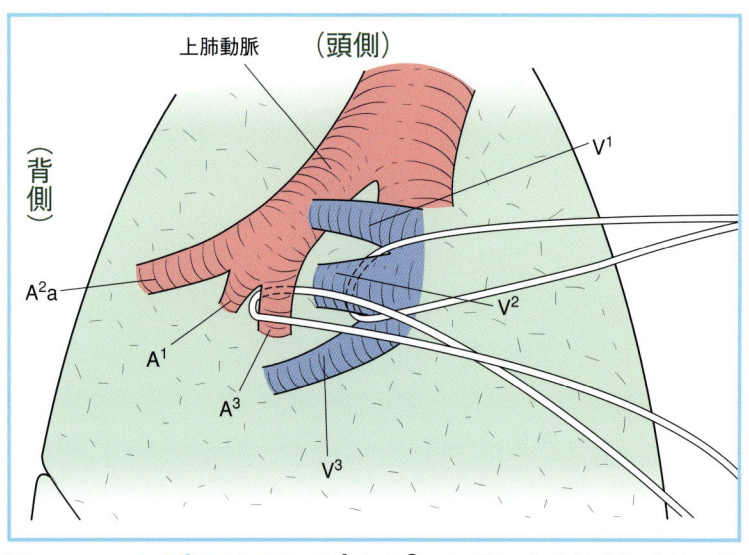

図 15-71　右 S^3 区域切除　V^1 と V^3 の背後に上葉前方に分枝する A^3 を発見できるので，これを切断する。

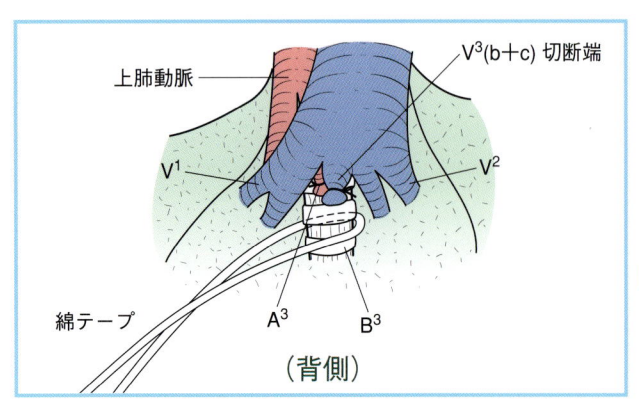

図 15-72　右 S^3 区域切除　A^3 を切断するとそれと並行して走る B^3 が現れるので，これを上葉分岐近くで捕捉し切断する。閉鎖は中枢で結紮後，4-0 吸収糸 3〜4 針で結節縫合する。

d. 右 S^3 区域切除

手術法

　肺門の胸膜を剝離して各動静脈を露出する。A^2a, A^1, A^3, V^1, V^2, V^3 の各々を識別して，V^1, V^3 にベッセルループを回し（**図 15-70**），A^3 を切断する（**図 15-71**）。続いて各血管をベッセルループで牽引して，その下を走り前面に向かう B^3 を露出して切断閉鎖する（**図 15-72**）。

　この気管支を末梢に剝離しながら S^3（上葉前区）に入ってくる静脈（V^3b, V^3c）を切断してゆく。区域間の切離は S^1 や S^2 と同様の方法で実施する。B^3 気管支は A^3 と並行して上葉前方に走っているので，これを区域支分岐の部分で剝離・露出して切断する。切除側脱気あるいは含気法で区域境界線を同定しておく。気管支の閉鎖に当たっては自動縫合器を使ってもよいし，区域支根部を 2-0 絹糸による二重結紮（うち 1 本は縫合固定）ですませる術者もある。筆者は分岐直下で結紮して，さらに切断端に 4-0 針を 3〜4 針かけて閉鎖することとしている。

e. 右 S^6 区域切除

手術法

　肺門，特に上下葉間から背側〜横隔膜に向けて縦隔胸膜剝離を行う。葉間から葉間動脈

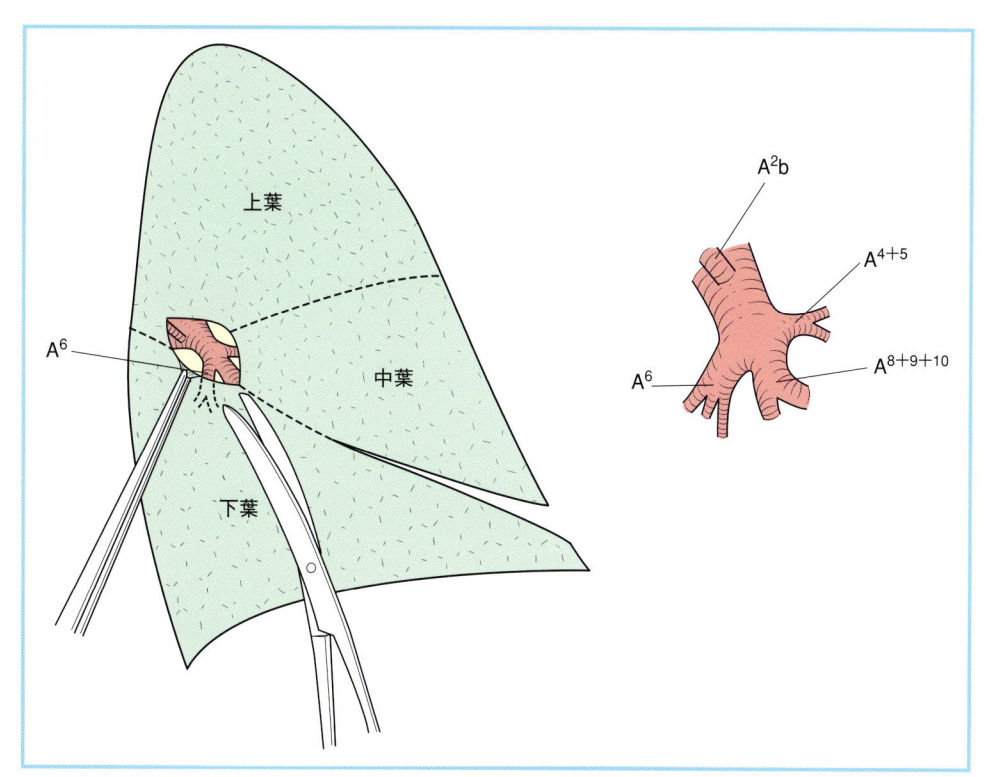

図 15-73　右 S^6 区域切除　右上下葉間のやや背側よりの葉間をオープンして肺動脈を探す。中下葉間が分葉していれば，そこから斜め上方に剝離を進めると，容易に A^6 が発見される。

を剝離して，血管被膜（血管鞘）を持ち上げ，長軸に沿ってオープンしてゆく（図 15-73）。A^6 が出てくるのでその根部で剝離して切断するが，剝離距離を十分にとるため A^6 周囲の葉間（上下葉間）を広く展開する。上下葉間が分葉していなければ背側胸膜面にトンネルをつくり葉間の分離を行う（図 15-74）。A^6 は 1 本だけの場合から 2～3 本の分岐まで多彩である。2-0 絹糸で結紮・切断する（図 15-75）。V^6 も同様に剝離するが全部を切らないで，ベッセルループを回して保護しておく（図 15-76）。下葉尖端に向かう B^6 が容易に判断がつくのでこれを剝離・露出して遮断する（図 15-77）。B^6 の切断，あるいは加圧で S^6 の区域がおおよそ同定されるので，B^6 を切断・閉鎖する。B^6 切断端を末梢に引っ張ると同時に，それに伴って V^6a が上がってくるのでこれを切断する。V^6b，V^6c を切らないようにベッセルループで保護しながら区域間を切離する。区域境界線の判断に際し，切除側の加圧による膨張（インフレーション）か虚脱（デフレーション）のいずれかで切離線が決定されてくる。

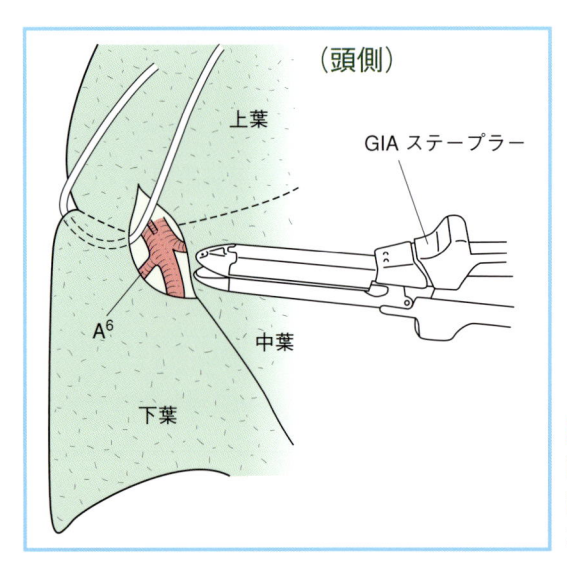

図 15-74　A^6 の位置が確認されれば上下葉間を分離するとよい。肺門と背側葉間面との間にトンネルを作り，ステープラーで分離する。

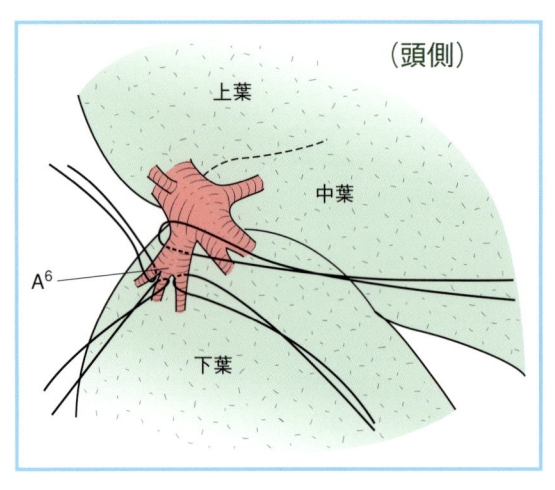

図 15-75　S^6 区域切除　A^6 の中枢ならびに各分枝末梢側を剝離して結紮・切断する。

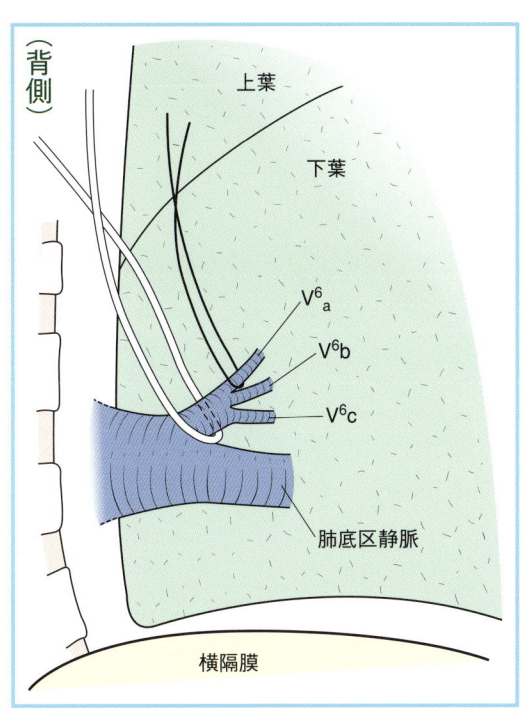

図 15-76 S⁶ 区域切除　背側肋膜をオープンして下肺静脈を露出し，V⁶ にベッセルループをかける。V⁶ の剥離を末梢に進めて V⁶a，V⁶b+c を露出する。

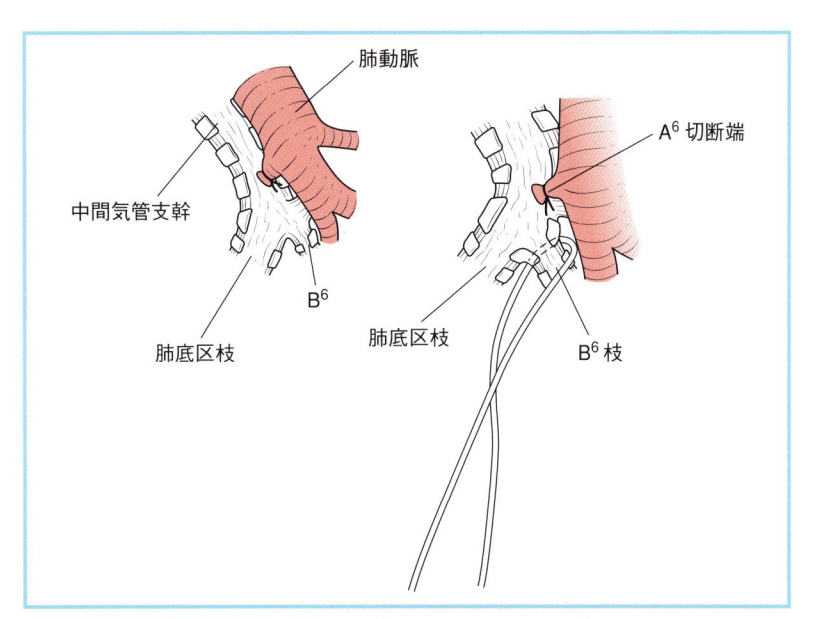

図 15-77 B⁶ の気管支処理　A⁶ 切断端の下に B⁶ が出現するので，これを分岐直下で捕捉する。この際中葉気管支も同時に分岐していることが多いので，B⁶ のみを引き出すこと。B⁶ 切断後上葉区域支と同じ方法で閉鎖する。

f. 右肺底区域切除

手術法

区域切除の中では手術操作が比較的容易である。

まずS^6切除と同様に中下葉間をオープンする。A^6を除いた肺（総）底区動脈（$A^8+A^9+A^{10}$）を剝離露出する（**図15-78**）。非常に大きな動脈であるが，肺門リンパ節の強い癒着がない限り，剝離鉗子を血管周囲に回すのは容易である。ただ背側は盲目的となるので，強引に鉗子を突っ込んではいけない。ステープラーが挿入できるほどに剝離できたら，ステープラーで切断する。続いて肺（総）底区静脈（$V^8+V^9+V^{10}$）を剝離してベッセルループ（**図15-79**）を回す。底区切除ではS^6切除と異なり底区静脈の一部を残す必要はないので，この静脈全体を同様にステープラーで切断する。もちろん，中枢の二重結紮による切断でもかまわない。続いて肺底区気管支を露出するが，中下葉間が分葉していれば簡単である。分葉していなくても動脈を切断した直下に気管支が出てくるので同定は容易である。中葉気管支を損傷しないよう注意しながらこれに綿テープを回して切断する（**図15-80**）。S^6との境界を区域間分離の方法に従って分離する。このときもV^6を損傷しないようベッセルループをかけて保護しておくとよい。

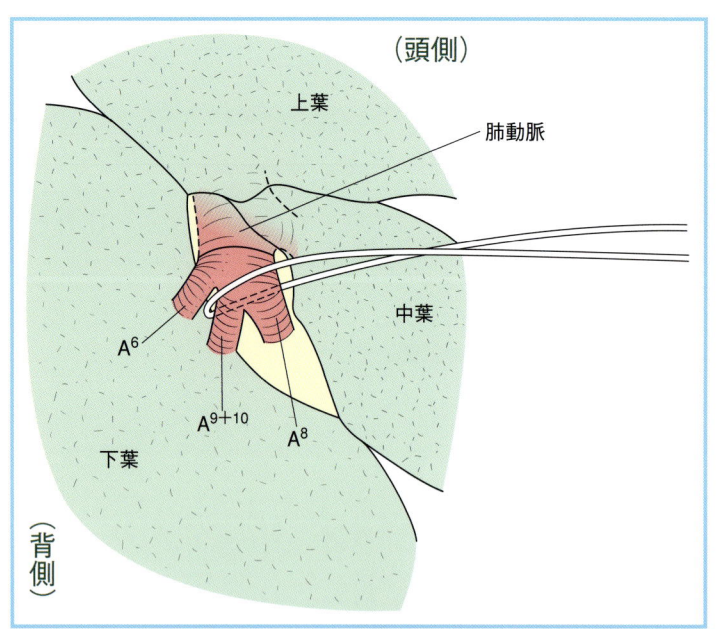

図15-78　右肺底区域切除　葉間を剝離してA^6，A^8，A^9，A^{10}の走行を各々確認する。A^6分岐の末梢で動脈を剝離して底区動脈全体にベッセルループを通す。剝離によるスペースができ次第，一括してステープラーによる切断か，あるいは結紮・切断とする。

15. 肺悪性腫瘍

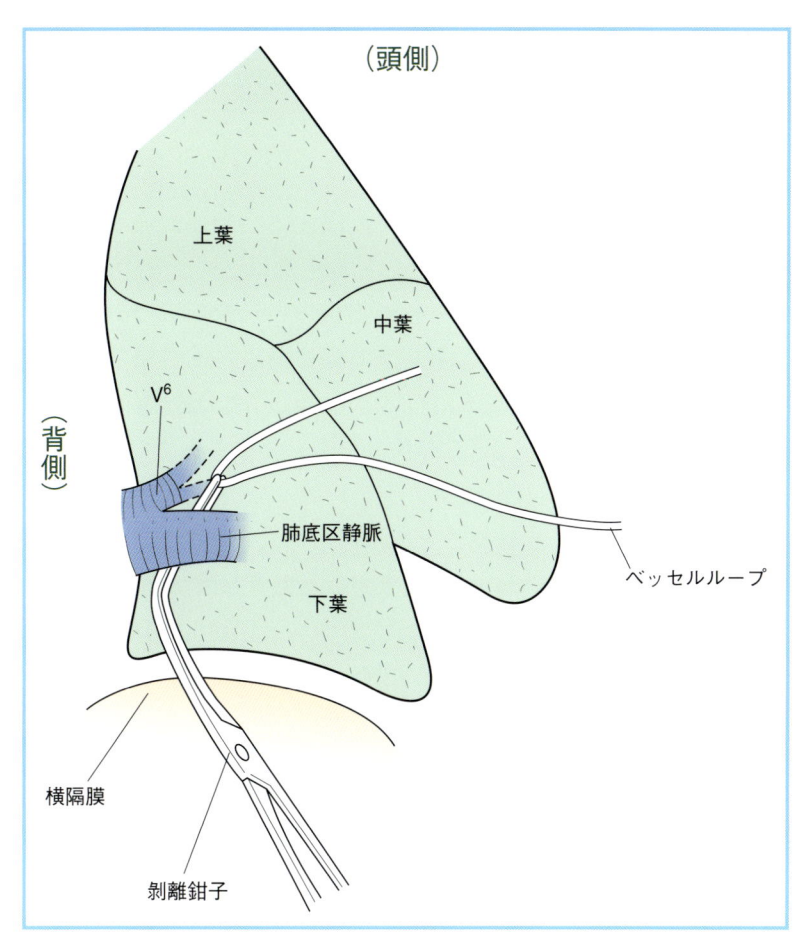

図 15-79　右肺底区域切除　背側から下肺静脈を剥離して底区静脈全体をベッセルループで捕捉する。S^6 区域切除と異なり，底区切除では同静脈を全部切断してよい。血管用自動縫合器（ステープラー）を使用する。

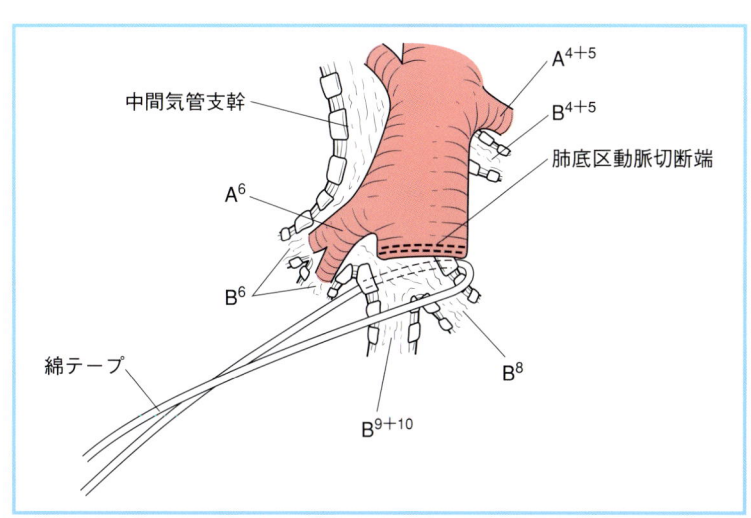

図 15-80　底区気管支の捕捉　肺底区気管支周囲を剥離して全体に綿テープを回す。このとき中葉気管支との分岐状況をよく確認して剥離をすること。

g. 左 S^1+S^2 区域切除

手術法

　左上葉背側の胸膜を開き肺動脈から分枝する枝を全部露出する。切断が必要なのは $A^{1+2}a$, $A^{1+2}b$, $A^{1+2}c$ であるが，これらは3本別々のこともあれば，$A^{1+2}a$, bおよび $A^{1+2}c$ と2本のこともある。上端の A^3 から下方，そして A^6 から上方の枝を切断する。A^3 は太くて，$V^{1+2}a$ と交叉して走っているので容易に識別可能である。まず S^{1+2} に入る動脈枝を切断する（図15-81）。すると B^{1+2} が直下に出てくるので，これを B^3 から分岐したところで根部を剝離する（図15-82，83）。B^3 は肺前方に走っているのでその分岐部を確認する。不明な場合は手指を挿入して走行を触知すればよい。この分岐の所に剝離鉗子を挿入するが，A^3 が近接しているので，絶対にこれを損傷してはならない。必ず気管支壁に接して剝離鉗子を挿入すること（図15-84）が大切である。できれば A^3 にあらかじめベッセルループを回し，保護しておくと安全である。B^{1+2} を切断閉鎖して区域間分離を行う。このとき S^1+S^2 の肺尖方向に走る $V^{1+2}b$, c を結紮・切断する。区域間静脈として $V^{1+2}a$, およびdは残されることとなる。この区域間を灌流する静脈各分枝の同定は容易でない。末梢まで十分に剝離してその方向を確認し B^3 を牽引しつつ，出てくる $V^{1+2}b$ ならびに c を切断する（実際にはその判断がかなり面倒である。したがって区域切除では基本的に区域動脈ならびに区域気管支を正確に切断すれば，後は区域間で突っ張ってくる静脈を順次切断してゆけばよいくらいの気持ちで臨むこと）。

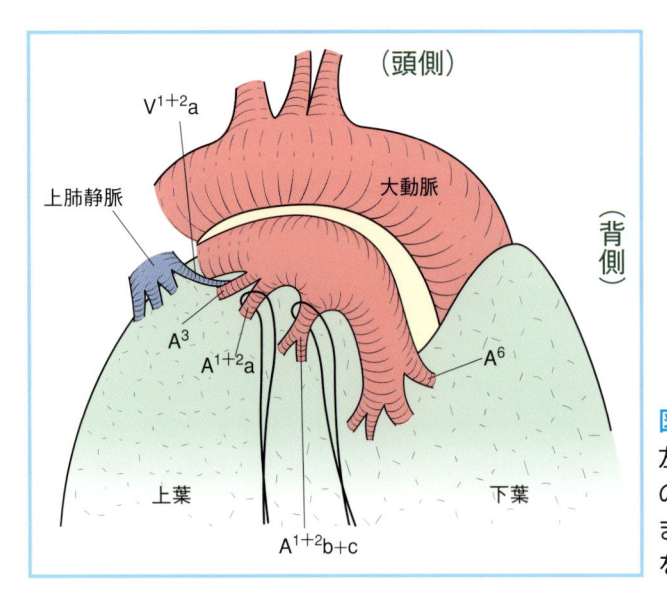

図15-81　左 S^1+S^2 区域切除
左上葉の背側胸膜を切開して肺動脈の各分枝を確認する。A^3 から末梢，また A^6 から上方（中枢寄り）の血管を切断してゆく。

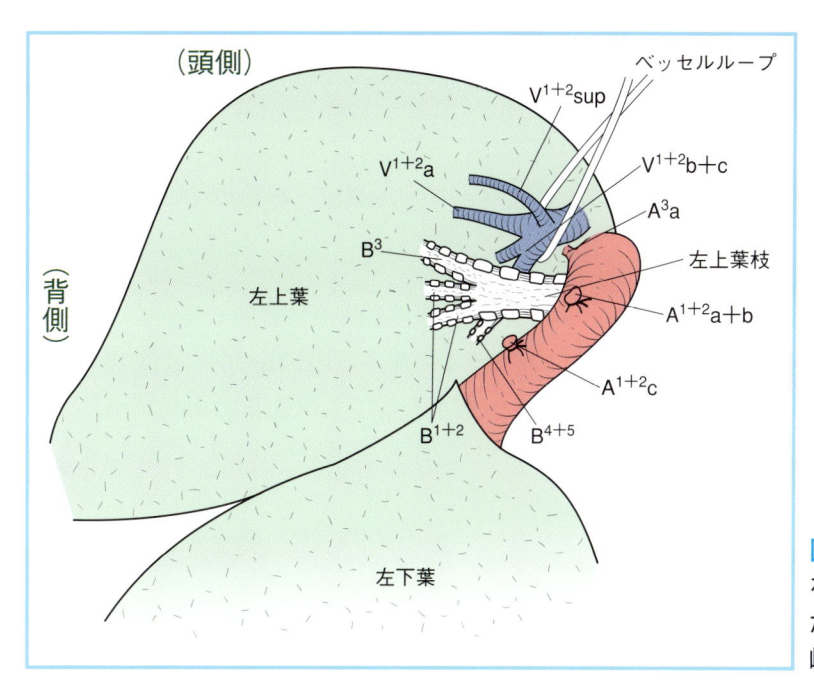

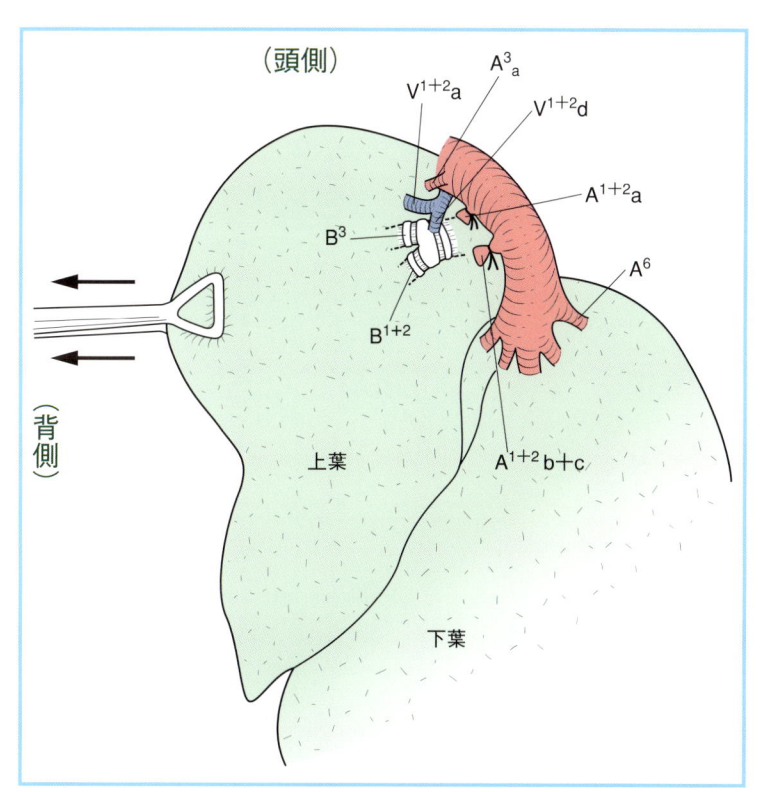

図 15-82 左 S^1+S^2 区域切除　V^{1+2} を剥離してベッセルループをかけ牽引しながら B^{1+2} 気管支を確認する。B^3 との分岐を確認して，B^{1+2} に綿テープをかける。

図 15-83 左 S^1+S^2 区域切除　区域気管支の剥離に際しては上区枝の中で，上葉前方に走る気管支を B^3 と判断し，残り（B^{1+2}）を捕捉する。

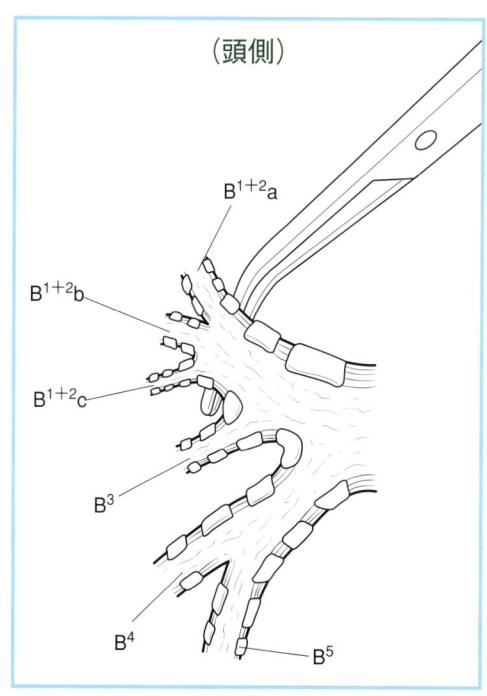

図 15-84 B^{1+2} 気管支の処理　区域気管支根部に鉗子を入れるときは，常に剥離鉗子の先端が気管支壁に沿うように入れてゆく。

h. 左上(大)区域切除

体位：右側臥位
開胸部位：第4肋間開胸

手術法

区域切除としては容易な部類に属するので，若手呼吸器外科医は習熟しておくことが望ましい。肺門の胸膜を前方，肺尖部，後方にわたって切離する（図15-85）。上方（肺尖端）から下方にA^3，A^{1+2}a，b，cなどを確認してゆく。さらに完全分葉であればA^4，A^5，A^6などの確認は容易であるが，分葉不全であれば背側の葉間分離を行い，A^4，A^5，A^6の位置の確認を行う。A^4とA^5はA^8から分岐することが多い。A^6より高位（中枢側）で分枝している枝はA^{1+2}cのことが多く，したがって上区域切除ではA^6より上方の動脈枝を処理する方針でゆくとよい（図15-86）。

静脈についてはV^3の一部（V^3aとV^3b）を残す必要があるので，できれば上葉肺静脈全体の位置確認を行い，V^{1+2}とV^3をベッセルループでまとめておく（図15-87）。

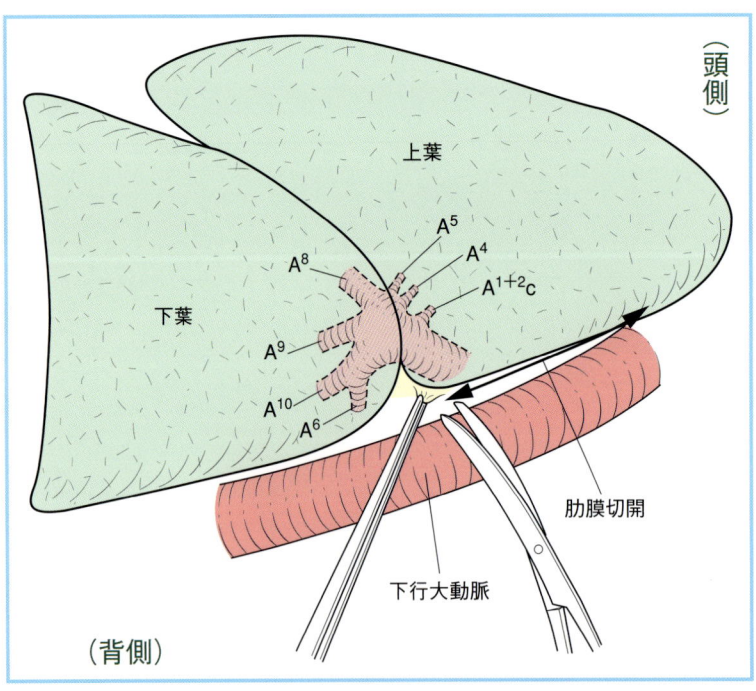

図15-85　左上(大)区域切除　肺門の上半分の胸膜を前方から後方にわたってオープンする(矢印)。上下葉間の分葉状態を確認する。葉間をオープンしてA^6の位置を確認する。

肺門血管の処理については V^{1+2}, A^3, $A^{1+2}a$, $A^{1+2}b$, $A^{1+2}c$ を切断するが，これらのいずれを先行しても問題はない。切断しやすい血管から処理してゆけばよい。$A^{1+2}a$〜c の血管系は細くて短い。中枢は 2-0 と 3-0 糸による二重結紮とする。鋏では切断部位が見え難いことがある。その場合は尖刃刀を利用するとよい（図 15-88）。分葉不全では A^{4+5} の確認のために葉間肋膜を少し奥まで広げる必要がある。A^3 がまれに舌区に灌流していることがあり，その際は通常の位置に A^4, A^5 が欠損していることで判断される。広範に分葉させて判断する必要はないので，背側から A^6 前方に切開を広げ，ある程度分枝型が確認されればそれでよい。A^3 は剥離距離を稼ぐためにも，V^{1+2} を先に切断してその後に処理を行う。A^3 の切断時に粗暴操作で血管を損傷すると左肺全摘を迫られる可能性がある。特に中枢側の結紮は慎重にすること。不用意に結紮糸を強く引っ張ることで内膜損傷を起こしやすい。A^3a, A^3b と分岐するが，通常は A^3 全体でステープラーによる切断を行う（図 15-89）。ステープラー挿入が困難な場合は結紮・切断とする。

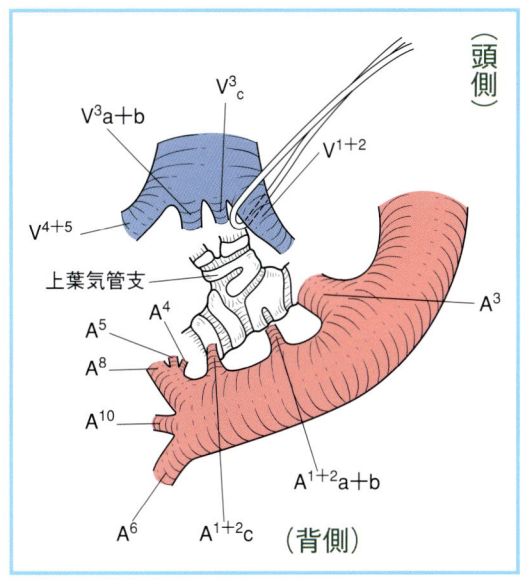

図 15-86　左上（大）区域切除　A^6 より末梢で出る分枝は A^4 および A^5 と考えてよい。したがって A^6 より高位（中枢側）で分枝する血管を処理すればよい。

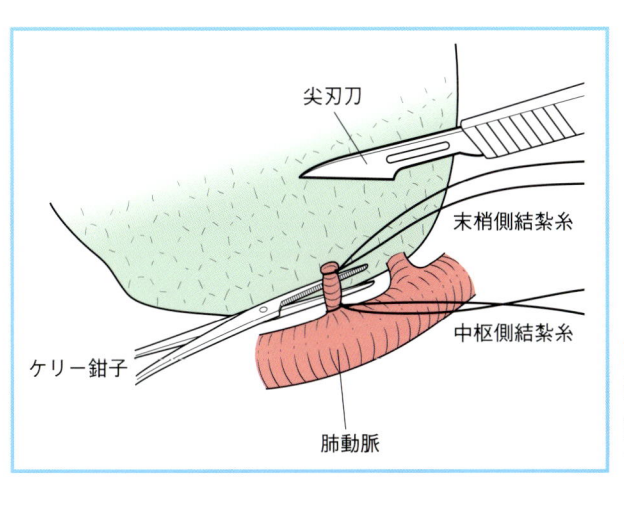

図 15-87　左上（大）区域切除　上肺静脈周囲を剥離してまず V^{1+2} を切断する。続いて V^3 を露出して，さらに 2 分岐まで追い求め V^3c ならびに V^3a+b の枝を出す。このうち上区（肺尖）方向に分枝した枝（V^3c）を切断する。

図 15-88　$A^{1+2}c$ の切断　$A^{1+2}c$ のような細い上区動脈切断において，結紮間距離が十分にとれない場合は，剥離鉗子を背面にまわして血管を持ち上げ，鋭利なメスで切断する。

血管系の処理が終わると上区枝（B^{1+2}, B^3）の切断に移る。上区枝と舌区枝の分岐は上葉枝を末梢に剝離することで容易に判断される。それでも不明なときは手指で舌区枝を触ればおおよその分岐状態が推定できる。B^{1+2}, B^3 周囲を末梢に剝ぎ上げてゆき，剝離鉗子を挿入して綿テープを回す（図 15-90）。続いて舌区（S^4+S^5）との境界を確定しなければならない。方法としては上区枝を遮断して残存肺を加圧膨張させてもらう（切除側虚脱法）か，逆に選択的に上区肺を膨らませて上区枝遮断後，区域境界線を確定する方法（切除側含気法）がある。

上区枝切断後は 3-0 または 4-0 吸収糸で閉鎖するが，自動縫合器で処理してもかまわない。その後切断した気管支を少し強めに牽引しつつ気管支周囲の肺組織を電気メスで切り上げてゆく。この際残存する肺静脈 V^3a および V^3b が剝離面に出てくる。ある程度中枢気管支周囲が外れたところで今度は末梢側より切除予定線（区域境界線）に沿ってステープラーを挿入し一気に切断する。

坪田らによる切除側含気法では非常にはっきりした境界線が肉眼的に確認されるので，正確な区域切離を行う場合は，面倒でもこの方法（切除側含気法）をとることを勧めたい。坪田らの方法で行う場合は，まず jet-ventilation により上葉肺を通常通り膨らませ，その後に上区域枝を遮断切除する。遮断は末梢側を結紮し中枢端は縫合閉鎖である。その後虚脱した舌区と膨らんだままの上区間の境界線を電気メスにより切離あるいはステープラーで切断してゆく（図 15-91）。

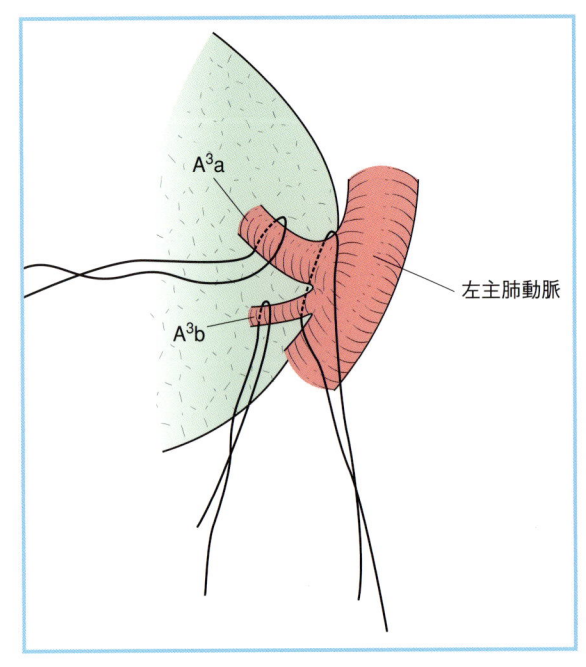

図 15-89 左上（大）区域切除（A^3 の処理） A^3 の処理に当たっては，通常はこれを 1 本で切断することが多い。しかし十分な余裕がない場合は，末梢まで剝離して A^3a，A^3b を別々に結紮，処理する。A^4 と A^5 の存在を確認して A^3 の切断を行うことが望ましい。

15. 肺悪性腫瘍   *149*

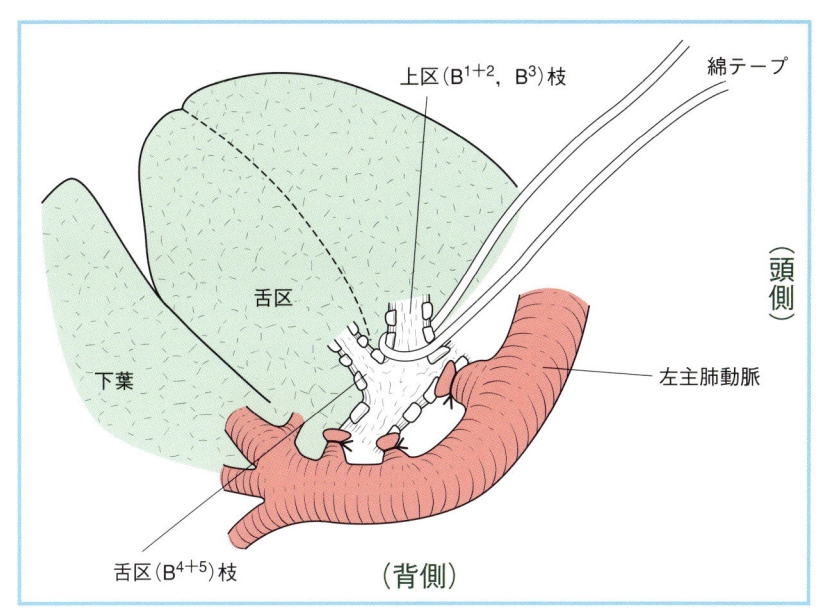

図15-90　左上（大）区域切除（上大区枝の処理）　上葉気管支は肺動脈の前面に現れるので，これをさらに末梢へ剝離して上区と舌区の分岐に達する。このうち上大区枝の根部を剝離し綿テープを回す。隣接する肺組織を損傷させないため，剝離鉗子を背面に回して気管支を持ち上げ，鋭利なメスで切断する。4-0吸収糸で数針による縫合閉鎖を行う。

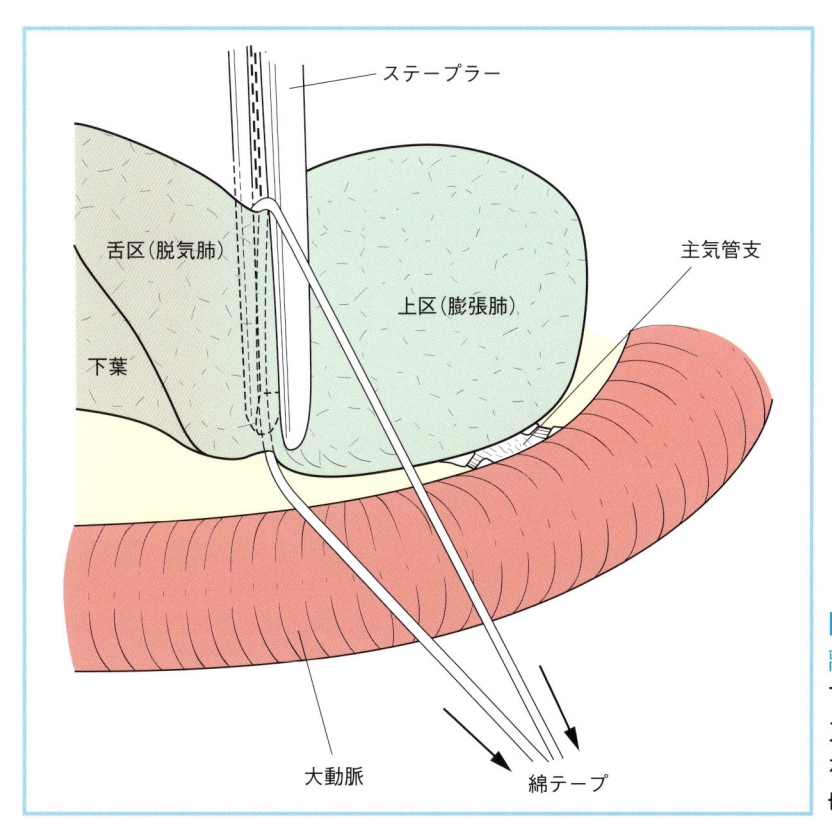

図15-91　左上（大）区域切除（区域間切離）　最終的に膨張（上区）と虚脱（舌区）で確認した区域境界線に沿って電気メスによる切離，あるいはステープラーを挿入し，中枢と連続する形で全体を切離する。

なお，かつての結核外科が盛んだった時代にも区域切除は頻用された方法であり，当時は区域間の剝離をいわゆるhand manipulationで行った．今日でも良性疾患であれば応用可能なので，その方法についてもここで解説をしておきたい．

まず上区枝周囲を末梢に向けてある程度剝離する．上葉背部より手掌を入れて，肺門に向けて区域間を持ち上げるようにする．同時に切断した上区枝を背部に入れた手掌と平行方向に牽引してゆく（図15-92）．適当な張力で牽引すれば自動的に区域間が分離してゆくが，少し突っ張る場合は，人為的にガーゼでもって区域間を気管支走行に沿って剝ぎ上げるようにしてもよい．この操作で区域間を走るV^3a+bが露出してくる．この際上区に流入する血管系はかなり末梢の血管なので，遠慮なく切断する．ある程度末梢まで剝ぎ上げると肋膜下の組織に移ってゆくので，残りの組織を電気メスで切離する．正確に区域間が分離されれば出血も空気瘻もほとんどみられない．ただ方向を間違えて残存肺（舌区肺）に深く入ってしまうと高度な空気瘻（エアリーク）を起こしてくる．以上が古典的なhand manipulationによる区域間分離法であるが，誤って癌細胞をまき散らす恐れのある本法を肺癌手術では実施すべきではない．

なお，区域切除に限らずすべての肺切除において大切なことであるが，静脈の切りすぎは禁物である．本来残すべき静脈系を切断してしまうと，術直後から局所性に肺鬱血という面倒な事態を招く．特に区域切除ではその点の注意が求められる．

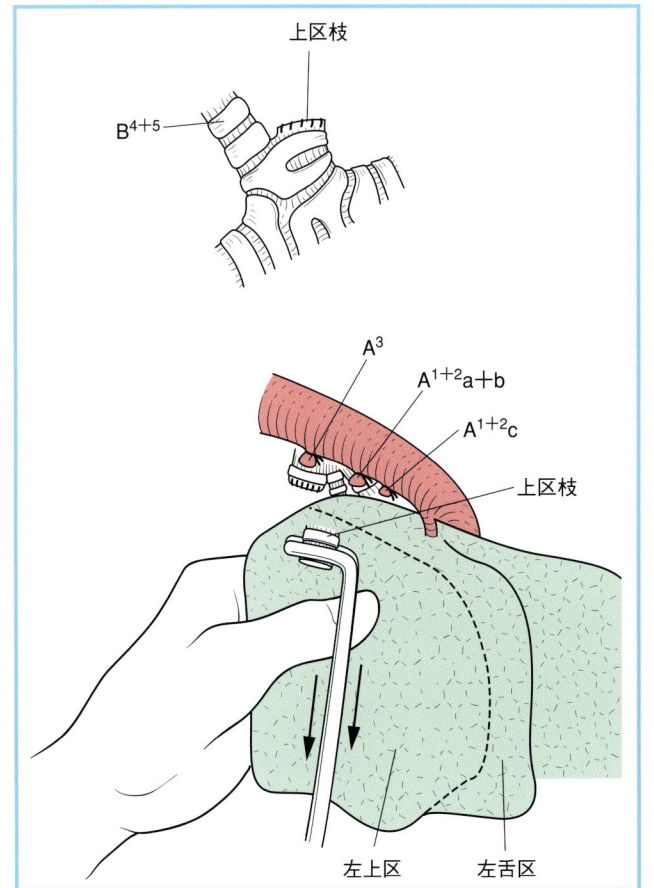

図15-92　左肺上（大）区域切除（hand manipulationによる区域間分離）　上区枝気管支を切断，閉鎖後に左手掌の4本指を上葉裏側に回し，区域間を持ち上げるようにして上区枝の切断端を平行に末梢側に牽引する．この操作で区域間を走るV^3a+bが露出されてくる．決して過度に引っ張ってはならない．V^3全体を損傷させることとなる．

i. 左 S^4+S^5(舌)区域切除

手術法

　第5肋間での開胸が最もこの手術に適している。肺門前方の胸膜を切開して，上肺静脈の腹側に位置する V^4 および V^5 を露出する。続いて葉間をオープンして A^4 および A^5 を露出する。これらの血管系の剥離は非常に簡単である。左舌区切除では上大区切除と異なり区域静脈（V^4+V^5）は完全に切断してよい。したがって上記の V^4+V^5 ならびに A^4+A^5 を結紮・切断する（図15-93）。

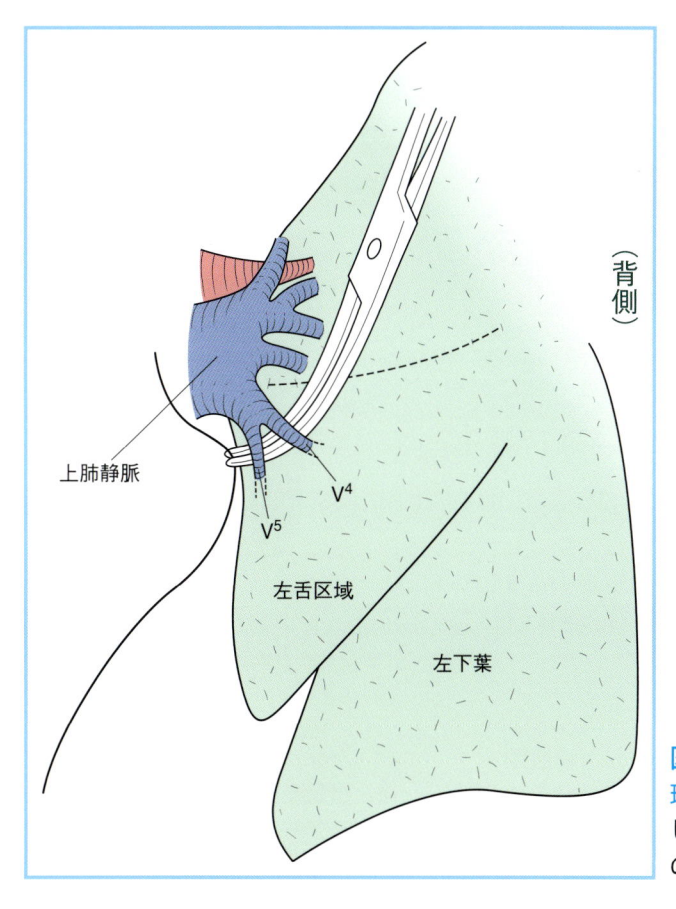

図15-93　左舌区域切除（静脈の処理）　左肺門前方で上肺静脈を露出し V^4 と V^5 を末梢まで剥離し，この静脈を結紮・切断する。

舌区気管支（B^4+B^5）が肺門から舌区先端に向けて走っているので，これを上区気管支との分岐直後で剥離して切断する（図 15-94）。不明な場合は手指を挿入すると，簡単にその走行を確認できる。ステープラーで根部を切断してもよいし，細いので切断後，4-0 吸収糸の数針（4 針程度）で閉鎖してもよい。区域間分離は残存側肺あるいは切除側肺の加圧により区域間を確認してステープラーで切断する（図 15-95）。

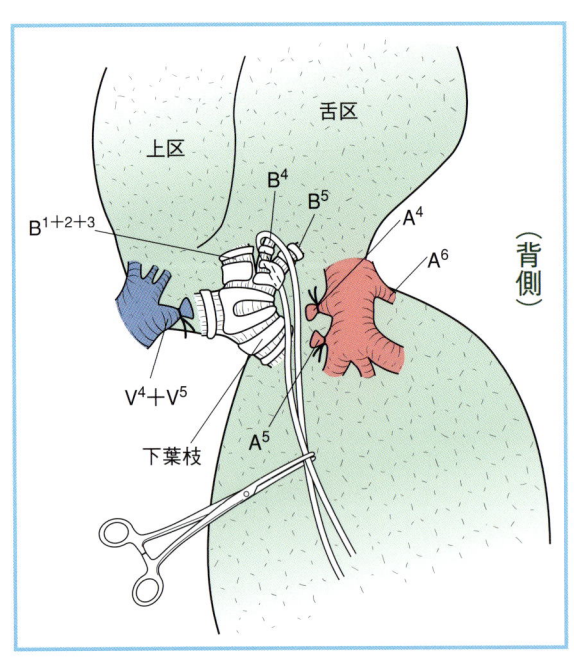

図 15-94　左舌区域切除（気管支の捕捉）　舌区気管支は葉間に接して前方に走るので容易に判断できる。上区域気管支との分岐部で剥離して綿テープを回す。

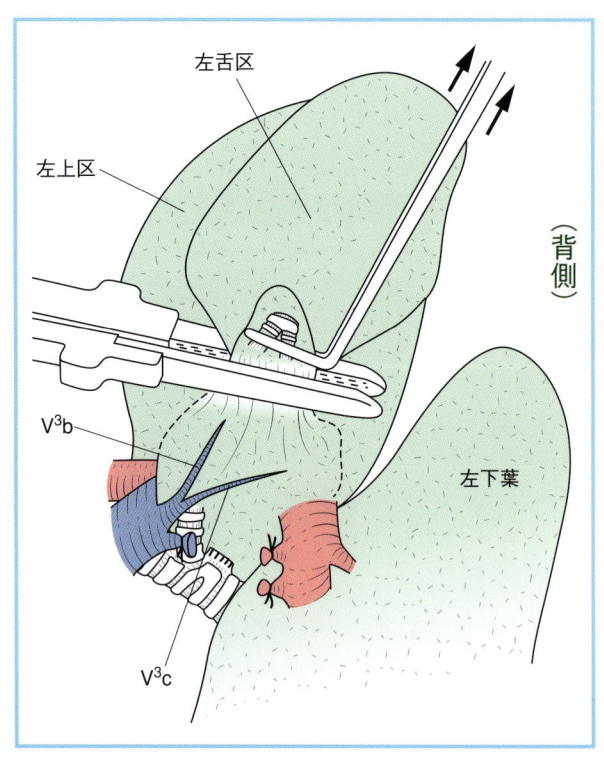

図 15-95　左舌区切除（区域間切離）　舌区気管支切断後，気管支周囲を末梢に剥離する。区域間と判断した所でステープラーにより肺末梢を切断する。

j. 左 S^6 区域切除

右 S^6 に準じて行えばよい。

k. 左 S^8 区域切除

手術法

葉間をオープンして肺動脈の分枝を露出する。A^8 は A^4 ならびに A^5 を分枝して，さらに A^9，A^{10} と分岐する。それからさらに末梢が A^8 で，この部分で結紮・切断する。続いてその直下に B^8 が顔を出すのでその中枢側を剥離して，綿テープを回し，切断閉鎖する。V^8 は肺（上）底区静脈から分離するが，背側からこの枝を識別して切断するのはかなり面倒である。したがって，気管支切断に伴い S^8 領域に灌流している静脈を随時切断する形でよい。

l. 左肺底区域切除

上下葉間をオープンして A^6 末梢を剥離する。右と異なるのは動脈の分枝状況で A^4 と A^5 の位置を確認してそれらを残すことを忘れないようにする（図 15-96）。A^8，A^9，A^{10} を各々結紮・切断する。横隔膜靱帯を電気メスで切離して下肺静脈に達する。V^6 と底区静脈を露出して後者にベッセルループを回す。ステープラーの挿入が可能であれば，それで切断する（図 15-97）

気管支は B^6 ならびに中葉支との分岐を確認して底区の根部を剥離して綿テープをかけ，ステープラーで切断する。

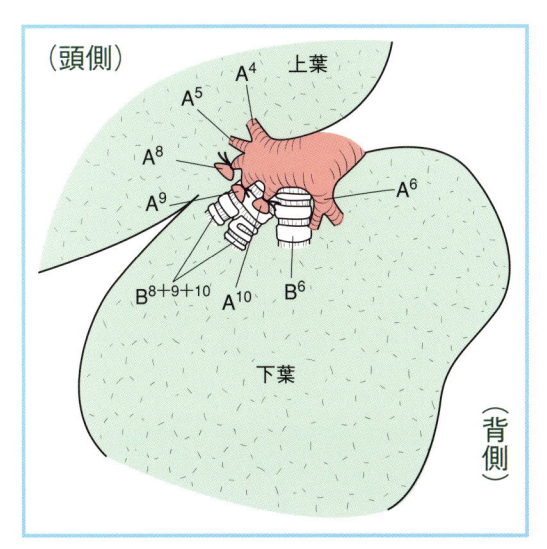

図 15-96　左肺底区切除　葉間をオープンして A^4，A^5 以下の A^8，A^9，A^{10} を切断する。その下に気管支が併走しているので，B^6 との分岐を確認して剥離する。

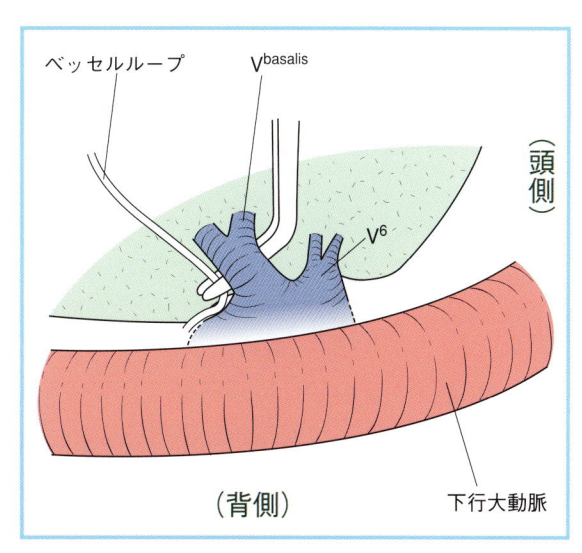

図 15-97　左肺底区切除（静脈の捕捉）　肺靱帯を電気メスで切離し，下肺静脈を剥離し底区静脈（V basalis）を V^6 と分けて ベッセルループで捕捉する。

m. 拡大区域切除

　本来肺癌に対しては肺葉切除が基本術式であり，それに加えたリンパ節郭清が根治的手段であるとの見解は，欧米では今日でも多くの人に支持されている。しかし近年，わが国ではCT撮影の普及によりきわめて小さな肺癌の発見が日常的となっており，それに対応する形で区域切除，あるいは肺部分切除といった縮小手術が広く認められる状況となりつつある。

　拡大区域切除は坪田らにより開拓された術式であり，いわば上記の肺葉切除と区域切除の中間的役割を担っているものと考えてもよいかもしれない。適応対象は肺葉切除するには機能的損失が多大であると考えられる早期の肺癌(N0)で，しかも通常の区域切除で済ませようとすると，切離面再発の危険性が危惧されるような区域間にまたがった腫瘍，または極めて近接した腫瘍であろう。本術式は亜区域切除を伴うか，あるいは日常的には比較的稀なブロック区域切除の方法をとることが多く，したがって肺末梢(亜区域領域)までの血管系，気管支の展開が要求される。そのため初心者には非常に難しい術式であり，熟練した術者でないと本来の目的から逸脱した手術となってしまう可能性があるので，その点の認識が大切である。

　もう1つの特徴として，これも坪田の提唱によるが，区域間切離時に従来(切除側虚脱)とは逆の方法(切除側含気法)で境界を確認する点である。具体的拡大区切法として，右のS^2+S^3a，$S^6+S^9+S^{10}$，S^6拡大区域切除，S^7+S^8，左のS^{1+2}，$S^{1+2}+S^3a$，S^8+S_1，S^9+S^{10}などの区切法が坪田によって紹介されている。ここではその1つとして比較的容易なS^9+S^{10}の拡大区切(ブロック切除)法を解説する。

S^9+S^{10} 拡大区域切除(ブロック切除)

S^9 と S^{10} にまたがる病変に対して実施する。まず通常通り葉間肺門部を開き下葉への肺動脈系を露出する。A^6 と前方に走行する A^8 は容易に同定できるので，その中間部の A^9 と A^{10} を剝離する。2本別々の場合と1本で分枝している場合がある。これを切断する(図15-98)。続いて後縦隔面に移り下肺静脈を剝離して，さらに V^6 と肺底区静脈を露出，底区静脈を上肺底区静脈と下肺底区静脈とに分ける(図15-99)。後者(V^9+V^{10})を切断する。

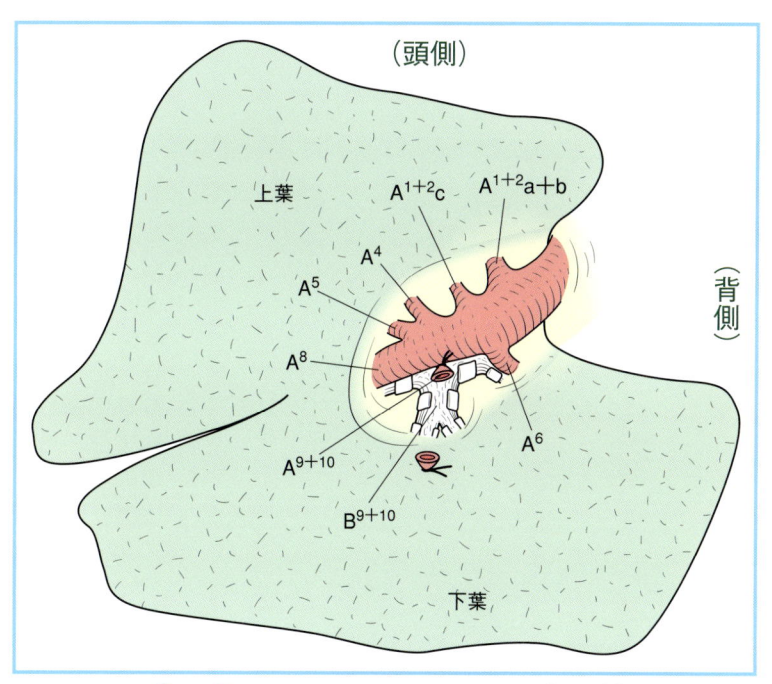

図 15-98 S^9+S^{10} 切除　葉間肺門部を開き A^9+A^{10} を結紮，切断する。この直下に B^9+B^{10} が走行している。

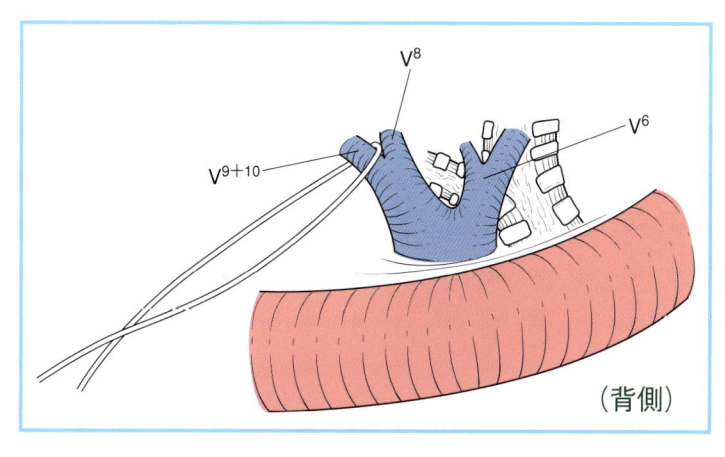

図 15-99 S^9+S^{10} 切除　後縦隔面で下肺静脈を露出し，その最下方にゆく下肺底区静脈(V^{9+10})を剝離して結紮，切断する。

先に切断した A^9+A^{10} に接して走っている気管支が B^9+B^{10} である。この気管支が同定されたら選択的に B^9 および B^{10} に送気して両区を膨張させ，B^9，B^{10} の末梢で結紮する。中枢（B^9+B^{10}）で切断し，4-0 吸収糸で断端を縫合閉鎖する。S^9，S^{10} 以外は虚脱した状態となるので，膨張面と虚脱面を境界線として電気メス（凝固）で区域間を切離してゆく。上方の区域面表面に V^6，下方に V^8（上底区静脈）が出てくる（**図 15-100**）。残存した S^6 が捻転しないよう，S^6 と S^8 の区域面を合わせるように数針で縫合固定する（**図 15-101**）。

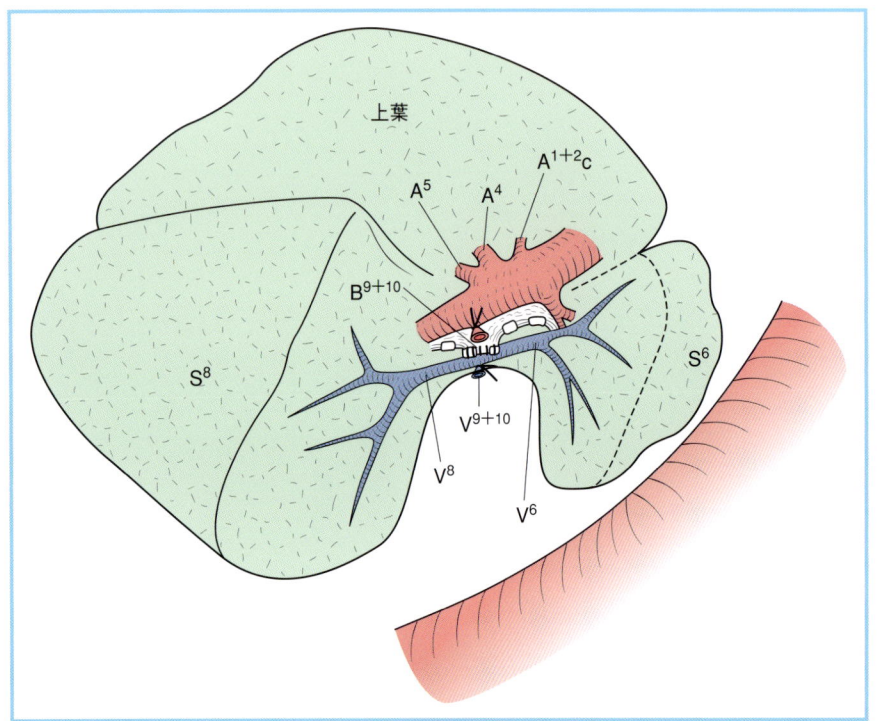

図 15-100 S^9+S^{10} 切除 B^9+B^{10} を剥離して陽圧描出法（切除側含気）で S^9 と S^{10} を膨張させ，B^9，B^{10} の末梢を結紮，中枢を切断し閉鎖する。その後に膨張部と虚脱部を境界線として電気メスなどで切離する。図はブロック切除後の状態である。

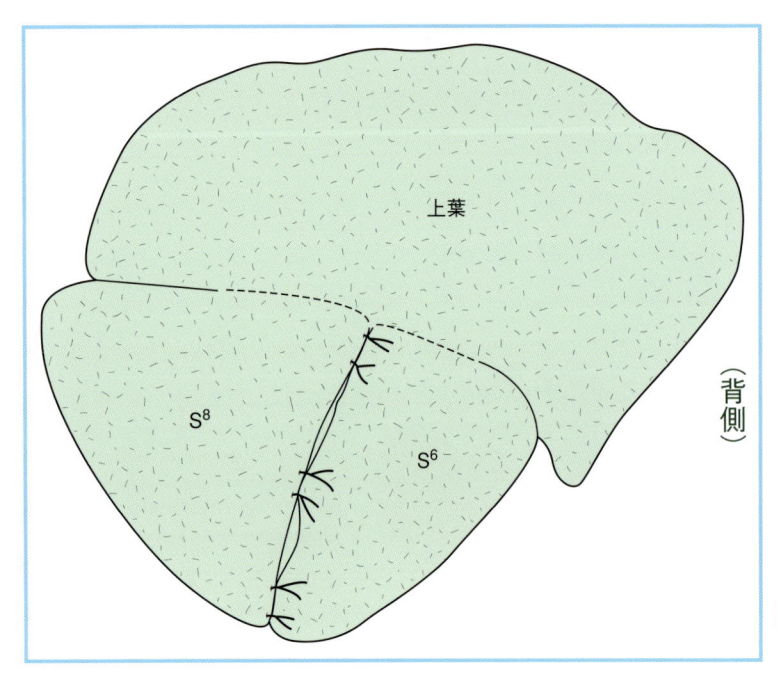

図 15-101 S^9+S^{10} 切除 残存した S^6 と S^8 を軽く合わせる形で縫合固定する。

C. 肺全摘術

a. 右肺全摘術

　今日，肺癌患者に対して肺全摘を実施する機会は極めて稀となってきた。全摘は患者にとって最も侵襲の大きな手術である。特に右側は肺機能上からも損失は過大である。この手術に失敗すると患者の生存を脅かす不安が生ずるが，手術操作はむしろ簡単で右主肺動脈，上下肺静脈，右主気管支の切断という単純操作で終了する。
体位：左側臥位でやや前傾姿勢とする。
開胸部位：右第5肋間（癒着が高度でより広い開胸野を得る必要のある場合は上，下，いずれかの肋骨も切断する）。

手術法

　まず右肺門部の肋膜を全体にわたってオープンする。奇静脈下方の肺門上部が肺動脈本幹への進入路である。上大静脈の心囊流入部周囲で右主肺動脈と接する部分の疎性結合組織を鋏あるいはツッペルで分離してゆけば，主肺動脈の前方が十分に露出される（図15-102）。

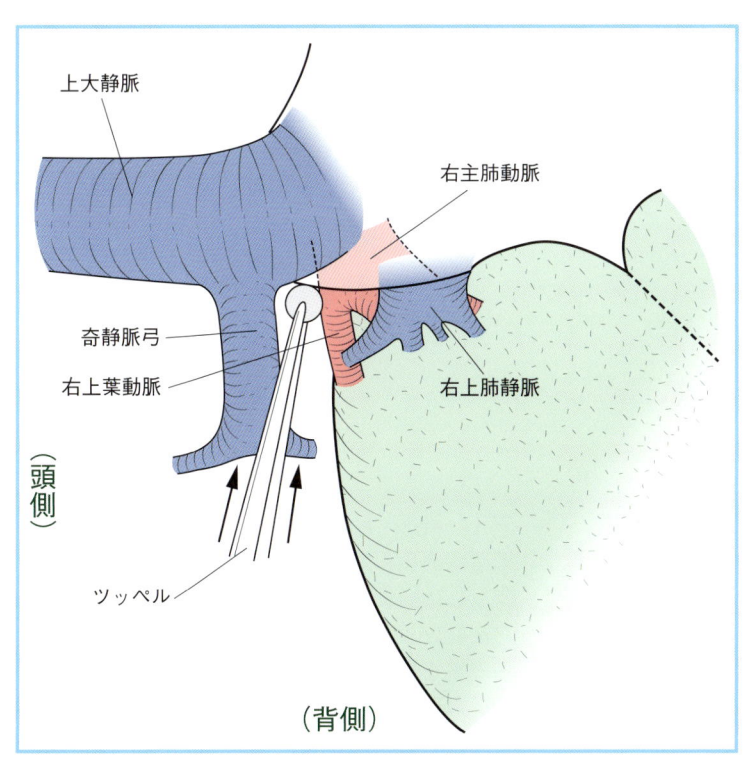

図 15-102　右肺全摘術　右主肺動脈の露出。奇静脈弓の内側下方の縦隔肋膜をオープンし，深部に入ってゆく。上大静脈と主肺動脈の間は疎な薄い結合織で付着しているのみで，ツッペルで容易に分離される。

続いて裏側の剥離に移るが，前方でオープンした血管鞘を鑷子で把持してツッペル，あるいは鋏先端で剥離を進め，主気管支壁から慎重に血管全体をフリーとする。血管の裏側は盲目的操作となることから，簡単に剥離鉗子を突っ込まないことが大切である。この場所で損傷させると生死にかかわる危険な状況が生ずる。安全策としては，手指先端で剥離の程度，癒着の有無，血管内腔の大きさなどを確認するとよい。鉗子の挿入にあたっても手指による鉗子先端の誘導あるいは手指先端で血管壁を保護すると，確実に安全な操作ができる（図 15-103）。通常の剥離鉗子は小さすぎるので，大きな鉗子（サティンスキーなど）を回してベッセルループで血管全体を捕捉する（図 15-104）。このベッセルループを引っ張りながら裏側の血管壁周囲の剥離を進めて，右主肺動脈を切断するのに十分余裕のある距離を確保する。

右上肺静脈も血管裏側の剥離がポイントであり，中幹動脈幹との疎な結合織を鋏あるいはツッペルで剥離する。この剥離が不十分な状態で粗暴に鉗子を突っ込むと，静脈背側あるいは中幹動脈幹の側壁を損傷させることとなる。頭側，腹側の両方から剪刀あるいはツッペルで丁寧な剥離を行い，慎重に剥離鉗子を挿入する。上肺静脈の基部で心囊流入口に近い部分を剥離の中心とする。末梢側については $V^1+V^2+V^3$ と V^{4+5} は別に剥離するが，V^2（中心静脈）は分枝して水平に S^2 領域に入ってゆくので，V^2 側壁に鉗子先端をぶつけないよう注意する。上肺静脈全体がフリーとなれば，それらをベッセルループで捕捉する（図 15-105）。

下肺静脈の露出と捕捉は上肺静脈より簡単である。下方は横隔膜側より靱帯を切離してゆき血管壁に達する。下肺静脈は末梢に剝ぎ上げると V^6 と肺底区静脈が現れるが，それに伴って 2〜3 本の細い分枝を認める。これらの細い分枝を損傷させぬよう注意する。上方は下葉気管支との間をオープンし，剥離を進める。前方肺門からも下肺静脈の剥離は可能である。下肺静脈が剥離されるとベッセルループを全体に回す（図 15-106）。以上のように肺全摘にあたっては，できれば 3 本の主要血管（主肺動脈，上肺静脈，下肺静脈）を

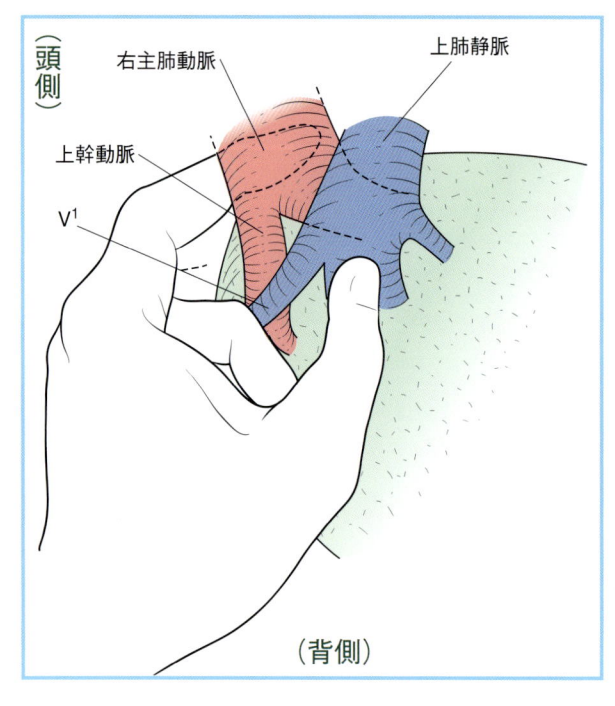

図 15-103　右肺全摘術　右主肺動脈の裏側の剥離はある程度盲目的操作となる。前面でオープンした血管鞘を鑷子で把持して，血管壁を前方に転がすような形でツッペルで剥離するか，鋏先端で薄い結合織を除去してゆく。手指先端を挿入するとおおよその剥離状況と，気管支壁の位置を確認できる。

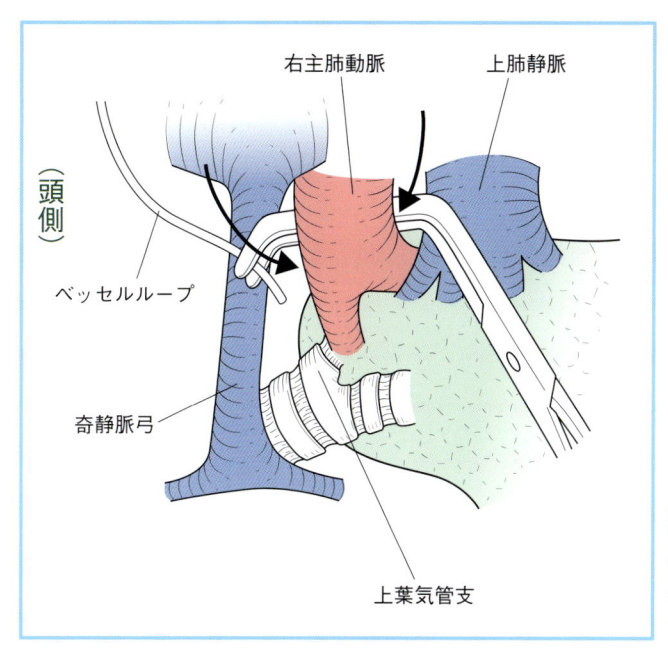

図15-104 右肺全摘術 肺動脈の背面に鉗子を矢印のように挿入する場合，通常の剝離鉗子では小さすぎるので，サティンスキー鉗子あるいはツルリン鉗子（大）を使用してベッセルループを回す。

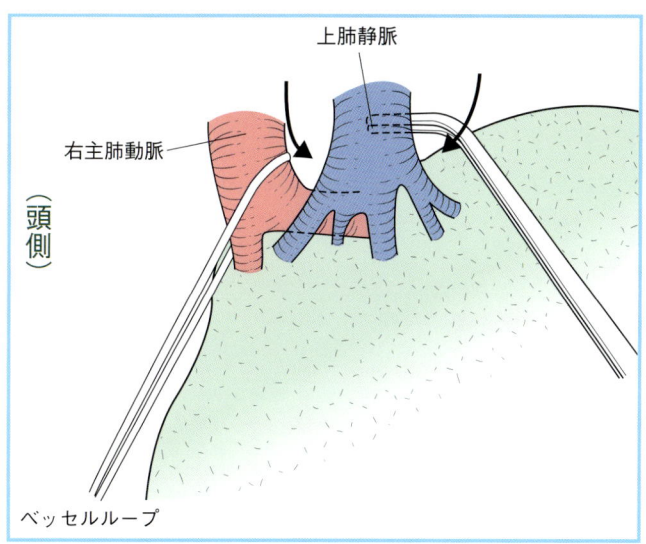

図15-105 右肺全摘術 上肺静脈裏側の剝離を慎重に行うが，中間動脈幹と接触しているので，強引な鉗子の挿入は慎むこと。頭側，腹側の両方から剪刀先端で丁寧な剝離を心がける。剝離鉗子を通す前に手指先端で静脈壁の剝離状況を確認しておくと安全である。

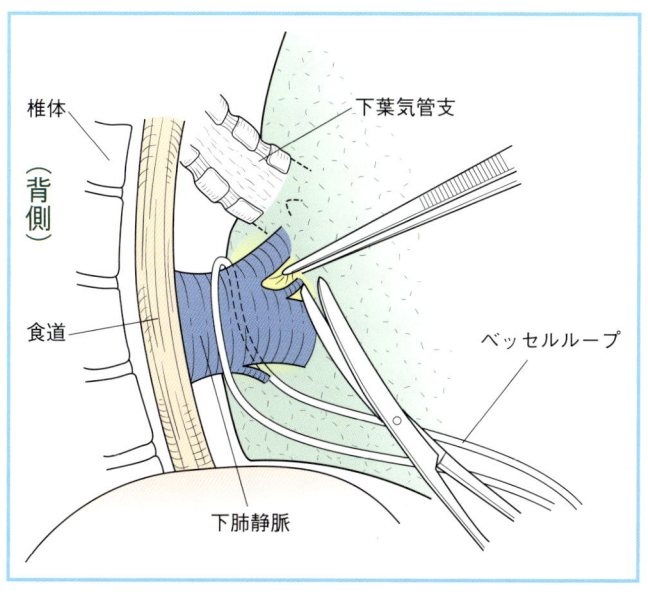

図15-106 右肺全摘術 下肺静脈は末梢に剝離するとV^{6}と肺底区静脈が現れるが，それに伴って2〜3本の細い分枝を認める。これらの分枝は3-0糸で結紮・切断しておいてもよいし，まとめて静脈全体をステープラーで処理してもよい。いずれにしても損傷させない注意が大切である。

ベッセルループで先に捕捉しておく方がよい。万一不測の事態が生じても，他の血流を遮断することで修復をより容易に実施できるからである。

　主肺動脈の切断にあたっては血管用ステープラーを利用することが多い。今日ではステープラーの安全性は飛躍的に向上しており，丁寧な操作でトラブルが生ずることはまれである。しかし万一の事態を想定してステープラーは若干末梢寄りに挿入し，中枢側に少しばかり余裕をおいて切離した方がよい。仮に切断端から出血が生じても，鑷子で把持する余裕があれば修復ができるからである（**図 15-107**）。原則として自動縫合器の粗暴な挿入は慎むべきで，よい角度を得るために新たにドレーン挿入口を作ってそれを利用してもよい。またアンビルが血管の裏に入り難い場合は，短いペンローズドレーンをあらかじめ回しておきその内腔を介してアンビルを挿入してゆくとよい。

　もしステープラー挿入のスペースが得られない場合は従来のように結紮・切断とする。中枢側は二重結紮（その中の1本は縫合固定結紮）とする（**図 15-108**）。末梢側は1本の結紮で済ますことが多いが，肺を膨らませたときに糸が外れやすく，そのときは上，下肺静脈が切断されていないと思わぬ出血で慌てることとなる。したがって，末梢もできれば二重に結紮しておくことを勧める。上幹肺動脈とそれ以下の中間肺動脈幹を別々に結紮すればより安全である。

　右上肺静脈，下肺静脈の各々もステープラーで切断する（**図 15-109**）。

　主要3血管が切断されると残るのは右主気管支のみとなるので，気管支周囲組織の剝離に移る。気管分岐部の確認を行い，奇静脈下方で右主気管支壁を露出する。主気管支の膜様部は広くしかも薄いので，膜様部を損傷させないように注意する。主気管支壁に沿って＃10，＃7などのリンパ節群が付着しているので，これらを鋏あるいは電気メス先端で末梢に剝離しつつ切断予定部を決定する。十分余裕をもってステープラーが挿入できる程度の剝離スペースが得られればよい。このときあまりに末梢側に寄って切断すると，気管支内腔が盲端となってよくない。ただし過度な緊張が閉鎖断端にかからないように分岐部から余裕のある距離で切断，閉鎖することも大切である。この際，気管支動脈は結紮するかヘモクリップで処理する。露出した主気管支壁全体に綿テープを回す。このとき全身麻酔用の double-lumen tube が挿入されているはずで，このチューブの挿入状況を一応麻酔医と確認し合っておくことを勧める。ステープラーの選択は術者の好みによるが，幅と長さ，さらには挿入角度などを念頭に大きめの物を使用する。本体の軸が気管支に直角となる自動縫合器（ロティキュレーター）の使用を考えてもよい。またステープラー処理に不安があれば，メスで切断後数針の単結紮で閉鎖する（**図 15-110**）。

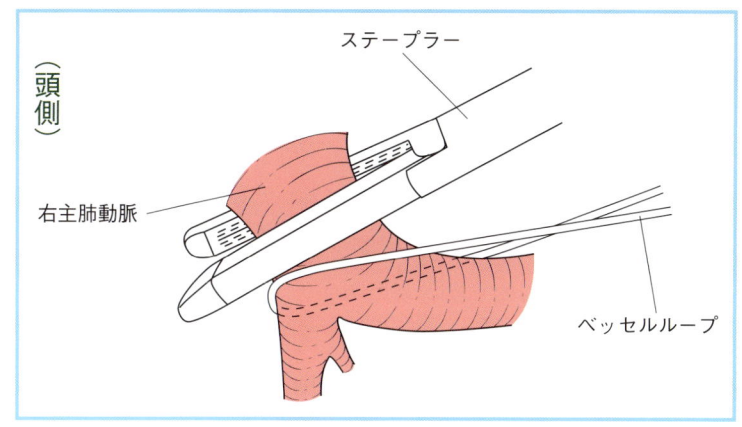

図15-107　右肺全摘術　ステープラーによる主肺動脈切断。通常，開胸野からステープラーを挿入するが，角度的に挿入が難しければ，ドレーン挿入口を利用して挿入してもよい。ブレードに適当な角度をつけて入れてゆく。通常，入口部に比して出口が引っかかりやすい。示指が通るくらいのスペースをつくれば挿入は容易である。

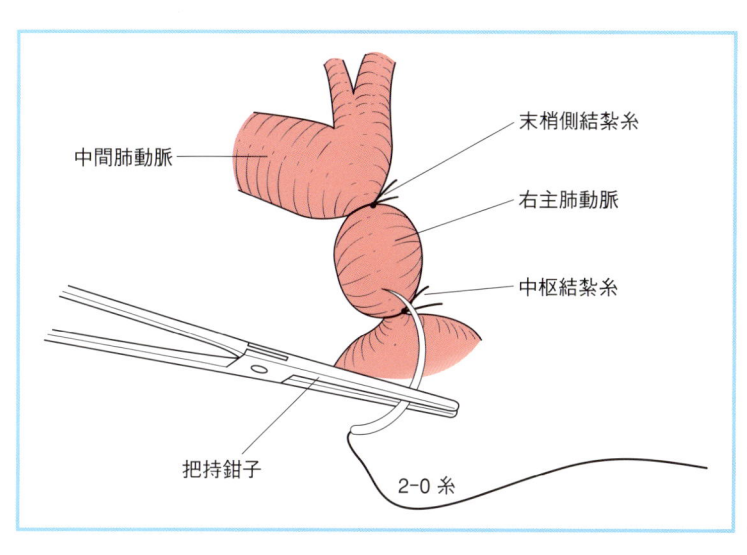

図15-108　右主肺動脈の結紮・切断　何らかの理由でステープラーで処理しないときは，まず中枢側をできる限り深部で，2-0糸で結紮する。続いて末梢側を同様に結紮する。上肺動脈と中間動脈幹との分岐がすぐに出てくるようなら，2本の末梢を別々に結紮する。中枢結紮糸の1～2mm上方を狙って2-0糸付きatraumatic needleを刺入し，この糸を血管周囲にまわして全体を結紮する。

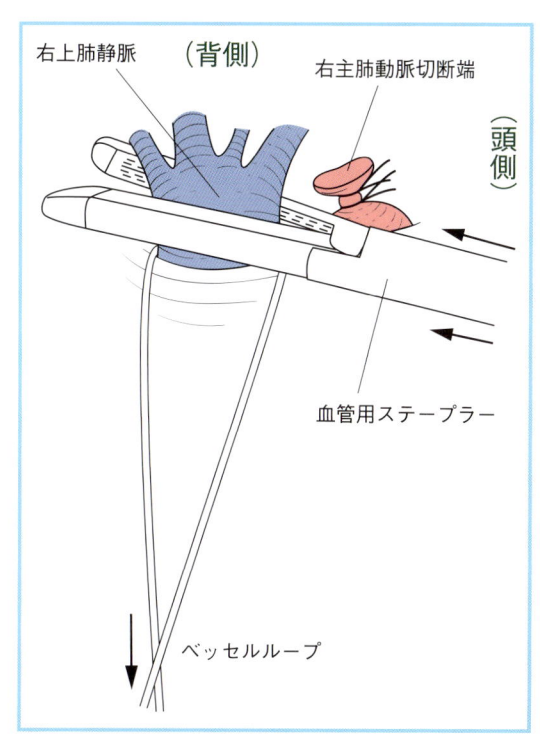

図15-109　右肺全摘術　上肺静脈の切断は血管用ステープラーを挿入して切断する。挿入が容易でないときは，ペンローズドレーンの内腔を通して誘導するとよい。

主気管支の閉鎖にあたって注意すべきは膜様部の扱いであり，末梢気管支に比して右主気管支の膜様部は格段に広い．ステープラーで閉鎖する場合，どうしても膜様部が真ん中に寄ってきて，対面の堅い軟骨壁との間で緊張度あるいは組織の厚さに差が生じてくる．そのためこの膜様部に少しでも無理が及ぶと術後断端瘻の原因となりやすい．分岐部から十分な距離的余裕があれば緊張度は少なくなるが，不十分な場合は危険である．

直接手縫い法で閉鎖する場合はSweet法でなく，膜様部を端で折りたたむ形のOverholt法が安全なように考える（図15-110）．昔の麻酔と異なり，左右別分離肺換気なので，気管支断端がオープンした状況でも余裕をもって縫合閉鎖ができるはずである．なお右主気管支切断後に少しでも断端瘻の不安が残る場合は，断端を周囲生体組織（胸腺，脂肪組織，筋肉弁など）で被覆することを薦める．

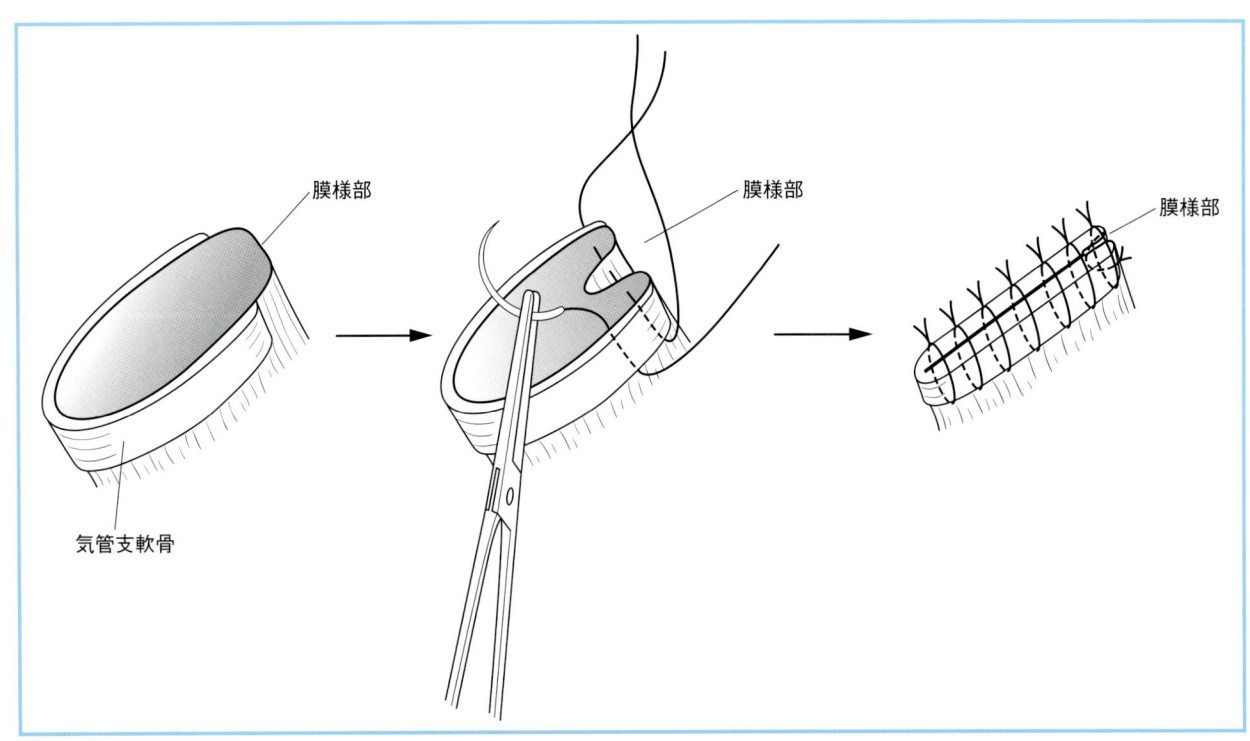

図15-110 主気管支の処理　手縫いで閉鎖する場合は膜様部が原因となる断端瘻を回避するため，同部を内腔に折り畳んで閉鎖するとよい（Overholt法）．実際には膜様部をV形に内腔に押し込み，その上から吸収糸付き3-0針を側壁に2針ほど入れて膜様部を閉じる．あとは通常通りやや密に7〜8針ほどで全体を閉鎖する．

b. 左肺全摘術

　左肺は右肺と肺活量比で4.5：5.5程度とされることから，全摘手術の負担が右に比して軽く，また気管支断端瘻の発生リスクも右に比べるとはるかに低い。左と右の肺全摘手技の違いは主肺動脈および主気管支の走行の違いによるもので，手技操作自体は全く同じである。

体位：右側臥位
開胸部位：左第5肋間

手術法

　左肺門周囲の肋膜をオープンして上肺静脈，主肺動脈の位置を確認する。どちらから剥離を始めてもかまわない。左主肺動脈の剥離は大動脈弓下方のやや前方の位置から始めるが，右主肺動脈に比し少し短いことから損傷した場合の修復は大変難しいので走行をよく確認しておくこと。まず肺門の肋膜を切開すると脂肪組織に囲まれて左主肺動脈の前面が出現する。A^3分枝より前方の中枢側を剥離するわけであるが，この部分は#6リンパ節群が存在することから，これらが腫大していればあらかじめ除去しておく。#6のリンパ節はたとえ腫大していても剥離を妨げるほどのものでないことが多い。主肺動脈の血管鞘と周囲の疎性結合組織をオープンし，それらを把持して血管本体を露出してゆく。この場合も右側同様に主肺動脈背側の癒着状況などを探りながら，ツッペルあるいは鋏先端で剥離を進める。ある程度剥離が進んだところで，主肺動脈の背側に鉗子（サティンスキー）を回してベッセルループで捕捉する（**図15-111**）。

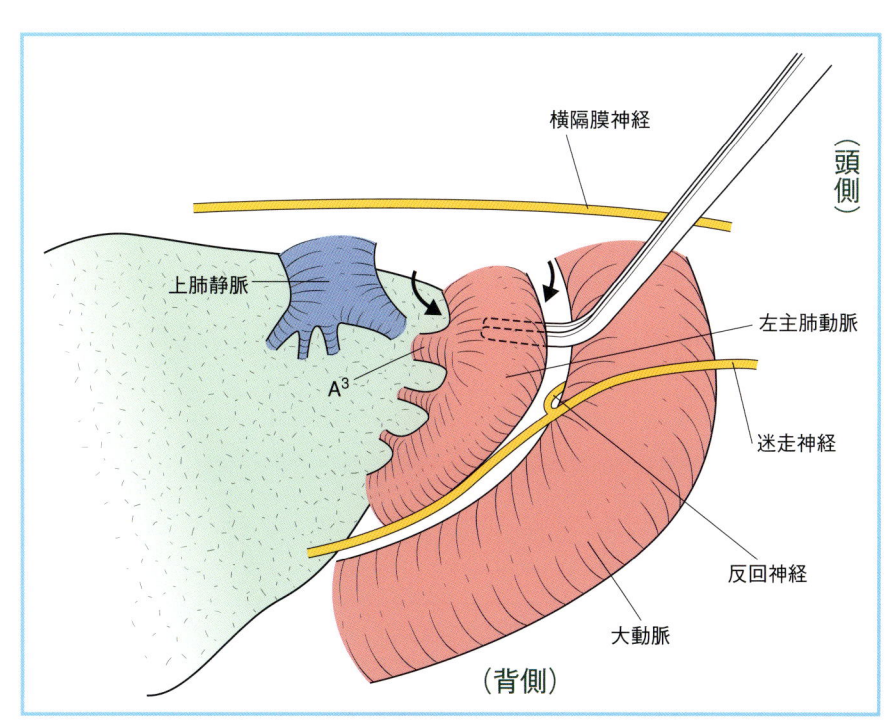

図15-111　左肺全摘術　左主肺動脈の剥離・露出は大動脈弓下の前方よりアプローチする。主肺動脈としての距離は右に比して短い。手指である程度確認して鉗子を挿入する。

何かの理由で肺門での剝離が困難な場合は，心囊を切開して心囊内で主肺動脈を剝離する。この場合も右と同様，ある程度剝離されたところで手指を挿入して血管壁と周囲組織を触知し，鉗子を突っ込むスペースの感覚をつかむと安全である。

　続いて上・下肺静脈の剝離に移る。いずれの血管も側端部の剝離が大切で，特に上肺静脈 V^{4+5} の腹側端は張り出した心臓に隠れて見え難いことから露出距離が短くなる。したがってこの部分については心臓を軽く押え，十分に血管周囲を末梢に剝離して，ステープラー（自動縫合器）挿入が可能なスペースを確保する必要がある（図 15-112）。

　血管用のステープラーを挿入するときは，出口の部分が狭いと出し入れに難渋する。挿入をスムーズにできるよう，挿入角度を工夫したり，ペンローズドレーンで先端を誘導させながら挿入する方法が考えられている。

　下肺静脈は右肺全摘と同様に横隔膜面から靱帯を切り上げてゆき，下肺静脈全体をベッセルループで捕捉し，これもステープラーで切断する（図 15-113）。

　上述の操作で動静脈を切断後，続いて左主気管支の切断に移るが，右主気管支との差は左主気管支が長く，分岐部が非常に深い位置にあることである。したがって可能な限り分岐部近傍まで剝離して切除線を決定しなければならない。そのため視野を十分に展開する必要がある。下行大動脈を自在鉤（スパーテル）などで背側に圧排し，心臓を軽く前方に圧排すると左主気管支の根部を中心にかなり広い視野が得られてくる（図 15-114）。ここで麻酔用チューブの位置を確認する。右用の double-lumen tube が使われていれば問題ないが，左用が使用されている場合は tube 先端を気管内まで抜去してもらう必要がある。

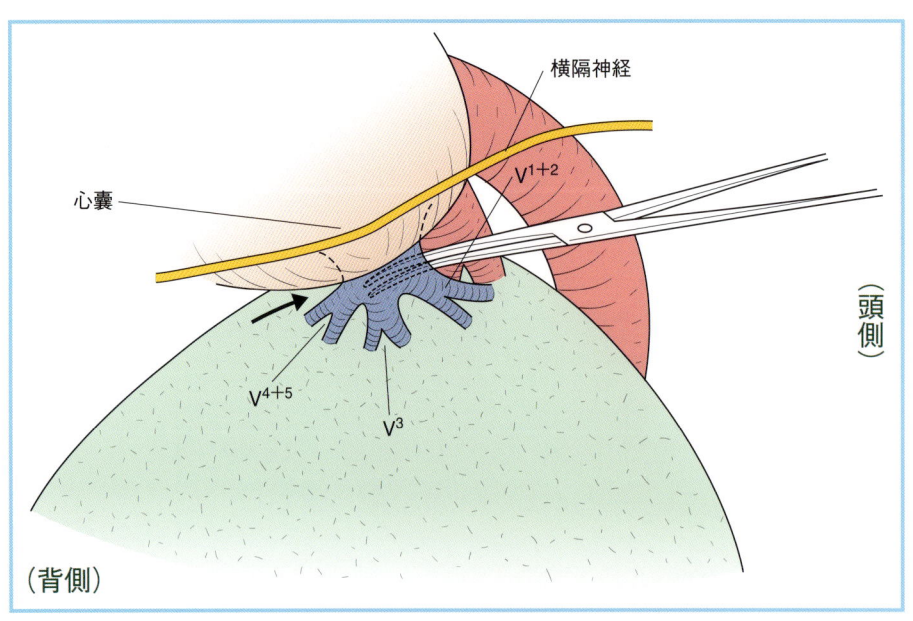

図 15-112　**左肺全摘術**　上肺静脈は扇状に広角度に分岐している。なかでも V^{4+5} は心囊が張り出していて直線的な距離をとりにくい。十分に心囊と肺の間から血管周囲を剝離して自動縫合器挿入に必要な出口を作っておくとよい（矢印の部分）。

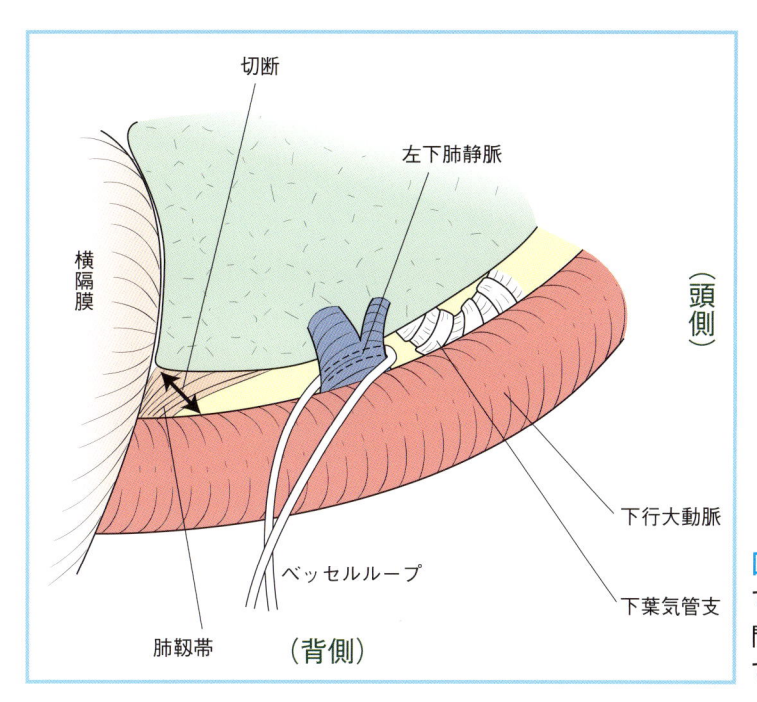

図15-113 左肺全摘術 左肺靱帯を電気メスで切離し下肺静脈に接近する。下葉気管支との間で剥離を進め下肺静脈全体をベッセルループで捕捉する。

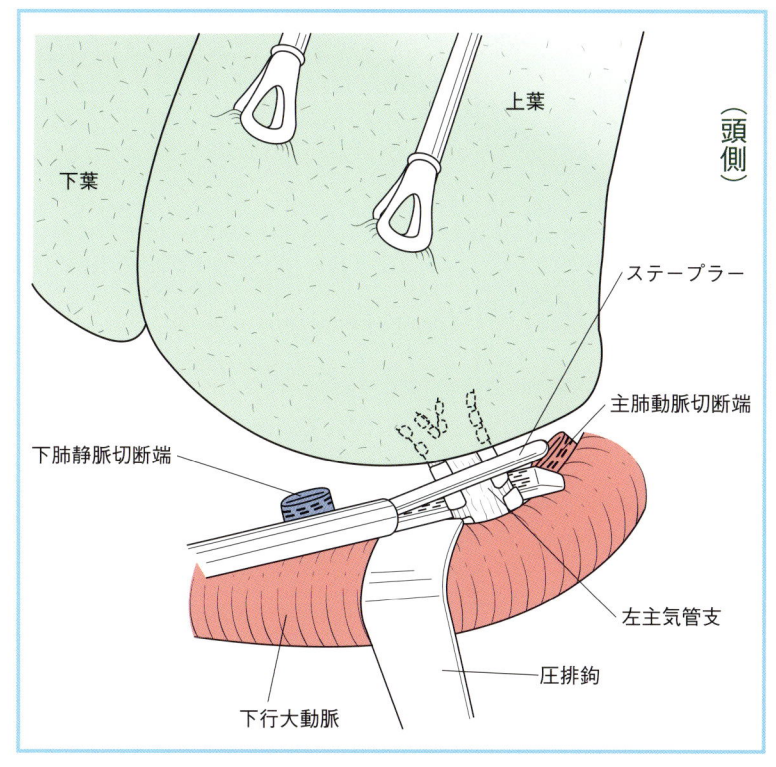

図15-114 左肺全摘 3本の血管（左主肺動脈，上・下肺静脈）を切断した後，左主気管支を切断するが，この際肺をかなり強く持ち上げることで，分岐部に近い深部で自動縫合器（ステープラー）をかけることが可能である。

主気管支周囲の剝離の際，気管支動脈についてはヘモクリップを中枢側に2箇所クリッピングして切断する。それ以外にも，リンパ節への栄養血管も含めて種々の索状物はできる限りヘモクリップでクリッピングしつつ剝離を進める。一度出血し始めると視野が狭くて止血に手間取りやすいからである。剝離が終われば分岐部より一横指ほど末梢を切断線に予定して自動縫合器（ステープラー）を挿入する。狭い視野なので内視鏡用のステープラーはやや使いにくく，むしろ気管支に対して垂直方向に挿入可能な自動縫合器（ロティキュレーター）の使用が便利なようである。機械的閉鎖でなく手縫いとする場合は，狭い視野のため右側に比して操作はやや難しい。殊に針を刺入する場合，大動脈壁を傷つけないように慎重であること。

左側断端処理の特徴として，右に比し気管支断端が胸腔内に露出せず，周囲臓器組織ですぐに被われてしまうのが利点である。したがって，生体組織での被覆をほとんど必要としないですむ。続いてリンパ節郭清に移るが，左の郭清は右に比べ＃7，＃4などが深部での郭清となってやり難い（図15-115）。郭清方法は左肺門・縦隔郭清の項を参照されたい。

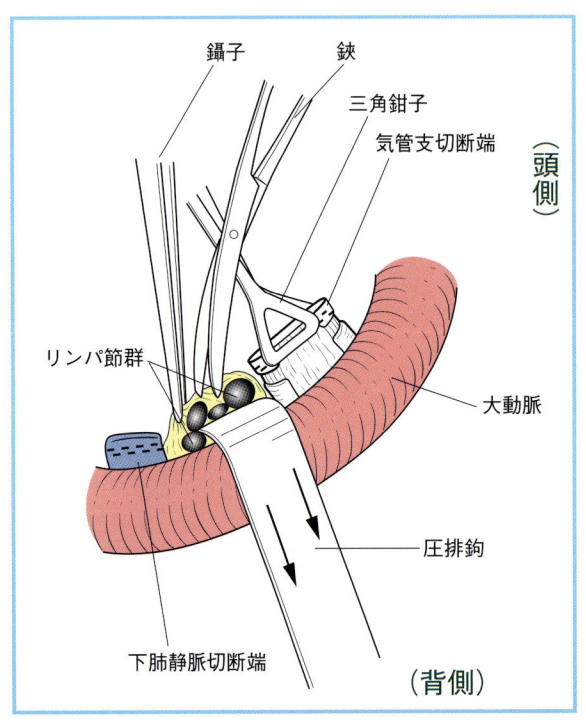

図 15-115　左肺全摘　左肺全摘後のリンパ節郭清。圧排鉤（スパーテル）で下行大動脈および食道を背側に押しやり，三角またはアリス鉗子で気管支断端を把持して分岐部周囲の視野を広げる。

c. Completion pneumonectomy（遺残肺全摘，残存肺全摘）

　上葉，下葉のどちらが遺残しているか，また右と左との違いでこの手術の難度が異なってくる．特に肺癌術後の遺残肺全摘では，以前に実施されたリンパ節郭清のため，肺門付近の癒着がきわめて高度であり，その点をある程度予測して手術に臨む必要がある．特に，前回の手術が上葉切除であった場合の手術難度は，左右主肺動脈周囲の癒着が強く，前回が下葉切除であった場合に比較してかなり高い．

開胸法

1）側臥位による左右の第4～6肋骨床で開胸する方法

　前回の手術が胸腔鏡手技によるものであれば，癒着の程度は軽いはずである．しかし通常開胸の場合は第4～6肋骨付近は強く癒着しており，不用意に開胸を始めると剝離が進まず悩まされることとなる．肋骨床開胸で入り前方胸腔の非癒着部を見つけて，そこから側方，さらに背部の剝離に進むとよい．

2）仰臥位による胸骨正中切開で開胸する方法

　以前に複数回の手術が行われたり，肺門，縦隔の広範なリンパ節郭清が実施された例では（後）側方開胸で肺門剝離を行うのは容易でない．胸骨正中開胸で遺残肺全摘を行うことの利点は，心囊内で肺門血管を処理することでそれ以降の出血などを少なくできる点である．

　一方，本法では右側の遺残肺全摘は比較的容易であるが，左側（左肺下葉の切除）では下肺静脈の切離が位置的に処理困難で，体位の変換や追加開胸を迫られることがある．

手術法

1）側方開胸によるアプローチ

　側方開胸で入った場合に肺門に達するまでのポイントは縦隔剝離である．肺癌の術後であれば郭清操作により強い癒着がみられるはずで，初回開胸のようにはゆかない．上大静脈および奇静脈の損傷に注意して，まずフリーなスペースを探しそこを起点に剝離を進めてゆく．一般に遺残肺全摘では上葉切除後よりも下葉切除後の方が手術は容易である．上葉切除に伴う肺門操作で右主肺動脈近くに強い癒着が及んでいることが多いからである．したがって遺残肺全摘における右主肺動脈の切断にあたっては通常の肺門から入ろうとせず，心囊をオープンして心囊内処理を行う方が楽である．ここではまず右上葉切除後の遺残肺全摘（completion pneumonectomy）について解説する．

肺門および心囊に到達すると心外膜に切開を入れるが，横隔神経を外して横隔神経走行部と肺門との中間点で心囊をオープンする。何らかの理由で横隔神経の保護が難しい場合は躊躇なく切断すればよい。全摘目的なので横隔神経欠損による肺機能面への影響はみられないはずである。肺門を中心に全面にわたって心囊を開くと主肺動脈，上下肺静脈の位置を確認できる（図 15-116）。右主肺動脈の捕捉にあたっては上大静脈との剝離を行い，心囊内外を連続させて主肺動脈の剝離距離をできるだけ長くとる。下肺静脈については通常の下葉切除と同じ要領で処理すればよい。それが不可能であれば，心囊内で切断する。このときは，上，下肺静脈間の薄い連結部（serous pericardium）をオープンして鉗子（サティンスキーなど）を入れベッセルループを回す（心囊内血管処理の項を参照）（図 15-117）。切断に際しては深部での処置となるので，できれば血管用自動縫合器を利用す

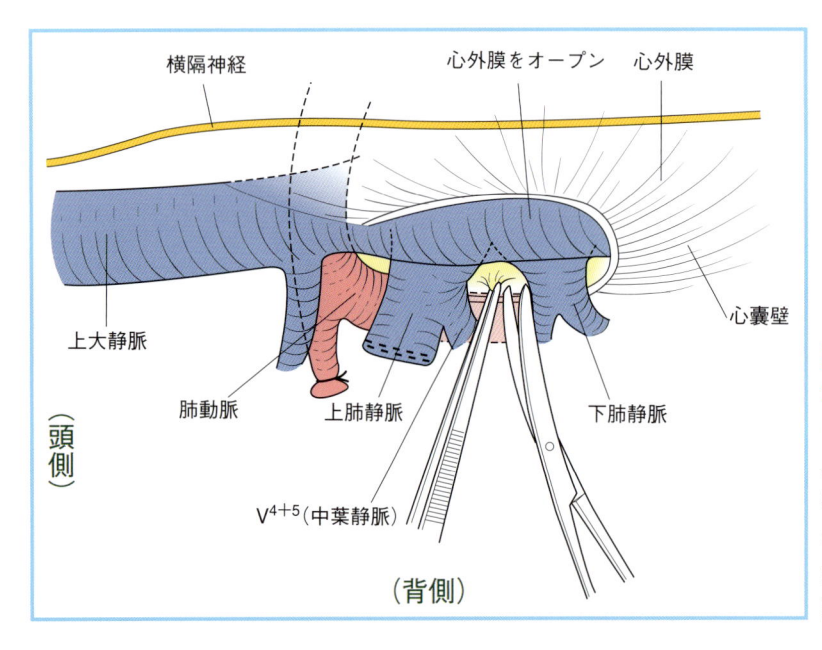

図 15-116　右上葉切除後の completion pneumonectomy　心外膜を切開して大血管の位置を確認する。心囊内に上大静脈が流入する部に接して直角に交わるように右肺動脈が縦走している。この間の疎な結合組織をメッツェンバウム先端あるいはツッペルで外して全体を捕捉する。

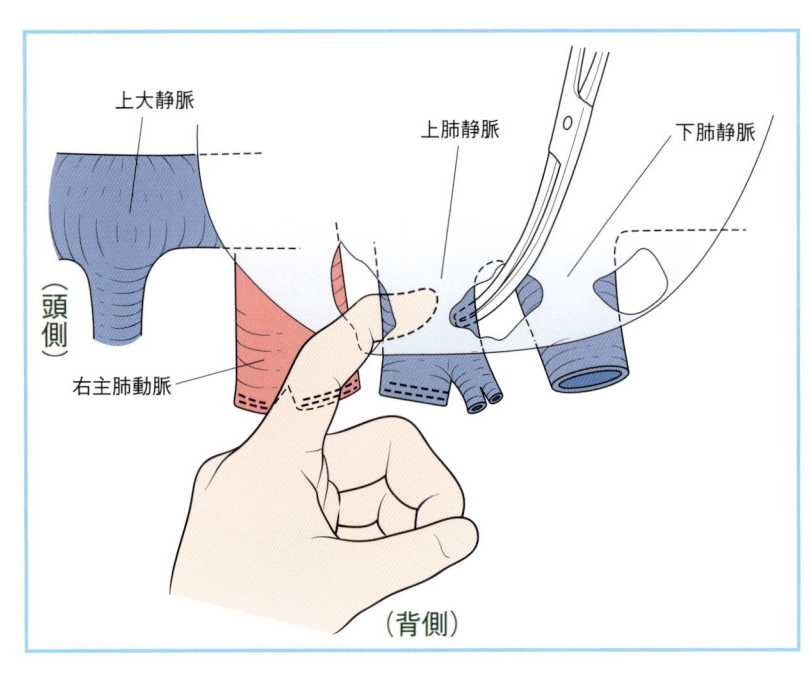

図 15-117　右上葉切除後の completion pneumonectomy（心囊内での血管処理）　心囊内では手指を挿入して肺動静脈の位置関係を確認する。続いて肺静脈を捕捉するためには，上・下肺静脈間の連結部（serous pericardium）をオープンする。この際，強引に鉗子を突っ込んで穴を開けようとせず，表面を切開し，手指を回して先端で血管腔でないことを確認しつつ，鉗子を丁寧に入れてゆくと安全である。

るのが便利である。血管が切断されれば残った主気管支の切断に移るが、ここでも膜様部損傷を起こさないよう注意する。

　一方、下葉切除後の遺残肺全摘では上葉切除後に比し比較的肺門上部が侵入しやすく、右主肺動脈の剝離は上大静脈をツッペルなどで圧排しながら剝離を進めてゆけばよい（**図15-118**）。肺静脈についても前方に位置する上肺静脈は比較的癒着が少なくアプローチしやすいはずである。上肺静脈を剝離して全体を自動縫合器（ステープラー）で切断する。なお、このルートで剝離が難しいときは、やはり心囊を切開して上下肺静脈全体を捕捉するようにベッセルループをかけ、次いで上肺静脈の剝離切断に移る。それができない場合は上下肺静脈全体を切断する（**図15-119**）。

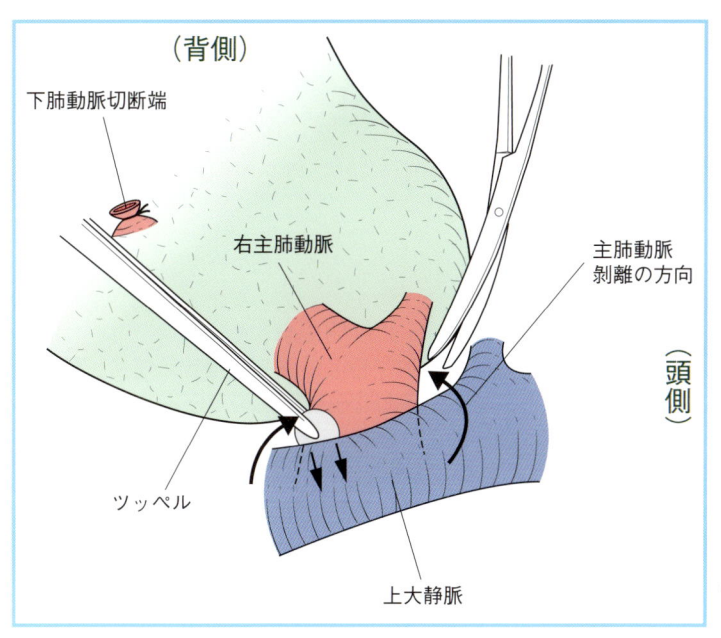

図15-118　右下葉切除後の completion pneumonectomy　右上葉切除後に比して下葉切除後は比較的、主肺動脈周囲の癒着が軽い。上大静脈と主肺動脈との間の癒着を鋏あるいはツッペルで剝離してゆく。

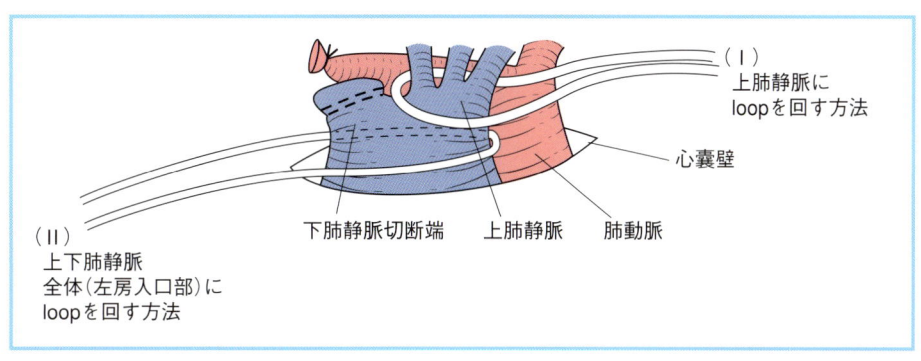

図15-119　右下葉切除後の completion pneumonectomy　心囊内で上肺静脈を剝離できれば、ベッセルループを回し、自動縫合器あるいは遮断鉗子をかけて切断する。それが難しければ上下肺静脈全体を捕捉して遮断鉗子をかけて切断・閉鎖する。

2) 胸骨正中切開によるアプローチ

　胸骨正中開胸で completion pneumonectomy を行う利点は主肺動脈の切断を容易に行いうるという点であろう。まず心嚢内での大血管での位置確認に続き，主肺動脈の捕捉を行う。右主肺動脈は上行大動脈ならびに上大静脈の背部を長く走行している。この上行大動脈と上大静脈の間で主肺動脈を露出し捕捉するが，癒着は全くない部位なので簡単に鉗子を回すことが可能である。この部分の処置を少しでも広い視野で行うためには，上行大動脈をテーピングして背側に引っ張るか，あるいは自在鉤で圧排して深部の術野を広くしておく（図 15-120）。上行大動脈のテーピングに際しては，左手で上行大動脈を持ちあげて，血管壁を保護しつつ，大動脈裏側の外膜表面の結合織を破り大きな鉗子を通して綿テープを捕捉する。同様に上大静脈にもベッセルループを回して牽引すると，右主肺動脈を処理するための距離を十分にとることができる。主肺動脈の切断は血管用自動縫合器（ステープラー）による（図 15-120）。続いて上・下肺静脈もテーピングして心嚢内で自動縫合器による切断を行う。続いて右主気管支の処理であるが，これは切断した肺動脈の背

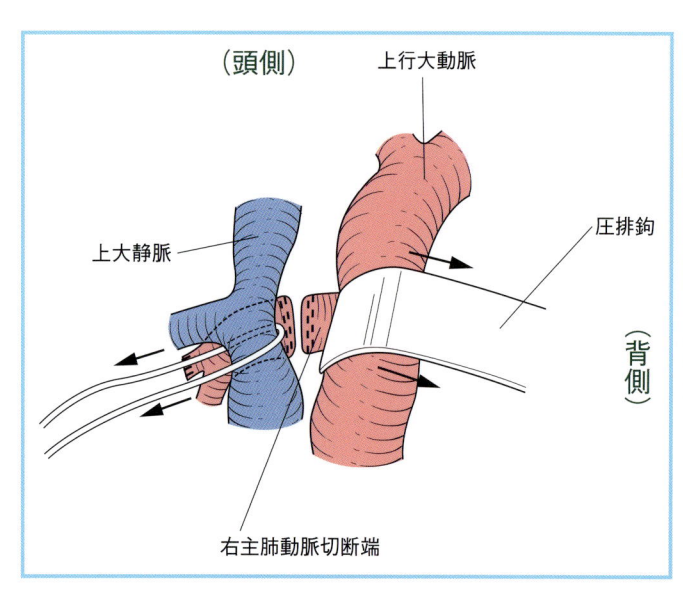

図 15-120　右上葉切除後 completion pneumonectomy　正中から肺動脈を処理する場合。心嚢をオープンし上行大動脈を自在鉤で圧排するか，あるいは綿テープで手前に引っ張ることによって，直下の右主肺動脈本幹を容易に露出し得る。また同様に上大静脈を圧排，あるいはテーピングして引っ張ると肺動脈切断のための十分な距離を確保できる。

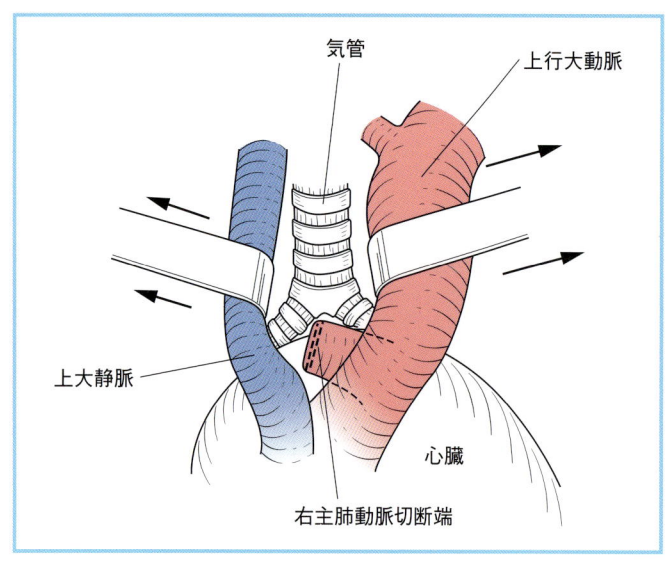

図 15-121　右上葉切除後 completion pneumonectomy　肺門血管の処理を終えると，残った支持組織である気管支の切断に移るが，分岐部の露出は上行大動脈および上大静脈を前方に圧排して到達する。綿テープを回してステープラーで切断する。

側に位置しているので，簡単に露出しテーピングが可能である（図 15-121）．右主気管支を分岐部直下で自動縫合器（ロティキュレーター）で切断する．

胸骨正中切開による左側の遺残肺全摘の操作も右側同様である．ただ左上葉切除後の下葉切除にあたっては，主肺動脈は心嚢内で処理できても下肺静脈の心嚢内処理は簡単ではない．したがって困難を感ずるときは，面倒でも側臥位に体位変換して下肺静脈の処理を行うのがよい．

コラム・4

手術内容の図示

手術後に手術内容を記録するにあたり，要所，要所を図示することは極めて有用で，他医師のためにも，また自分のためにもなる行為である．その要所とはどのような所を指すかといえば，私自身の理解では，1）定型的な手術の流れとは異なっていた所，2）その手術においてもっとも困難であった所，あるいは手術成否の帰結に関わると考えられた所，3）術者として最も神経を集中して取り組んだ所，などと考えている．肺癌手術を例に挙げれば血管の走行異常とか，癌巣の血管浸潤がどこまであって，それらをどのように処理したかとか，リンパ節転移が肉眼的にどの部分にまでみられたかといった状況が挙げられる．

ただ単に文章に綴ったり，チェックシートにチェックするだけにとどまらず，具体的な図を添えて，それを記録の一部として残すことは大変に重要かつ有用な行為のはずである．術者自身がその手術をどのように進めてゆこうとしたかが，よく理解されるだけでなく，万一，術後に何らかの合併症，あるいは再発といった異変が生じた際に，他医師の病態理解への大きな手助けとなるものである．優れた外科医の描いた図は一目瞭然，その手術全体の難度，帰結などが判断されるものである．

器用さは外科医にとって極めて大切な武器である．だから手術が上手な人は大抵手術の図示も上手なように思ってきた．驚くほど微細な描写で浸潤部位，ならびにその処理法がリアルに描かれているのを見ると，その手術の状況が自ずから頭の中にも描かれてくるようなものである．かといって画が下手な人はそれを描くのが無意味と言っているわけではない．術者は画家である必要は決してないのである．可能な限り正確に，かつ誇張なく，ポイントがきちんと描かれていればそれでOK である．少しでも意図的な嘘が混じる画は絶対に許されない．筆者は残念ながら画くことが先天的に下手くそであった．若い頃，肺を描こうとするといつもナスビのようになってしまった．何度描いても同じであった．それで，上手な先輩の描いた図と比較して大いに悩むこともあったが，あるときからナスビはナスビ，問題はそのナスビのどこが腐っていて，そこをどのように切り取ったのか，その点を明らかにすればそれでよいのだと達観してしまった．実はかねがね手術の上手な人だなと尊敬していた先輩の描いた図を見てそう納得したからである．その画は実に大まかな画ではあったが，ただ感心したのは数色の色鉛筆で臓器別に病変，血管，神経などが彩色されており，他者が一目瞭然理解し得るように工夫して描こうとした努力がなされていた．

術中，術後に患者に説明するときも，百，千の言葉を連ねるよりは，的確な画を描いて説明する方が，はるかに大きな理解が得られるはずである．

D. 縦隔リンパ節郭清

　リンパ節郭清は肺癌手術において必須の手技である．近年胸腔内リンパ流路の研究が詳細に行われ，不要な郭清が省略される傾向であるが，それでも必要最低限（ND2）の郭清は要求される．頸胸境界部の郭清については後側方開胸よりも，胸骨正中開胸の方が優れているのは確かであるが，そのように広範なリンパ節郭清が要求される進行肺癌は減少しているのが現状である．本書では標準的な後側方開胸による郭清手技（ND2）を解説する．郭清に際しての基本的操作は先端のfineな鑷子と鋏，あるいは電気メス先端などを用いて行う．また超音波凝固切開装置もよく利用される．鑷子と鋏で多用されるのは，肺門剝離に使用されるドベーキー型鑷子とメッツェンバウム（鋏）である．

　なお本項では一般的な系統的リンパ節郭清を解説するが，その郭清範囲あるいは方法などについては必ずしも定まった方式があるわけではない．例えば上葉発生の肺癌が横隔膜上リンパ節に転移することはまれであり，GGO主体の肺癌が縦隔リンパ節に転移することもまれであって，これらはすべて省略されてもなんら問題はないと考える．したがって以下の解説内容はすべて進行肺癌における一般的系統郭清と認識していただきたい．

a. 右縦隔リンパ節郭清

　リンパ節郭清は末梢から肺門に向かって実施する．すなわち横隔膜上から気管分岐部へ，また胸腔最上部から奇静脈へ向かう．

　リンパ節はリンパ管で連結されている組織であることから，リンパ節のみを摘出する操作は完全な郭清として認められない．したがって周囲の脂肪組織とともにリンパ節群として一塊に摘出される必要がある．またその際に生ずる出血はそう多いものではないが，それでも深部より持続性に出血すると止血に難渋する．できる限り出血を少なくして，しかもできる限り広汎に脂肪組織を郭清するのを基本とする．この際，結紮，電気メス凝固，ヘモクリップなどを多用するが，リンパ節への太い流入血管を剝離前に結紮あるいはクリッピングしておくと出血に悩まされることはない．一般にリンパ節郭清はen bloc dissectionを基本とすることから，肺門ならびに一部の縦隔リンパ節群は，気管支切断時に末梢から剝ぎ上げて肺にくっつけて摘除するのがよい．いずれにしても治癒切除の目安となるND2を目指し取り残しがないように，系統的郭清を念頭にすることが求められる．

　まず下縦隔では横隔膜上の靱帯組織内に存在するリンパ節（#8，#9）を鋏あるいは電気メスで郭清し，下肺静脈の露出に合わせて摘出肺側にまとめてゆく（**図15-122**）．この操作で食道壁が露出されるが，本来このあたりのリンパ節に肺癌の転移が及ぶことはまれである．続いて上下葉間から中枢に移ると中間気管支幹周囲から分岐下に至るリンパ節群が連続性に連なっている．これらの中で，#10は主気管支，#11は中間気管支幹の側壁に固着しているので，ツッペルで気管支壁を前方に圧排してこの管壁から鋏先端でそぎ落とすようにして郭清し（**図15-123**），連続性に分岐下のリンパ節群につなげる．この際全体の組織をリンパ節把持鉗子，アリス鉗子あるいはバブコック鉗子などで把持して，でき

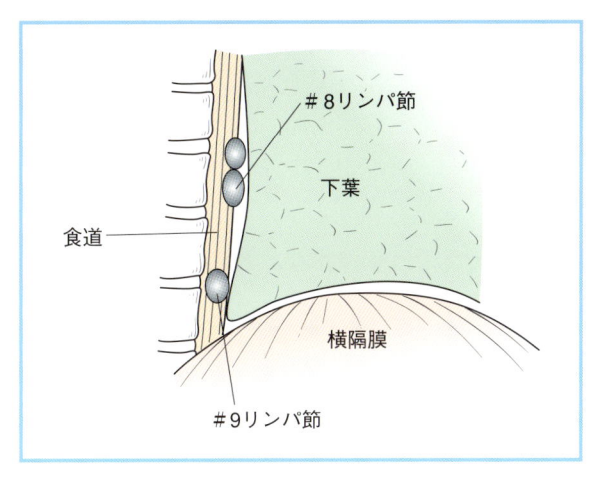

図 15-122　右側下縦隔郭清　肺横隔膜靱帯周囲の脂肪組織内にリンパ節（#9）さらに上方の食道周囲にリンパ節（#8）群がみられる．電気メスで一塊として郭清する．

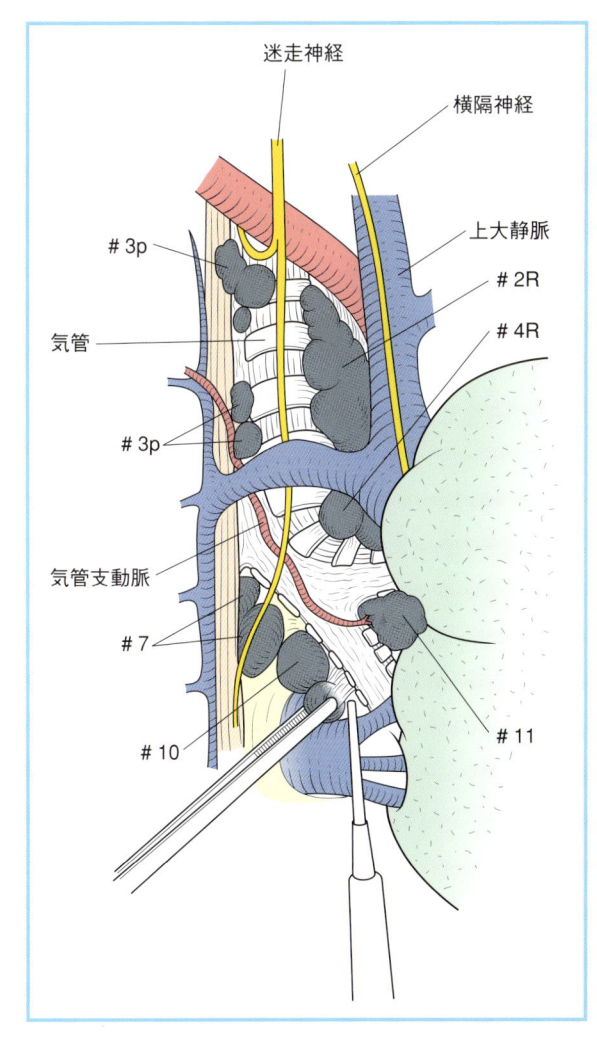

図 15-123　右縦隔郭清　分岐部郭清においては，下葉気管支の背側に沿って肋膜を切開し気管支，心膜からリンパ節（#12，#10）を剥離し分岐部に達する．迷走神経の本幹を確認し肺枝は切離したほうが郭清はしやすい．分岐部に達したらツッペルで中間幹気管支を前方に圧排することにより分岐部が広く展開される．

る限り郭清リンパ節を破砕させない配慮が大切である．リンパ節皮膜の破壊により癌細胞を散布させ，また無用な持続出血を招くからである．

分岐下リンパ節（＃7）の郭清は下葉気管支周囲，心外膜表面から上方へ進め，中間気管支幹周囲を含め一塊にして剥ぎ上げつつ分岐部に向かう（図15-124）．表面には肺内に展開する副交感神経叢の細かなネットが存在するが，太い神経だけはベッセルループで保存し，あとは適宜，切断する．この＃7は転移がなくとも平たく大きいのが特徴である．背部では食道壁に近接して存在する．

なお，一般に食道壁は漿膜を欠くことから，上記の剥離操作で，もろに縦走する食道筋層が見えてくる．食道粘膜を破らなければ大丈夫であるが，知らず知らずにこの筋層を広く剥いでしまっていることがあるので，食道の位置と走行を頭に入れておく必要がある．さらに深部に進入すると対側の左主気管支壁にぶつかるので，そこから分岐部に向けて剥ぎ上げる形でリンパ節群全体を摘出する．この分岐部周囲が右側では最も深いところなので視野を十分にとり難い．食道をツッペルなどで部分的に後方に圧排し，分岐下の術野を広げる工夫が必要である．リンパ節周囲の脂肪組織は電気メス先端あるいは吸引管の先端などで剥ぎ上げ，残った索状物は流入血管の可能性があることから，クリッピングして切断する操作を続ける．

上縦隔の郭清については，まず縦隔肋膜を奇静脈上方から腕頭動脈上方まで広くオープンする．この際奇静脈を切断する施設もあるようだが，筆者は切断せずベッセルループで保持するようにしている．さらに迷走神経もベッセルループで保持する．郭清は腕頭動脈から下方，上大静脈側方，気管側方から奇静脈に向けて脂肪組織と一塊に摘出して末梢から剥ぎ上げてきた＃10などと連結させる．上大静脈から脂肪組織を剥離するのは簡単であるが，この際，縦隔から流入する細い静脈を粗暴に引きちぎると上大静脈の亀裂を招いて止血に慌てる．したがって，この流入静脈は細くても結紮あるいはクリップによる止血をきちんとしておくことを勧める．超音波凝固切開装置であれば結紮の必要はない（図15-126a）．腕頭動脈周囲および腕頭静脈の上大静脈流入口近傍は＃2（R）として，必ず中頭大〜小のリンパ節群が存在する．この部分はアリスあるいはバブコック鉗子で把持して引き出すような形で＃3〜＃4群リンパ節につないでゆく．この場合も索状物は必ず結紮，あるいはクリッピングをしておくこと．迷走神経から分枝する数本の神経枝の中，反回神経のみを保存する．同神経は通常，腕頭動脈に接して頭側にターンしているので，このあたりでの電気メスによる凝固操作を慎み，メッツェンバウムで丁寧に剥ぎ降ろしてゆくのがよい．その他の神経枝は遠慮なく切断してゆく．

15. 肺悪性腫瘍　*175*

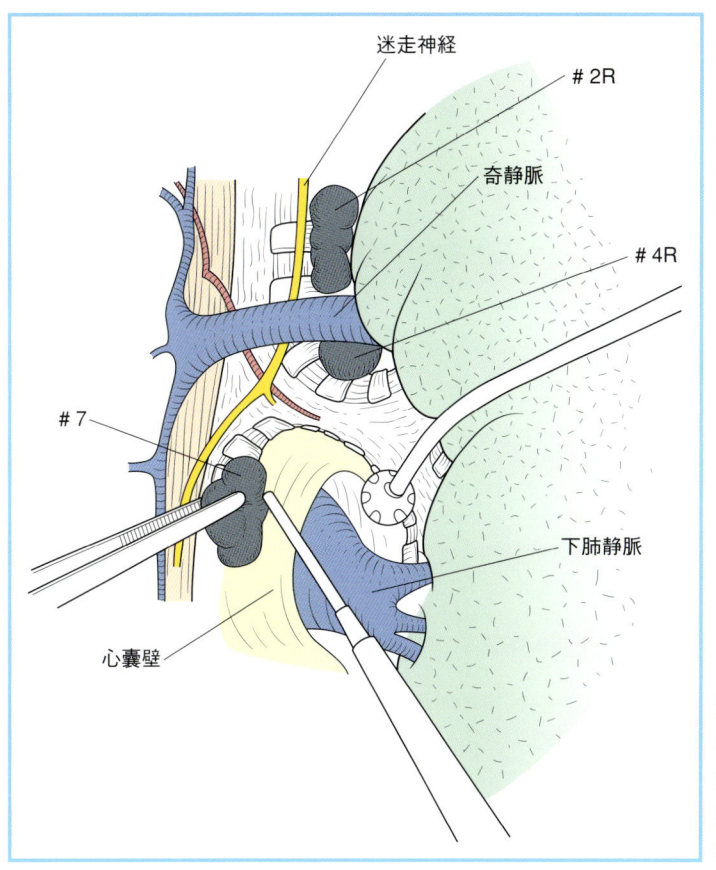

図 15-124　分岐部郭清　分岐部リンパ節（＃7）を郭清する。左主気管支壁，食道壁からリンパ組織（＃12，＃10）を脂肪組織とともに郭清する。内側は心膜のみとなり，左肺静脈の左心房流入部が現れる。

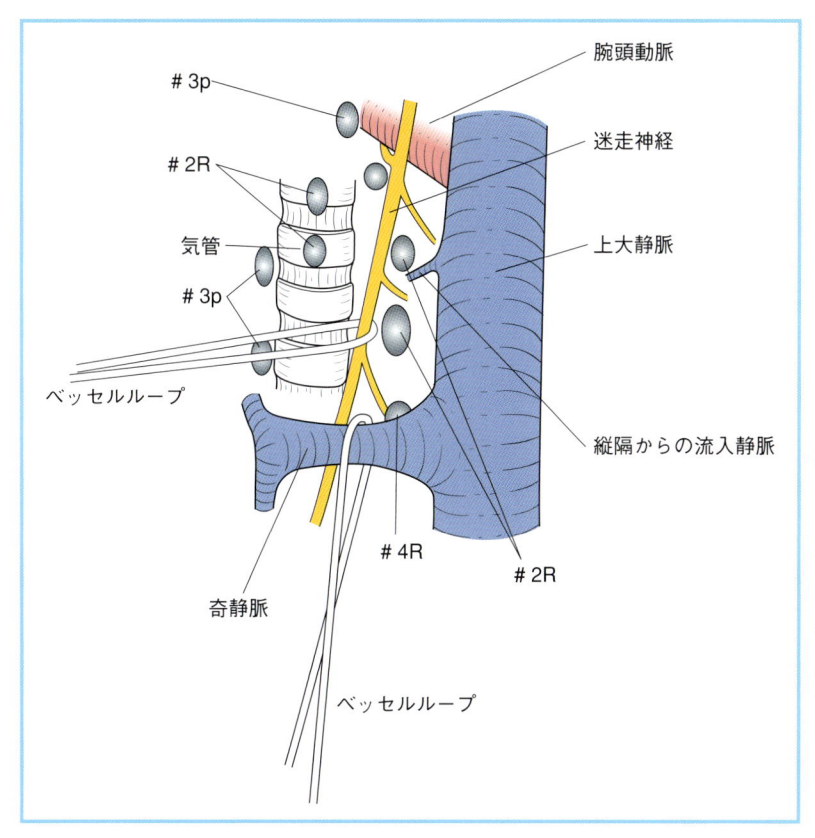

図 15-125　右側上縦隔郭清　上縦隔郭清においては腕頭動脈周囲から下方に向けて脂肪組織を一塊として摘出してゆく。時に上大静脈に流入する細い静脈枝があるがこれを引きちぎると，かなりの出血をみる。注意深く上大静脈から脂肪組織を遊離すると出てくるので，必ず3-0糸で結紮しておく。ヘモクリップでもよいが引っかけて損傷を生じないように注意する。＃3p，＃2Rは腕頭動脈の内上方から脂肪組織を引き出すようにして郭清する。

気管壁からの脂肪組織の剥離も出血の心配はないので大胆に剥ぎ上げて心配ない。上縦隔の対側方向深部は心外膜であり、この部分からも剥ぎ上げる形で全体（♯2〜3）を♯4Rの周囲に持ってゆく（図15-125, 126a, 126b）。このとき、心外膜をオープンしてしまうと心嚢液が流出する。特に問題はないが術野に絶え間なく流出するのでわずらわしい。粗暴な操作を慎むようにしたい。♯4は最も肺門に近く、しかも深い位置にあることから、やや摘出に時間を要する。右主肺動脈周囲の脂肪組織を含めて末梢側へ剥ぎ上げるが、深部の索状組織は必ずクリッピングして切断する。これらリンパ節群は奇静脈をくぐらせて上縦隔野に持ち上げられるが、筆者は通常、奇静脈を上方または下方にベッセルループで強く引っ張り♯4Rを♯3a群とともに一塊として郭清することが多い（図15-127, 128）。♯3pは気管後壁のリンパ節群であるが、食道壁〜気管壁の間に小さなリンパ節がみられる程度で、肺癌で腫大したものをみることはまれである。図15-129は上縦隔郭清の終了した所見を示す。なお上葉支周囲の♯12リンパ節はしばしば郭清をしないですますことが多いが、これもリンパ流の途中に位置するリンパ節としてきちんと郭清を行う必要がある。

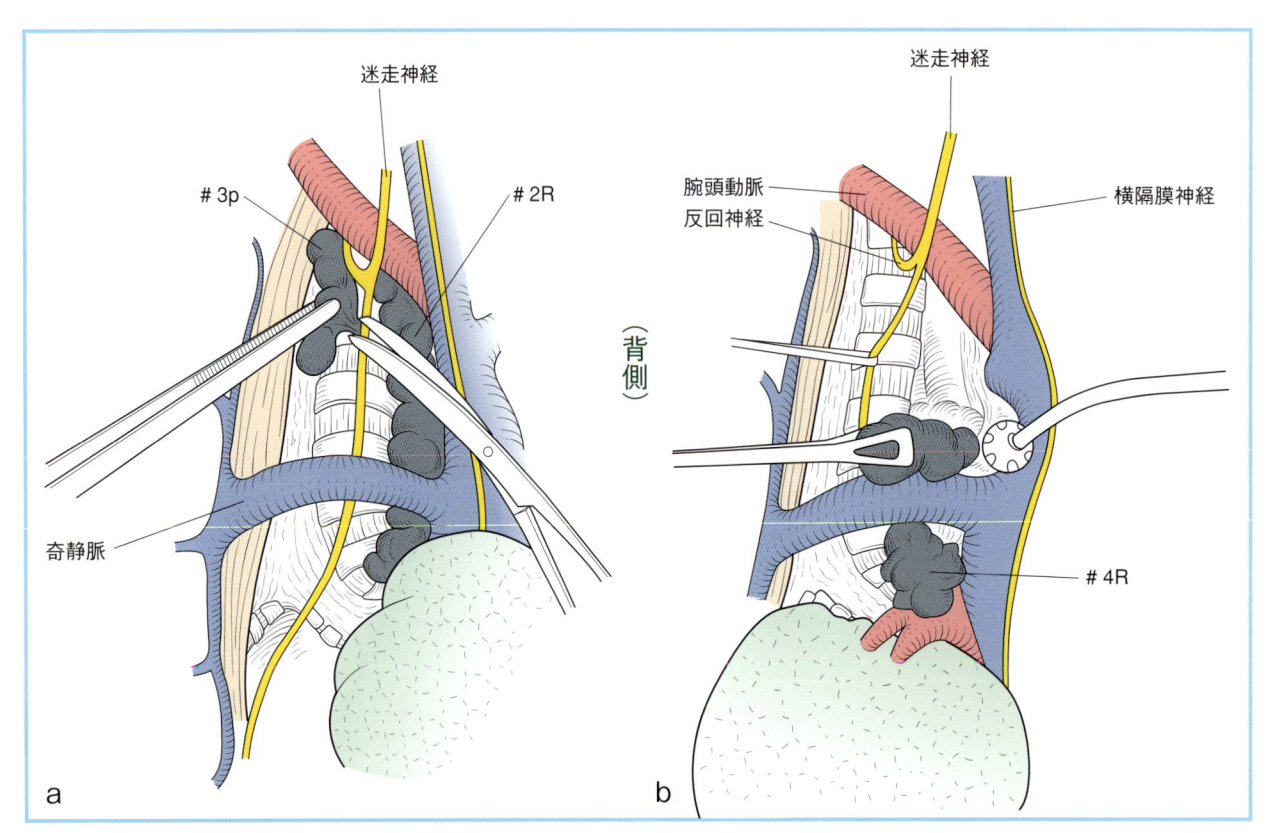

図15-126　右上縦隔郭清
a：縦隔側胸膜を迷走神経に沿って切開し、リンパ節を脂肪組織とともに迷走神経、気管壁から剥がすように郭清する。
b：右腕頭動脈表面の胸膜を切開し、肺門側に迷走神経を剥離して反回神経を確認する。神経周囲はメッツェンバウムを使う。反回神経翻転部とその背側の食道から肺門部に向かってリンパ組織（♯2R, ♯3p）を郭清する。

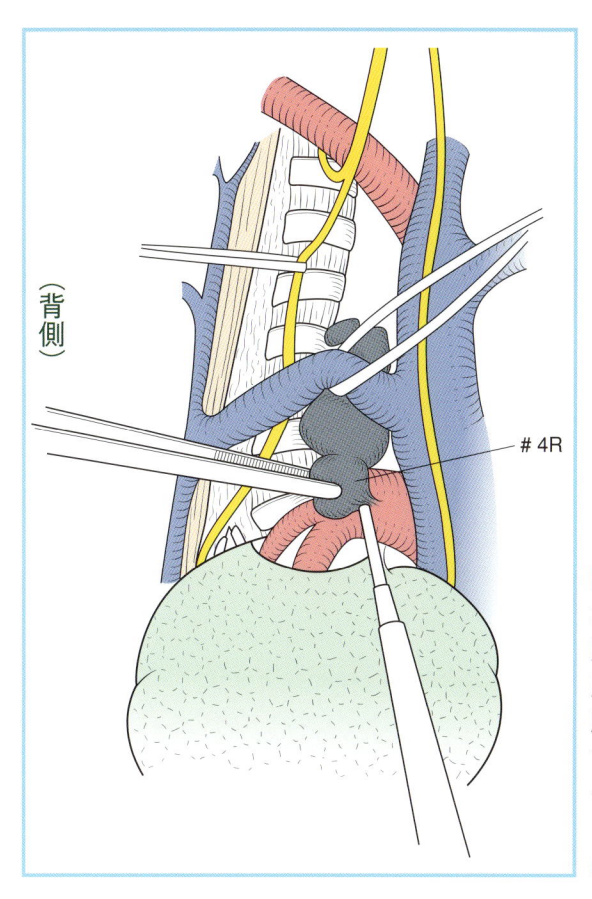

図15-127 ＃2R，＃4R，＃3aの郭清　横隔神経を損傷しないように上大静脈に沿って胸膜を切開し，腕頭動脈，上大静脈，左腕頭静脈流入部からリンパ節（＃2R，＃4R，＃3a）と脂肪組織を剝離郭清する。左総頸動脈，大動脈弓部，心基部心膜飜転部，気管右側〜前壁を露出するように，奇静脈弓の頭側まで気管分岐部に向かって郭清を進める。肺門部で肺動脈上幹〜主幹の頭側壁，気管分岐部前壁を露出するようにリンパ節（＃4R）と脂肪組織を剝離郭清し，頭側からの郭清組織につなげ，一緒に摘出する。

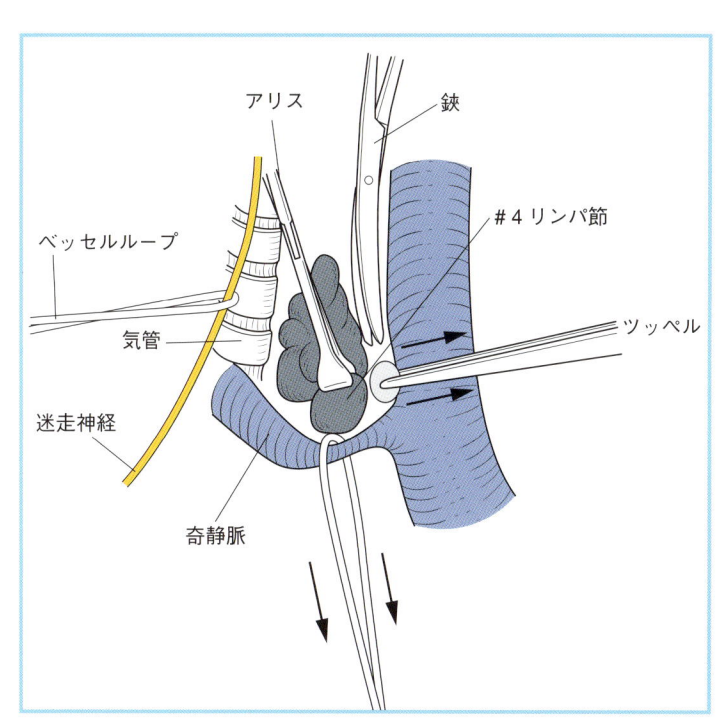

図15-128 右側＃4Rの郭清　ツッペルで上大静脈を前方に，またベッセルループで奇静脈を下方に強く牽引して，＃4R摘出のための視野を広げる。主肺動脈周囲から剝ぎ上げるようにして＃4Rリンパ節を＃3とともに郭清する。

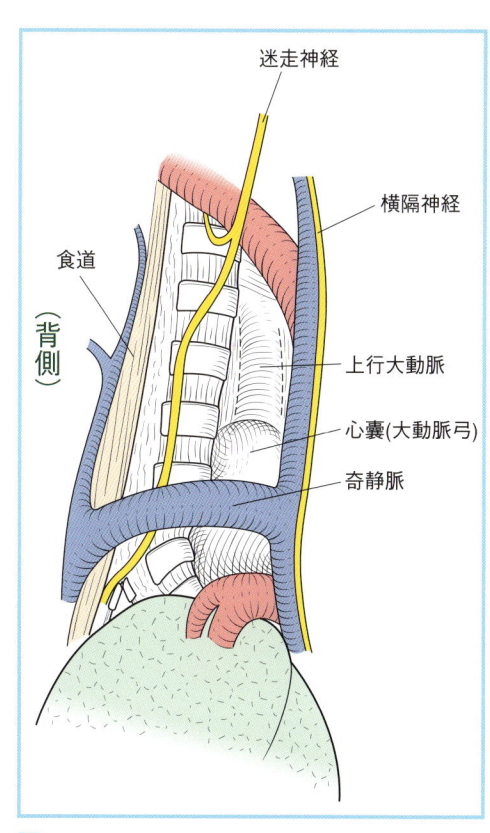

図15-129 上縦隔郭清の終了した状態

b. 左縦隔リンパ節郭清

　左側の郭清は右側ほど展開が容易でなく不十分に終わりやすい。したがってポイントとなる所は特にしっかりと丁寧な郭清を心がける。

　縦隔前方は肋膜を切開して横隔神経を遊離しベッセルループで保護して，上方は左腕頭静脈壁より内下方に向けて郭清してゆく（**図 15-130**）。この部分の脂肪組織は胸腺組織とつながっていて＃3a はそれら脂肪織の中に認められるリンパ節群である。郭清にあたっては出血がみられるので止血をきちんとしておく。大動脈弓に達すると＃6のリンパ節群が存在するのでこれを郭清する。かなり大きく腫大していても大動脈壁に浸潤することはまれであり郭清しやすい（**図 15-131**）。

　次に大動脈弓下方の＃5，＃4L を郭清してゆく。

　まず大動脈弓の上方，下方の肋膜を縦方向にオープンして迷走神経をベッセルループで保護する（**図 15-132a**）。反回神経が大動脈弓部を反回しているのでこれを確認する。左上部気管傍の＃2L の郭清をする機会は通常まれであるが，必要な場合は外せない。ただし大動脈弓の脱転が必要とされる（**図 15-132b**）。hemiazygos vein（半奇静脈）が時に横走するので結紮・切断をしておく。大動脈弓より出る3本の血管（腕頭，内頸，鎖骨下各動脈）に綿テープを通して持ち上げ，その下の脂肪組織を下方に向けて剝離してゆく。そうして気管側方の＃4L につなげるが，実際には＃2L の郭清は省略して＃5および＃4L を連続的に郭清することが多い。＃5はいわゆるボタロー周囲リンパ節であるが，反回神経と接していることから丁寧な剝離操作が望ましい（**図 15-133a，b**）。通常，ドベーキー型鑷子とメッツェンバウムで反回神経の走行を確認しつつ郭清するが，ボタロー靱帯を切断すれば，この部分はかなり広く展開される。大動脈弓の下方から深部に入り気管壁を確認しつつ，周囲の脂肪組織とリンパ節をすべて除去する。大動脈弓に綿テープを通して上方に引っ張るか，あるいは小さな自在鉤で持ち上げるようにして，できる限り気管壁上方まで郭清を延ばす。すると＃4が直下に出現してくるが，周囲に重要な血管，神経が走るの

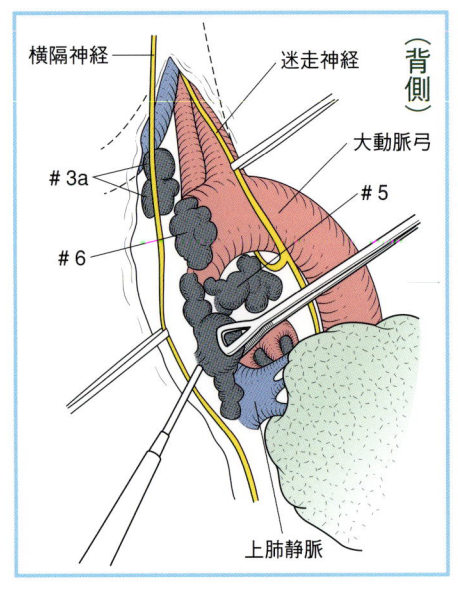

図 15-130　左上縦隔郭清　胸膜を肺門部前方で横隔神経に沿って切開し，横隔神経にテーピングする。頭側に向かって横隔神経周囲を左腕頭静脈の下縁が露出するまで，剝離郭清を進める（＃3a）。大動脈弓部で迷走神経に沿って胸膜を切開し，これにテーピングする。

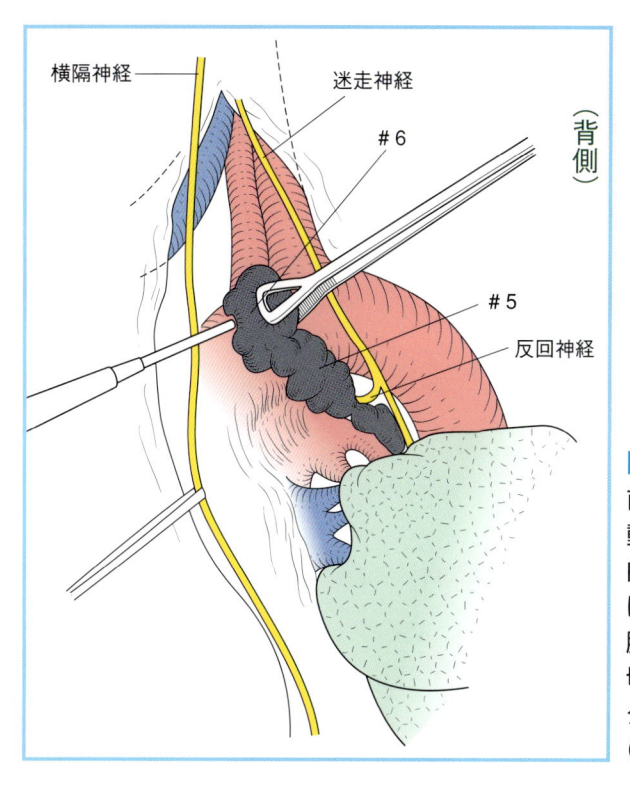

図15-131　**左上縦隔郭清**　大動脈弓の頭側で前方～頭側は左腕頭静脈の下縁，内側は左総頸動脈，背側は左鎖骨下動脈までを大動脈弓部に向かって郭清する（#6）。頭側を郭清するときは迷走神経の走行を必ず確認する。不用意に左腕頭静脈下縁を頭側に郭清すれば，迷走神経を切断することがある。大動脈弓部左側壁からボタロー靱帯を剝離露出させるように，リンパ節（#5）を郭清する。

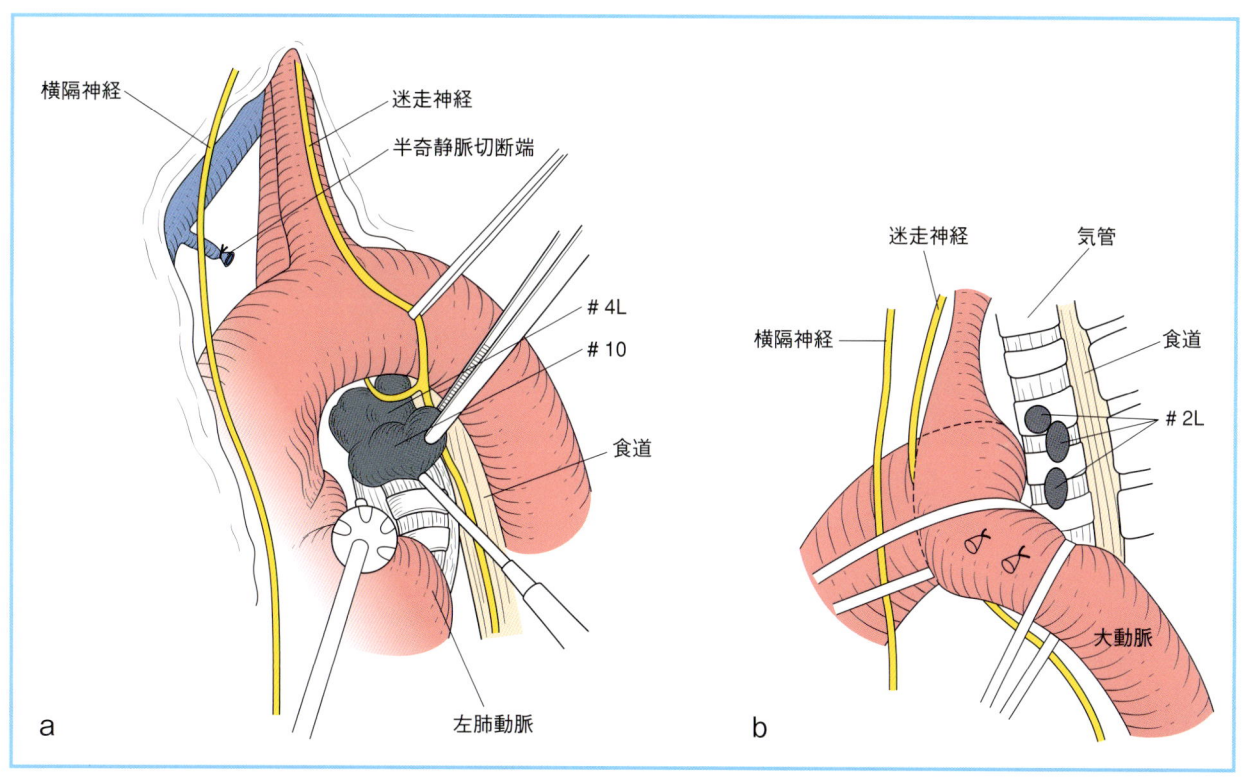

図15-132　**左縦隔リンパ節郭清**
a：左肺動脈主幹上縁を下方に圧排し，左主気管支壁に沿って弓部内側に向かって#10リンパ節を郭清する。弓部下方で迷走神経から分かれる反回神経を探し，この周囲はメッツェンバウムで剝離する。通常，反回神経から肺門に向かう枝が出ているが，これを鋭的に切離して#4Lリンパ節を郭清する。
b：#2Lは図のように大動脈弓の脱転により全体が直下に出てくる。肋間動脈の1～3本の切断が必要となる。

で粗暴な処置を避けなければならない。大動脈弓の完全な脱転は＃2を含めた気管周囲リンパ節群の徹底した郭清につながるが，肋間動脈の結紮・切断という手間があり，一般にはそこまで実施しない。大動脈弓を自在鉤で持ち上げるように圧排して，可能な限りリンパ節を摘出する。

気管分岐部（＃7）の郭清は非常に深い視野での処理となるが，まず分岐部に達するまでの下縦隔リンパ節の郭清は型通りである。心臓を前方に，下行大動脈を背側に圧排して郭清に必要なスペースを確保する。適当な幅の自在鉤（スパーテル）を用いて大動脈ならびに食道を，また大きなツッペルを用いて心臓を圧排して視野を確保する（図15-134，135）。この際，循環動態の異変のチェックを麻酔医に頼んでおく。下肺静脈上方から左主気管支壁に沿って分岐部へ向かう操作で＃10リンパ節群が郭清される。さらに深部が＃7の分岐下リンパ節群であり，気管支切断で閉鎖した結紮糸を適当に牽引するか，あるいはアリス鉗子で切断端を軽くつかんで分岐下を展開しながら，同部の郭清に取りかかる。太めの索状物はできる限りクリッピングして切断することを心がける。しかし大動脈から入ってくる気管支動脈は太くて，損傷するとかなりの出血量に見舞われる。中枢側はヘモクリップよりも二重結紮の方が安心である。まれではあるが，郭清に際して打ち終わったヘモクリップがじゃまとなりさらに気管支動脈根部を裂くことがあるので注意すること。

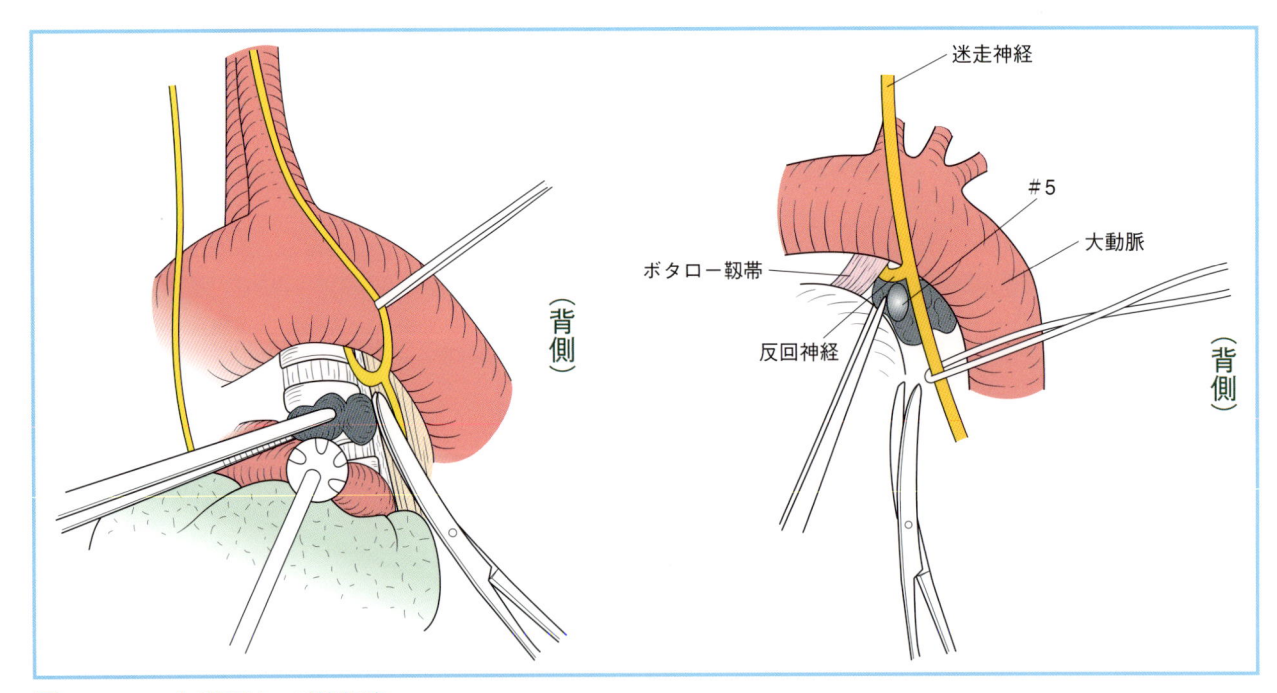

図15-133　左縦隔リンパ節郭清

a：大動脈弓部が下行大動脈に移行するあたりで左気管支動脈を，結紮・切断し食道壁を露出させる。肺門の後側に剥離をすすめ左主気管支の膜様部を露出させる。このあたりで＃4L，＃10リンパ節群の一部が郭清されてゆく。

b：上縦隔肋膜をオープンして迷走神経をベッセルループで保護する。反回神経の分岐部あたりに＃5のリンパ節群が存在するので，反回神経を傷つけないように郭清する。神経そのものを鑷子で挟んだり近傍で電気メス焼灼をしないことが大切である。強く付着しているときは，リンパ節を鑷子で把持してメッツェンバウムで丁寧に神経からはずしてゆく。

15. 肺悪性腫瘍　**181**

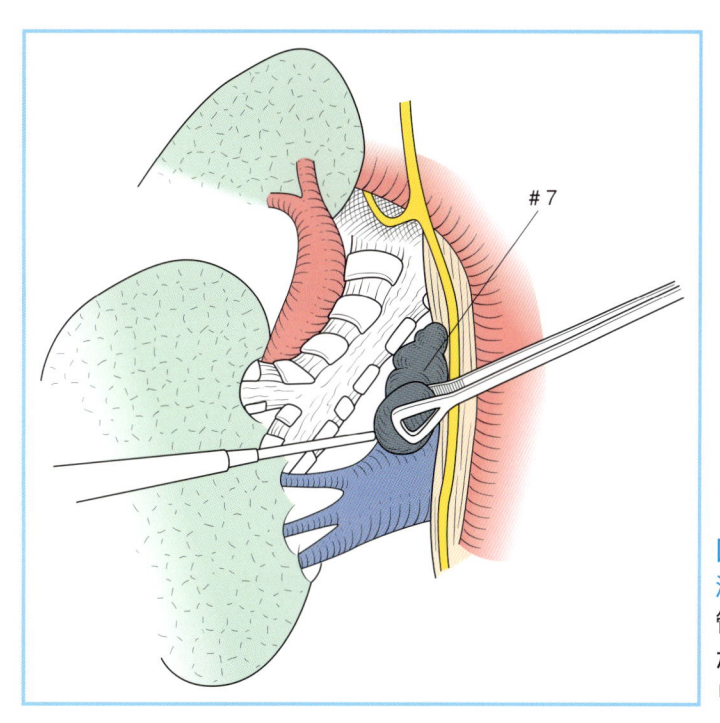

図 15-134　左縦隔リンパ節郭清　下肺静脈の上縁から左主気管支下縁に沿って，分岐部に向かい＃7，さらに続いて＃10リンパ節の郭清を進める。

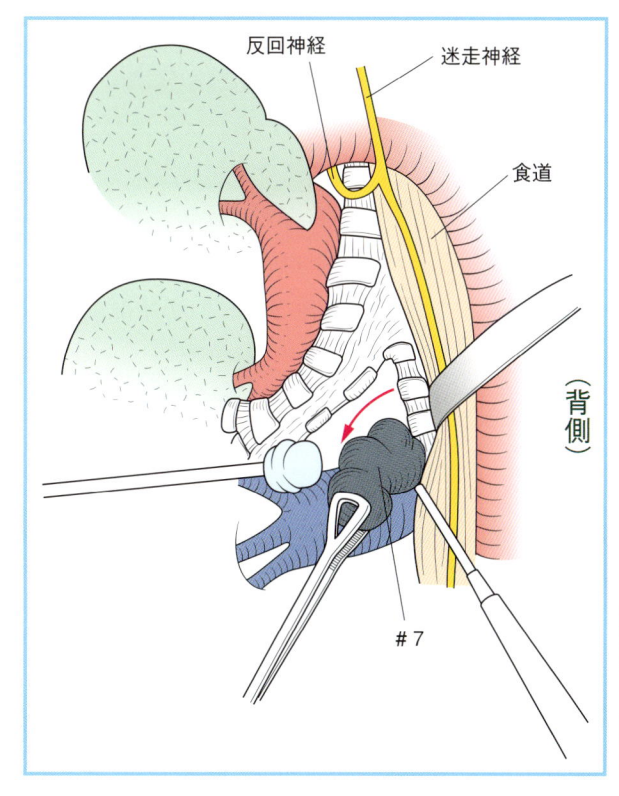

図 15-135　左縦隔リンパ節郭清　左心房壁，主気管支から脂肪組織がはがれたら，左主気管支を前方に圧排し分岐部を露出させ右主気管支壁，食道壁から＃7リンパ節群を郭清する。

E. 胸壁合併切除と再建

a. 合併切除

　第1肋骨切除はパンコースト腫瘍の項で詳述することとして，本項では第2肋骨以下の胸壁合併切除を解説する。

　画像上，癌の浸潤が骨性胸壁に及んでいる場合，肉眼的にどの程度の距離をとって切離端(surgical margin)とするかは，判断の難しいことが多い。できれば迅速組織診で癌浸潤の有無を確認すべきであるが，全面にわたっての組織診提出は不可能である。少なくとも肉眼的な腫瘍縁から2cm以上の距離を切除線とすることが望ましいが，あまり広く取ると欠損が広範となるので，その点の判断は経験によらざるをえない。一般に癌巣は軟部組織に容易に浸潤し，骨破壊はその後に生ずることから画像や肉眼で骨破壊が認められなくても，直接肋間に接した腫瘍では肋骨切除が必要である。一般的には肉眼的な浸潤が認められる肋骨より，もう1本上下の肋骨まで追加切除したほうがよい。

第2肋骨を含む切除(上葉との合併切除)

　パンコースト腫瘍を含め肺上葉に発生した肺癌においては，第2～3肋骨切除の機会が多い。まず通常よりもやや背側を切り上げる後側方開胸で骨性胸壁に達し，少なくとも第2肋骨が安全に切除できる視野を展開する。上葉切除のための開胸部位として第4肋間を選び第5肋骨を切断する。開胸器の片方をこの肋間にかけて，もう片方を肩甲骨にかける(図15-136)と，開胸器を徐々に開くことで第2～4肋骨の切除を直下に展開できる(図15-137)。まず胸腔内外から癌の骨性胸壁への浸潤範囲を確認する。例えば術前CTで第3肋骨浸潤が疑われ，肉眼的にもそれが確認された場合は，最も処理しやすい第4肋骨から切断を開始する。第4肋骨の前方ならびに背側での切断部位を決定し，その部分の骨膜を剝離して肋骨剪刀で切断する。続いて肋間筋層を電気メスで切離して第3肋骨に到達次第，第3肋骨も同様に切断する。第2肋骨は斜角筋群の一部(後斜角筋)が付着しているのでこの筋肉を電気メスで切離し，目標とする第2肋骨の切断部を視野内に十分に露出する。

　第2肋骨は幅広くしかも走行が水平でなく肺尖に向かってやや斜め方向に落ち込んでいるので，切断に際し剪刀の入れ方が少し難しい。しかし切断に至る手順は他肋骨と同様である。まず肋骨を被う骨膜を切断予定部で電気メスで切開する。骨膜剝離子を用いて骨膜を骨体から遊離し(図15-138, 139)，必要な範囲で切除する。第2肋骨の骨髄浸潤があるようならできる限り前方(肋軟骨関節)および後方(肋骨結節)で切断する。取り残しが懸念されればリュールで十分に摘除する。その際，第1肋骨と鎖骨間を走行する重要血管，神経叢に器具の先端が接触することがないよう慎重でなければならない。第2肋骨を前後で切断すると，切断肋骨を敷布鉗子あるいは肋骨把持鉗子で牽引しながら，必要な範囲で肋間筋層を電気メスで切除してゆく。

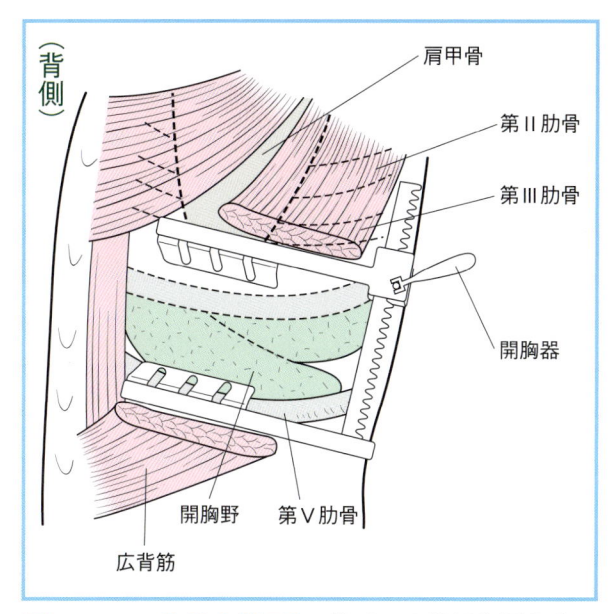

図 15-136　胸壁合併切除　第2〜4肋骨を切除する場合。まず第4肋間で開胸する。開胸器の片側を第5肋骨にかけ，もう片側を肩甲骨直下にかけて肩甲骨を持ち上げてゆくと，第2〜4肋骨切除の視野が得られてくる。

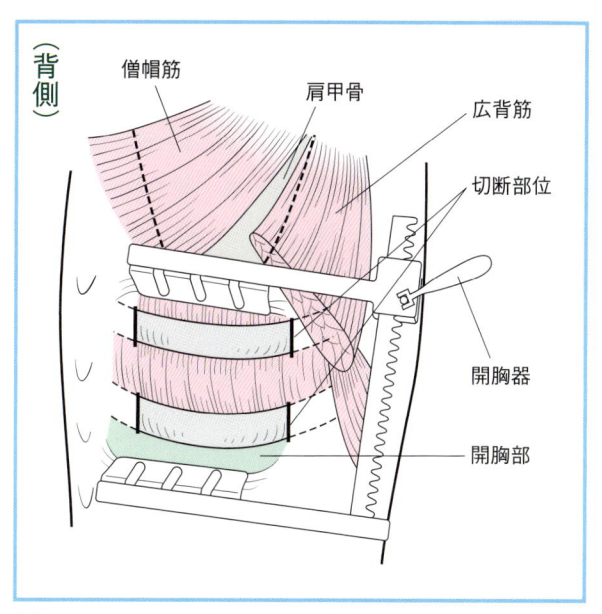

図 15-137　胸壁合併切除　広背筋を切断して肩骨骨直下と開胸肋間部位に開胸器をかける。肋骨前方の切断は容易だが，背側は筋層が重なり脊椎に移行してくるので簡単ではない。浸潤が広い場合はリュールで追加切除を加えるかあるいは関節面で外す。

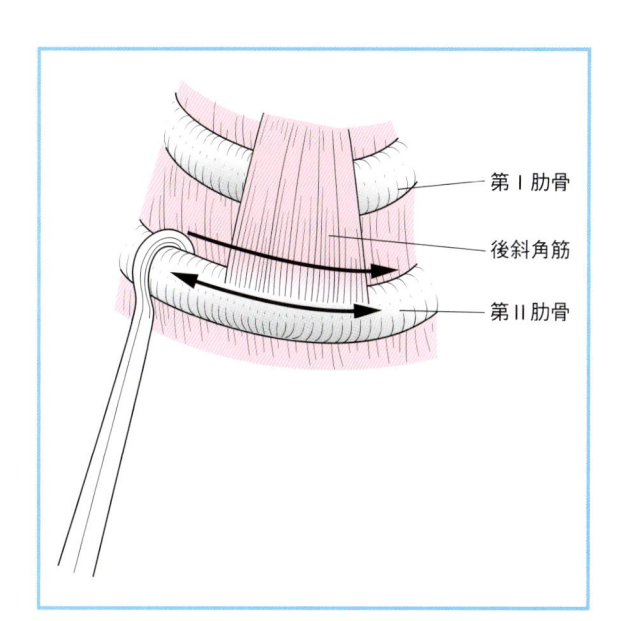

図 15-138　胸壁合併切除　第2肋骨の切除ではまず切断予定部位の骨膜を切除して，エレバトリウム，ラスパトリウムあるいはドワイヤン骨膜剥離子などを用いて骨膜の上縁，下縁を剥離する。

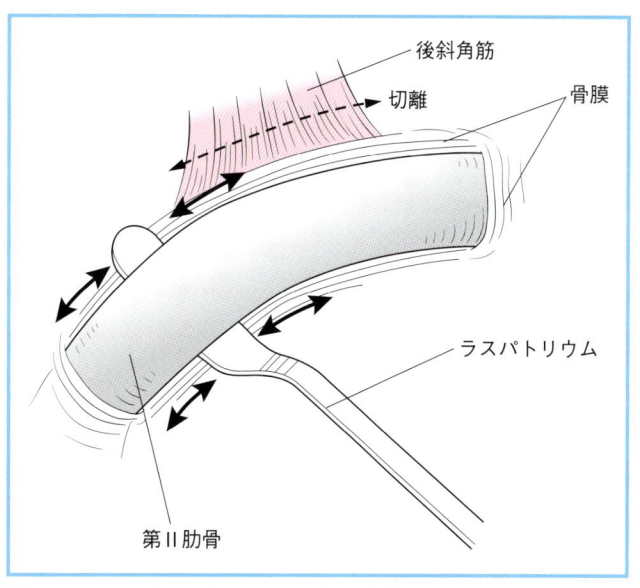

図 15-139　胸壁合併切除　後斜角筋を電気メスで切離する。第2肋骨の背側をラスパトリウムで前方，後方に剥離する。この後に肋骨剪刀で前方，後方で切断する。骨膜を筋肉とともに切除する。

b. 胸壁再建

再建材料としては過去に種々の素材（各種メッシュ類，ゴアテックスシートなど）が検討・評価されてきた。ここでは一般的に使用されているマーレックス・メッシュによる再建法を述べる。まず胸壁欠損の部位あるいは広さで再建が必要かどうかを検討する。肋骨1本の切除に伴う欠損では再建の必要性はない。また背側の肩甲骨でカバーされる範囲の欠損は，前方（前胸壁）に比して呼吸運動への影響も少なく，必ずしも再建を必要としない。要は部分的にでも flail chest（奇異呼吸）の状況に到らせない配慮が必要で，その意味で前方の広い胸壁欠損は必ず補塡の必要がある。補塡に使用するマーレックスメッシュは強度をもたせるために折り重ねて2～4枚重ねとして使用すればよい。胸壁へのメッシュの縫着は吸収糸による結節縫合である。特に密である必要はないし，どこから始めてもかまわない。メッシュを胸壁内側あるいは外側のどちら側に縫着させてもかまわないが，通常は外側面に縫着する。胸壁の奥から始めて，手前の方で欠損部に合わせて適当にトリミングしてゆくとよい。

第2・第3・第4肋骨の背側切除ではかなりの欠損部分を肩甲骨がカバーするため，支持性が失われることはないが，肺組織の上には何らかのプロテクターがあったほうがよい。したがって，この部分を2枚重ねのマーレックスで補塡する（図 15-140）。

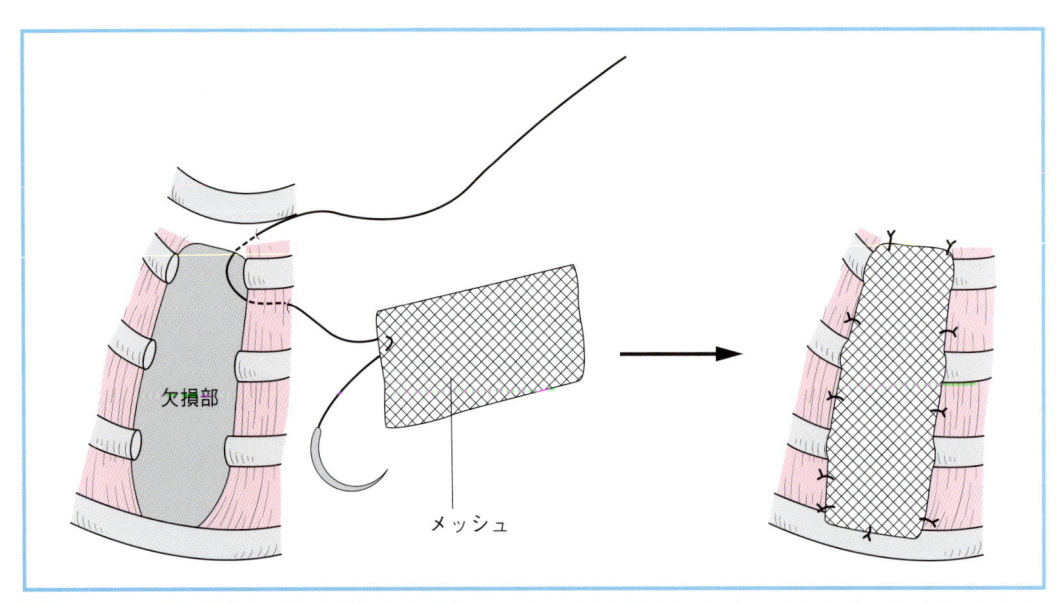

図 15-140 胸壁再建 骨性胸壁の欠損部をカバーする程度のメッシュを準備して，胸壁に粗に縫着してゆくが，骨膜や周囲肋間組織に縫い付けるようにするとよい。部位は奥の方から始めて手前でトリミングすればよい。また補塡は胸壁の裏側（内側）でも表面（外側）でもよいが，後者の方が簡単である。

c. 前胸壁の切除・再建

　肺癌病巣が直接，胸骨へ浸潤することはまれである。しかし胸骨そのものから発生する肉腫，他悪性腫瘍の浸潤，転移(その多くは乳癌)，あるいは胸骨を巻き込んだ腫瘤性病変はしばしば認められ，呼吸器外科医が治療を依頼される可能性は低くない。胸骨の切除に際しては，両側方の内胸動・静脈の温存を極力考えるが，癌の再発防止上，残すことが危険であれば，躊躇なく結紮・切断する。特に悪性腫瘍の軟部組織への浸潤はその辺縁を肉眼的に捉えがたい。したがって機能欠損を案ずるよりは，十分な切除を行うことが重要である。胸骨の切断はストライカー，あるいは線鋸を利用する(図 15-141)。修復にはマーレックス・メッシュを主体とした各種のメッシュ類が利用される。ただ感染が心配されるときは，絶対にこれらの人工物を使用すべきでない。また，メッシュの上に直接皮膚を持ってこないように配慮して，感染の可能性はできる限り排除しておかなければならない。そのためには両側大胸筋で被覆するか，欠損が広範であれば腹直筋あるいは広背筋を有茎で移動させて，メッシュ上に載せる(図 15-142)。脂肪も含めた豊富な筋皮弁を得るためには腹直筋の利用が好ましい。

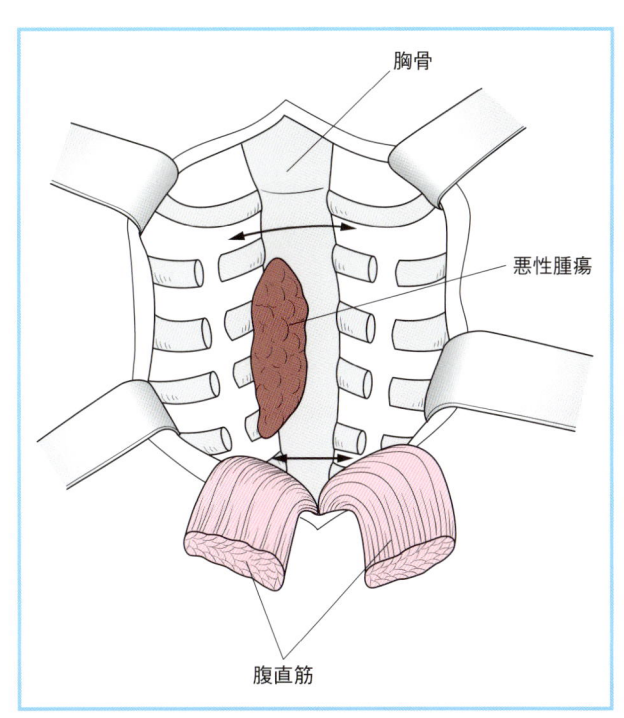

図 15-141　前胸壁再建　前胸壁を広くオープンして，病変を中心に切離線を決定する。肋骨は肋骨剪刀で，胸骨はストライカーまたは線鋸で切断する。腹直筋弁の使用が必要であれば，左右のどちらを使うか決定する。病変側は内胸動・静脈の切断を迫られるので，多くは対側筋肉弁を使用する。

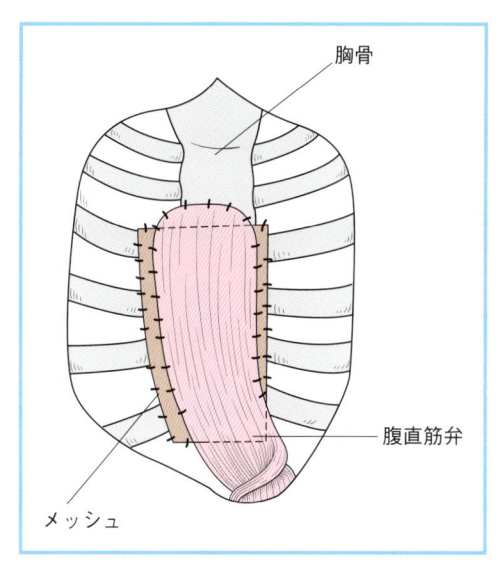

図 15-142　前胸壁再建　骨性胸壁の欠損部をメッシュで補塡し，その上に腹直筋肉弁を有茎で移動して，周囲組織と縫着する。

F. パンコースト(Pancoast)肺癌

　本腫瘍は放射線科医 Henry. K. Pancoast の名を冠した特殊な進展をする肺癌である。その進展部位が鎖骨下動脈後方 superior sulucus であることから，superior sulcus tumor とも呼称される。この肺尖部肺癌の特徴は，腫瘍が第1肋骨周囲の肺尖胸壁に向かって浸潤することで，そのため手術野に鎖骨下動・静脈および腕神経叢が出現してくる。これらをいかに損傷せず，あるいは合併切除して根治性を得るかがポイントとなる。通常，組織型として扁平上皮癌が多くを占め，放射線感受性が高いことから術前に放射線照射あるいは化学放射線治療を受ける機会が多い。その結果として腫瘍の強い退縮が得られ，病変はほとんど結合組織化して肉眼的に腫瘍浸潤との区別がつきにくくなる。ただ実際に切除して顕微鏡下に観察すると，パラパラと癌細胞の viable nest が散在してみられてくる。すべての viable cell（生きた細胞）が消失したかどうかは断定不可能なことから，基本的には内科的治療のみで完結させず，手術を追加するのがパンコースト肺癌への現時点での根治療法である。

　画像で背側への浸潤が強い場合と前方胸壁への浸潤が強い場合で，開胸法を別とする。したがって，術前に各種画像を利用して後方アプローチとするか，前方アプローチとするかの判断をしておかなければならない。第2および第1肋骨の破壊と胸椎方向への進展が主体な場合は，後方アプローチを，一方，腕神経叢，鎖骨下動静脈を巻き込んで浸潤している場合は前方アプローチを選ぶ。それ以外に正岡らによって開拓された hook アプローチ法がある。この方法は肩甲骨下角を挟んで釣り針(hook)のように大きな弧状皮膚切開を加えることにより，前方，後方から頭側にかけての胸壁合併切除を一気に行うもので，頭側術野の展開が非常に楽でしかも十分に行える利点がある。

　通常，パンコースト肺癌では縦隔，肺門へのリンパ節転移は少ない。したがって上葉切除を先行させ，最後に胸壁の合併切除を行うことも可能である（後述）。その場合は葉間処理から始まる逆行性の肺葉切除となるが，肺の可動性が制限されて初心者には難しい技術である。また肺尖部に存在する癌巣がごく局所的で，むしろ胸壁浸潤の処理が大変手間取りそうな場合は，癌巣のみを胸壁にくっつける形で，まずステープラーで切離して上葉切除を先行し，その後に胸壁処理を行ってもよい（後述）。しかし一般には，まず第1肋骨切除をすませて，胸壁を付着させた形で上葉切除に移る方針で臨めばよい。

a. 背側アプローチの手術

体位：十分な前傾姿勢による側臥位（前傾姿勢として背側頸部あたりまで切開できる姿勢とする）。

皮切と胸腔内操作，合併切除

　肩甲骨の背側でほとんど頸部に近い所（第7頸椎〜第1胸椎の棘突起）を皮膚切開の起点とする（**図15-143**）。電気メスで僧帽筋，菱形筋などの胸壁筋肉を切離して，骨性胸壁に達する。

　第4肋間で開胸し開胸器を肩甲骨と第5肋骨にかけ，肺尖胸壁を十分な視野の下に持ってきて，第1肋骨への浸潤範囲を確認する。一般に第1肋骨は非常に幅広であり，走行が深部に向かって極端に縦方向となっている。鎖骨と第1肋骨間は鎖骨下動静脈，腕神経叢が走行することから，第1肋骨の切除はきわめて慎重に行わなければならない。通常第2肋骨も一緒に切除することが多いが，骨破壊が第2肋骨にみられるときは第3肋骨から切断する。

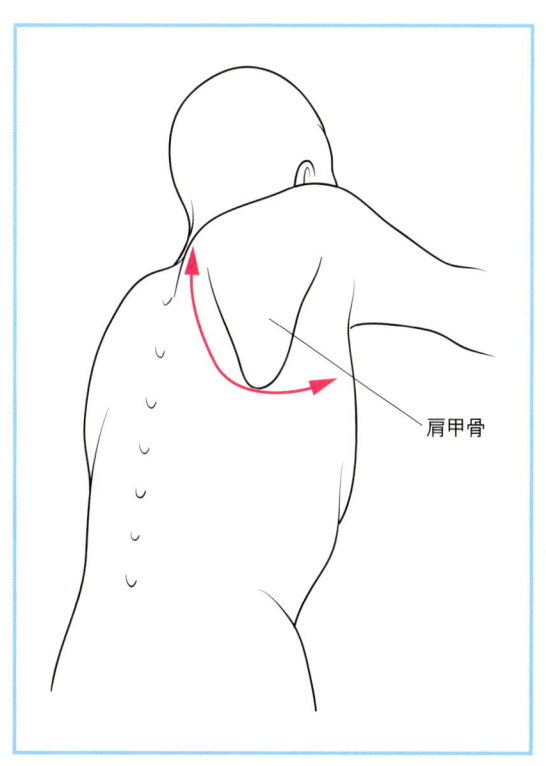

図15-143　パンコースト肺癌手術—後方アプローチ　皮膚切開線は後頸部の近傍に至るまで，背側を十分に切り上げておくことが重要である。通常，第2肋骨を切除して続いて第1肋骨の切除に移る。

通常通り骨膜剥離後，切断が必要な部分で剪刀により切断する。第2肋骨も同様に切断する。続いて第1肋骨に付着する前，中斜角筋を付着部近くで切離する。これら斜角筋に癌浸潤が及んでいると判断した場合は，肉眼的に安全な所まで筋肉も切除しておく。このとき，鎖骨下動静脈が近接して走るので，筋層をペアンですくっては電気メスで切離してゆけば安全である。骨膜の一部を切開し，第1肋骨上下縁の位置を確認し，切断部位のみ骨膜下に剥離を進めて（図15-144），第1肋骨剪刀の挿入するスペースを作る。前方にも同様の操作を行い，剪刀を挿入して第1肋骨を前，後方で切断する（図15-145）。

すべての操作にあたっては周辺の鎖骨下動静脈，腕神経叢の走行を念頭に入れて行うことが大切で，粗暴な操作は禁物である。前方，後方への追加切除はリュールを用いて行う。

遊離した第1肋骨を敷布鉗子で挟み，前方に牽引しながら，鋏先端やツッペルで壁側胸膜を剥がしてゆく（図15-146）。癌の浸潤がなければ壁側胸膜は容易に剥離される。ただし，放射線照射で肥厚した胸膜は，肉眼的には浸潤の遺残があるかどうか不明である。したがって，これらの胸膜もできる限り残すことなく連続性に剥離・除去する。すると，その背部の鎖骨下動・静脈，神経叢が露出してくる，これらの血管，神経を損傷しないように，肉眼的に通常の軟部肋間組織と判断される所まで，壁側胸膜を十分に剥離する。以上で肺尖胸壁の処理を終え，続いて型通りの上葉切除を行う。

肺尖胸壁を先行して切除するのが難しい場合は，胸壁浸潤部をGIAで先に切り離して，まず上葉切除とリンパ節郭清を行い，その後に胸壁切除を行ってもよい。また，逆行性に肺葉切除を先行させる場合は葉間動脈，上肺静脈，上葉気管支，上葉動脈の順に切断して最後に胸壁を合併切除する。ただ上葉が肺尖に付着したままで，標準的な上葉切除を行うのはかなり困難であり，パンコースト肺癌の初心手術者が手がけるべきではない。いずれにしてもどの方法でもかまわないので安全に，また病変を確実に残さず処理できることを心がけるべきである。

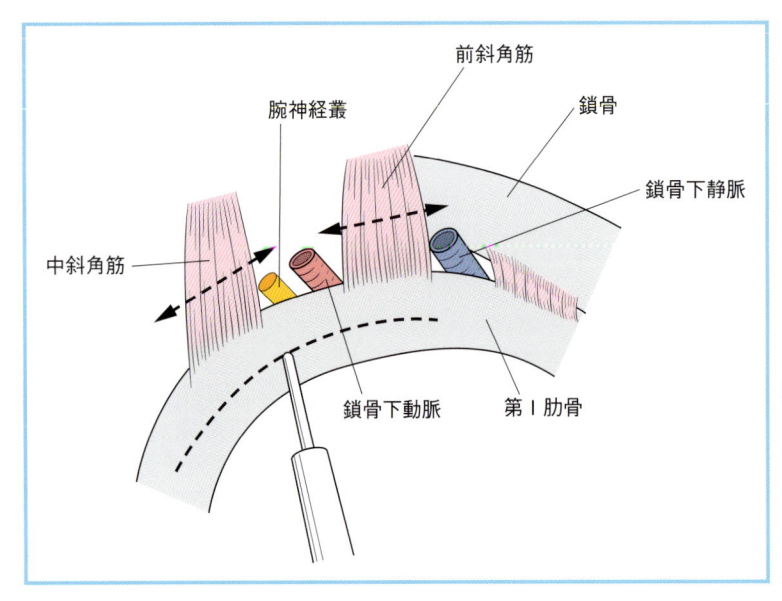

図15-144　パンコースト肺癌手術―後方アプローチ　前斜角筋，中斜角筋を電気メスで切断する。第1肋骨は曲がりが急で上縁は深く胸腔内に傾斜している。鎖骨と第1肋間は狭く，粗暴な操作をすると近接する血管（鎖骨下動・静脈）や腕神経叢を損傷しやすい。したがって肋骨上縁ではできる限り肋骨に接して剥離を行うこと。肋骨骨膜に切開を入れて骨膜剥離を行う。

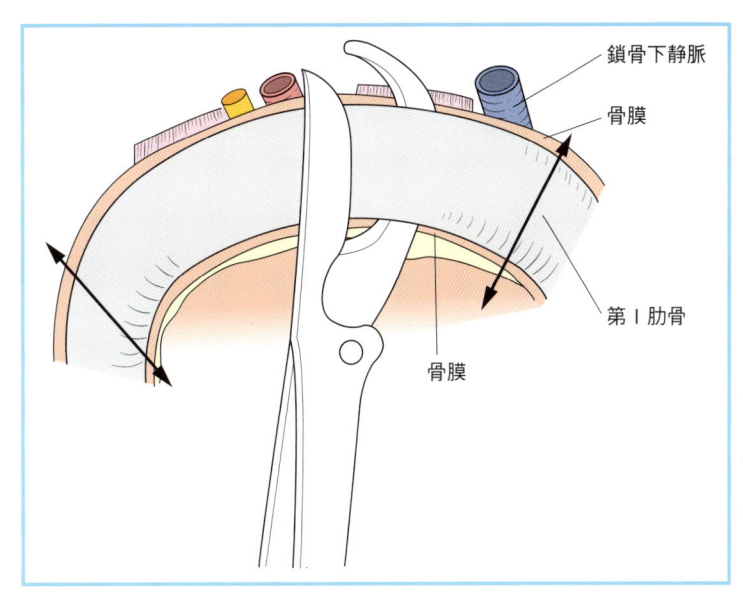

図 15-145　パンコースト肺癌の手術　骨膜内でフリーとなった第1肋骨を前後方で切断する。追加切除はリュールを用いて行う。残った骨膜は壁側胸膜とともに切除する。

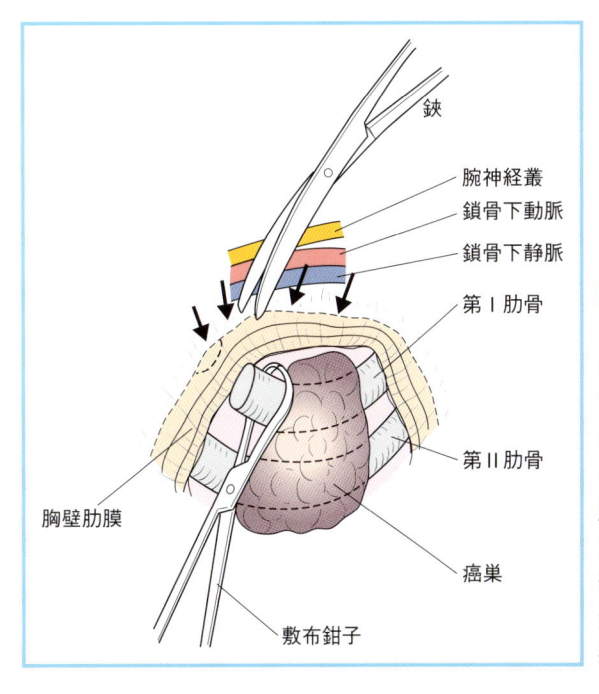

図 15-146　パンコースト肺癌の手術　第1肋骨切除が終わると，周囲の壁側胸膜を剝離するが，この部分は癌の浸潤あるいは術前の放射線照射で厚く肥厚していることが多い。鋏先端やツッペルで胸膜外剝離を進めると外側から腕神経叢，鎖骨下動脈，鎖骨下静脈が現れる。これらを損傷しないように剝ぎ落とすようにして，胸腔腔部の胸膜を合併切除する。背部方向への浸潤が主体のパンコースト肺癌は神経，血管系への浸潤が少ない。

b．前方アプローチによる手術

体位：仰臥位（患側下部に薄い枕を入れて全体を挙上し，頭をやや下げて顔を反対向きとする）。

開胸，胸腔内操作，合併切除

前方浸潤の強いパンコースト肺癌に対しては，鎖骨に沿った頸部皮膚切開（collar incision）に続いて，前胸壁中央部に縦切開を置き，胸骨を全縦切するか，あるいは半縦切する。続いて前方第4（第3）肋間で横の皮膚切開と開胸を行う。当然，内胸動静脈の切断は必須である。全体としてコの字形あるいは半観音開きの開胸とする（**図15-147**）。

前方からの第1肋骨切除は背側以上に慎重でなければならない。すなわち鎖骨と第1肋骨間は非常に狭いので，第1肋骨の切除はまず剥離鉗子をこの肋間に通し綿テープで引っ張って，線鋸あるいは尖端の細いリュールでこの部分を切離する。具体的には骨膜内剥離を行い，周囲組織を剥ぎ落とすようにして骨体を露出してゆく。次いで前，後方を第1肋骨剪刀で切断する（**図15-148**）。鎖骨を外す必要があれば，ストライカーで胸骨柄を一部付けて切断し，敷布鉗子で鎖骨を持ち上げておく。これらの操作で前方から鎖骨下静脈，同動脈，（前斜角筋），腕神経叢が現れてくる。

癌巣によって血管系が浸潤を受けている場合は鎖骨下動静脈を切断し血行再建を行う。通常，静脈は浸潤されやすいが，動脈は比較的浸潤を受けにくく，外膜層あるいはその周囲から剥離することが可能である（**図15-148**）。動脈ならびに静脈再建の必要性については，当然前者の比重が高い。一般に静脈再建の必要はないが，鎖骨下動脈はできれば再建した方がよい（**図15-149**）。続いて人工血管による置換を行う（**図15-150**）。この際，中枢も，末梢もクロス・クランプが余裕をもってできるよう，血管の十分な露出が必要である。2点支持によりプロリン4-0糸を使って再建する。

腕神経叢が癌による直接浸潤を受けることは比較的少ないが，圧迫によるしびれ感を術前に訴えることは多い。神経叢からの剥離に際しては，神経を傷つけないよう細心の配慮でメッツェン鋏による剥離を行う。通常，腕神経叢の前方を尺骨神経が，後方を橈骨神経が占めている。したがって，尺骨神経はしばしば切断を迫られるか，あるいは剥離に伴う影響を受ける可能性があるので，部分的かつ永続的な麻痺についても術前に説明しておく必要がある。それでも癌巣が残る恐れがある場合は術後の放射線化学療法の効果に頼らざるをえない。

c．Hookアプローチによる手術

正岡らによって開拓されたこの方法は，先にも述べたように，前方ならびに後方の胸壁を広い視野で展開しうる利点があって，大変に優れたアプローチ法である。術式の詳細は関連文献を参照されるよう勧めるが，同一視野から前上方胸壁，後上方胸壁ならびに肺切除まで実施でき，特に後方アプローチでは不十分となりやすい第1肋骨の前方切除あるいは神経叢，血管周囲の組織切除が安全，かつ十分に行いうる利点がある。また前方からは到達し難い椎体周囲組織の切除においても楽に展開しうる利点をもつ。

15. 肺悪性腫瘍　　**191**

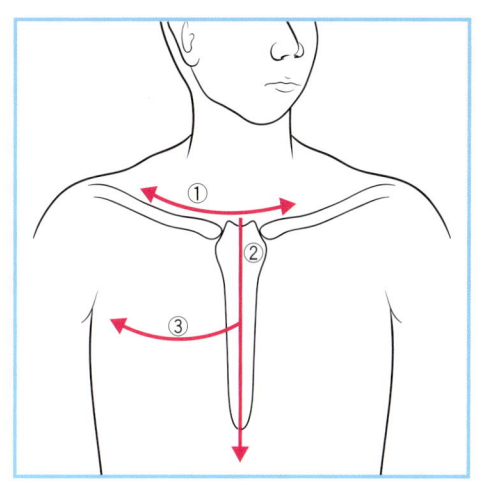

図 15-147　パンコースト肺癌手術―前方アプローチ　皮膚切開は図のような頸部横切開（collar incision）と前方縦切ならびに横切開を加えて，コの字形切開とする．胸骨縦切と第4肋間開胸を合体させて，逆L字形あるいは片側観音開きの開胸とする．ただし閉胸のときに胸骨離断部をしっかり固定しておかなければ，偽関節を作りやすい．なお続けて行う上葉切除，リンパ節郭清のためには胸骨は半縦切するより，全縦切の方が操作上でも視野でも有利である．

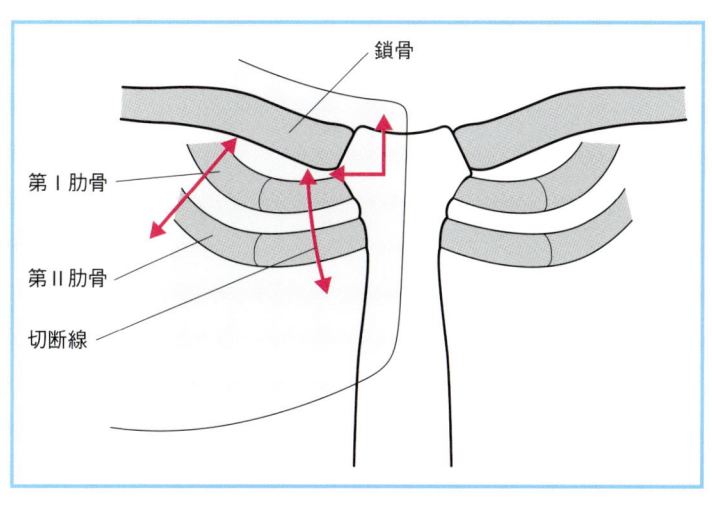

図 15-148　パンコースト肺癌手術―前方アプローチ　鎖骨を胸骨柄の一部をつけてストライカー，リュールあるいは線鋸で切断する．この骨端を十分に持ち上げることによって，下部を走る鎖骨下動静脈の位置の確認が容易となる．

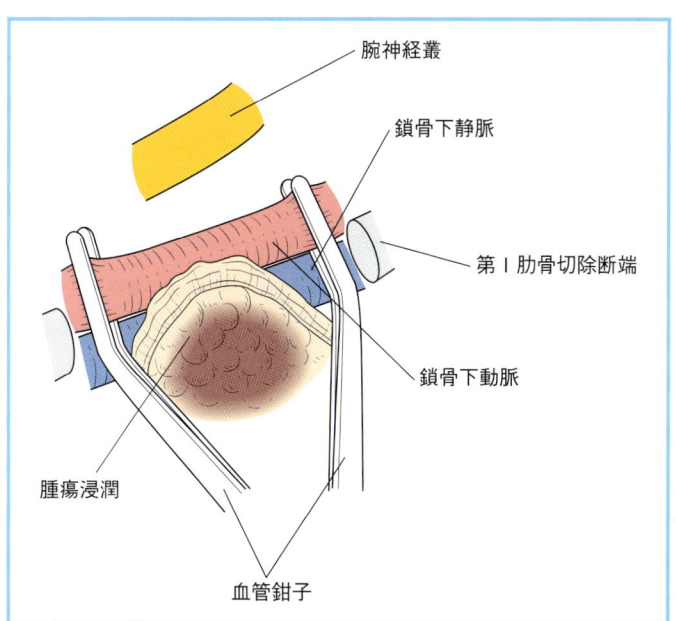

図 15-149　パンコースト肺癌手術　癌の浸潤が鎖骨下動脈，静脈のいずれかに及んでいれば，血行再建が必要となる．したがって中枢および末梢で血管の十分な露出と展開が重要である．静脈再建の必要は必ずしもないが，動脈は再建すべきである．

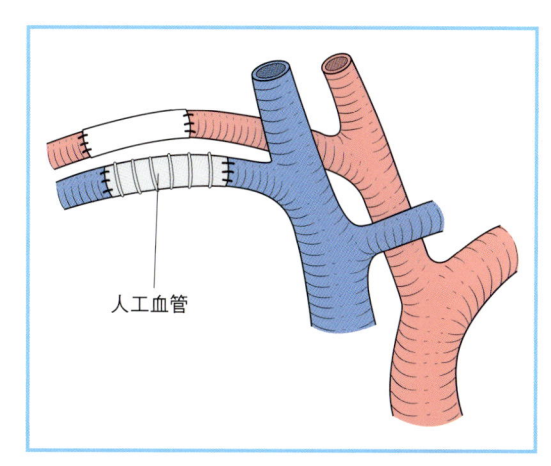

図 15-150　パンコースト肺癌手術　鎖骨下動脈の置換では内径 10 mm の人工血管を使用する．前方で腕頭動脈を遮断，末梢で腋窩動脈を遮断．中枢，末梢のいずれからでも2点支持法でプロリン5-0を用いて端々吻合を行う．

G. 血管形成術

　進行肺癌でしばしば肺動脈幹の一部の切除と形成を迫られることがある。原因は腫瘍の直接浸潤あるいは転移リンパ節の浸潤によることが多い。術前の造影 CT である程度の推測が可能であるが，実際には開胸時の判断，所見で合併切除の有無が決められる。ここでは**左上葉切除の際の血管形成**を紹介する。

　その前に，呼吸器外科手術で必要とされる一般的な血管吻合の基本（端々吻合ならびにパッチ形成）を示しておきたい。

1) 端々吻合

　胸腔内血管も他の体幹血管と同様に，血管の端々吻合は2点支持で行う。方法としてはできれば両端針（プロリン5-0）を使用して血管の両端に針をかけ，1点を結紮して各々両側に縫い上げてゆく。もう1点は結紮してもよいが，結紮しないで支持用に把持し，両側から縫い上げてきた糸と最後に結ぶこととする。最近では最初から結紮しないで連続縫合をかけ終わった時点で両端糸を引っ張る形のパラシュート吻合が利用されることが多い。仕上りが非常にきれいである。

2) パッチ形成

　パッチの材料としては静脈片，人工血管，心膜などが使用されるが，まず紡錘状にパッチを作り，プロリン5-0で2点支持の形とする。片方の糸を結紮して各々両側に連続で縫合してゆく。2点支持の端をトリミングしてここも連続で縫い合わせ，最後に反対側の連続糸と結紮して終わる。

　なお端々吻合，パッチ形成のいずれの場合も，エア抜きが重要であり，最後の結紮の前に中枢側（動脈吻合），あるいは末梢側（静脈吻合）の遮断鉗子をはずしてエア抜きをしながら結紮・閉鎖する。

左上葉動脈分枝における血管形成

　$A^3 \sim A^{1+2}$ のいずれかの部分で，肺動脈が腫瘍で involve されている場合，次のような方法で再建を行う。

1) 肺動脈側壁の切除と縫合

　主肺動脈や，中間動脈幹の前面に浸潤があり，背面が正常（intact）であればまず正常な方面から剥離を始めて，浸潤部の前後にベッセルループを回す。中枢および末梢側を血管鉗子あるいはブルドッグ鉗子で挟み，血流を遮断する（**図 15-151**）。肉眼的に intact と判断されるところを断端として残しつつ病変を切り取る。中枢側あるいは末梢側より 5-0 プロリン糸で over-and-over による連続縫合（running suture）をかけてゆく（**図 15-152**）。最も注意すべきは術後の血管狭窄であり，広くかつ長い距離でこれをやると，狭

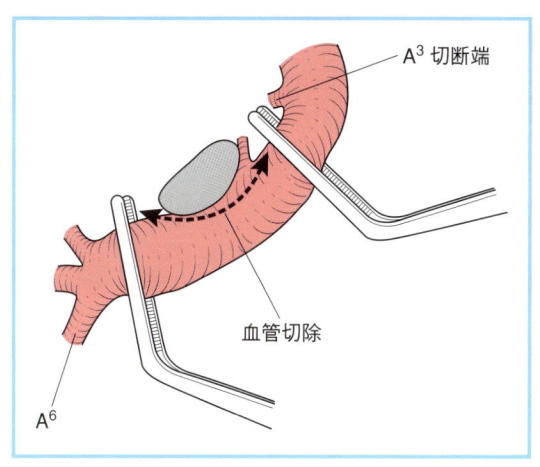

図15-151 血管形成術 腫瘍浸潤部位の中枢,末梢で血管を遮断する。

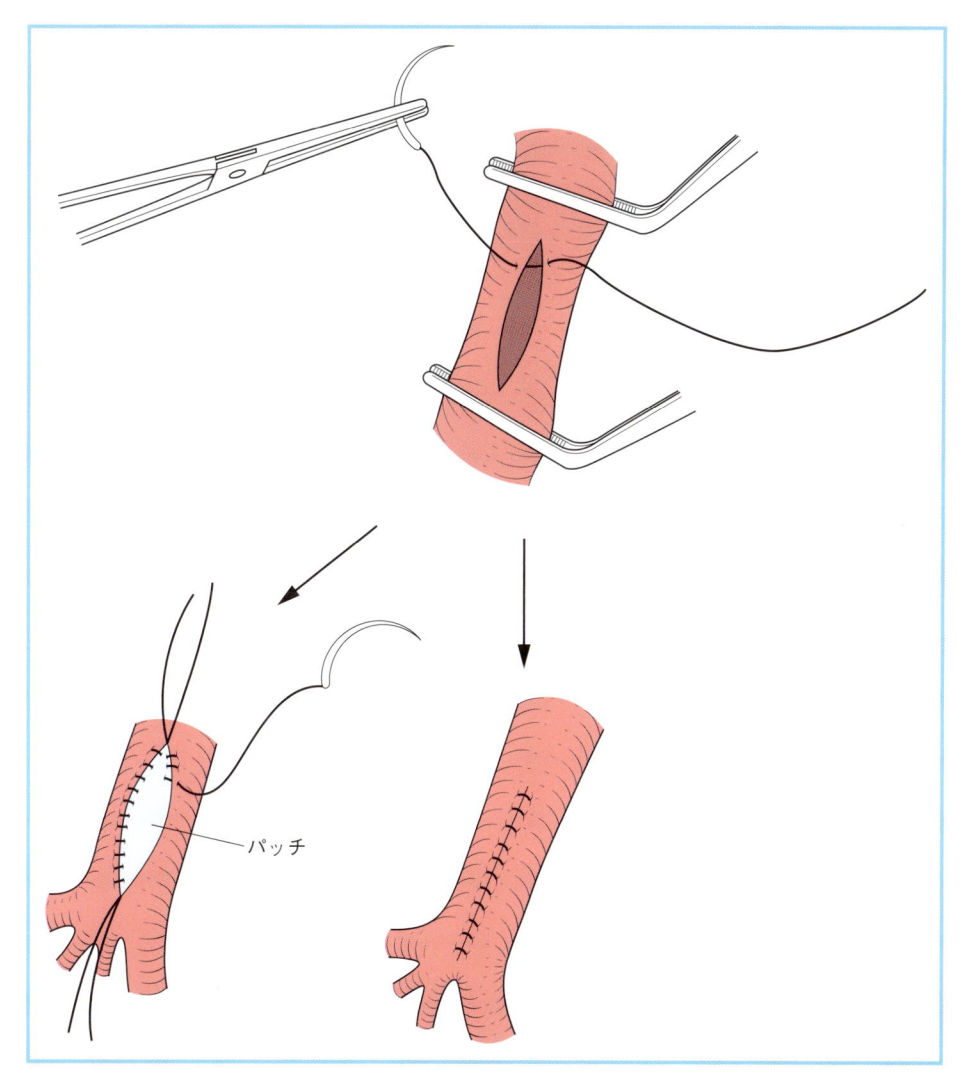

図15-152 血管形成術 浸潤が小範囲であれば切除してプロリン5-0糸の連続縫合で閉鎖する。ただしこの縫合では狭窄が発生しやすいので,ごく小範囲の浸潤の時のみに実施する。切除範囲が広いときは図15-153のように管状切除とするか,パッチ補塡とする。パッチとしてはゴアテックスあるいは心膜が使われるが,後者は後で縮みやすいとの説もあり,その意味ではゴアテックス・シートの方が安全である。

窄範囲はきわめて高度になる。したがって，縦方向への縫合は小範囲のみの場合実施し，運針の間隔も非常に密な縫合を心がけることとする。

2) 管状切除と端々縫合

浸潤が管腔内外に及んでいる場合は病変を含めて，管状に切除し端々吻合を行う。すなわち病変の中枢，および末梢をフリーとして血管鉗子（多くはL型）をかける。この際血管のねじれが生じないように，お互いの縫合点を想定して鉗子によるクランプを行うことが大切である。病変を切除し2点支持の形で5-0（6-0）プロリンによる連続縫合を行う（図15-153）が，支持糸なしに最初から両端針で連続縫合してお互いを結紮するパラシュート型縫合（図15-155）も出来上がりが優れている。いずれにしても慣れた方法で行うこと。

3) パッチあるいは人工血管による再建

直接の側々吻合で血管腔の狭窄が強くなるか，端々吻合が距離的に難しい場合は，パッチあるいは人工血管の利用を考える。パッチの材質として生体組織では心外膜があり，人工物では（リング付き）ゴアテックスがある。前者は術後に縮む可能性を指摘されているが，広範でなければ問題ないと考える。パッチを用意して2点支持の形とした後，一方から over-and-over で縫合してゆく（図15-152）。最後にエア抜きの穴を用意しておき，血流が流れてから完全に吻合部を閉鎖する。吻合部からの少々の出血はしばらくガーゼで圧迫しておけば止まってくる。それでもなお不十分であればもう1針追加縫合する。

肺動脈の管状切除では一般に端々吻合が多く，人工血管を置換する例はまずまれである。しかし，万一その必要性に迫られれば，先に述べたように切断上下を血管鉗子で遮断して，2点支持により中枢側，末梢側血管端を人工血管に吻合する。中枢側の遮断を解除してエア除去とともに結紮・閉鎖する。

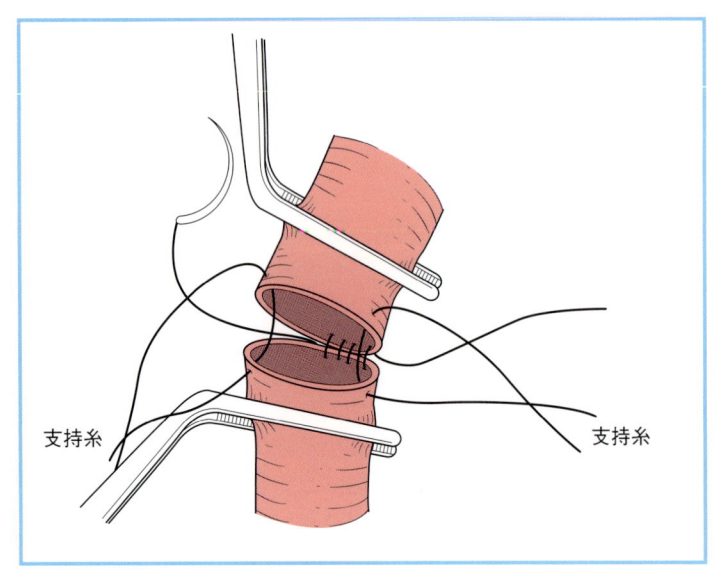

図15-153 血管形成術（端々吻合） 血管の管状切除による端々吻合。2点支持でプロリン5-0による連続縫合を行う。この際，最初から結紮せずに半周（後壁）をかけ終わったところで両端の糸を引っ張って血管同士を密着させる（パラシュート）吻合法をとるとよい。

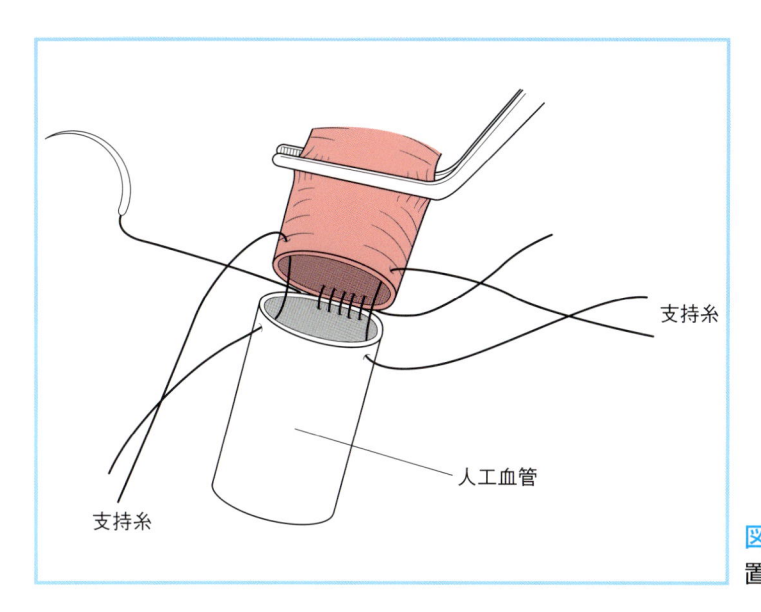

図 15-154　血管形成術(端々吻合)　人工血管を置いた形での2点支持による連続縫合。

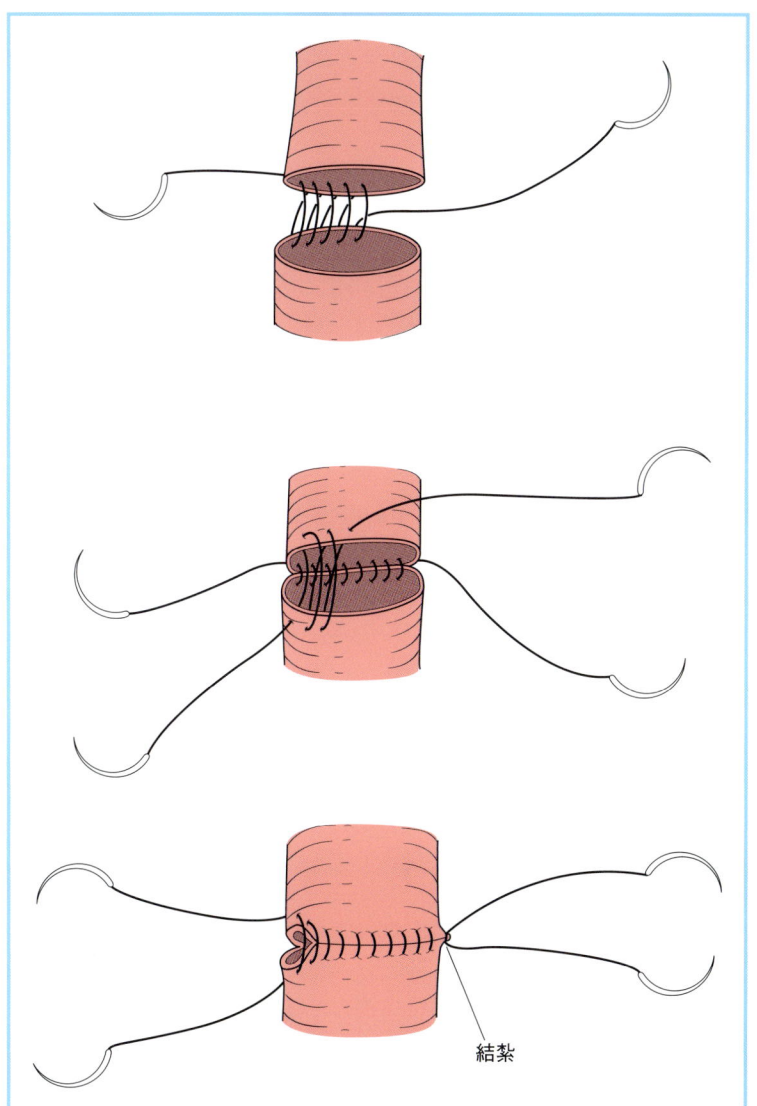

図 15-155　血管形成術(端々吻合)
支持糸なしに両端針で連続縫合する方法。まず後壁を連続に縫合し，続いて別の両端針で前壁を連続縫合する。両方の糸を均等に引っ張って血管壁を密着させ結紮する(パラシュート型縫合)。この際，縫合糸が部分的にたわむことがないよう神経鉤などを利用して，全体として均一な緊張度が保たれる形とする。

16 転移性肺腫瘍切除術

　全身のあらゆる臓器の悪性腫瘍が肺転移を生ずる可能性があり，それらに対して胸腔鏡を利用した肺部分切除が行われる。広範な癒着がなければ複数回の胸腔鏡手術が可能である。その際には再発を起こさないようにする配慮が必要で，そのためには切除線（surgical resection margin）に癌の遺残がないかどうかが，非常に重要な問題となる。safety marginを確保するためには，腫瘍から最低1～2cm以上離れた所で切離するように心がける。

手術法

　ブラ切除と同じ要領で腫瘍を切除するが，位置の同定を誤ると目的が達せられない。ある程度の大きさの転移性腫瘍では指先で触知することで場所が同定されるが，微小な転移では前もって何らかのマーカーを留置しておき，その部分を目標にステープラーで切除する。切除された病変はエンドキャッチ®に入れて体外に取り出す。万一，肺が高度に癒着して胸腔鏡の挿入が無理な場合は，やむなく小開胸とせざるをえない。腫瘍の底部を楔状（wedge）に鉗子で挟み，切離後，鉗子直下で連続マットレス縫合を行う。鉗子をはずしてさらにover-and-overの連続縫合を加えて終わる（肺部分切除の項を参照）。

コラム・5

自由な外科の勉強

　指導者は若者の旺盛な勉強意欲を抑えてはならない。具体的には新しい技術の修練，あるいは国内他施設への見学などである。前者を嫌う指導者は少ないと思うが，後者については結構嫌がる指導者が多いのではないか。しかし若者が自分と異なった考え，方針の施設へ見学あるいは修練に行きたがるとき，指導者は可能な限り寛容であることを勧める。確かに経験を積んだ外科医は，新しい技術の導入に対し誰よりも正しい判断を下すことができるであろう。一方，自分の学んできた技術こそ最高で，それを金科玉条とし，それ以外のものに耳を傾けたくないといった気持ちも強いのではないか。しかし指導者はすべからく，固定観念あるいは先入観を抱かず，新しい技術の習得に熱心な若手の希望に耳を傾けるべきである。若手外科医が，国内有名施設の優れた医師の技術を見ることをおさえつけてはならない。また若者もそのような熱意があれば率直に申し出るべきである。ただ，どんな教室にも技術的な面で古くから伝えられてきた伝統のようなものがあるはずだ。その方法が間違っているのであればいざ知らず，そうでなければ，ことさらにそれに反する技術に走ろうとする態度は控えたほうがよい。自分が独立した術者となるときまで待てばよいのだから。

17　胸腔鏡による肺癌手術

　今日，体内のあらゆる臓器の手術に内視鏡が利用される状況となったが，それは患者にとって以下のような利点をもたらすからである。
　1）皮膚の切開創が目立たない。
　2）術後の痛みが少ない。
　3）入院期間が短くてすむ。
　呼吸器外科領域では胸腔鏡手術は自然気胸のブラ手術において必須の手技であり，また胸水やびまん性肺疾患の診断確定のために高頻度に利用されてきた。今日では悪性腫瘍，特に肺癌の手術に胸腔鏡が利用される機会が増し，殊に微小な肺癌に対しては胸腔鏡手術が第1選択とされる状況である。もちろんこの傾向に対していまだ批判的意見もあり，根治的手術達成のためにはやはり開胸手術が有利とする意見，あるいは開胸手術でも胸腔鏡手術と同程度の入院期間ですませうるとする意見がある。

　しかし呼吸器外科を学ぶ初心者は，今後主流となりうる手術手技についてはあらゆるものをマスターしておくべきである。特に胸腔鏡手術は今日の呼吸器外科手術の1/2～2/3近くを占める勢いで普及している。この手技の習得はもはや避けては通れない状況であり，そのためにも修練の初期から習熟してゆく気持ちをもつ必要がある。

　一般に肺癌に対する胸腔鏡手術には，(1)胸腔鏡補助下手術と，(2)完全胸腔鏡下手術の2種がある。これらを総称して通常，VATS (video-assisted thoracic surgery)と呼び，葉切除であればVATS lobectomy，区域切除であればVATS segmentectomyと英名で呼んでいる。胸腔鏡補助下手術は4～5 cm前後のミニ開胸を置き，胸腔鏡を補助として肺癌手術を実施する方法で，大部分はビデオ映像を見ながらの手術であり，時に直視下に術野操作が行われる。一方，完全胸腔鏡下手術はすべての操作をポート孔を通してのみ行う手術で，すべての術中操作はモニターを見ながら実施される。

　この完全胸腔鏡下手術を初心者が早くからマスターしようとするのはあまり薦められない。というのは，患者にとって最もリスクが高くなると考えられるのは出血等の緊急事態である。ミニ開胸であれば視野を広げて出血部位を圧迫止血により修復できるが，完全胸腔鏡下では開胸するまでの時間的な遅れは致命的ともなりかねない。したがって，完全胸腔鏡下手術については，初心者はまず開胸手術を十分に習熟した後に取り組むべきである。

　一方，胸腔鏡補助による肺切除は基本的に容易な肺葉切除から複雑な区域切除まで様々である。術者はモニター画面を通した間接的手術に加えて，随時小開胸視野からの直接手術を利用することも可能である。モニター画面上の有利な点は，術野の細かな所が映像によって拡大視されるという点であろう。

　他方，小開胸を通しての直接的操作はほとんど術者のみしか実施することができない。

したがって，助手は術者の指示に従い，胸腔鏡の位置を適正に維持し常に肺のカウンタートラクションを良好に行うことを心がけなければならない。

本書では胸腔鏡による肺癌手術の代表的な術式を取り上げ，鏡視下手術の手技を解説する。なお補助下手術と完全胸腔鏡下手術はミニ開胸を置くか置かないかの違いだけであり，主な手術手順はすべて同じである。

A. 胸腔鏡下肺葉切除（VATS肺葉切除）

基本的に3つのポート孔を設けるが，さらに術者の好み，あるいは手術時の必要度に応じて1～2ポート孔を追加して手術を行う。上記3ポートの中の1箇所は，各種器具の操作孔として使用するため4～5 cmの小開胸を置きラッププロテクター（ミニ）®を装着する。

各ポートの設置箇所は，病変の位置にもよるが，通常第1ポート孔は，中腋窩線上の第7肋間に置き主に胸腔鏡の挿入箇所に利用する。第2ポート孔は，前～中腋窩線第4～5肋間に置きラッププロテクターミニを装着して，各種把持鉗子や自動縫合器の挿入等に利用する。第3ポート孔は肩甲骨の直前で第5～6肋間に置き，各種操作孔として利用する（これらの位置は特に固定化されたものではなく，術者の経験あるいは好みによって決定される）。

一般に第1ポート孔から胸腔鏡を挿入して葉間部の位置を確認し，続いて第2, 3ポート孔の設置にとりかかる。術者は原則として患者の右側に立ち左側のモニター視下に手術を進めるが，できれば対面に立つ助手のためのモニターも手術台右側に設置されるとよい。

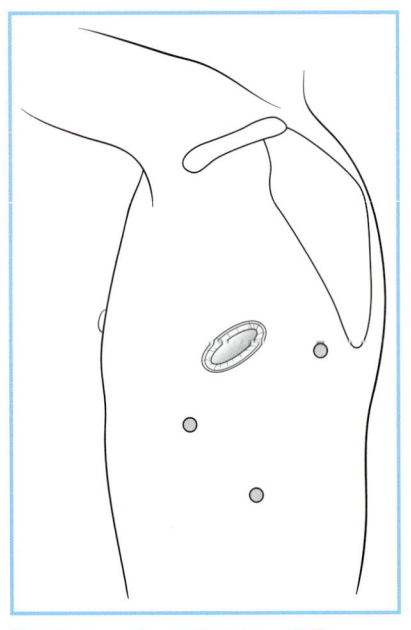

図17-1　ポート孔とミニ開胸

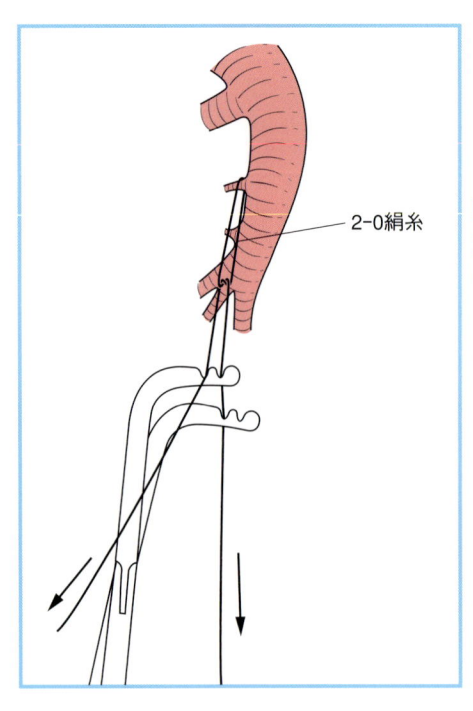

図17-2　VATS左上葉切除　A^{1+2}a～cといった細い血管はステープラーでなく，2-0あるいは3-0絹糸で結紮するが，手指が入らないことから，内視鏡用結紮器あるいは成毛式の糸送り器を使用するとよい。後者では鉗子の先端に溝があり，これに糸を引っかけて深部に送り込む。

a. VATS 左上葉切除

　ポート孔を 2～3 か所に置き，ミニ開胸を左第 4 肋間に 4～5 cm 設置する（**図 17-1**）。ラッププロテクター（ミニ）®などを利用して直接操作孔とする。肺門の剝離はすべて開胸下の標準手術と同様である。助手にポート孔から挿入した内視鏡用把持鉗子で操作部を中心に，十分なカウタートラクションをかけさせることがポイントとなる。

　血管周囲の剝離については，柔らかい部分は主にツッペルあるいは吸引管の先端を使って，疎性結合組織を末梢側に剝ぎ上げる形で進める。続いて血管鞘（皮膜）を切開するが，直視下であっても，モニター視野下であっても同様に，先端の fine な鑷子でもって血管鞘（皮膜）を挙上する。特に $A^{1+2}a$，$A^{1+2}b$ といった細い血管は剝離距離をとろうとして粗暴な剝離を行うと，本幹そのものを損傷する恐れがある。

　上肺静脈は全体を内視鏡用ステープラーで切るために 1 本でまとめてベッセルループで捕捉する。以上の操作後に上肺静脈を切断する。肺動脈の細い分枝はすべて結紮・切断する。

　このときは内視鏡用結紮器（糸送り器，ノットプッシャー）あるいは成毛式の結紮用糸送り器を使うと便利である。これは鉗子先端部分に糸溝がついており，一度最初の結紮ループを作ってこの溝に糸を絡ませ，そのまま結紮糸を深部に送り込むことができる。後者では結紮点が血管壁とほぼ水平に位置した時点で横方向に鉗子を開くことで，自動的に糸が締められてゆくシステムである（**図 17-2，3**）。ただ筆者は成毛式結紮器を使う場合は糸のおおまかな締めに利用して，深部での強い締めには鑷子あるいは，さらにもう 1 本剝離鉗子を挿入して，糸が縦一直線になる形で再締めをするように心がけている。横方向の締めだけでは不安感が残るためである。例えば左上葉切除の際の $A^{1+2}a$～c の結紮では，筆者は上記のようにまず糸送り器で最初の結紮点を作り，改めて糸を持ち直して結紮糸が全体として一直線になるように締め直している。完全胸視下手術では鉗子挿入は無理なため，内視鏡用の結紮器（ノットプッシャー）を利用して胸腔内あるいは胸腔外で結紮する（**図 17-4**）。

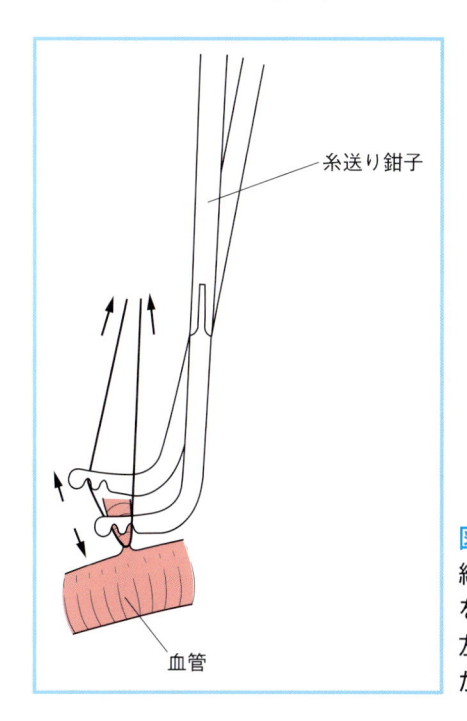

図 17-3　VATS 左上葉切除　結紮に当たっては糸送り鉗子を利用する。結紮点を中心に左右に均等に（水平に）張力がかかる形とする。

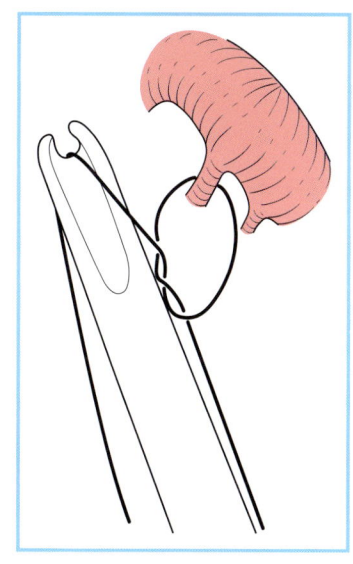

図 17-4　モニター視下胸腔鏡手術　完全胸視下では内視鏡手術用の糸送り器（ノットプッシャー）を使用する。

気管支の切断は自動縫合器(ステープラー)を利用する。A^3 も通常ステープラーで処理するが,標準開胸による上葉切除でも述べたように,決して無理な方向へ肺を牽引させない注意が大切である。内視鏡下手術では助手にいかに上手にカウンタートラクション(牽引)をかけさせるかが,手術のスムーズな進行に重要であるが,左 A^3 の処理にあたっては極端に肺を一方向に牽引させると血管損傷を招く危険がある。

b. VATS 右上葉切除

まず胸腔鏡を挿入し胸腔内の癒着,分葉の程度を観察する。フック電極を用いて肺門の胸膜を切開し上肺静脈の位置を確認する。内視鏡用鉗子(エンドグラスプ®)で上肺静脈の血管鞘を把持し,内視鏡用剪刀でこれを切開する。このとき,通常の把持鉗子は先端の微妙な部分の把持にやや不向きであることから,ヤコブソン・ドベーキ型内視鏡用鉗子(スキャンラン社製)を利用するとよい。切開した血管鞘から各種内視鏡用ツッペルやコットンダイセクター®を用いて,肺静脈の頭側上端(V^1)の側面ならびに背面を遊離する。続いて尾側の剝離に移りエンドデイセクター®で V^3 と中葉静脈の間に割を入れ,この部分においても血管鞘から肺静脈を剝離して背面の剝離スペースをつくってゆく(**図 17-5**)。剝離鉗子を上肺静脈背側に通しベッセルループで捕捉する。続いて血管用自動縫合器(灰色

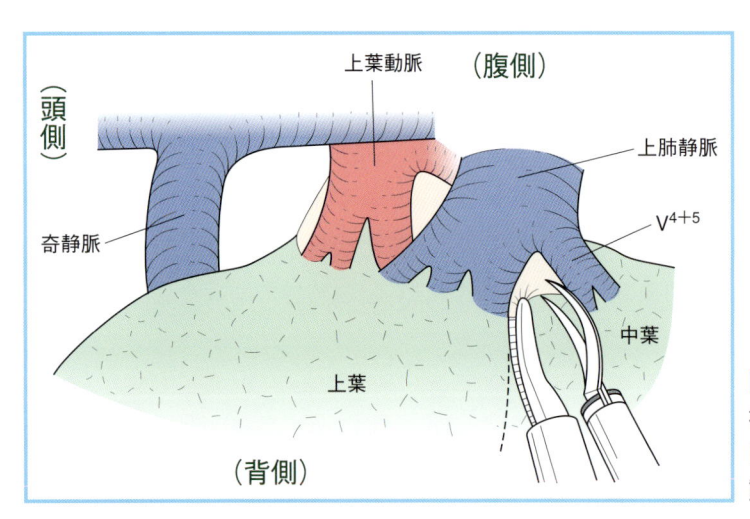

図 17-5 VATS 右上葉切除 上肺静脈を囲む被膜を切開し静脈の背側を剝離する。頭側にも同様の操作を行う。ベッセルループを回し,自動縫合器で切断する。

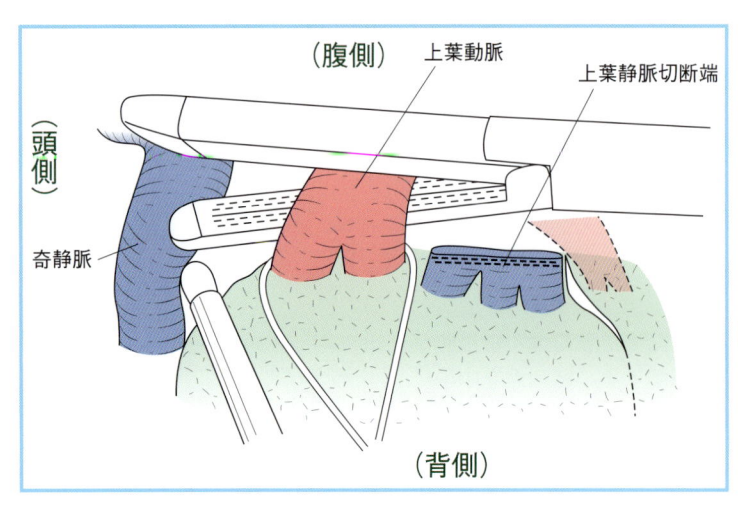

図 17-6 VATS 右上葉切除 上葉静脈切断後,上葉動脈(A^1+A^3)を自動縫合器で切断する。必ずアンビル側を血管背側に入れてゆくこと。また先端で奇静脈を損傷させないようツッペルで奇静脈をよけておく。

または白）のアンビル側を血管背面に挿入してゆく．このときしばしば周囲の結合織あるいは被膜に先端が引っ掛かるので，簡単に入らぬ場合は無理に挿入しようとせず，もう一度十分なスペースをとれるよう鋭的あるいは鈍的に背面を広げる操作を繰り返す．アンビルが挿入されれば自動縫合器の手前 2/3 あたりまでに血管全体を置いて切断する．このとき，血管壁に自動縫合器を押し込みすぎてもいけないし，また，ファイアーしたときに血管壁の一部がはみ出るような位置で切断操作に入ってはならない．これは以後，胸腔鏡下に行うすべての血管処理に通ずる基本的操作である．

続いて上葉動脈（A^1+A^3）の処理に移る．血管の剥離と切断手技は上述の静脈処理と同様である（図 17-6）．

以上で，A^1+A^3，$V^1+V^2+V^3$ が処理できたので残る A^2b の処理に移るが，完全分葉であれば葉間部肺動脈の血管鞘を開き，これを上方に広げることによって容易に A^2b を発見し得る．分葉が不十分な場合は先に処理した上葉動脈の尾側方向に中間動脈幹を剥離してゆくことで上葉動脈より 1 cm 程度下方に A^2b を発見しうる（図 17-7）（ただこの A^2b は細く短いので狭いスペースで結紮に失敗すると重大なトラブルを招くこととなる．その場合はむしろ上葉気管支を先行処理すれば十分に A^2b を展開しうる）．

A^2b の切断に際しては細い血管であることから，通常通り 2 号糸による結紮・切断でゆく．続いて上葉気管支の剥離に移り，周囲リンパ節をできる限り切除側に残す形で剥ぎ上げる．このとき，剥離と止血が同時に可能な超音波凝固切開装置（ハーモニックスカルペル®）の使用が便利である．この操作を気管支全周性に行い，自動縫合器の挿入スペースが確保できると，綿テープを通して気管支を持ち上げる．自動縫合器の 30 mm または

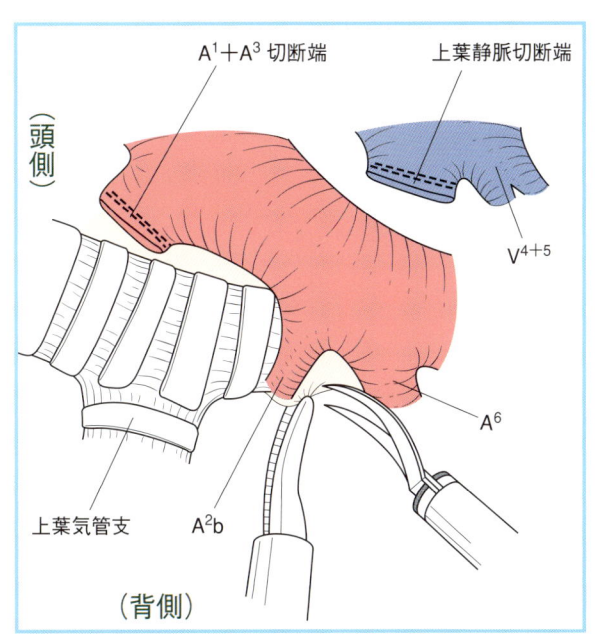

図 17-7　VATS 右上葉切除　A^2b の剥離は葉間が十分に分葉していれば葉間部から，不十分な場合は中間動脈幹を下方に追って発見するとよい（十分に展開できない場合は，先に上葉気管支を切断するとよい）．

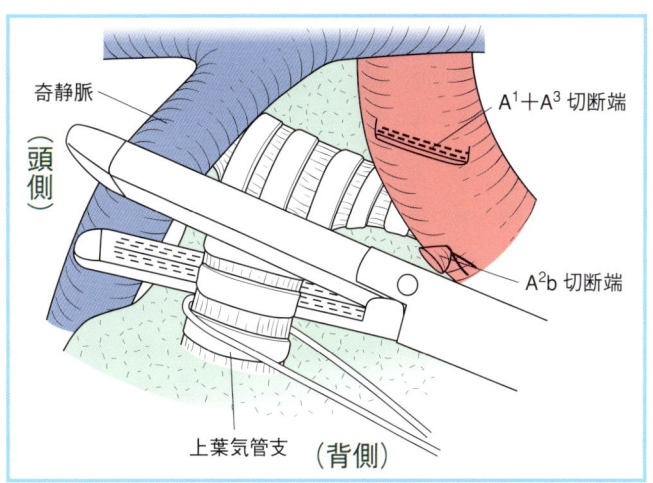

図 17-8　VATS 右上葉切除　上葉気管支の切断では通常ブルー（30 または 45 mm）のステープラーを利用する．奇静脈，中間動脈幹などを傷つけないように注意すること．

45 mm のいずれかを選択して気管支を切断する。このときは，血管切断と異なりアンビルあるいはカートリッジのどちらでも挿入可能なほうを挿入してよい（**図 17-8**）。挿入角度に問題が生じるようであれば縫合器の角度をつけるか，別のポート孔を利用する。

気管支の切断が終わると上葉を適宜脱転しながら上下葉間・上中葉間の切断に移る。このとき，A^6 を損傷させないよう上下葉間にトンネルをつくり自動縫合器（30 mm）で葉間を切離する。続いて，上中葉間に移り綿テープまたはベッセルループを上中葉間に回し，末梢側の葉間を自動縫合器（30～60 mm）で切断する。

切断された上葉肺はエンドキャッチ®に収めて体外に引っ張り出すが，取り出しが困難であれば，皮膚切開を 1 cm 延長し，その直下の肋間筋層をできる限り開大して，徐々に摘除肺を取り出してゆく。

c. VATS 右中葉切除

体位：左側臥位からやや後傾とする。

胸腔鏡挿入

側臥位で第 7～8 肋間腋窩線上に第 1 ポート孔を作り，ここより胸腔鏡を挿入する。さらに前方第 4～5 肋間上で 4～5 cm 前後の皮膚切開をおき，前鋸筋を分けて骨性胸壁に達する（**図 17-9**）。筋鉤と電気メスで前方の肋間をさらに広げてゆく（**図 17-10**）。前方肋間は比較的広いので大きめのラッププロテクター®の利用が可能である。手指を挿入するのは難しいが，通常の呼吸器外科手術用器具の挿入は可能である。術者の好みに従って器具を使い分ければよい。

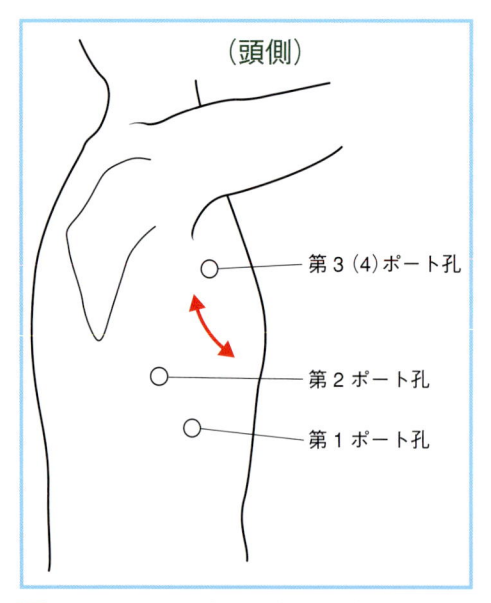

図 17-9　VATS（胸腔鏡補助下）右中葉切除　体位はやや後傾として右上腕を手台で持ち上げ，腋窩部を開く。第 4～5 肋間が中心となるよう 4～5 cm の皮膚切開を入れてラッププロテクター（ミニ）を装着する。それ以外に 3 つのポート孔を置く。

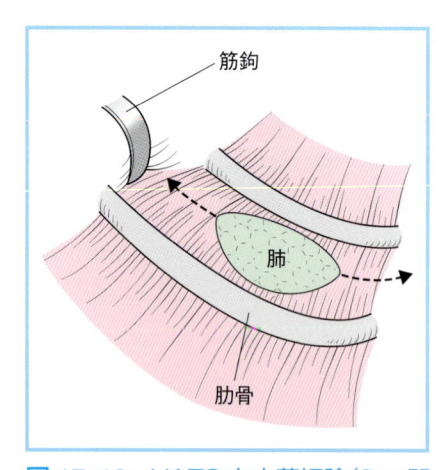

図 17-10　VATS 右中葉切除（ミニ開胸の肋間切開）　前方の肋間は背側に比して開大しやすく，比較的広いスペースが得られる。肺門が中心部に近い形の直視野とするためには，第 5 肋間での開胸が最もよい。

手術法

前方肺門の肋膜をフック型電極などで切開して上肺静脈のうち V^4 と V^5 を剝離する（図 17-11）。これらの中葉静脈を自動縫合器または結紮，切断で処理する（図 17-12）。中下葉間は上中葉間に比べて比較的分葉が進んでいるので葉間形成は容易である。葉間が十分に開いて肺動脈の処理が困難でなければ A^4 続いて A^5 の処理を先行する。

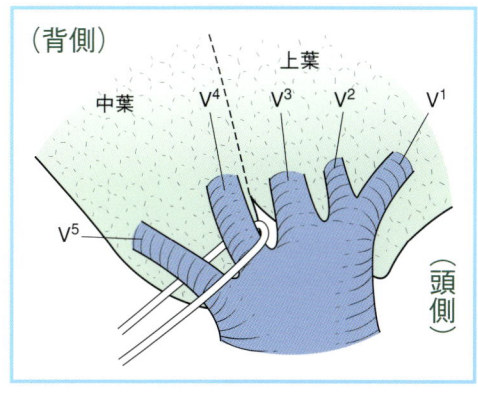

図 17-11　VATS 右中葉切除　中葉を全体的に背側に押すことで，前方肺門の静脈の露出が容易となる。V^4 は表面を走行し，V^5 は中下葉間面を下葉気管支に接して走行するので，これら全体の静脈をベッセルループで捕捉する。

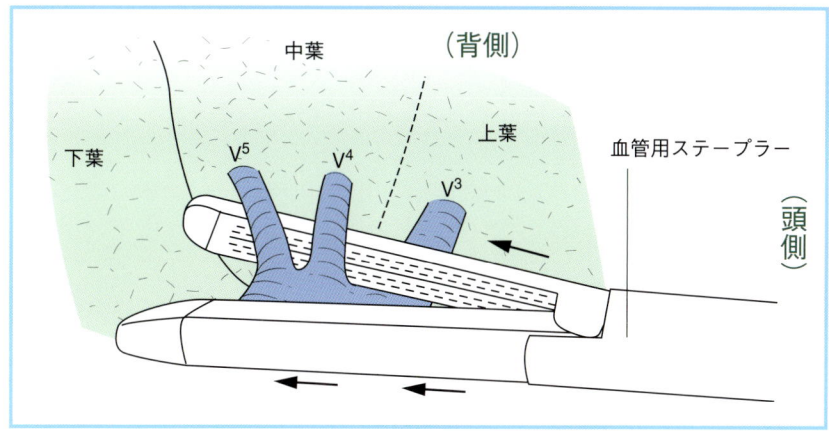

図 17-12　VATS 右中葉切除　静脈は血管用ステープラーで切断する。

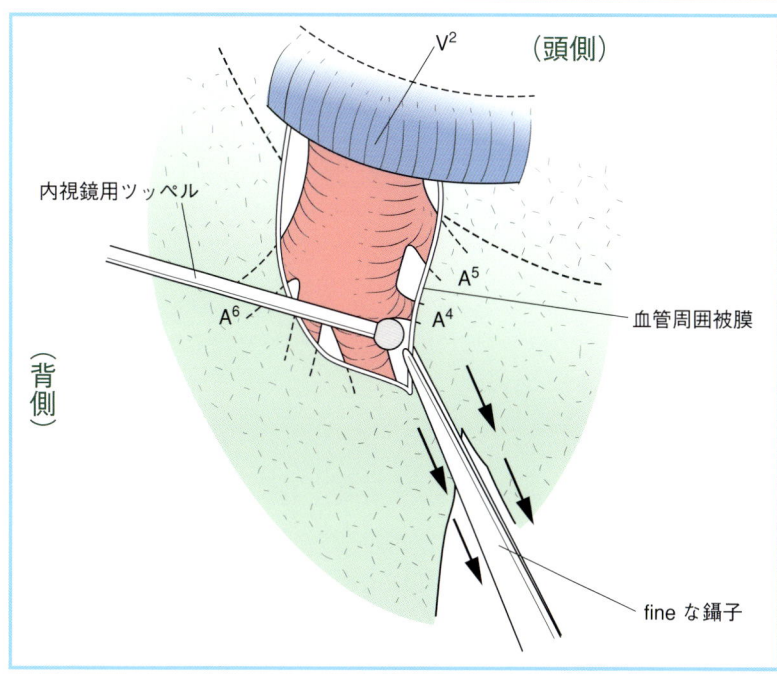

図 17-13　VATS 右中葉切除　A^5 は A^6 より高位から出ていて，V^2 と接する形で斜めに伸びている。A^4 は A^8 あるいはそのやや上方で細く，また短く中葉に向かって伸びている。A^5 はやや深部でしかも太い。どの血管にも慎重な結紮が必要である。その前に中下葉間の葉間形成を先行してもよい。そうすると，より広範に肺門が展開される。

この際 A^6 前方で A^4, A^5 を探すが, A^4 と A^5 の分岐にいくつかの variation があることを想定しておく。この動脈剝離に際しても,助手に適切なカウンタートラクションをかけさせることが重要である(**図 17-13**)。血管剝離は薄い血管鞘(血管被膜)をオープンし,剝離鉗子あるいは内視鏡用ツッペルを用いて血管本体を被膜から剝がす形で露出してゆく。A^4 は通常中葉に向かって垂直に分岐することから剝離は容易であるが,A^5 はかなり上方から斜めに分岐して太く,しかも V^2 と接していることもしばしばである。剝離に際してこの V^2 を損傷しないように用心することが大切である。A^4 および A^5 を剝離して結紮・切離する(**図 17-14**)。A^4 は細いので,結紮し,切断したほうが安全である。また A^5 は V^2 と近接することからステープラーの使用にあたっては V^2 を損傷させないように注意する。続いて上中葉間の分離を行う。肺表面から肺門の静脈(V^4+V^5)切断端に向けてステープラーを挿入し(ブルーカートリッジの 60 mm を使って 1 回で,または 30 あるいは 45 mm を使って 2 回で)切離する。最後に気管支を切断する。下葉支との分岐部から超音波凝固切開装置あるいは内視鏡用鋏で付着リンパ節を剝ぎ上げた後,ステープラーで切断する(**図 17-15**)。

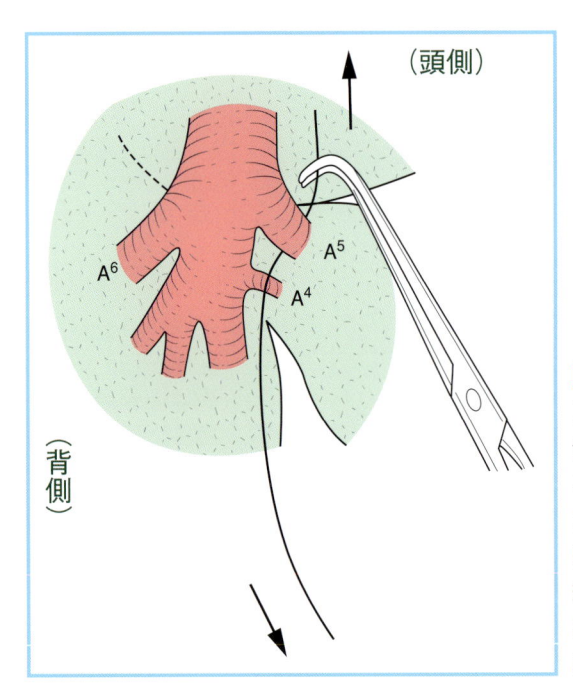

図 17-14　VATS 右中葉切除　A^4, A^5 はステープラーによる処理でもかまわないが,分岐角度の面で挿入が難しい場合は結紮とする。特に A^4 は細いので,A^5 と並べてステープラーを挿入することに固執しないほうがよい。2-0 糸で結紮するときは,糸送り器で結紮点近くまで糸を誘導し仮締めをするが,最終的な強い締めのためには,結紮糸が一直線となる形で再度締め直した方がよい。

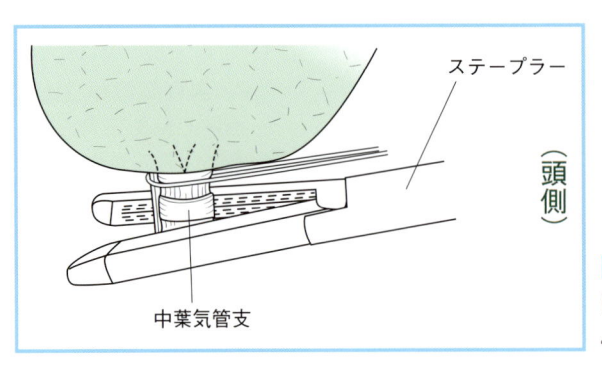

図 17-15　VATS 右中葉切除　気管支はステープラー(ブルーの 30 または 45 mm)で切断する。

d. VATS左下葉切除

　第1ポート孔を第7肋間の中腋窩線上，第2ポート孔を第5肋間前腋窩線上，第3(4)ポート孔を第5～6肋間肩甲骨直前に置く．第4～5肋間で前～中腋窩線上に4～5 cmの小切開を置き，ラッププロテクター（ミニ）を肋間にかける（**図 17-16**）．

　まず肺靱帯を切離して（**図 17-17**）下肺静脈に接近し，これを剝離・露出してベッセル

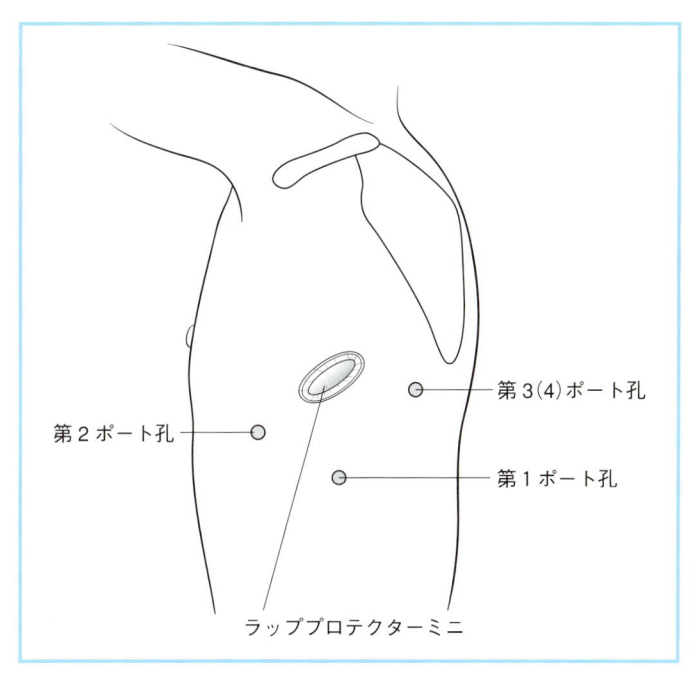

図 17-16　VATS左下葉切除　前～後腋窩線にかけてポート孔とミニ開胸を図のように置く．

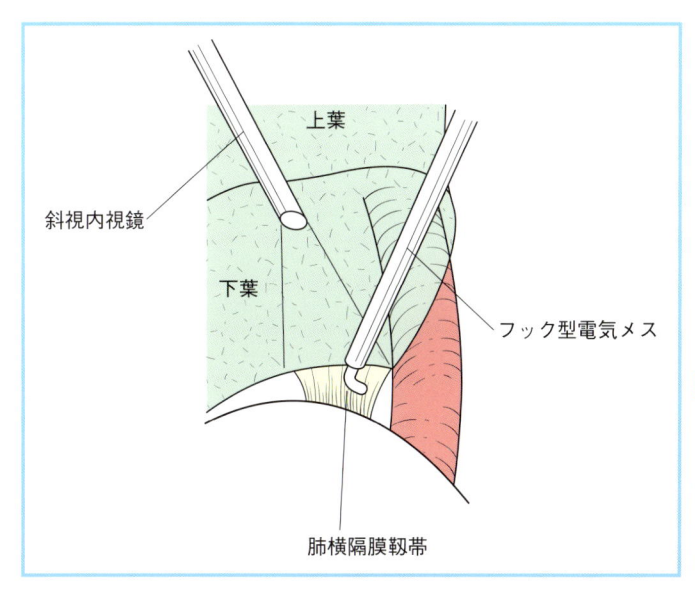

図 17-17　VATS左下葉切除　エンドグラスプで肺を引っ張りながら，ヘラ型，フック型電極で肺横隔膜靱帯を切離する．細い栄養血管が存在するが超音波凝固切開装置を使用すれば，ほとんど出血はしない．

ループを回す(図17-18〜20)。これを血管用ステープラーで切断する。続いて葉間肺門部に移って肺動脈を剝離・露出する(図17-21)。肺門剝離に際して血管鞘の切開,ならびに剝離などには先端のfineなドベーキー内視鏡用鑷子®(スキャンラン社製),エンドシザーズ®を使用し,また内視鏡用ツッペル(コットンダイセクター®)を使用する。左A^6,A^8,A^{9+10}を一体としてベッセルループで捕捉して(図17-22),血管用ステープラーで切断する。このときステープラーの挿入が角度的に無理であれば,まずA^6を結紮・切断して残りの肺動脈をステープラーで切るようにしてもよい。胸腔内での結紮は成毛式の結紮器あるいはノットプッシャーを使用する。最後に下葉気管支を同様にステープラーで切断する。

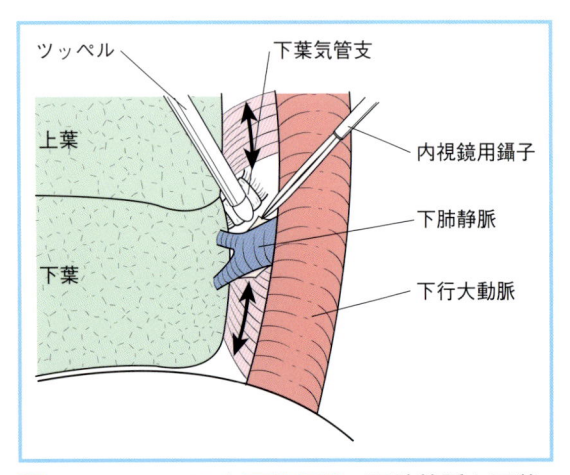

図 17-18 VATS 左下葉切除 下肺静脈と下葉気管支との位置を確認して,これらの剝離,露出にかかる。常にカウンタートラクションをかけつつ視野中心部に剝離操作画面がくるよう胸腔鏡を保持させる。靱帯の切離に続いて下葉背側の縦隔胸膜を上葉背側まで切り上げてゆく(矢印)。続いて下肺静脈の剝離にかかる。

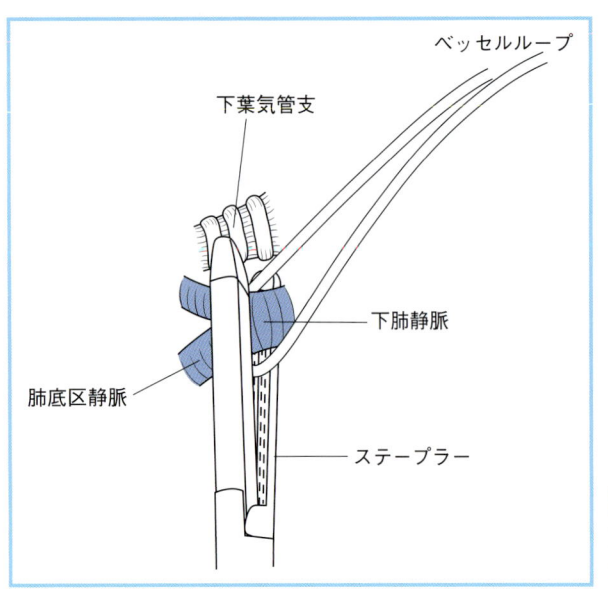

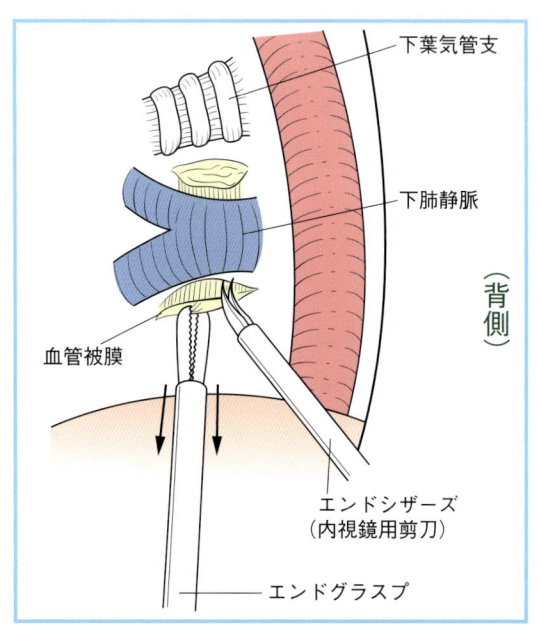

図 17-19 VATS 左下葉切除 まずエンドグラスプまたはドベーキー型鑷子で血管鞘(皮膜)を持ち上げ,エンドシザーズ(内視鏡用鋏)で切開して,血管壁の裏側を剝離してゆく。先端の柔らかい内視鏡用吸引管などで剝離面を広げると安全に血管全体を捕捉できる。

図 17-20 VATS 左下葉切除 下肺静脈にベッセルループを回し,血管用ステープラーで切断する。このとき,必ずアンビル側を血管背側に挿入すること。

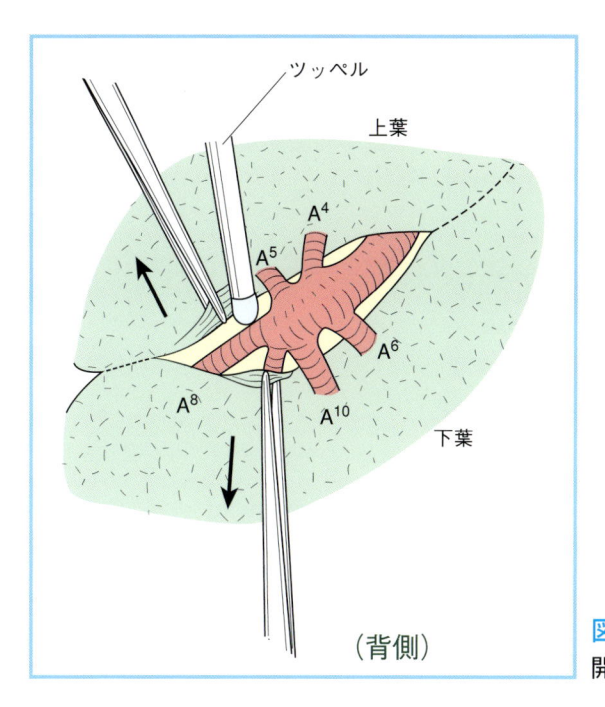

図17-21 VATS左下葉切除　葉間より血管鞘を切開し，内視鏡用ツッペルで血管壁を露出してゆく。

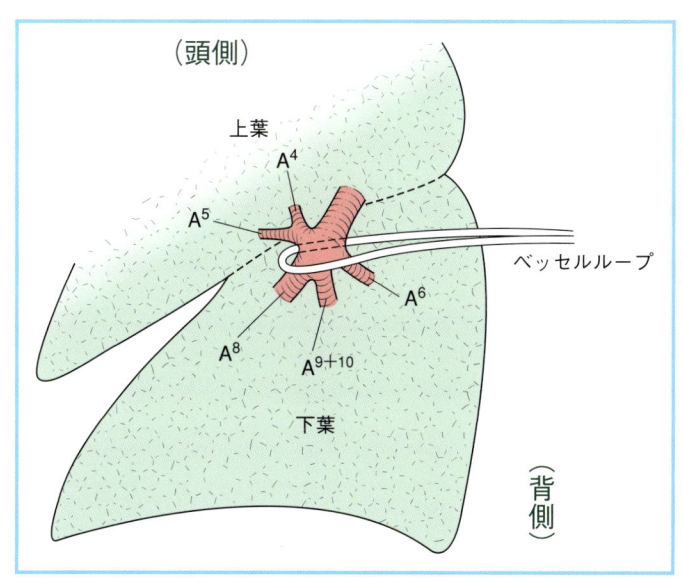

図17-22 VATS左下葉切除　ベッセルループを血管壁周囲に回してこれを引っ張りながら，自動縫合器を挿入しやすいスペースを作り切断する。A^6 は別個に結紮処理してもよい。

e. VATS 右下葉切除

体位とポート孔：左側臥位とする。右上腕を手台で固定する。ポート孔の設定は，通常下記の3ポートを基本とし，適宜，操作サポートのために小ポート（5 mm）を1～2個設置する（図 17-23）。

右中腋窩線上第7肋間あたり（第1ポート孔）
右前腋窩線上第5肋間あたり（ミニ開胸）
右後腋窩線上（肩甲骨前）第5～6肋間（第2ポート孔）
右中腋窩線上第4肋間あたり（第3ポート孔）

手術法

まず第1ポート孔より胸腔鏡を入れて病変を観察する。一般に上中葉間は不全分葉が多いのに比して，中下葉間は比較的よく分葉していて肺門へのアプローチが容易である（図17-24）。切除に際しては開胸時と同様，肺動脈，肺静脈のいずれの処理を先行してもかまわないが，ここでは後者を先行する形で解説してゆく。

まず肺靱帯を切離する。これを中枢側に繰り返すことで右下肺静脈に接近してゆく（図17-25a, b）。この靱帯切離の際に一部で出血しやすい場所があり，前もってヘモクリップで止血処置をしておくとよい。下肺静脈の前面，ならびに後面を剥離するが，このとき助手に下葉を前方あるいは後方に圧排させて，剥離操作を容易にするためのカウンタートラクションを心がけさせる。下肺静脈の位置確認後，血管鞘を切開し，ツッペルまたは剥離鉗子で血管背側にスペースを作る（図17-26a, b）。ある程度の間隙ができると，前方あるいは背側から鉗子を入れてベッセルループを通し，下肺静脈全体を捕捉する。血管用のエンドーステープラーでこれを切断する（図17-27）。

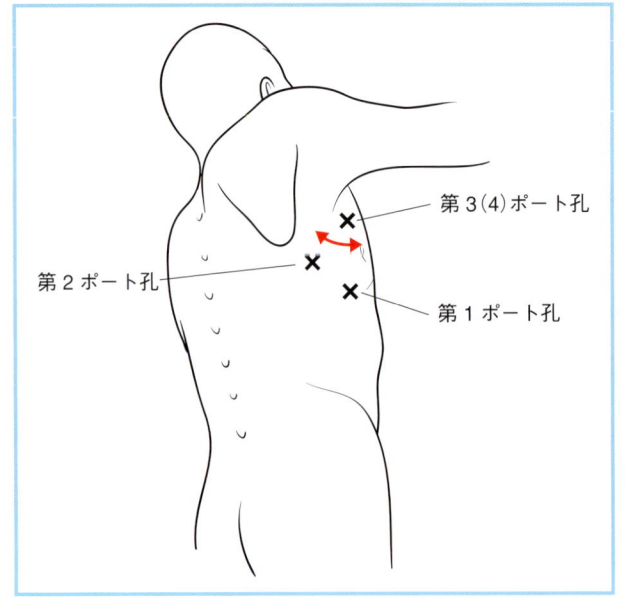

図17-23 VATS 右葉下切除　2～3個のポート孔を設置し，第4肋間のミニ開胸部（矢印）にラッププロテクターを置く。

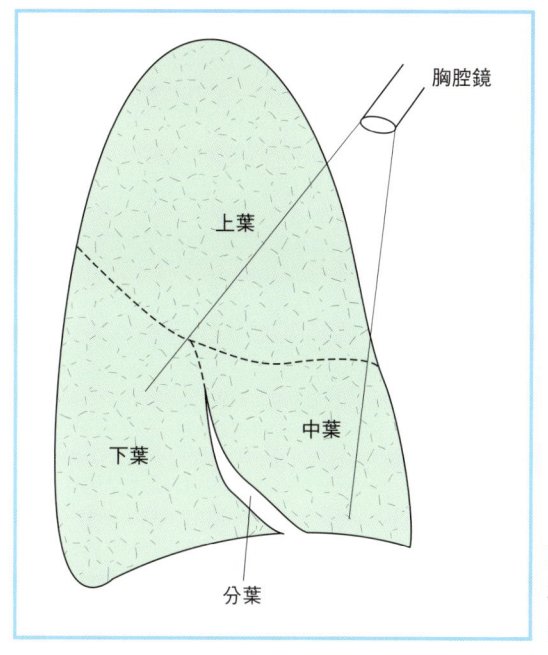

図17-24 VATS 右下葉切除　胸腔鏡で分葉状態を観察する。中下葉間はある程度分離していることが多い。

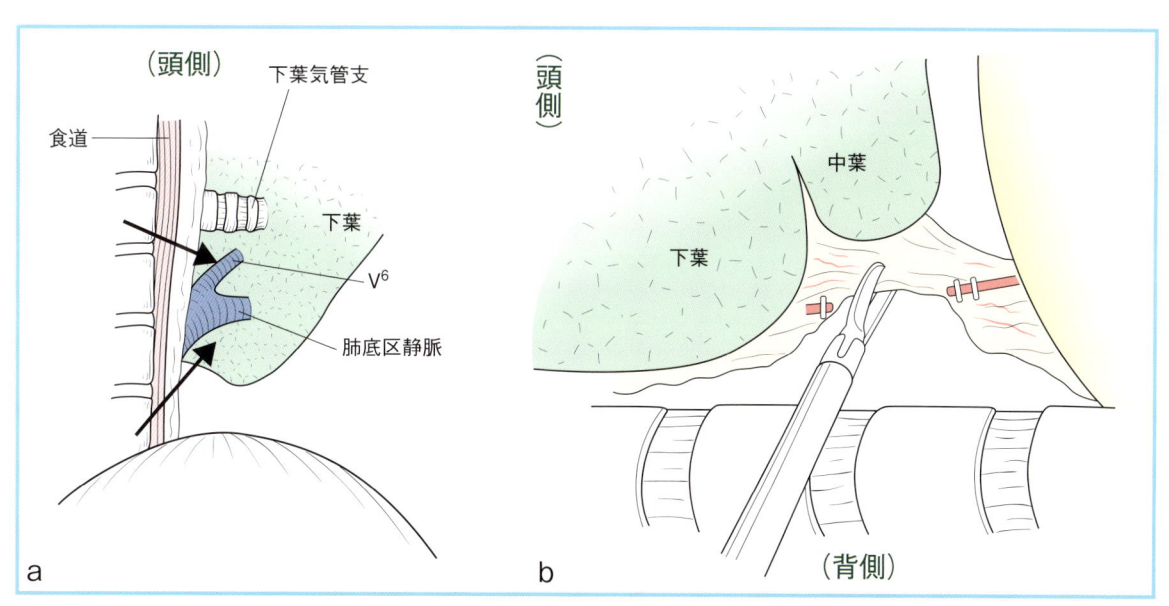

図17-25 VATS 右下葉切除
a：把持鉗子で下葉を頭側に引っ張る（カウンタートラクション）ことにより下肺静脈周囲が全体的に緊張するので，この部分を超音波切開装置で切開しつつ下肺静脈に接近する。
b：肺横隔膜靱帯を電気メスで切離するときは血管の豊富なところは前もってヘモクリップをかけておく。超音波凝固切開装置であればその必要はない。

IV. 各種疾患に対する手術法

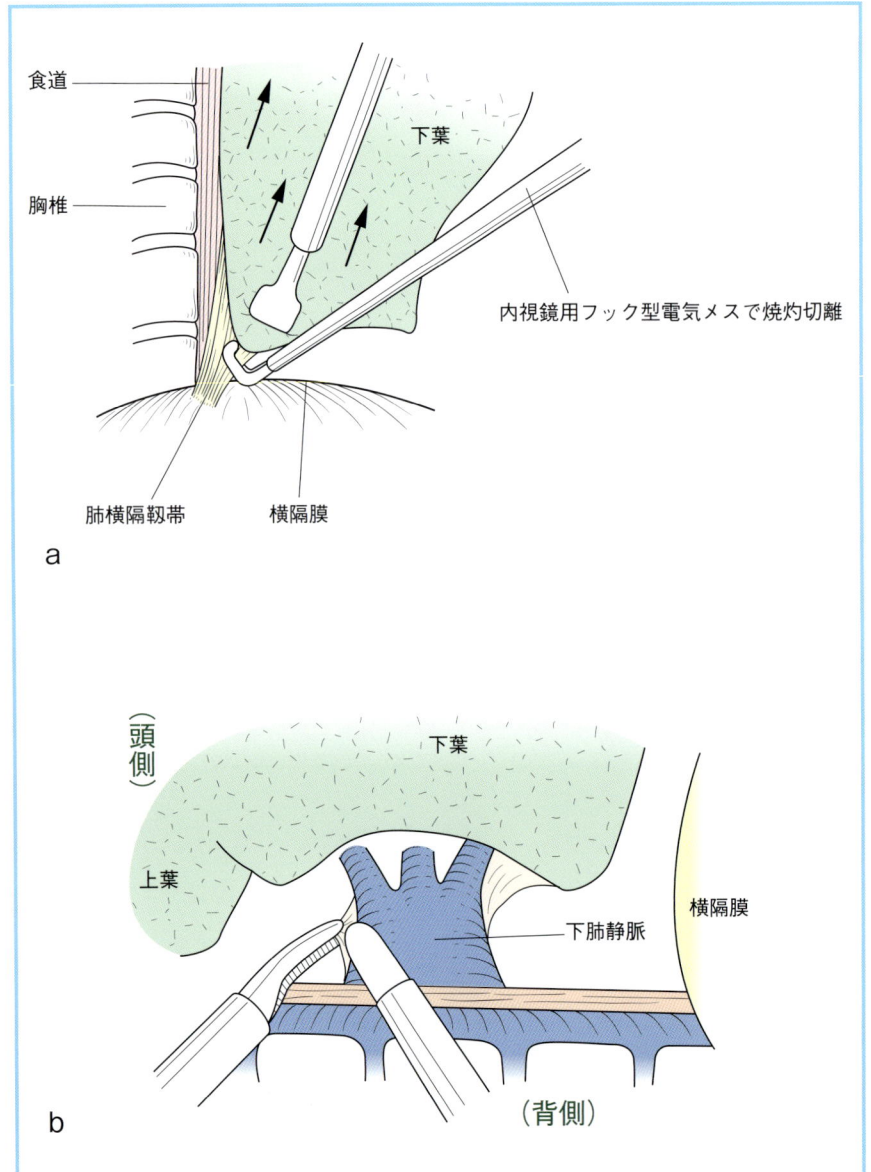

図17-26 VATS右下葉切除
a：肺を頭側に牽引しつつ，内視鏡用電気メスで靱帯を切離する。
b：内視鏡用把持鉗子で切開した血管鞘の尾側を持ちツッペルで血管本体の剥離を行う。頭側についても同様の操作をする。

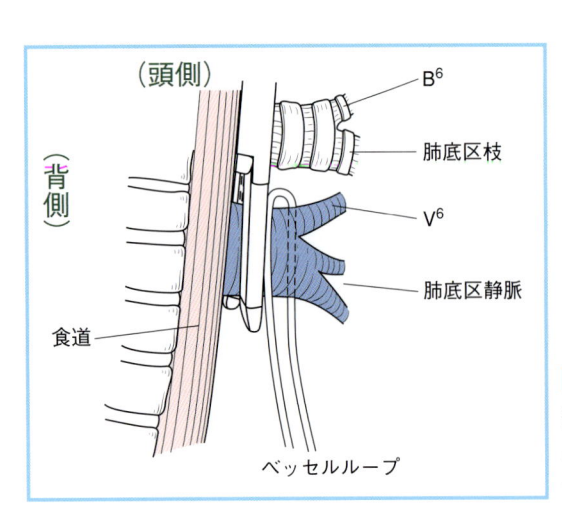

図17-27 VATS右下葉切除 自動縫合器の挿入が浅いと，閉じたときに血管壁が前方にはみ出す可能性がある。血管壁全体がクリッピングされる位置に血管をもってくること。

なおステープラーを血管の裏側に挿入するときは必ずアンビル側を挿入するようにして，決して粗暴であってはならない。多くの場合入口部は余裕をもって挿入できるが，出口の所でつかえてしまうことが多い。余分な結合組織が引っかかるためであり，その部分の組織を除去して再挿入を試みる。吸引管の先端が簡単に通り抜ける程度となれば問題ない。ステープラーの先端角度を適度に工夫したり，あるいはポート孔の位置を変えて挿入してゆくことも大切である。ペンローズドレーンの中にブレードの片方を挿入し，それを通して，血管の裏側に通す工夫もよい。

肺門剝離については以下のように行う。先端の fine な内視鏡用鑷子（ドベーキー型）で肺門部の血管鞘（血管皮膜）を持ち上げ，内視鏡用鋏（エンドシザーズ）で切開する。血管鞘を肺動脈の走行に沿って開き，その一部を把持して，鋏の先端あるいはツッペルを使って血管壁から遊離してゆく。この処理で下葉に行く肺動脈の各分枝を露出する（**図 17-28, 29**）。

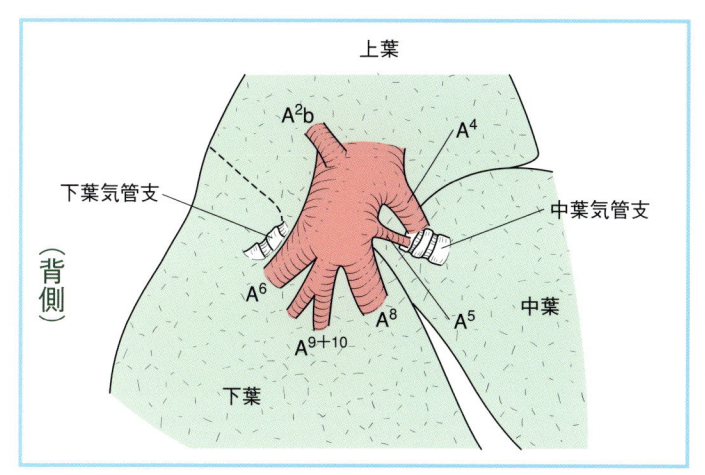

図 17-28　VATS 右下葉切除　VATS では上下，中下葉間の分葉がある程度明らかであるとアプローチしやすい。中下葉間はおおむね分葉しているが，ほとんど葉間線が見えないような高度分葉不全では（小）開胸下手術に切り替えざるをえない。

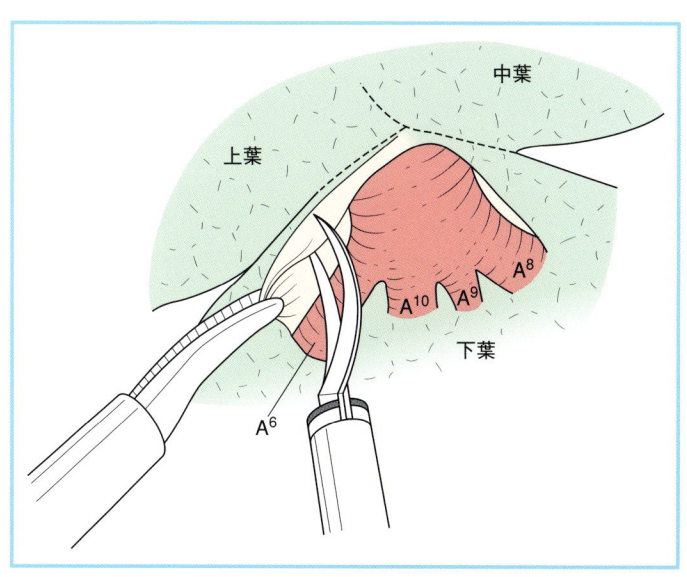

図 17-29　VATS 右下葉切除　中下葉の葉間部上方を展開すると下葉動脈が出現する。ここでも血管鞘を切開して A^6 から A^8 までの全体を露出する。

A^6と肺底区動脈をまとめて処理できるか，あるいは別個に処理するかの判断が必要であるが，A^6がかなり高位であれば，これのみを結紮処理し，残りを自動縫合器で切断する。この時点で上下葉間の分離を図っておくと自動縫合器の使用が容易である。

　分葉不全の場合はトンネルを作るが，背側縦隔胸膜をオープンして下葉気管支の上方に出口を作成する。A^6の直上にスペースを作り出口を通過させてトンネルができるとステープラーを通して葉間を切断する。ベッセルループで捕捉した下幹動脈全体に（図 17-30），血管用自動縫合器を挿入してこれを切断する（図 17-31，32）。

　続いて中下葉間から下葉気管支周囲にかけて，結合組織を中枢から末梢に向け内視鏡用鋏（エンドシザーズ）あるいは超音波凝固切開装置（ハーモニックスカルペル®）の先端で剝ぎ上げてゆく。気管支動脈に対してはヘモクリップによる中枢側の遮断を行った後，切断する。気管支壁が全体に露出されると綿テープを回して全体を持ち上げ（図 17-33），自動縫合器（30～45 mm）で切断する（図 17-34）が，その前に必ず右中葉支の位置を確認しておく必要がある。縫合器のブレードを一時的に仮遮断して両肺換気とし，中葉が換気できることを確認すればよい。中葉が十分に換気できれば下葉切除に移ってよい。

　下葉が摘除されると，エンドキャッチに切除肺を入れて（図 17-35），ミニ開胸部位から取り出す。多くの場合，肋間や皮膚切開が小さくて到底下葉全体を取り出せない。したがって，1～2 cm 皮切を追加して肋間を広げ，徐々に切除肺を取り出してゆく。

　続いてリンパ節の郭清に移る。分岐下リンパ節は内視鏡用剪刀，ハーモニックスカルペルあるいは内視鏡用吸引管などを使って，リンパ節を含む脂肪組織を心外膜，中間気管支幹，対側気管支壁から剝ぎ上げてゆく。ある程度の太さの索状物に対しては必ずヘモクリップでクリッピングして，その後に切断するよう心がける。

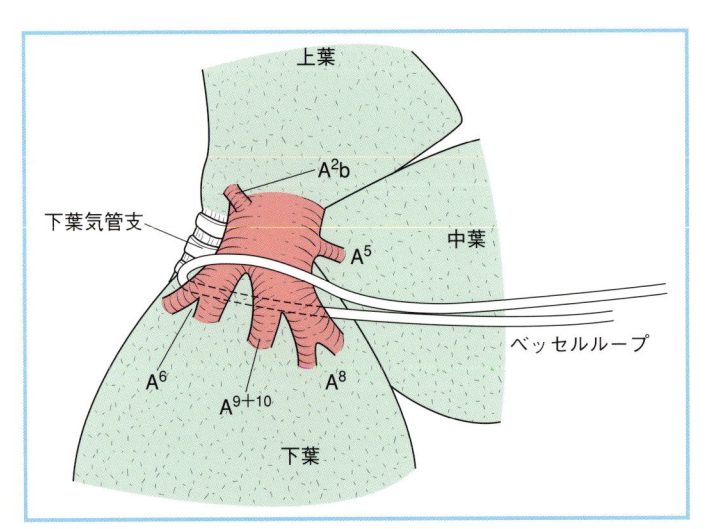

図 17-30　VATS 右下葉切除　裏側に A^7 が存在することがあり，慎重に鉗子を挿入して，ベッセルループを回す。

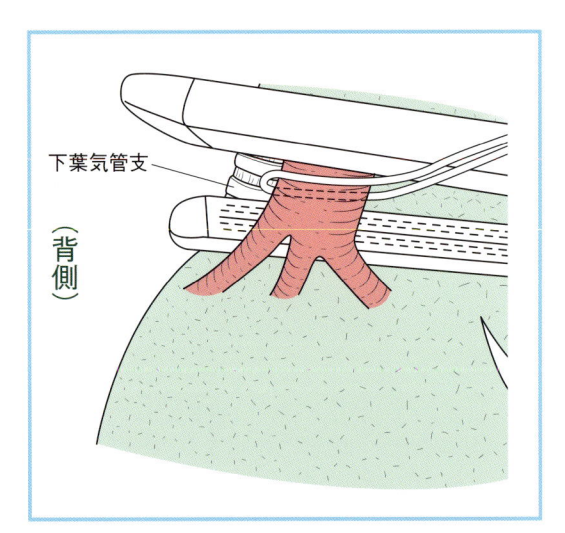

図 17-31　VATS 右下葉切除　下葉底区動脈の周囲にベッセルループを回し，ポート孔より引き上げて，自動縫合器（白または灰色カートリッジ）を挿入する。この場合 A^6 は既に結紮処理されている。

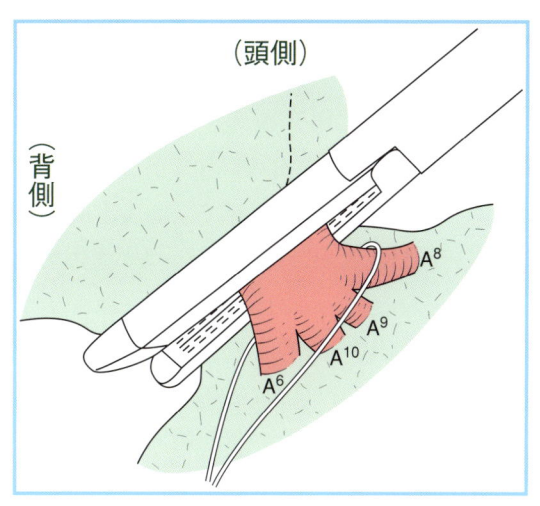

17. 胸腔鏡による肺癌手術　213

図17-32　VATS右下葉切除　自動縫合器（白または灰色）を挿入してゆっくり，ていねいに切断してゆくよう心がける。

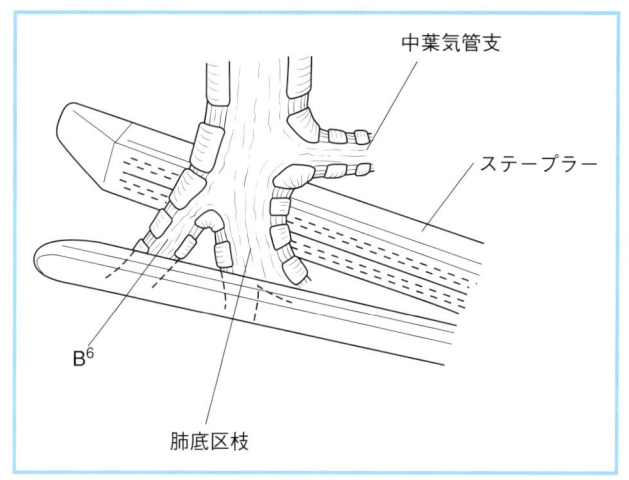

図17-33　VATS右下葉切除　肺動静脈が切断されれば，残りの気管支壁の露出は比較的強引に行ってよい。リンパ節を末梢に剥ぎ上げるように，内視鏡用鋏で凝固しつつ剥ぎ上げてゆく。超音波凝固切開装置の使用も便利である。この際，中葉支の分岐部の確認が重要である。

図17-34　VATS右下葉切除　下葉気管支の切断に際しては，中葉気管支に影響を及ぼさないよう気をつけなければならない。切断前にステープラーを遮断した状態で，分離肺換気を解除してもらい，中葉が換気できることを確認すべきである。

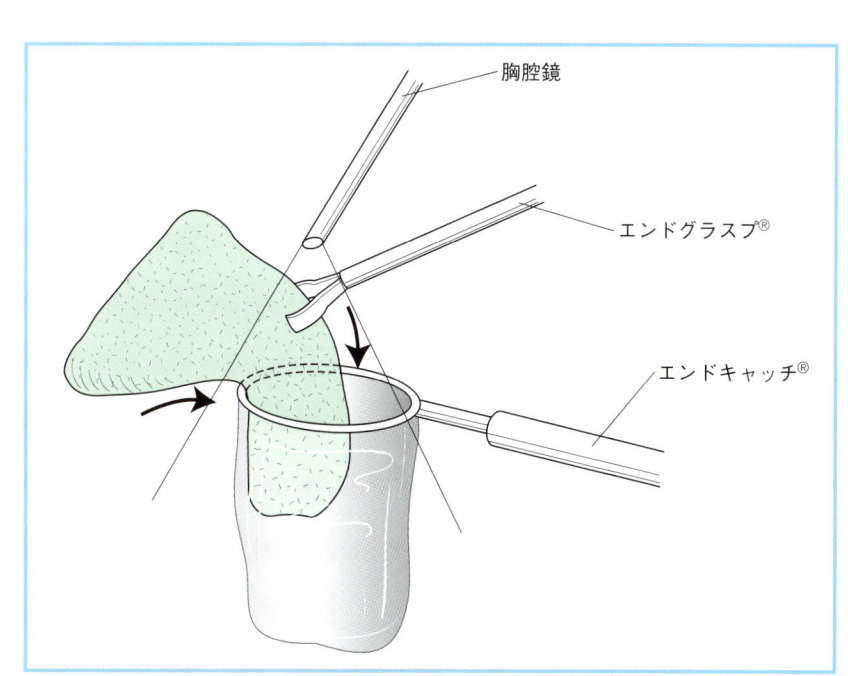

図17-35　VATS右下葉切除　摘出した肺をエンドキャッチ®に入れる。腫瘍巣が肺表面に浸潤している症例では，このときの操作で病巣を破砕し，胸腔内に腫瘍細胞を散布させることのないよう注意が必要である。

f. VATS 右 S^1 区域切除

区域切除においては肺動・静脈血管を末梢まで追跡することが求められる。S^1 区域切除では区域気管支（B^1）の切断に先だって，V^1a を切断することが求められる。この際，正確な区域切除のためには V^1b は残す必要がある。V^1 を末梢まで剥離して，肺尖方向にゆく枝の V^1a を確認し，これを切断する（**図 17-36**）。ただ病変の関係上，万一 V^1 全体を結紮・切断することがあってもやむをえない。S^1 切除後に少し残存区域面のうっ血が生ずるが，大事に至ることはあまりない。続いて A^1（$A^1a + A^1b$）を剥離して，やはりこれを切断する（**図 17-37**）。直下に出てくる B^1 を剥離して綿テープを回し，この時点で上葉全体の加圧，肺膨張を行う。B^1 気管支の末梢を結紮しこれを切断する。少し時間がかかるが肺全体の虚脱を待つと，空気が取り込まれた S^1 以外の肺は徐々に虚脱して，S^1 と他区域の区域間がかなりはっきりと区別されてくる。V^1b を剥離面に残しながら末梢に向かって気管支周囲を剥ぎ上げる。超音波メス（ハーモニックスカルペル®）でこの区域間を中枢あるいは末梢から切離してゆけばよい（**図 17-38**）。もし選択的に B^1 のみの jet-ventilation 加圧が可能なら，切除側含気法をとるとより明瞭に区域剥離線を識別できる。色調の変わった部分に沿って電気メスで末梢に向かって切離を進める。

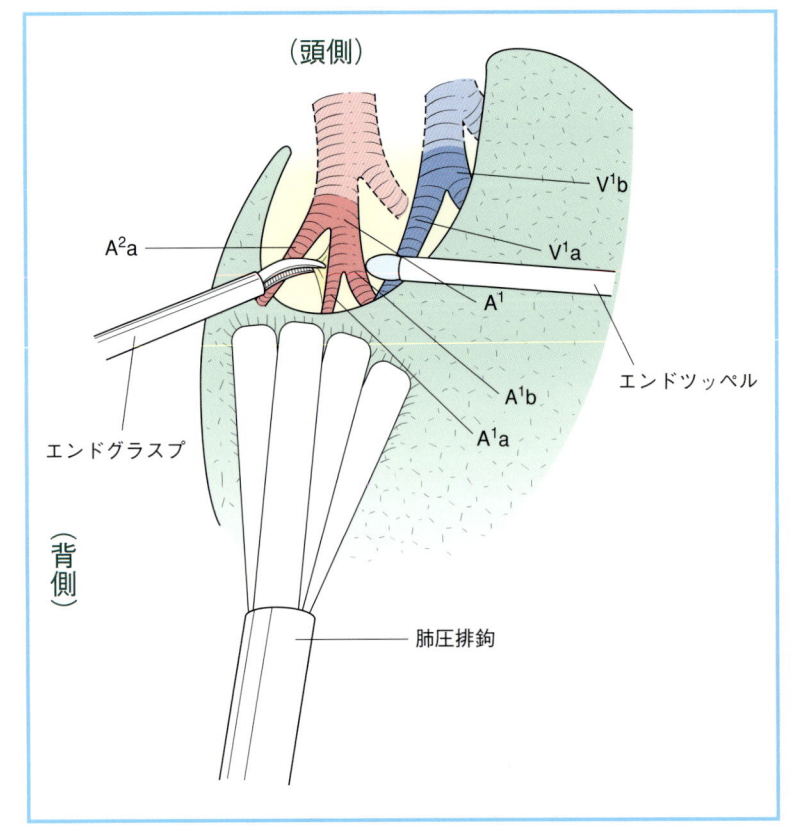

図 17-36 VATS S^1 区切 肺尖方向より肺動脈，肺静脈が展開された様子。いずれも末梢まで剥離して A^2a，A^1，A^3 の分岐を確認する。同様に V^1a，V^1b の分岐まで確認する。V^1a と A^1 を切断する。

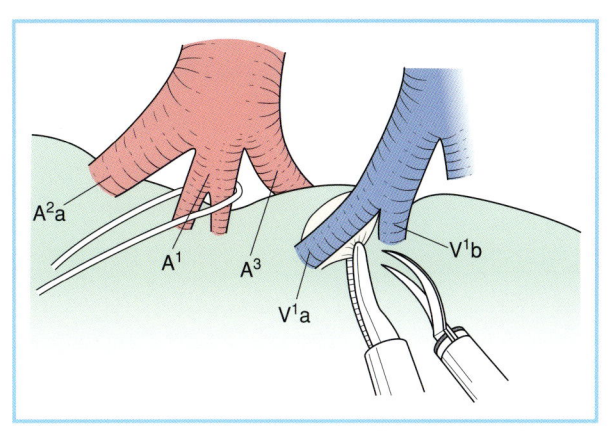

図 17-37 VATS 右 S¹ 区切　A¹ を剝離し V¹a の血管鞘を把持して剝離にかかる。先に V¹a を切断したほうが A¹ を処理しやすい。

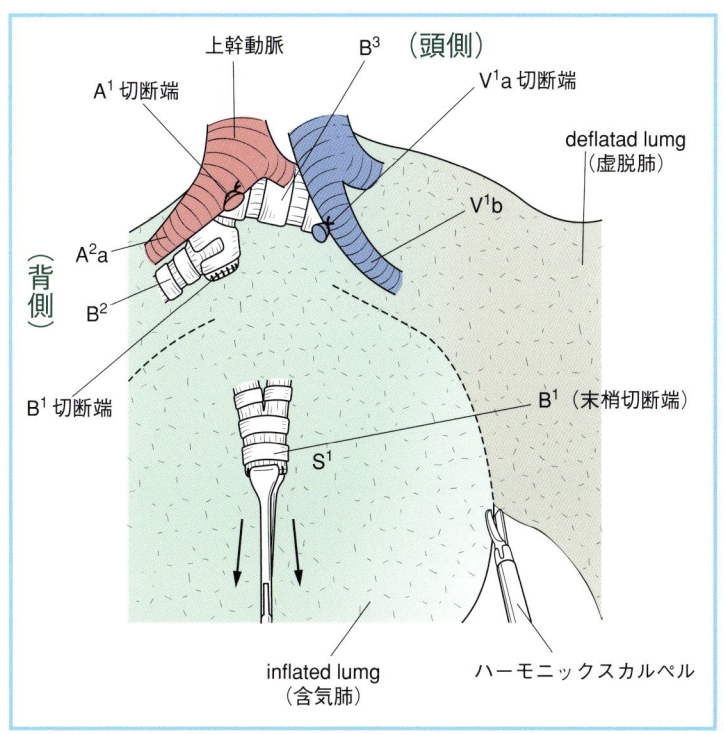

図 17-38 VATS 右 S¹ 区切　B¹ の切断末梢端を持ち上げながら周囲結合組織を剝離して，区域線に沿ってハーモニックスカルペル（超音波メス）で切離してゆく。あるいは自動縫合器で一気に切離する。

g. VATS 右 S^2 区域切除

右肺上葉切除と同じ位置にポート孔を置く。まず，A^2a を見つけて，これを結紮・切断し（図 17-39），次いで，葉間肺門部を開き A^2b を見つけて，これを末梢まで剝離し結紮・切断する（図 17-40）。続いて，上葉背側を剝離して上葉気管支を露出し，さらに末梢に剝離を進めて B^1，B^2，B^3 の 3 分枝を確認する。その中で B^2 のみを剝離し，これを自動縫合器で切断する。その前に上葉を十分に inflation し B^2 末梢側を結紮・閉鎖しておく（もし B^2 のみの選択的加圧が可能であれば，jet-ventilation により inflation を図る）。B^2 切断後，麻酔医に今度は吸引を加えて上葉の脱気を図ってもらい，S^1 と S^3 が徐々に虚脱してくるのを待つ。B^2 の末梢切断端をコッヘルで把持して引っ張ると膨張したままの S^2 と虚脱してきた他区との境目（含気，虚脱境界線）がほぼうかがえる。この境界線に沿って末梢に向かい電気メスあるいは超音波メスで切開を進め，最後はステープラーで切離する（図 17-41）。

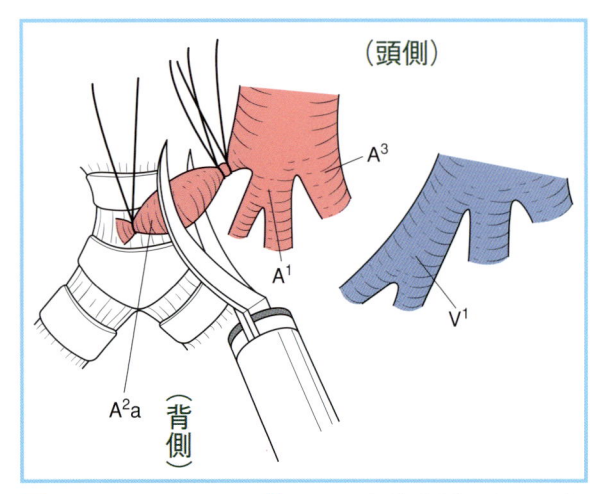

図 17-39 VATS 右 S^2 区切　上葉動脈のうち，気管支と交叉する回帰動脈（A^2a）を結紮・切断する。

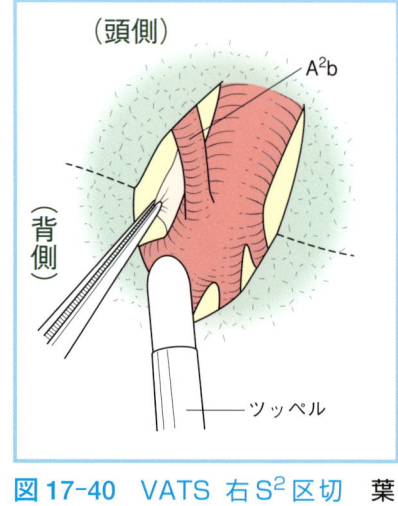

図 17-40 VATS 右 S^2 区切　葉間中央部で肺動脈の血管鞘を切開し，A^2b を遊離して，結紮・切断する。

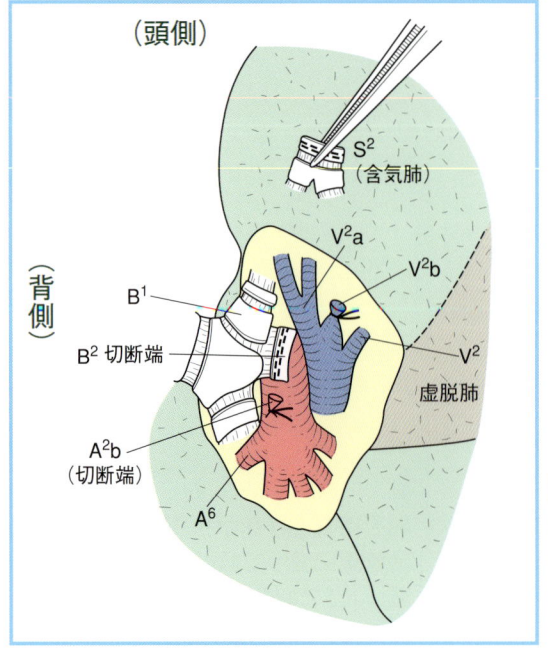

図 17-41 B^2 気管支を切断することにより inflation した状態の S^2 と虚脱した周囲とに境界線ができる（切除側含気法）。この境界線に沿って超音波メス，電気メスで区域間を分けてゆく。この段階で V^2b を処理する。

h. VATS 右 S^6 区域切除

　胸腔鏡補助下の区域切除では最も簡単な手術法である。3〜4個のポート孔を設置し，その中の1つはミニ開胸でラッププロテクターミニを装置する（**図 17-42**）。肺門を剝離して型どおり A^6 を露出する（**図 17-43, 44**）。他の肺動脈分枝を特に広く露出する必要はない。この血管は非常に狭い角度で分枝していると，自動縫合器先端ブレードの出し入れに難渋する。したがって先に上下葉間を分葉させて自動縫合器をかけるか，あるいは結紮・切断する。続いて V^6 を剝離してその根元にベッセルループを回す（**図 17-45**）。この静脈を手前に引きながら直下の B^6 を剝離する。S^6 先端に走行する V^6 を結紮・切断する。B^6 をステープラーで切断する（**図 17-46**）。気管支の末梢切断端を引っ張りながら周囲の組織を末梢に向かって剝ぎ上げる。ここで肺の再膨張脱気を行い，ステープラーで区域間の分離を図る。このとき残った V^6 の枝を損傷しないように，静脈に回したベッセルループを引っ張ってブレードの先端から避けておく。

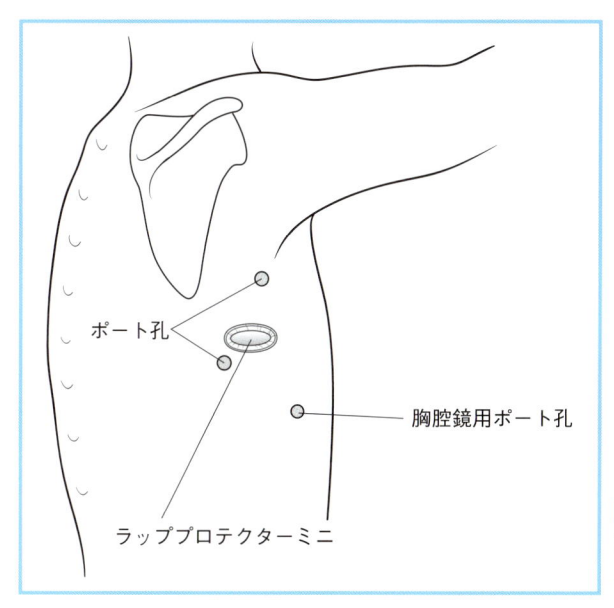

図 17-42　VATS 右 S^6 区域切除　肩甲骨前第5肋間にミニ開胸を置き，ラッププロテクターミニを装着する。

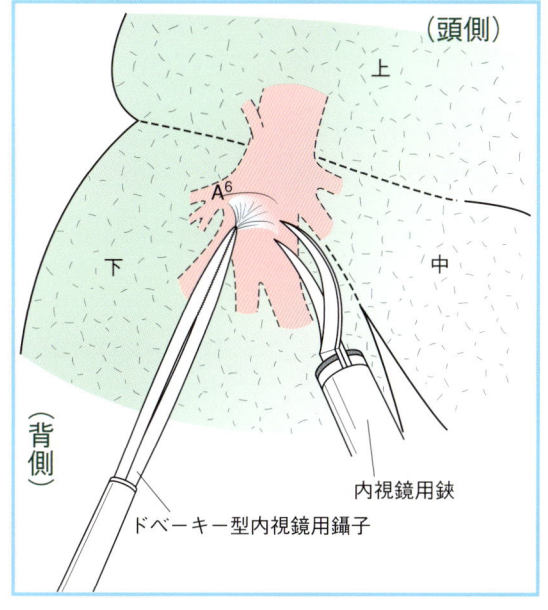

図 17-43　VATS 右 S^6 区切　血管鞘（被膜）をドベーキー型内視鏡鑷子で持ち上げ，内視鏡用鋏で切開し A^6 周囲を剝離する。

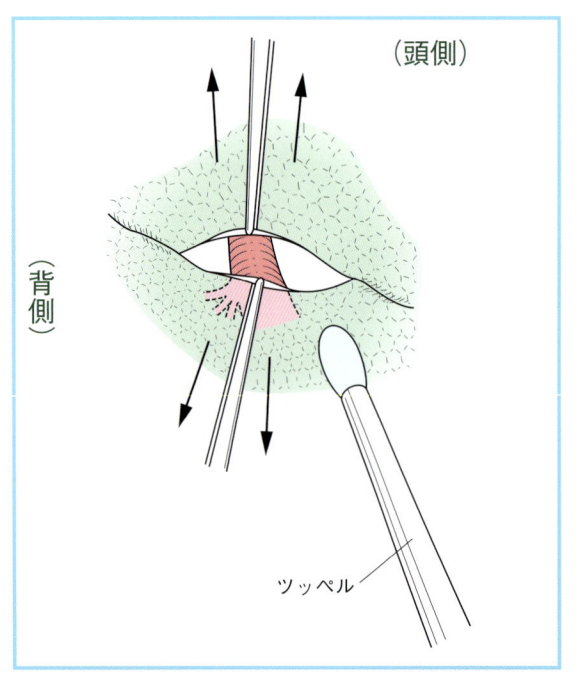

218　Ⅳ．各種疾患に対する手術法

図17-44　VATS 右S⁶区切　血管鞘（被膜）の把持のためには先端のfineな内視鏡用鑷子（スキャンラン社製ヤコブソン，ドベーキー型内視鏡用鑷子）を使うとよい．助手に対側の被膜を持ち上げさせてツッペルや吸引管先端を利用して血管を露出し，ベッセルループを回す．

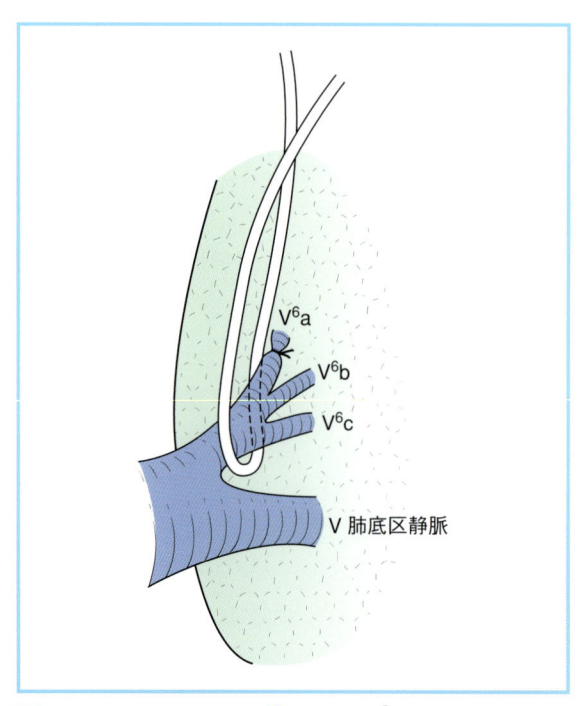

図17-45　VATS 右S⁶区切　V⁶周囲を剥離してベッセルループを回す．このうちS⁶先端に向かうV⁶aを結紮，切断するが，残りのV⁶b+cはベッセルループをかけたままで，気管支剥離のために引っ張る形とする．

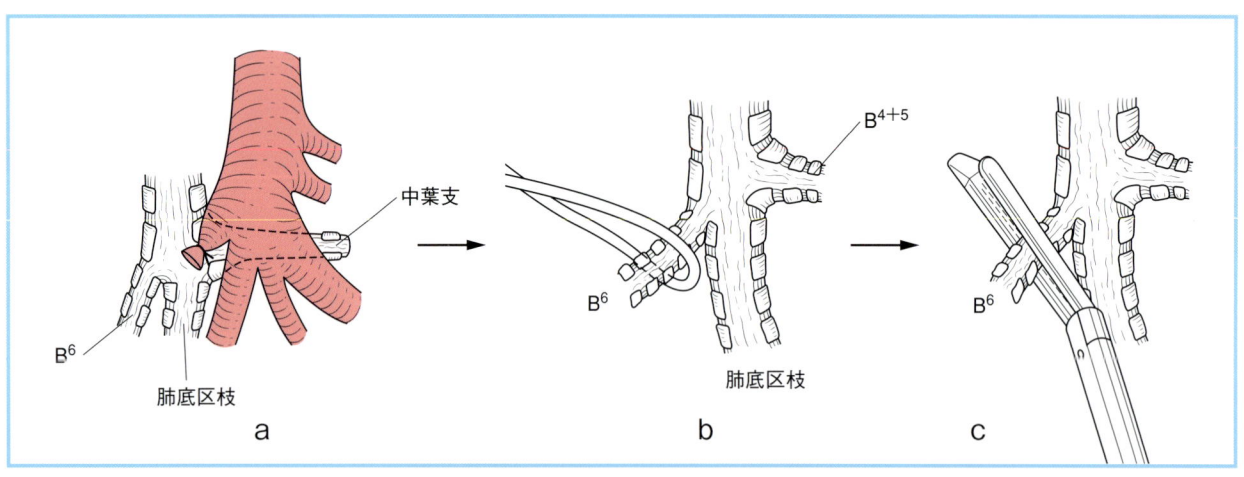

図17-46　VATS 右S⁶区切　V⁶の周囲を慎重に剥離して綿テープをかける(a, b)．内視鏡用ステープラーの挿入できるスペースに広げて，ステープラー挿入後切断する(c)．

i. VATS 右肺底区切除

　肺底区切除は他区域と異なり区域間の灌流静脈を残す必要がない。したがって静脈剝離を末梢まで追いかけるのは不要なため，比較的肺門処理が簡単である。

　ポート孔は通常3～4個設置するが，少数にこだわる必要はない。5 mm ポートの2～3個の追加は，あくまで手術のポイント場面での補助的役割であり，要は安全な手術のためにポートの追加を惜しまないことが大切である。

　下肺静脈を剝離するために超音波メスあるいは内視鏡鋏（通電タイプ）などで肺靱帯を切断する（図17-47）。下肺静脈を V^6 と（総）底区静脈分岐まで露出して，底区静脈にベッセルループを回しこれもステープラーで切断する（図17-48）。

　肺動脈は中下葉間からが比較的アプローチしやすいので，血管鞘まで葉間を剝離してゆく。肺実質を切断する必要があれば，超音波凝固切開装置（超音波メス®，ハーモニックスカルペル®）を利用すると，ほとんど出血なく進むことができる。血管鞘を開放し，（ヤコブソン・ドベーキー型）内視鏡用鑷子でそれを持ち上げながら，ツッペルを用いて血管本体を露出する（図17-49）。底区動脈にベッセルループを回してステープラーでこれを切断する（図17-50）。気管支を剝離して B^6 と底区気管支の分岐を確認し，後者に綿テープをかけてステープラーを挿入し切断する。末梢側切断端を持ち上げながら周囲の支持組織を剝離する。術側の換気を再開して S^6 を膨張させ，区域間のおおよそのラインを判断して，超音波凝固切開装置で肺実質の切離をすすめる。末梢に近づいたところでステープラーを挿入して底区域全体を切断する。これは切除肺を虚脱，残存肺を膨張させて区域間を切離する通常の方法である。もちろんこの逆の切除側含気法を行ってもよい。

　切除肺をエンドキャッチに入れて体外に取り出すが，皮膚切開部，ならびに肋間を多少広げないと肺は取り出せない。

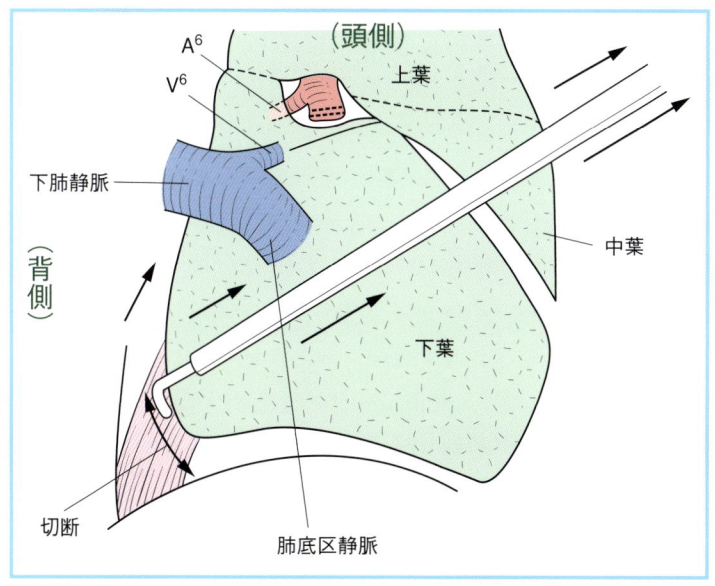

図17-47　VATS 右肺底区切除　下葉を前頭側に引っ張り，肺靱帯を切離する。

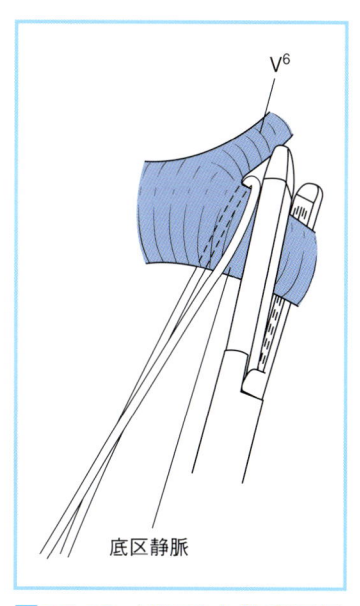

図17-48　VATS 右肺底区切除　底区静脈にステープラーを挿入してこれを切断する。

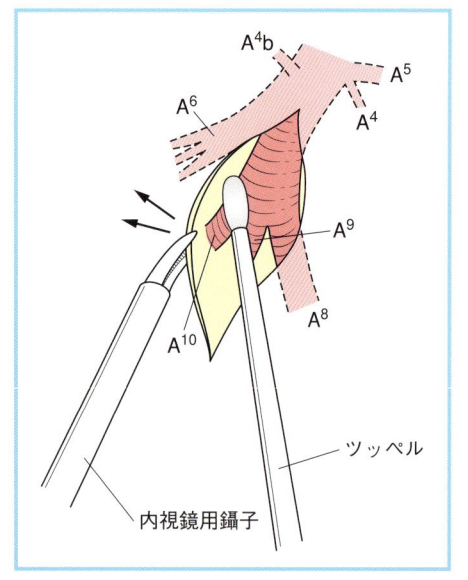

図 17-49　VATS 右肺底区切除　血管鞘(血管皮膜)をオープンしてそれを持ち上げ，ツッペルで血管壁を手前に転がすようにして露出する。

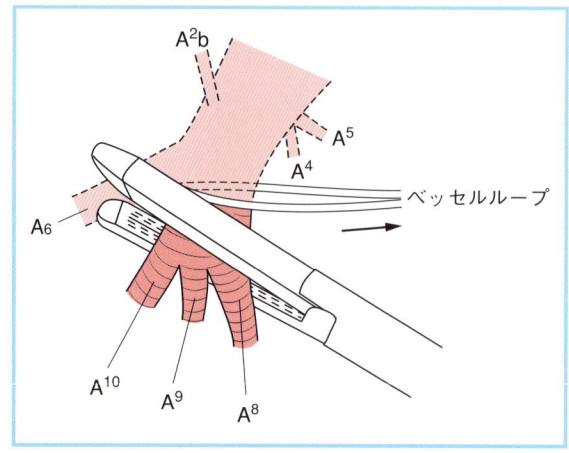

図 17-50　VATS 右肺底区切除　血管用ステープラーを挿入して，底区動脈を切断する。

j. VATS 左上区切除

　肺門周囲の肋膜を切開し，上肺静脈と肺動脈幹を露出する。動静脈のどちらから先に処理してもかまわないが，肺動脈についてはまず A^{1+2} の分枝をすべて処理する。背側から上下葉間を開き $A^{1+2}c$，b を露出してゆく(**図 17-51**)。A^4+A^5 の存在を確認する必要があるが，A^6 より中枢で分枝する枝はすべて切断してよい。ただし A^3 は，肺静脈の処理を先行しないと，狭いスペースで自動縫合器の出し入れをすることとなり危険である。

　肺静脈については，V^{1+2} を結紮・切断する。V^3 と一緒に自動縫合器で切断することも可能であるが，本来の解剖学的区域切除では，V^3b，V^3c は舌区の灌流静脈でもあることから，これを残す方針とする。(特に GGO タイプの早期癌で左上区を切除するときには，できれば解剖学的区切を遵守することにしたい)。そのため V^3 については，末梢まで剝離して V^3a のみ切断し，V^3b，V^3c はベッセルループでまとめて保護するか，あるいは V^3 全体を保護して気管支切断後に V^3a のみ処理すればよい(**図 17-52**)。A^3 は処理時に必ず自動縫合器を使うが，このとき乱暴にアンビルを挿入すると先端で血管を損傷させる危険がある。血管背側に十分なスペースを作って，ゆっくりと挿入することを心がける(**図 17-53**)。続いて，上区気管支を切断するが舌区枝が，前方に平行に走っているので分岐部の発見は容易である。自動縫合器で上区支を切断後，区域間分離に入り，このときに V^3a を処理する。

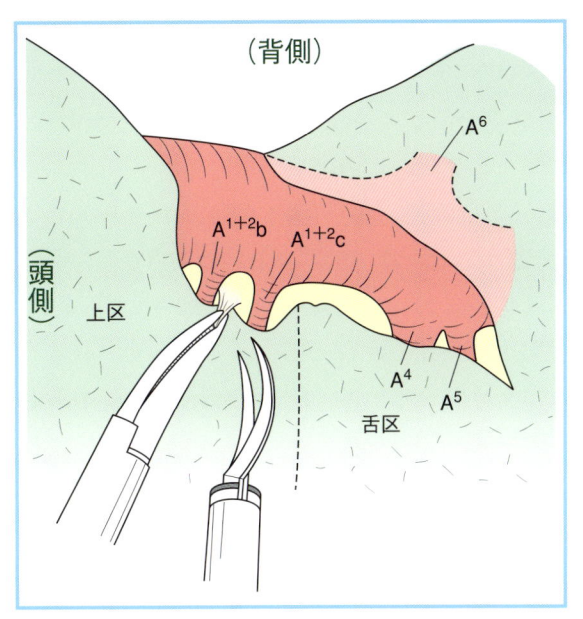

17. 胸腔鏡による肺癌手術　**221**

図 17-51　VATS 左上区切除　背側葉間から上下葉肺を分離して $A^{1+2}a$, $A^{1+2}b$, $A^{1+2}c$ を探して，剝離後に，結紮・切断する。

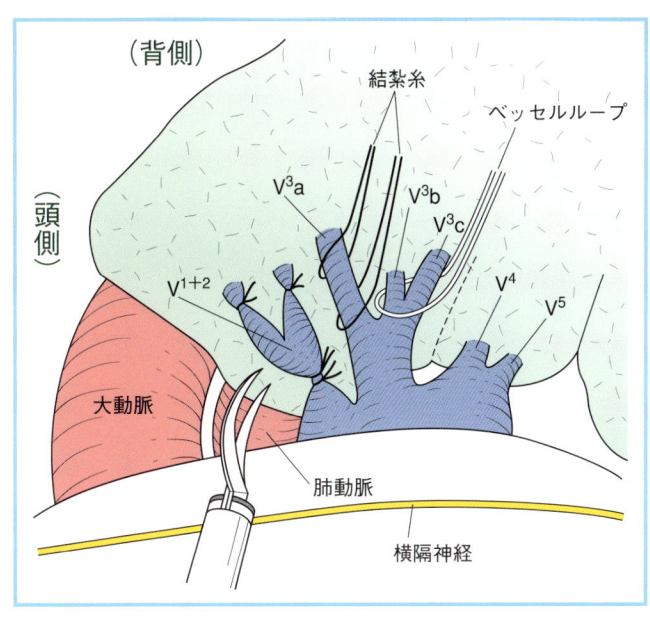

図 17-52　VATS 左上区切除　上葉前方で上肺静脈を剝離し，V^{1+2} を結紮・切断する。続いて一番頭側の V^3a を結紮するが残りの V^3b, V^3c は切断せずにベッセルループをかけて保護する。

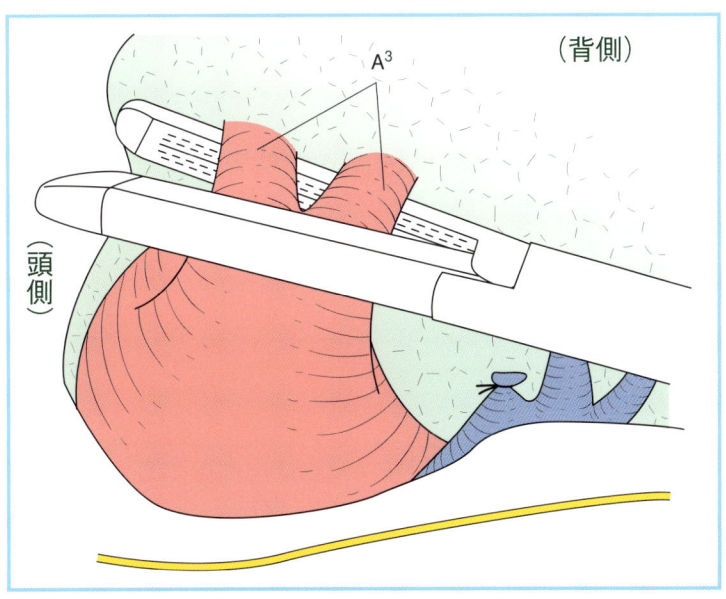

図 17-53　VATS 左上区切除　$A^{1+2}a$, b, c および V^{1+2} を切除した後，最後に A^3 を自動縫合器（白または灰色）で切断する。

k. VATS 左舌区域切除

　手技的に，最も容易な区域切除術である。ことに，完全分葉していれば非常に簡単な手術となる。分葉不全の場合は，肺動脈（A^4, A^5）の処理のために上下葉間部をオープン（葉間形成）する。このとき，背側から中間肺動脈の位置を確認し（図 17-54），肺動脈上にスペースをつくり自動縫合器を挿入，葉間を分離する（図 17-55）。あるいは前方から，まずV^4+V^5を処理し同様に肺動脈上のスペースを作っておいて，葉間の分離を図ってもよい。A^4とA^5は1本で出ていれば自動縫合器で処理するが（図 17-56），各々が細く分枝しているようなら結紮・切断とする。上下葉気管支分岐を求めて，B^{4+5}を剝離し，これを自動縫合器（青，30 mm）で切断する。

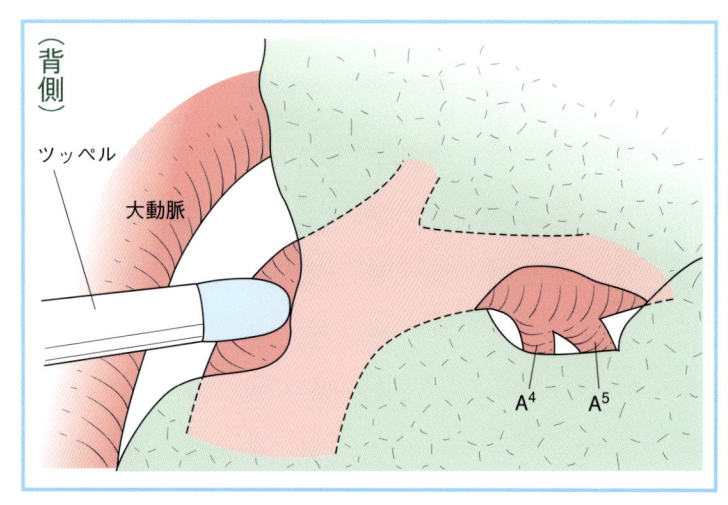

図 17-54　VATS 左舌区切除　図では背側から，肺動脈中間幹を，また中央でA^4, A^5を露出している。ツッペルで肺動脈を下方（奥の方）に押し下げるようにして，その上に自動縫合器挿入のスペースをつくる。

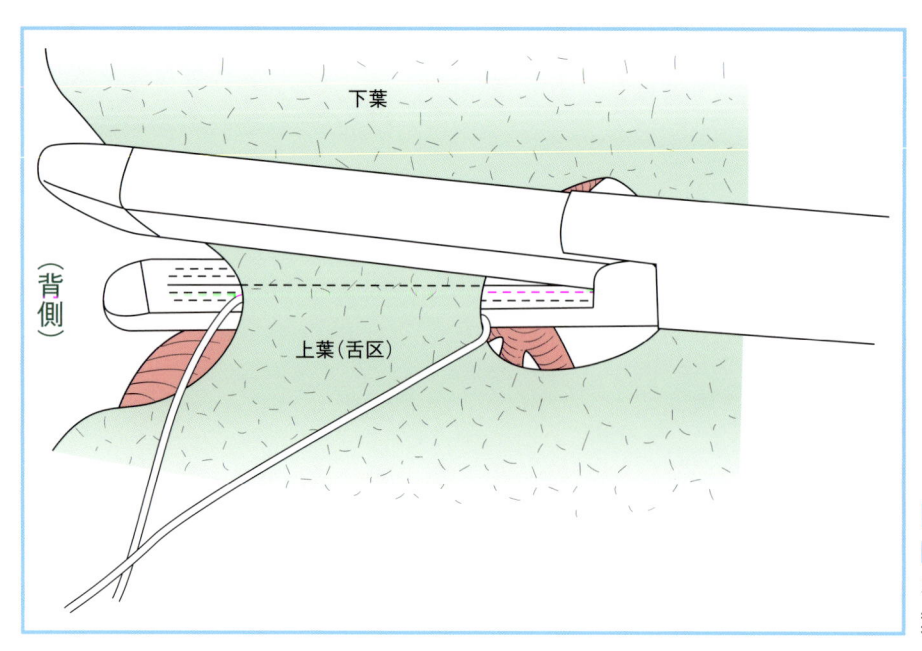

図 17-55　VATS 左舌区切除　肺動脈上に形成したトンネルに自動縫合器を挿入して葉間の分離を図る。

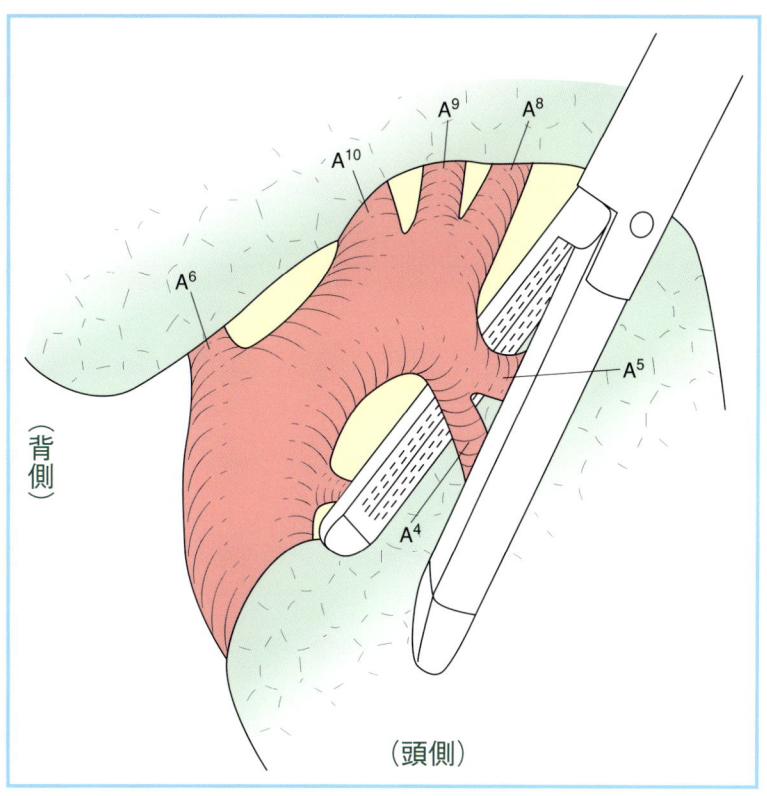

図 17-56　VATS 左舌区切除
A^4 と A^5 を自動縫合器で切断する。結紮・切断でもかまわない。

コラム・6

胸腔鏡下肺区域切除（VATS 区域切除）

かつて肺結核という良性疾患に適用されることの多かった肺区域切除が，最近，肺癌という悪性疾患に応用される頻度が増えてきた。理由はCTによる微小肺癌発見の増加によるものである。特にGGO（ground glass opacity）を主体とする stage Ia の肺癌では，肺機能の損失を考慮すると，今後区域切除が当然主体となってゆくものと考えられる。リンパ節に転移がみられず，脈管（血管，リンパ管）侵襲が生じていないGGO肺癌では可能な限り，区域あるいは肺拡大部分切除を考慮して取り組んでゆかなければならない。区域切除においては細かな血管の走行を追う必要があり，また正しい位置での区域間剥離の技術が要求される。殊に胸腔鏡による区域切除は，開胸によるそれよりも技術的には難しく，習熟に時間がかかる。しかし小さな病変には小さな切除を念頭に，どのような区域切除もマスターする気持ちで修練の機会をつかむべきである。

18 気管管状切除・再建

病態と麻酔法

気管の管状切除を要する病変として
1) 気管発生の腫瘍(腺様嚢胞癌, パピローマ, 肉腫など)
2) 炎症性狭窄(気管気管支結核など)
3) 気管切開後の狭窄
4) 外傷性気管損傷
5) 甲状腺癌の気管浸潤
などが考えられる。

麻酔は全身麻酔が基本であるが, 気管挿管が可能かどうかを十分に検討しなければならない。通常, 気管支ファイバースコープが通過するようであれば挿管操作あるいは気道への換気に困ることはない。しかし狭窄がピン・ホールのような状況で呼吸困難が強い場合は, 仰臥位をとることすらできない。術中のリスクが高いと考えられる患者では, 鼠径部の伸展下に, PCPS (percutaneous cardio-pulmonary support) を装着して酸素加を保ちつつ手術操作に入ることが望ましい。この PCPS の実施については, 前もって心臓血管外科との綿密な相談を行う必要がある。HFJV (high frequent jet ventilation) は脱気ができなければ危険である。

気管へのアプローチについては, 通常頸部〜胸骨上縁(上部気管)あたりまでは頸部アプローチで入る。以下, 気管分岐部の上までであれば胸骨正中開胸で臨む。気管分岐部に病変が及んでいれば後側方開胸とする。

気管内麻酔は最初は通常の気管チューブを用いて, 途中で術野挿管に切り替える。

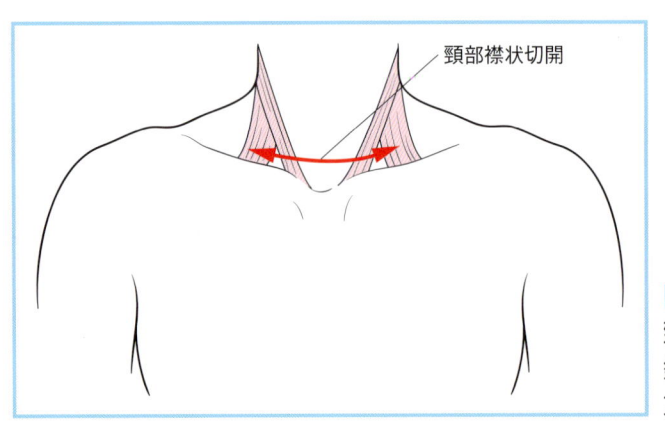

図 18-1　気管スリーブ切除・再建
頸部アプローチ。前頸部で両側胸鎖乳突筋の前縁より 1〜2 cm 側方に至る横切開を入れる。

手術法

　上部気管の管状切除・再建であるが，甲状腺位をとりできるだけ前頸部が十分に伸展するようにする．背部に薄い肩枕を入れる．まず通常の頸部襟状切開を加えて甲状腺切除に準じた形で十分に皮下組織を剝離して気管表面に達する（図 18-1）．気管側方から背部を丁寧に剝離して綿テープを通し，病変の位置を確認する（図 18-2）．切除断端を決めるためには，気管支ファイバースコープで確認した病変の口側，および腹側に，気管外部より細い注射針を刺して決定する．口側ならびに腹側の切除線が決まると，麻酔医に術野挿管の準備をお願いする．まず病変の腹側で肉眼的に確認した腫瘍病変より 1 リング末梢の気管を切断する．その時点ですぐに術野挿管に切り替える（図 18-3）．通常 flexible なスパイラルチューブが使用される．続いて病変の口側気管を切断する．病変が悪性であれば，切除気管断端の病理学的浸潤の有無を迅速標本で確認してもらう．浸潤が疑われればさらに 1 軟骨輪の追加切除が必要となる．

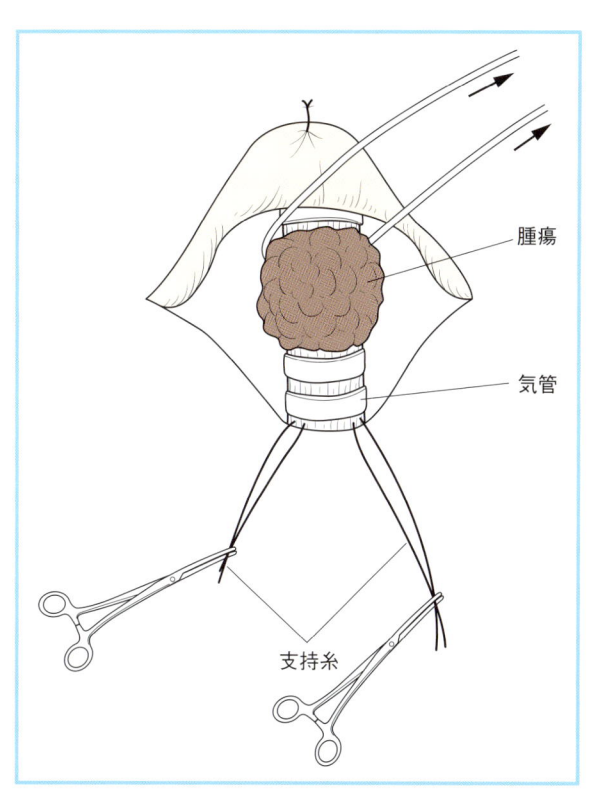

図 18-2　気管スリーブ切除・再建　病変の上下で気管に綿テープを通す．まず支持糸を病変の上下のやや深部にかける．これは気管切断線にかからないように配慮する．

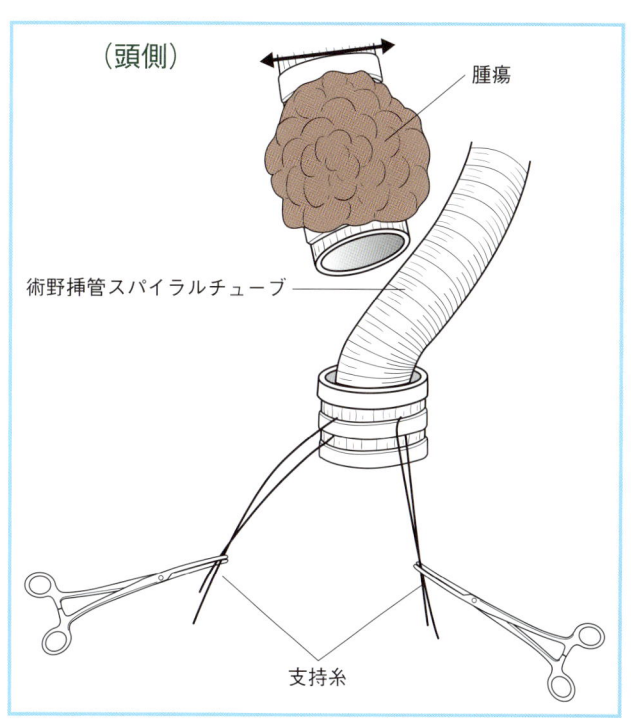

図 18-3　気管スリーブ切除・再建　病変の腹側（遠位側）を鋭利なメスで切る．すぐに用意していたスパイラルチューブを術野挿管する．

続いて気管の端々吻合に移る。まず両側気管端に2本ずつ支持糸（stay-suture）をかけておく。吸収性3-0糸を用いて気管の最深部から外-内，内-外で針をかけてゆく（**図18-4**）。通常，全周を結節縫合で終わるが，深部半周は連続縫合で残り半周を結節縫合でいってもよい。針は気管壁の全層にかける。このとき縫合糸はモスキート鉗子のようなもので把持し，混乱しないようにきちんと術野近くに整理しておくとよい（**図18-5**）。結紮にあたっては両方の支持糸を寄せ合わせて，深部から順次結紮してゆく。半周の結紮が終わった所で術野挿管を抜去して経口挿管に切り替える。

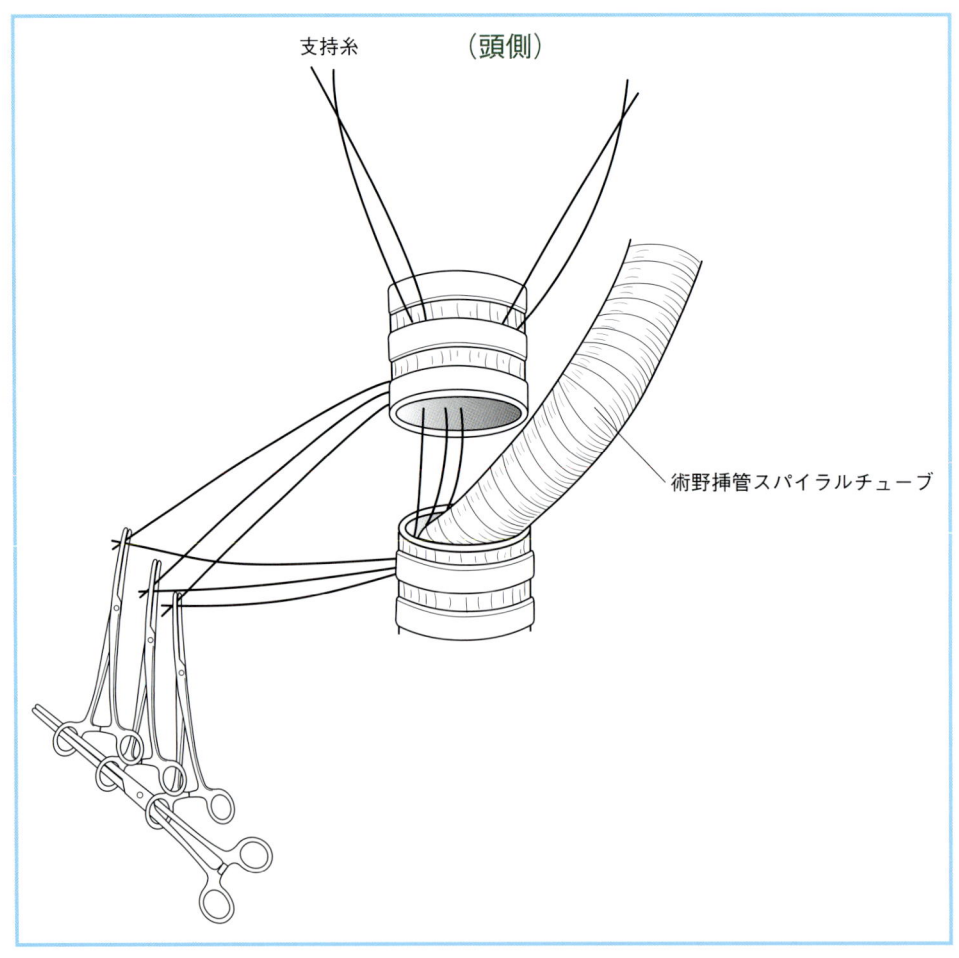

図18-4　気管スリーブ切除・再建　深部より3-0吸収糸をかけてゆくが，膜様部は連続縫合でもかまわない。

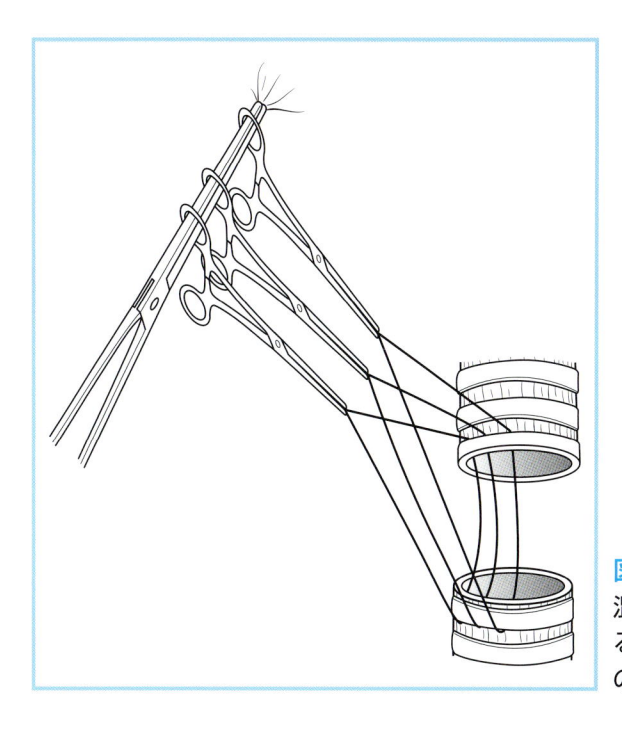

図18-5 気管スリーブ切除・再建 縫合糸は混乱しないように順次，鉗子で把持して整理する。深部から結紮してゆく場合は，結紮時にその糸が一番手前に来るよう配慮する。

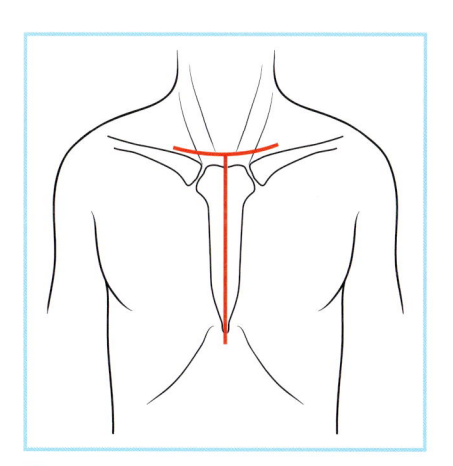

図18-6 胸骨縦切開による気管（分岐部）のアプローチ 皮膚切開は胸骨柄上縁から剣状突起までT字型とする。

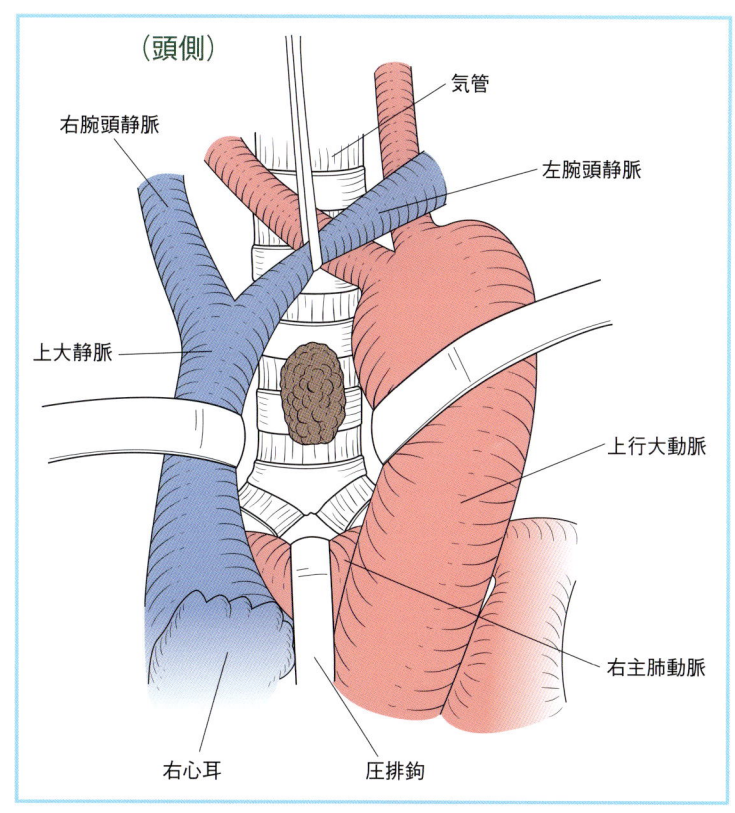

図18-7 気管スリーブ切除 胸腺を左右に分け左腕頭動静脈にテーピングする。心膜を切開し上行大動脈，上大静脈，肺動脈右主幹縁を剥離し，自在鉤で圧排すると，縦隔気管・気管分岐部が現れる。

気管下部の病変で頸部からのアプローチが困難な場合は，胸骨正中開胸からのアプローチとする。気管病変の捕捉のため，上大静脈および上行大動脈にベッセルループをかけるか，あるいは圧排鉤（スパーテル）で両大血管を圧排する。さらに右主肺動脈を下方に圧排すると，気管下部から分岐部が直下に現れてくる（**図 18-6, 7**）。頸部アプローチと同じように病変を切除して術野挿管を行い（**図 18-8**），両端に支持糸をかける。先に述べたと同じ方法で，端々吻合用の縫合糸をかけて結紮してゆく。

なお，第1気管軟骨を含むその上部（輪状軟骨）に浸潤が及ぶ場合は輪状軟骨前面の切除が必要となる。輪状軟骨は気道内腔維持のためにも一部残す必要があり，全切除は避けたほうがよい。剝離操作にあたってはすぐ側方を走る反回神経を損傷させない注意が必要である（**図 18-9**）。

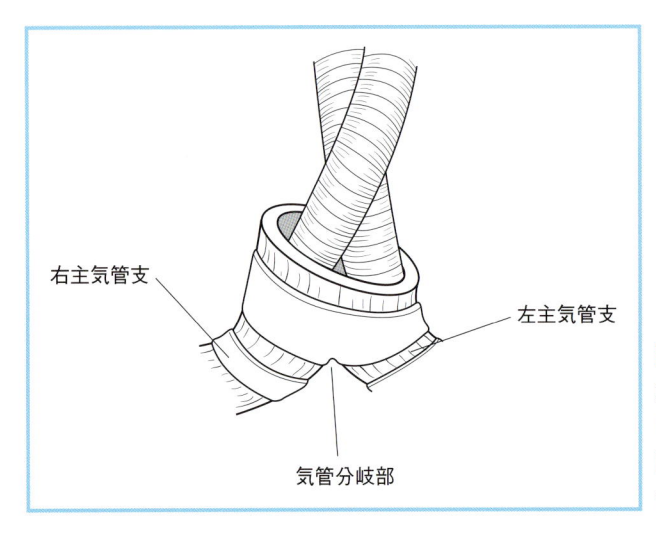

図 18-8 気管スリーブ切除 術野から両側主気管支に挿管する。必ずしも両側にこだわらず，麻酔維持に問題なければ片側挿管（左側）でもかまわない。

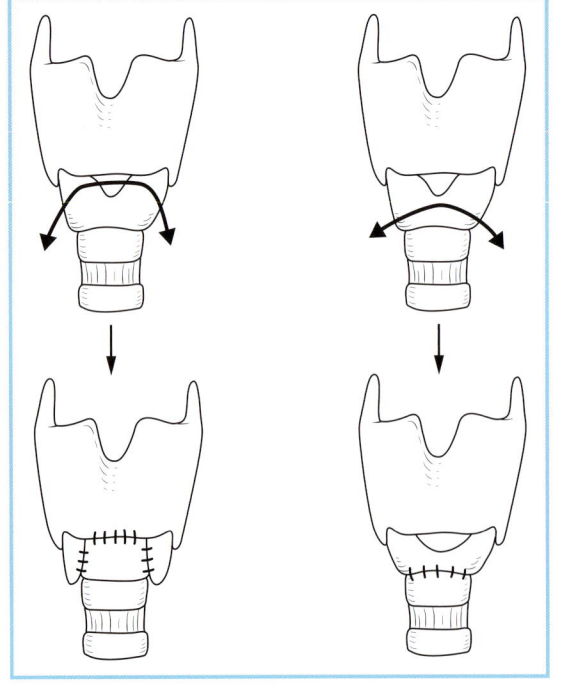

図 18-9 気管スリーブ切除・再建 輪状軟骨切除が必要な場合，同軟骨を全切除すると気道の内腔保持が困難となる。前面の半切～2/3 切除はかまわないので図のように切除して端々吻合とする。

19 気管支形成術

　スリーブ切除のポイントは吻合部位が，
　1)捻れることなく自然な形で寄せ合わされること，
　2)高度の緊張に耐えられる吻合状態となること，
の2点であろう。1)については仕上がりの時点で膜様部を合わせることを念頭に置けばよい。2)については元々，緊張のかからない吻合は比較的容易で無理なく手術が終了する。問題は過度な緊張がかかる場合で，その際は気管支壁に裂傷をきたさないように吻合を終える必要がある。緊張緩和の目的で左，右の肺門授動（236頁参照）を行うとかなりの余裕が得られる。肺門血管の処理法はすでに述べた他の肺葉切除と同じなので，ここでは気管支のスリーブ切除と吻合についての方法を述べる。

a. 右スリーブ上葉切除

　まず吻合に際してどの程度緊張がかかるかを見極めなければならない。分岐部をはさんで2～3軟骨輪の切除であれば，緊張は余りかからないので吻合は難しくはない。それ以上になると縫合・結紮時の強い緊張から不十分な接合とならないよう両側気管支壁にstay suture（支持糸）を置いて縫合糸をかけてゆく。
　スリーブ上葉切除では上葉気管支入口部から上方，あるいは下方に病変が浸潤した症例が対象となる。上葉に灌流する動・静脈をすべて処理した後，上葉気管支口をはさんで中枢側（主気管支）と末梢側（中間気管支幹）で切断する（図19-1）。距離的に余裕があればその必要はないが，かなりの緊張がかかるようであれば両端には各2本ずつstay-sutureをかけておく。口側と腹側の気管支末梢端の各々の口径ならびに膜様部の位置を確認する。吻合糸の結紮点が原則的に外側となるよう外→内，内→外とかけてゆく（図19-2）。糸の種類は術者の好みによるが，最近ではモノフィラメントの吸収糸（3-0または4-0）を使用することが多い。
　針はできれば両端針の使用が便利である。刺入にあたっては通常最深部の中央辺りに第1針を挿入して，続いて手前あるいは前方に縫合針を入れてゆく。針の刺入間隔は両端の気管支口径の大きさにもよるので，間隔が過不足ないように均等に入れてゆく。おおよそ最後の2～3針あたりで口径の調整を行う。ある程度口径が異なると多くの場合は自然にテレスコープ型の吻合状態となる。
　問題は刺入された結紮糸の整理であり，糸が絡み合うと縫合に混乱が生じてやっかいである。助手は手前，あるいは対側の縫合糸が乱れぬように，5～6針ずつまとめて直モスキート鉗子などで糸を順序よく把持，整理してゆかなければならない（図19-3）。緊張があまりかかっていないようであれば，深部では2～3針ごとに結紮切断すればよい。外側での結紮を原則とするが，吸収性糸であれば必ずしもそれに拘泥する必要はなく部分的な

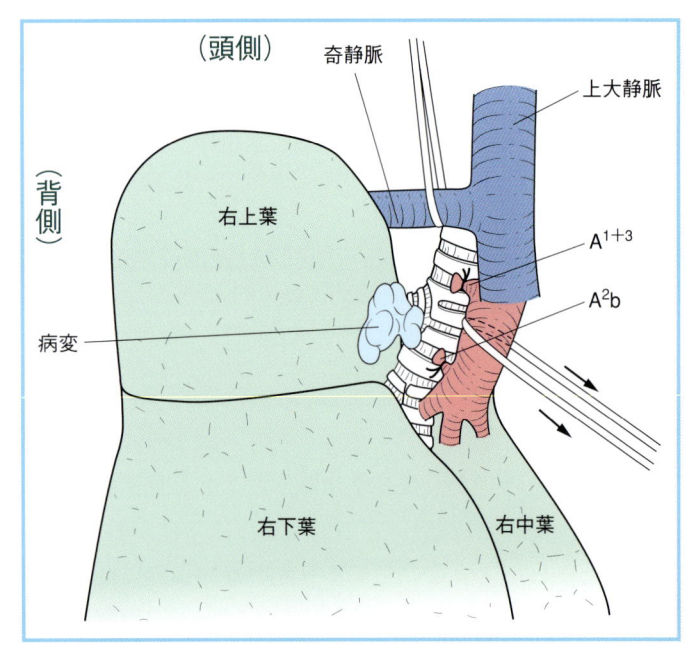

図 19-1 右スリーブ上葉切除 右上葉切除のための血管処理をすべて終えて，リンパ節の郭清もすませておく。奇静脈はベッセルループで圧排してもよいし，切断してもかまわない。操作の邪魔になるようであれば切断する。

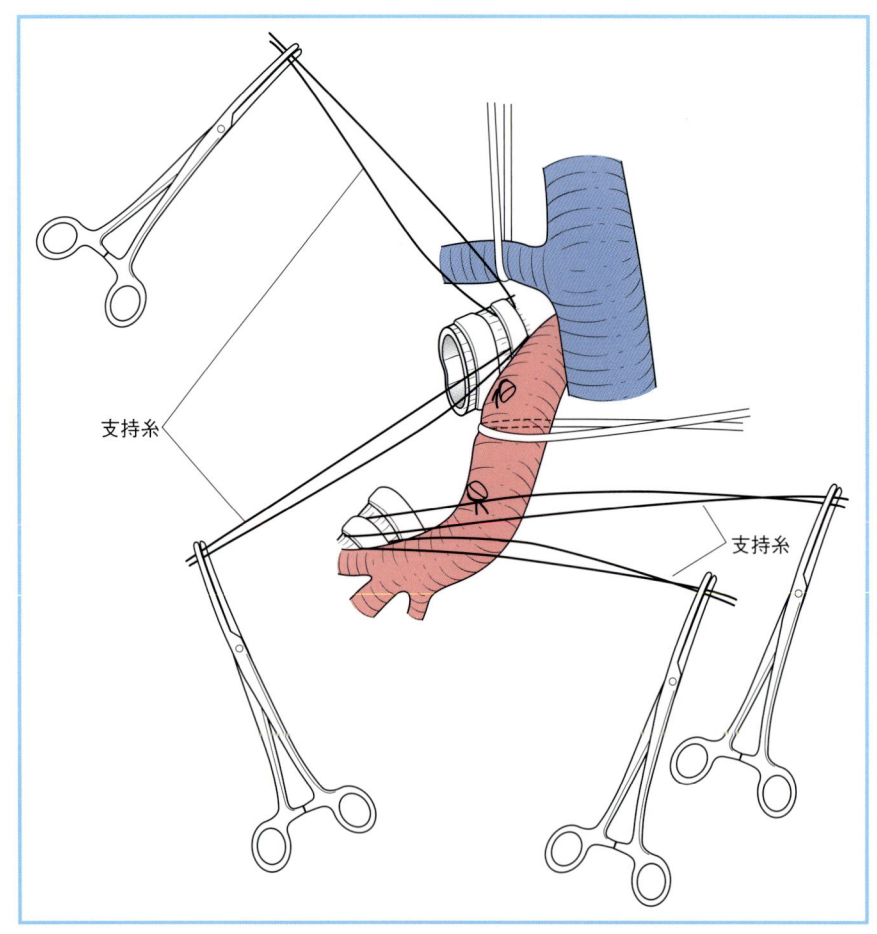

図 19-2 右スリーブ上葉切除 主気管支，中間気管支幹に stay-suture をおき，病変の中枢，末梢で気管支を切断する（切除距離が短ければ stay-suture を置く必要はない）。切除断端を直ちに迅速組織診断に回して断端の癌浸潤の有無を確認する。浸潤の可能性があれば 1 軟骨輪ずつ追加切除してゆく。

葉切除でまず中葉を除いた後に，肺動脈を圧排しながら吻合による再建を行う。底区気管支の各々にも切断線が及ぶようであれば下葉切除せざるをえない。

c. 左スリーブ上葉切除

　左上葉に関係する動静脈をすべて処理して，最後に上葉気管支入口部の上下で切断する。上葉を摘出後，全周を結節縫合あるいは膜様部のみを連続として端々吻合する（**図19-6, 7**）。吻合に緊張がかかるようであれば，主気管支周囲の剝離と下方では肺靱帯の切離を行う。さらに心囊を切開して下肺静脈周囲が全体に上方に持ち上がるようにするとよい。縫合糸をかけるとき針で血管壁を損傷させないよう，肺動脈の中間幹をベッセルループで捕捉して背側に牽引する。左主気管支と下葉気管支との吻合は口径の差もあって，大抵テレスコープ型の吻合となってくる。吻合が終了後，吻合口が直接血管壁に接触するようであれば血管との間に介在物（胸腺や脂肪組織）を入れるとよい（**図19-6〜8**）。

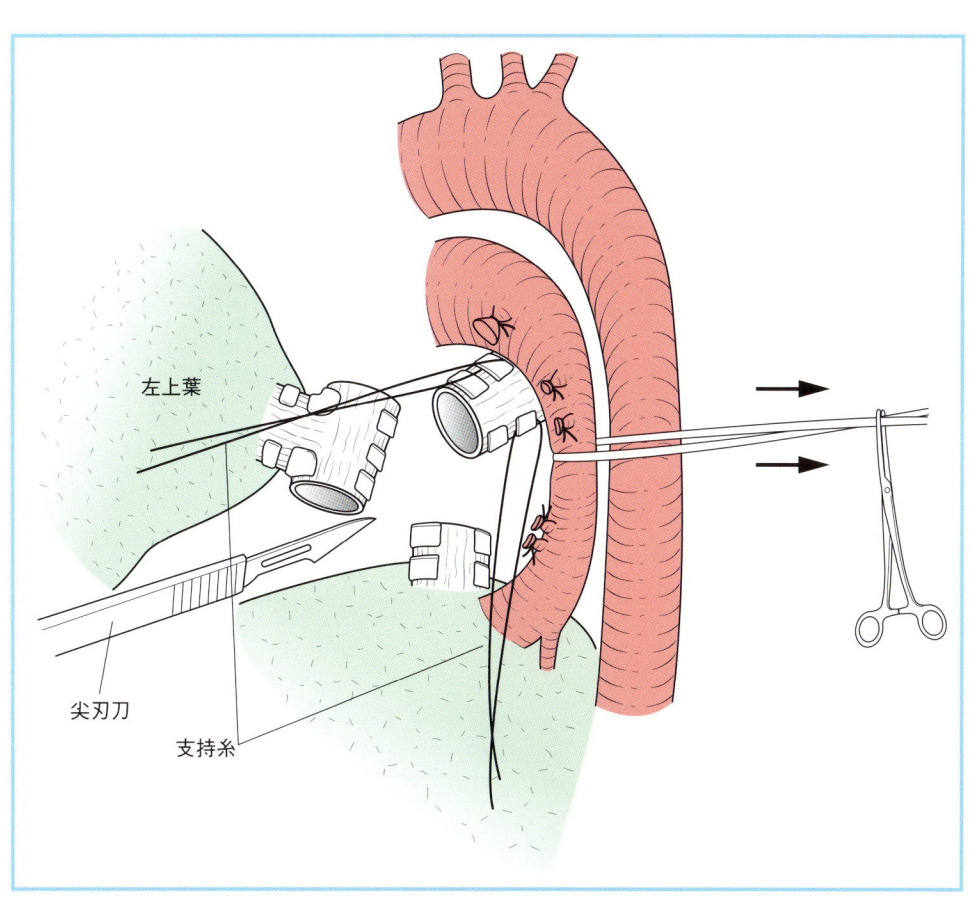

図19-6　左スリーブ上葉切除　左上葉の肺動脈，静脈を処理した後，病変を中心に主気管支と下葉気管支を尖刃刀で切断。両者の端々吻合を行う。

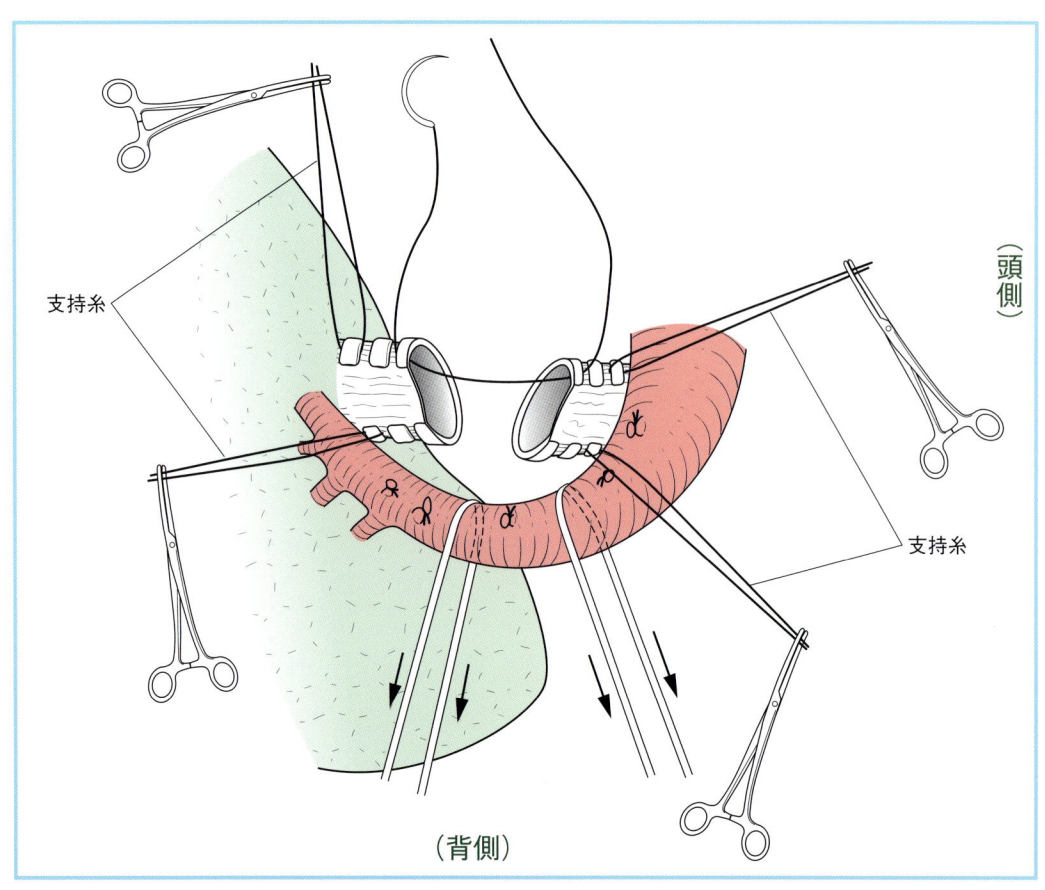

図 19-7 左スリーブ上葉切除 膜様部のみを連続縫合とするか,あるいは全体を結節縫合とするかいずれかである。結節縫合ではテレスコープ型とする。

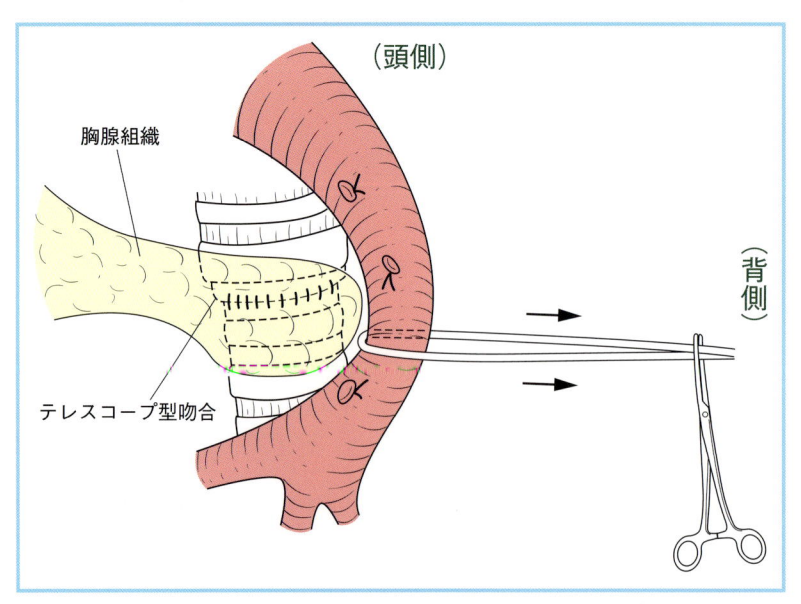

図 19-8 左スリーブ上葉切除 気管支吻合により直接吻合部が血管壁に接するようであれば,吻合部と血管との間に胸腺あるいは心膜周囲の脂肪組織を介在させる。

d. 右スリーブ肺全摘術

体位：左側臥位とするが，気管分岐部が十分に展開されるようにやや前傾を強めた姿勢とする。

手術法

右後側方開胸で，第5肋間開胸とする。右主肺動脈，上肺静脈，下肺静脈のすべてを切断する。気管，右主気管支，左主気管支の各々に綿テープを廻す（図19-9）。気管支の切離に移る前に，予測される吻合部の緊張を減らすため，あらかじめある程度の気管授動を行っておく。これは手指で粗に行うのがよい。左側主気管支周囲も手指先端で軽く授動を行う。気管および左主気管支の健常部に stay-suture を置く。まず左主気管支の病変直下をメスで切断する（図19-10）。直ちにスパイラルチューブを術野から挿管する。続いて気管を切断する。肉眼的あるいは迅速組織診断で気道の両端に腫瘍の浸潤が疑われれば，追加切除する。吸収糸（3-0 PDS など）を用いて端々吻合にかかる。膜様部は結節でも連続でもよい。針は気管，気管支壁の全層にかける。最深部から外→内，内→外で針をかけてゆき（図19-11），糸同士が絡み合わないように必ず整理してゆく。stay-suture を寄せ合わせて深部より順次結紮してゆく。半周の結紮が終わればスパイラルチューブを抜去し，続いて残り半周の縫合糸を結紮してゆく。water sealing test を行い 20～25 cm 水柱圧で漏れなければ OK とする。

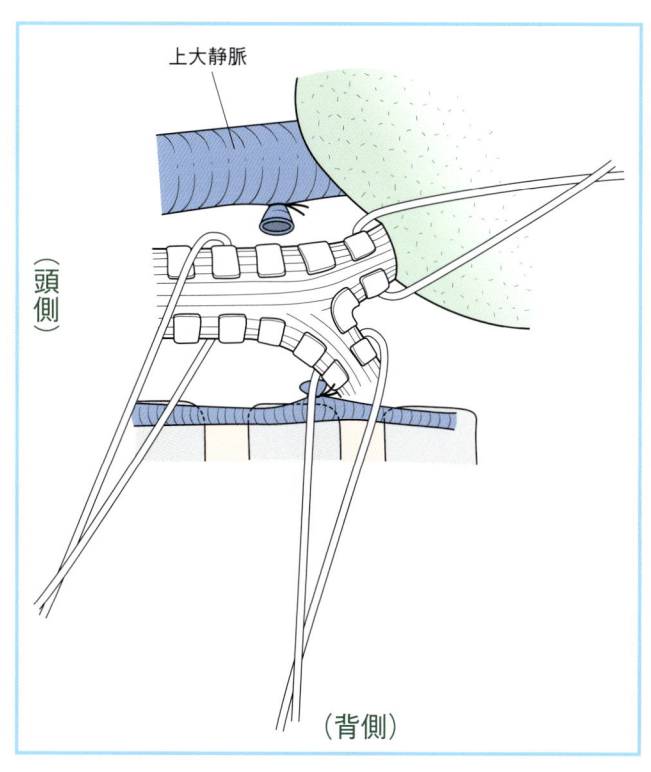

図19-9　右スリーブ肺全摘術　奇静脈を切断後，気管，左右主気管支を露出して綿テープをかける。気管ならびに左主気管支の周りを手指先端で授動する。左主気管支を十分に引き出しておかないといけない。

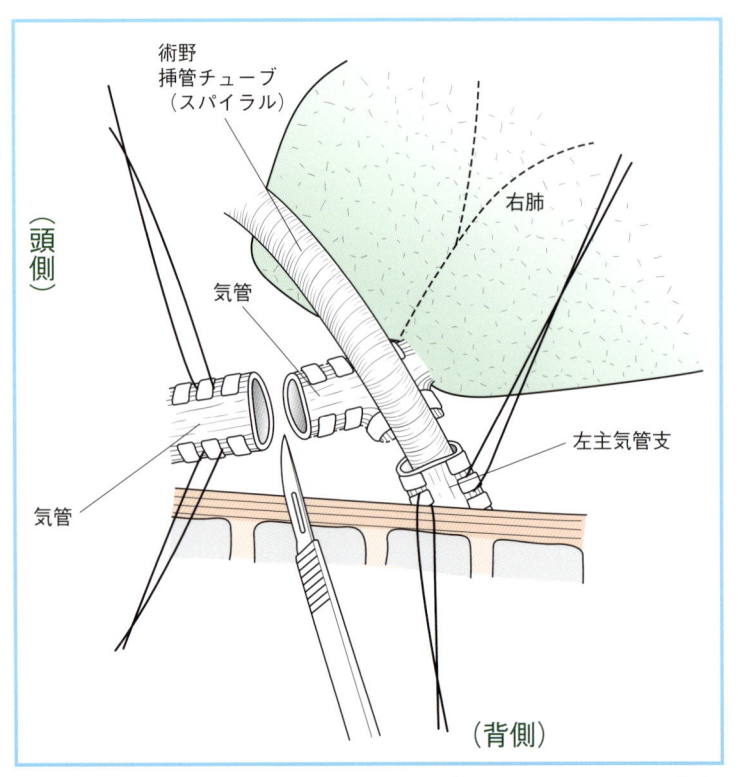

図 19-10　右スリーブ肺全摘術　stay suture を置いてまず左主気管支を切り離す。直ちにスパイラルチューブを術野挿管し，続いて気管の切断に移る。切断端の迅速組織診で腫瘍浸潤の陰性を確認する。

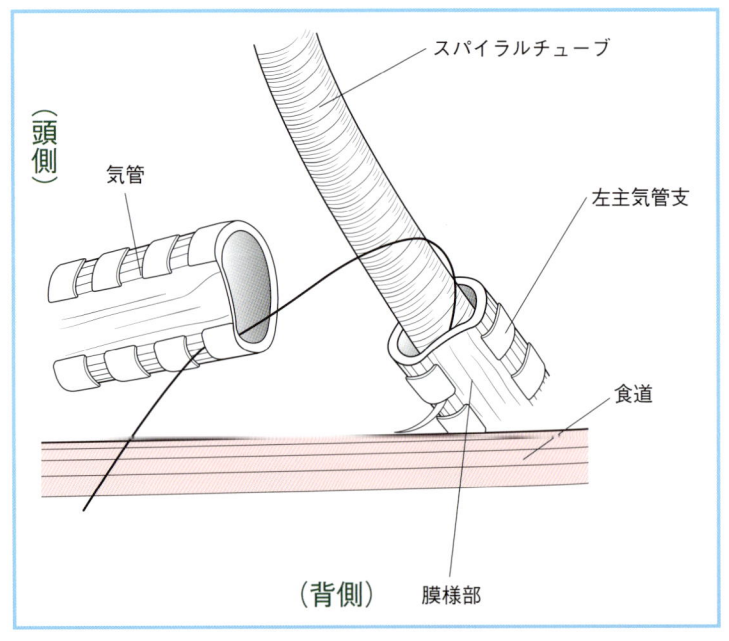

図 19-11　右スリーブ肺全摘術　口径差が少なければ膜様部は連続縫合，軟骨部は結節縫合とする。口径差が大きければすべて結節縫合でテレスコープ型吻合となるようにする。3-0 吸収糸で気管支壁全層に針を通す。

e. Wedge 切除と再建

　Wedge 切除も有用な気管・気管支形成手術の1つで右気管〜主気管支外側の病変などに時々応用される．しかし，安全な surgical margin を確保する意味合いから，悪性手術ではあまり頻用されない．wedge の範囲があまりに長くなると吻合部が屈曲して，内腔の狭窄を呈してくる可能性があるので，その場合はスリーブ切除に切り換える．吻合法は楔状切除の両端から結節縫合を手前に順次置いてゆく．

f. 左スリーブ肺全摘術

　右スリーブ肺全摘術に比して全摘側と吻合側とが逆の関係になるので，アプローチを工夫する必要がある．方法としては 1) 両側開胸，2) 縦隔経路，3) 前方 L 字経路，4) 左開胸経路がある．

体位：上記の中，2) のアプローチであれば仰臥位で肩の下に枕を入れて縦隔を持ち上げる形とし（**図 19-12**），頸部切開も加えて T 字型の切開とする．また 3) のアプローチであれば左肩下に枕を入れて，手術台を傾斜させることにより胸骨縦切開→続いて左前方第 4 肋間開胸の体位をとる．

　1) と 4) については左側臥位でスタートするが，左開胸で気管-右主気管支吻合が可能であればそのままの体位で行う．吻合を右開胸で行うなら，(右側臥位)→左肺全摘→左閉胸→体位変換(左側臥位)→右開胸→端々吻合→右閉胸とする．胸骨縦切開と左前側方開胸を組み合わせて L 字型の開胸（前方 L 字経路）が，体位変換の必要なく最も大きな視野をとり得る方法である．その他特殊な方法としては clamshell 開胸によるアプローチ法も考えられる．

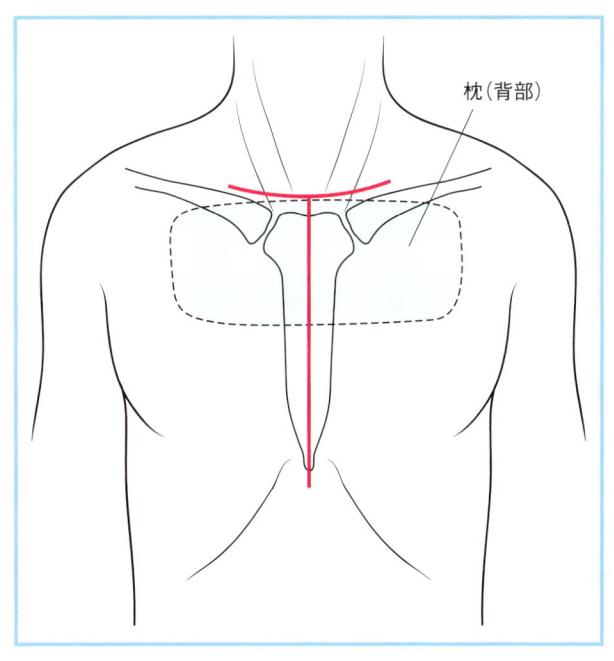

図 19-12　左スリーブ肺全摘術　縦隔アプローチで手術する場合は背部に小枕を入れて前胸部を持ち上げる形とし，頸部切開を入れて T 字形の切開とする．

手術法

左開胸のままで行うときは視野の展開が限られている。大動脈弓の下部から気管を引き出し，綿テープをかけて可能な限り授動を図る（**図19-13**）。大動脈弓を圧排鉤（スパーテル）などで圧排しながら，気管，気管支の切離と端々吻合を行う（**図19-14**）。

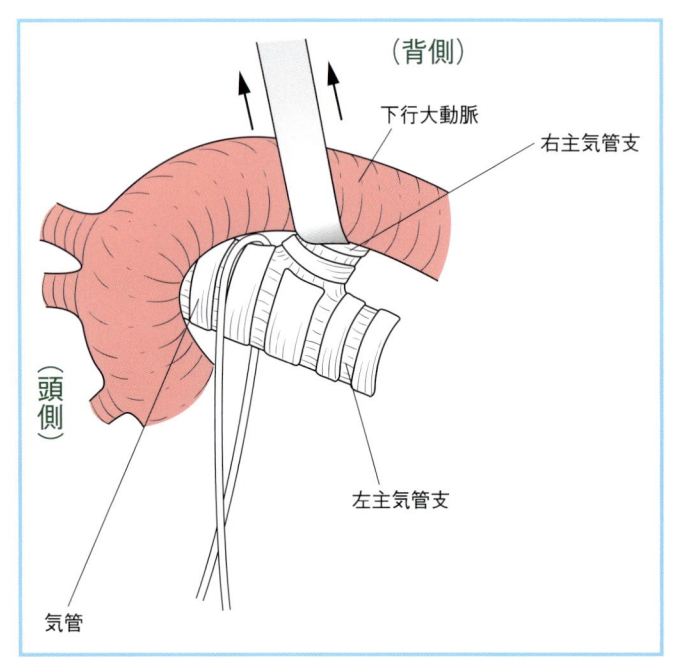

図19-13　左開胸経路による左スリーブ肺全摘
大動脈を圧排鉤で強く圧排して，気管末梢から右主気管支までできる限り分岐部を露出する。

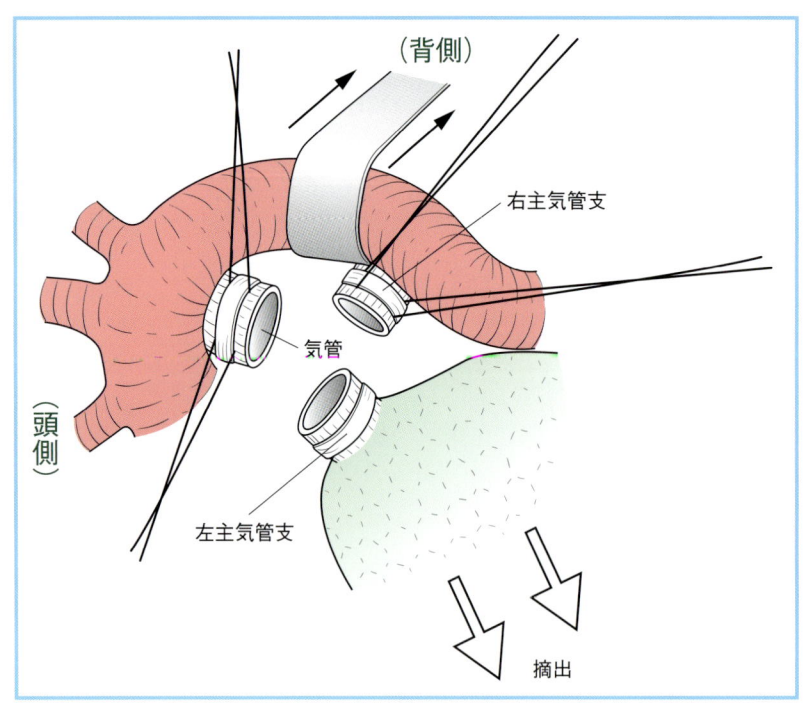

図19-14　左スリーブ全摘（左開胸）
stay-sutureをかけて気管と右主気管支を切断し，右側の術野挿管を行う。この後，膜様部を連続縫合，軟骨部を結節縫合で吻合する。

吻合操作は右のスリーブ全摘にほぼ準ずるが，右側と違って視野の展開が難しい。左開胸のままで吻合が困難であれば，先にも述べたように対側から分岐部切除と吻合をやった方がかえって楽である。特に本手術の経験の少ない人にとっては，体位変換の面倒はあっても安心して吻合操作を行える本方法（体位変換→右開胸による吻合）のほうを勧める。図19-15のように左肺全摘で主気管支を末梢で仮切断する。ステープラーを利用すればそのまま仮閉鎖されている。左側臥位に体位を変えて右側から分岐部を切除して（図19-16），気管と右主気管支との端々吻合を行う。

胸骨正中切開による手術では左前側方切開を加えて，左肺動静脈を切離し全摘可能な状態とする。胸骨下正面から大動脈，上大静脈を圧排し分岐部を切除して，気管-右主気管支の端々吻合を行う（図19-17）。

L字経路の利点は左肺全摘と気管・気管支吻合が1つの視野で無理なく行える点である。胸骨正中切開に第4肋間開胸を追加するが，このとき，胸骨を全縦切すると視野はさらに広くなる。ただし閉胸後の偽関節を作りやすくなるので注意が必要である（図19-18，19-19）。

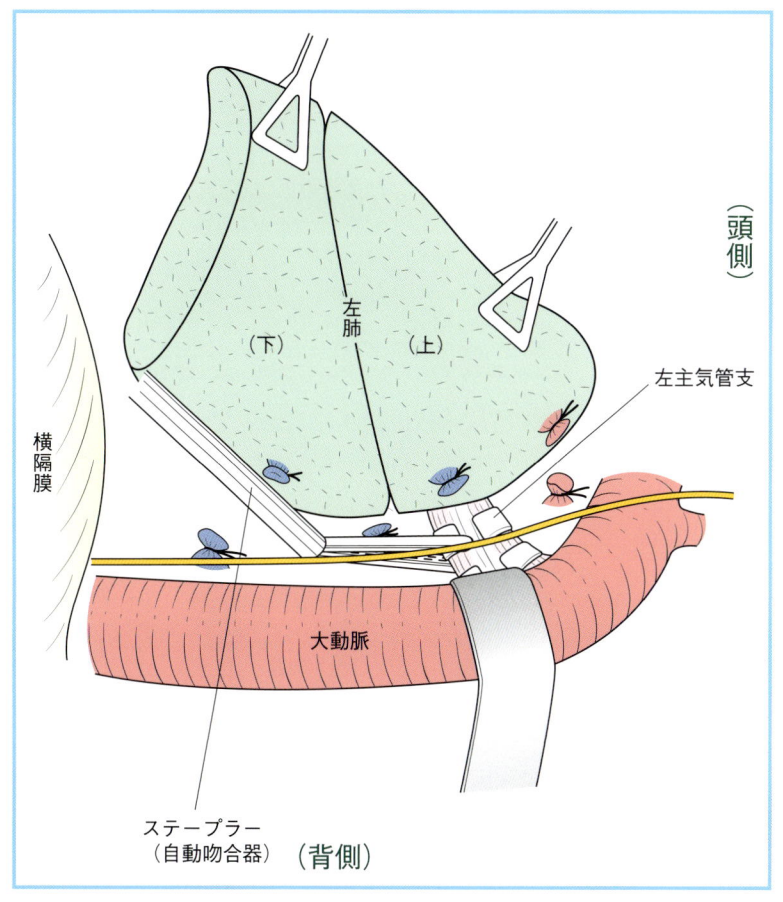

図19-15 左スリーブ肺全摘 （左開胸→体位変換→気管・気管支吻合の場合）まず右側臥位で左肺全摘を行う。この時点で左主気管支断端は仮閉鎖となる。

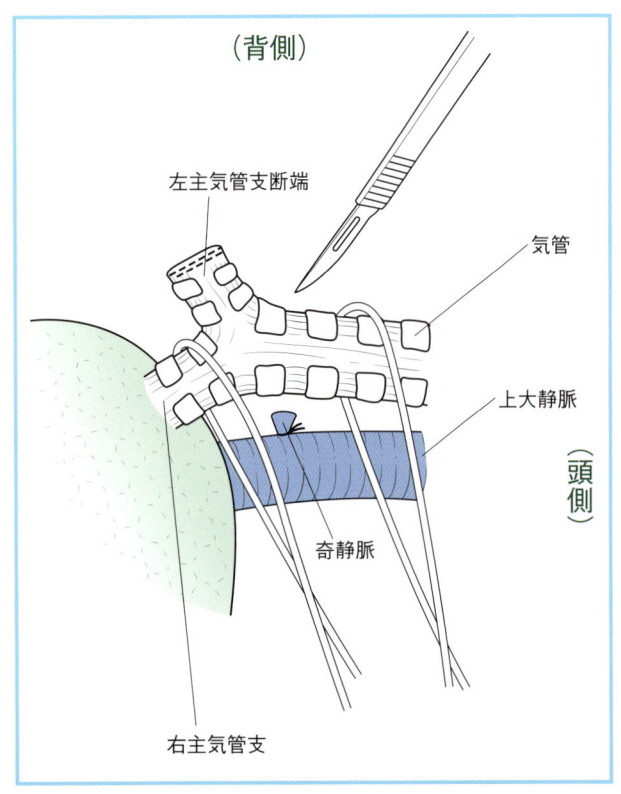

240　Ⅳ．各種疾患に対する手術法

図 19-16　**左スリーブ肺全摘**　体位変換で左側臥位とした後，右側から分岐部摘除と気管-右主気管支の端々吻合を行う。

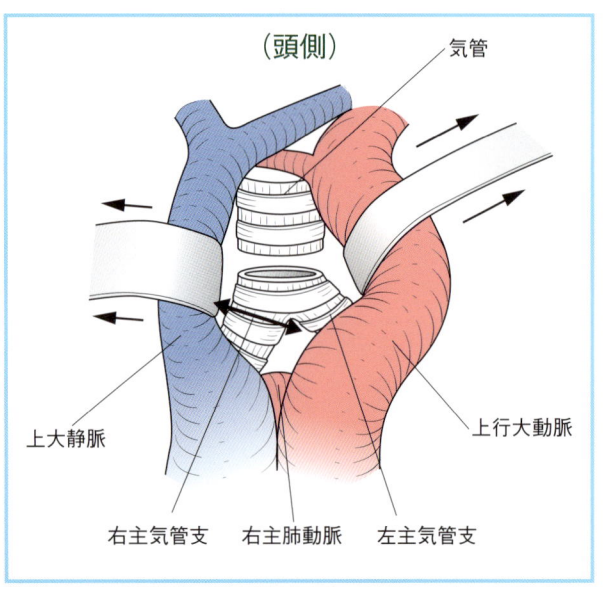

図 19-17　**スリーブ左全摘**　胸骨正中切開でアプローチする場合は，上大静脈ならびに上行大動脈，右主肺動脈を十分に圧排して，気管分岐部の操作をできる限り視野直下に行えるよう工夫する。

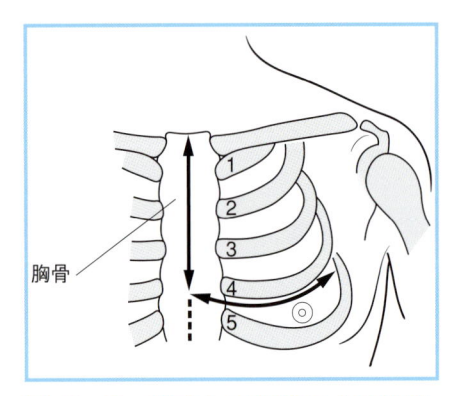

図 19-18　**前方L字経路による分岐部手術**　正中切開＋第4肋間開胸とする。

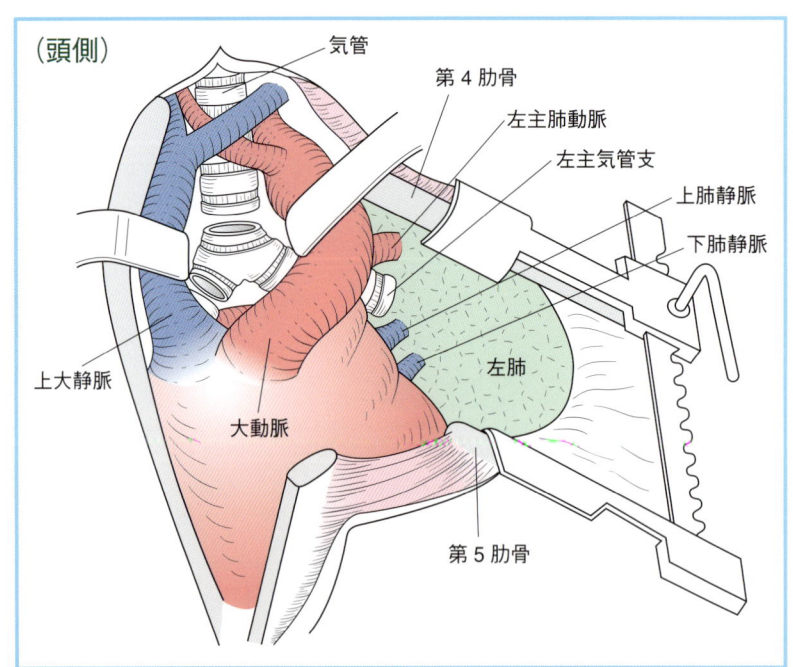

図 19-19　**L字型開胸による左スリーブ全摘術**　左肺全摘を行い，上大静脈，上行大動脈を圧排して気管・右主気管支を切断する。その後に気管と右主気管支の端々吻合を行う。

g. 肺門授動

　気管支形成手術において各々の吻合端を寄せ合わせるとき，過緊張になることは極力避けなければならない。緊張を緩和する手段として左右の肺門授動がある（図19-20, 21）。

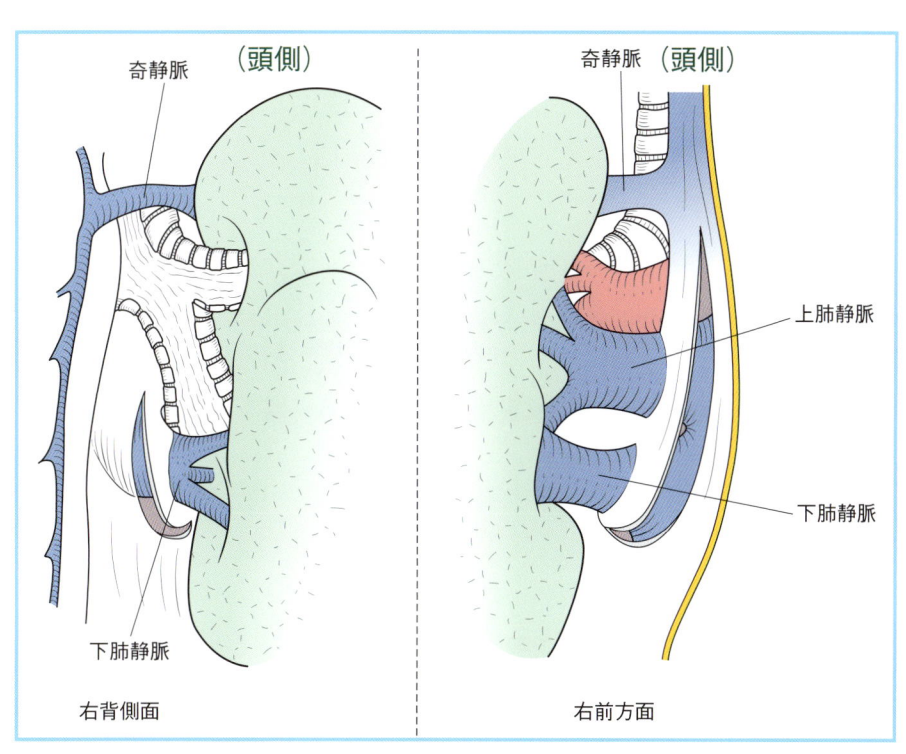

図19-20　気管支形成術における右肺門授動　左図は背側，右図は前方の肺門周囲を示している。肺門授動にあたっては前方の横隔神経の背側で心膜を切開する。切開線を上下に伸ばし，下肺静脈の下縁に沿って背側に切開を伸ばす。肺門背側で右中間幹気管支下縁まで心膜を切開する。

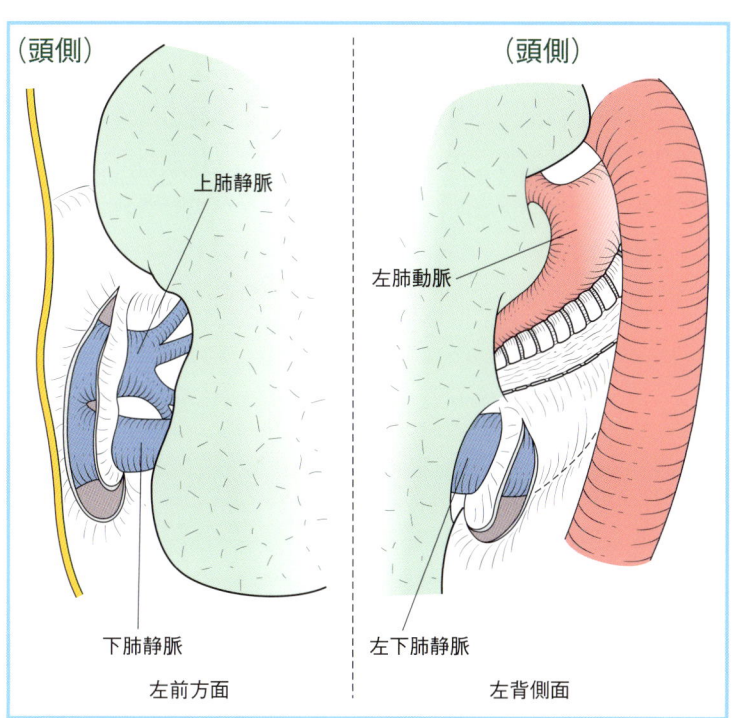

図19-21　気管支形成術における左肺門授動　肺門前方，横隔神経背側で心膜を切開する。切開線を下方に伸ばし，下肺静脈下縁に沿って背側に伸ばす。肺門背側で左下葉気管支下縁まで心膜を切開する。

20 特殊な気管分岐部切除・再建術（端々・端側吻合法）

気管分岐部を含めての切除と再建において，一般的に実施されるのは右，あるいは左 sleeve pneumonectomy である．その他に特殊な再建法として

1) one stoma 型再建
2) montage 型再建
3) double-barrel 型再建

などが挙げられる（図 20-1）．これらは端々・端側吻合を種々組み合わせることから，他のスリーブ気管・気管支切除に比して難度の高い手術法であり，麻酔科医師も含めて術前に詳しい手術手順の打ち合わせを行っておくことが望まれる．アプローチとしては右開胸経路あるいは胸骨正中開胸経路（図 20-1）に左右の前側方開胸経路などが選ばれる．

a. One stoma 型再建

この術式では気管分岐部の鞍状軟骨の一部が残される（図 20-1 の 2）．右上葉スリーブよりもさらに緊張がかかるので，気管上方の授動が十分に要求される．口径差を合わせるため，気管膜様部の縫い縮みを図る必要がある．麻酔チューブは左肺への片側挿管のみで維持してもよいし，両側の分離肺換気でもかまわない．吻合法は端々吻合なので深部より始めて，stay-suture を寄せ合わせながら結紮してゆく．

b. Montage 型再建

端々および端側吻合の合成（montage）を基本とする再建術式である（図 20-1 の 3）．大きく肺切除を伴う分岐部再建と，伴わない再建に分けられる．前者では例えば分岐部を含めて右中下葉切除を行った後，気管と左主気管支の端々吻合および右上葉支と気管の端側吻合のモンタージュ手術（グリロ法）がある．後者では分岐部周囲のみが切除されて気管と左右主気管支を端々，端側吻合にもってゆくもので，代表的なものとしてバークレイ法が挙げられる．ここでは後者について解説する．

1. Sleeve Pneumonectomy

2. one stoma 型再建

3. montage 型再建
バークレイ法
グリロ法

4. double-barrel 型再建

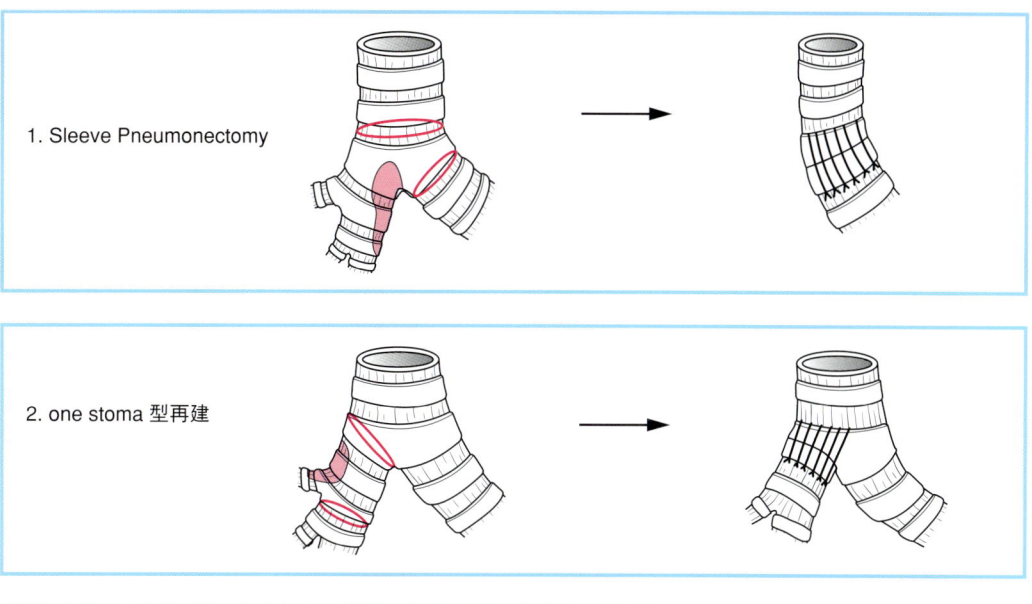

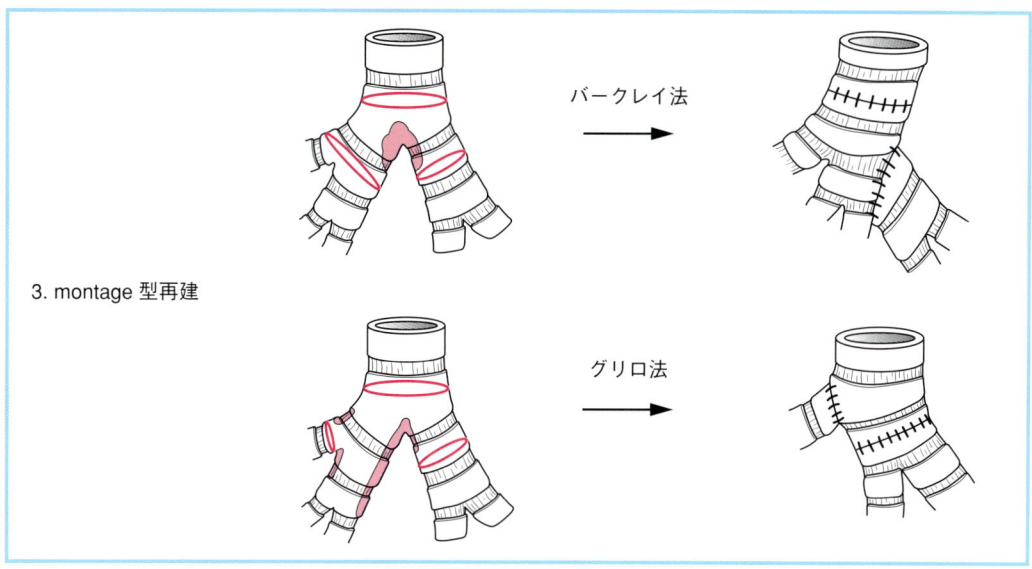

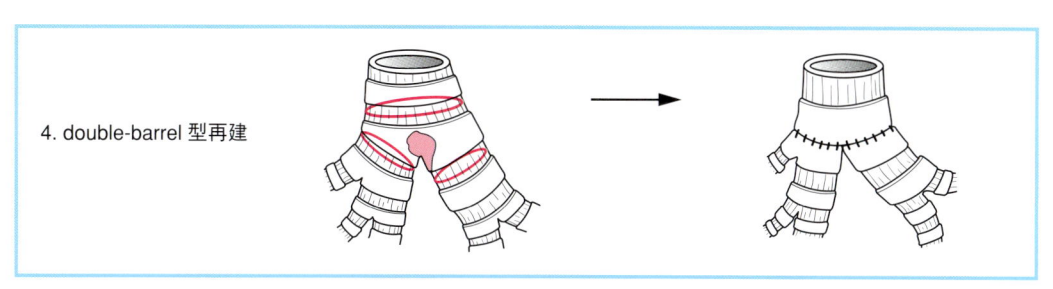

図 20-1　分岐部切除・再建　病変の位置と，吻合にかかる緊張度とで種々の術式が考案されている。疾患の根治と吻合部の安定が得られる最適の術式を選ぶ。いずれの手術も難度が高く，術中換気の維持も含めて，術前に手術内容につき十分な打ち合わせをしておくことが望まれる。

c. Montage 型再建の術式

　まず気管分岐部の切除に余裕が出るよう，できる限り3方向(気管上方，左気管支下方，右気管支下方)への授動を行い，各々に綿テープをかけて引き出す。

　気管，左右気管支に各 stay-suture を置く。切断に際しては，切除予定線をしっかりと確定しておく。切断前に気管支鏡で内腔を見て3箇所の切断部位に細い針を刺入し目安としておくとよい。右主気管支を切断。続いて左主気管支を切断し左右の気道各々に用意しておいたスパイラルチューブの術野挿管を行う。吻合後の麻酔維持のために single tube の逆行性挿管を行っておく。以後，分離肺換気麻酔として吻合操作に移る。

　まず気管と右主気管支との端々吻合を行う。続いて左主気管支との端側吻合に移るが，吻合部が端々吻合線より少なくとも2軟骨輪は離れていることが望ましい。端々吻合線より上方で吻合するか，あるいは下方で吻合するかは吻合線にかかる緊張の程度による。端側吻合のための側口は，メスで左中間気管支口の口径に合わせた大きさで作るが，小さくすると狭窄の原因となる。気持ちだけやや大きめとした方がよい。大動脈外科で使用するパンチ器を利用してもよい。縫合は術者より一番遠いほうから手前上下に結節でかけてゆく(図20-2)。糸の整理が絡まると面倒なので，できれば遠い方は順次結紮して切断する。上記の縫合中，刺入する針が麻酔チューブのカフに引っかからないように注意する。また結紮時に軟骨の cutting を起こさないように気をつける。吻合部周囲の生体組織の被覆は，胸腺あるいは脂肪組織等を利用する。本来は大網の利用がベストであるが，新たに開腹手術としての侵襲が加わることとなるので，よほど吻合部の血流が乏しいと考えられる

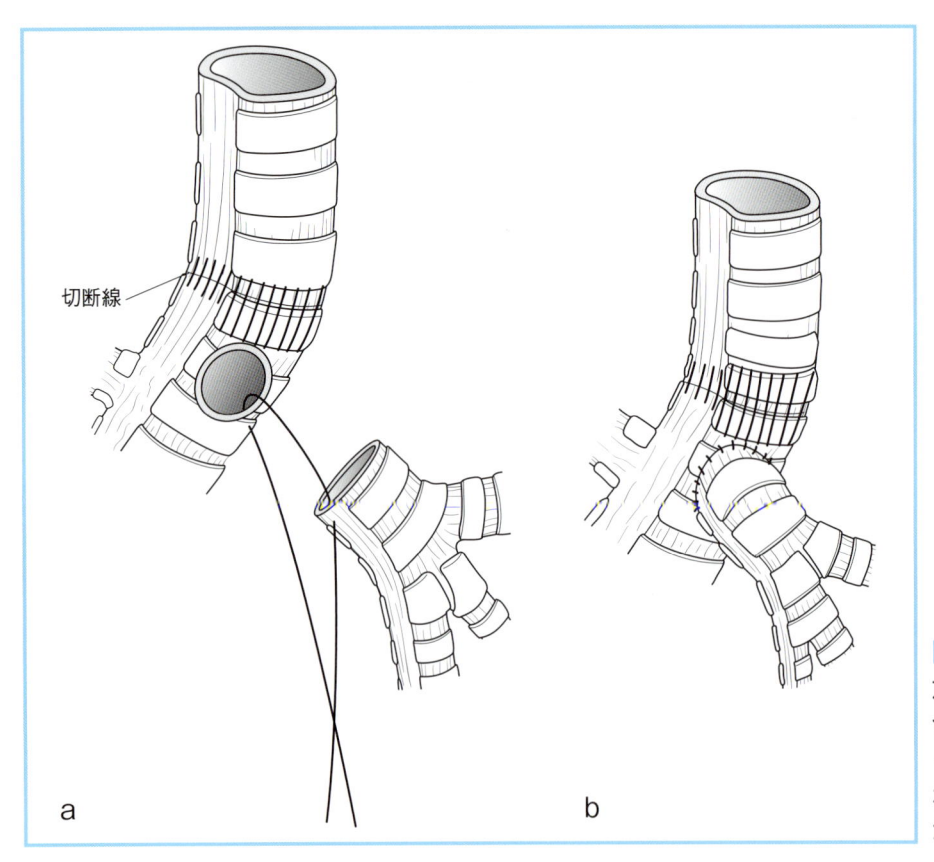

図20-2 Montage 型再建
左主気管支を気管側壁に吻合。この際，吻合線より少なくとも1〜2軟骨輪程度離れた部分が側端吻合の上端となるのが望ましい。

とき以外，大網被覆までは行わない。

d. Double barrel 型再建

　上葉切除を伴わない，気管分岐部周囲に限局した病変の切除後に行う再建手技である。アプローチとしては胸骨縦切開によるものと右後側方開胸によるものの2種がある。気管分岐部にかかる病変を切除して左主気管支に術野挿管する。右にも挿管してよいが吻合に邪魔となるので，もし片肺挿管で麻酔が維持できるのであれば左側だけの挿管とする。左右の主気管支を寄せ合わせて，新たな気管分岐部を形成する（**図 20-3**）。糸の結紮と切断が終わったら今度は気管との縫合となる。術者より最も遠い所の縫合から始めて，順次手前に針を刺入するが，気管と新たな分岐部とが縫着される所は3点縫合の要領で，U字型の縫合とするのが望ましい（**図 20-4, 5**）。深部の糸が半周かかった所で術野挿管チューブを抜いて，気管からのチューブに入れ替える。全体の結紮が終わったところで，空気漏れが起こらないかどうか再度検討する。不安な部分は細い縫合糸で補強する。

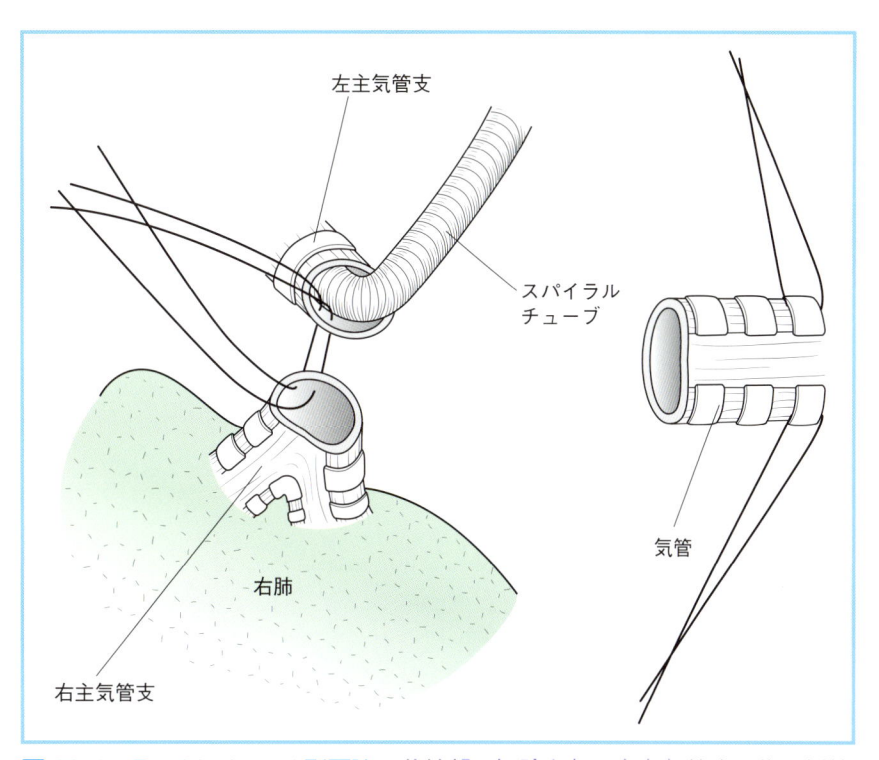

図 20-3　Double barrel 型再建　分岐部の切除を行い左主気管支に術野挿管を行う。左右主気管支を寄せ合わせてまず新しい分岐部を作る（背側より見た図）。

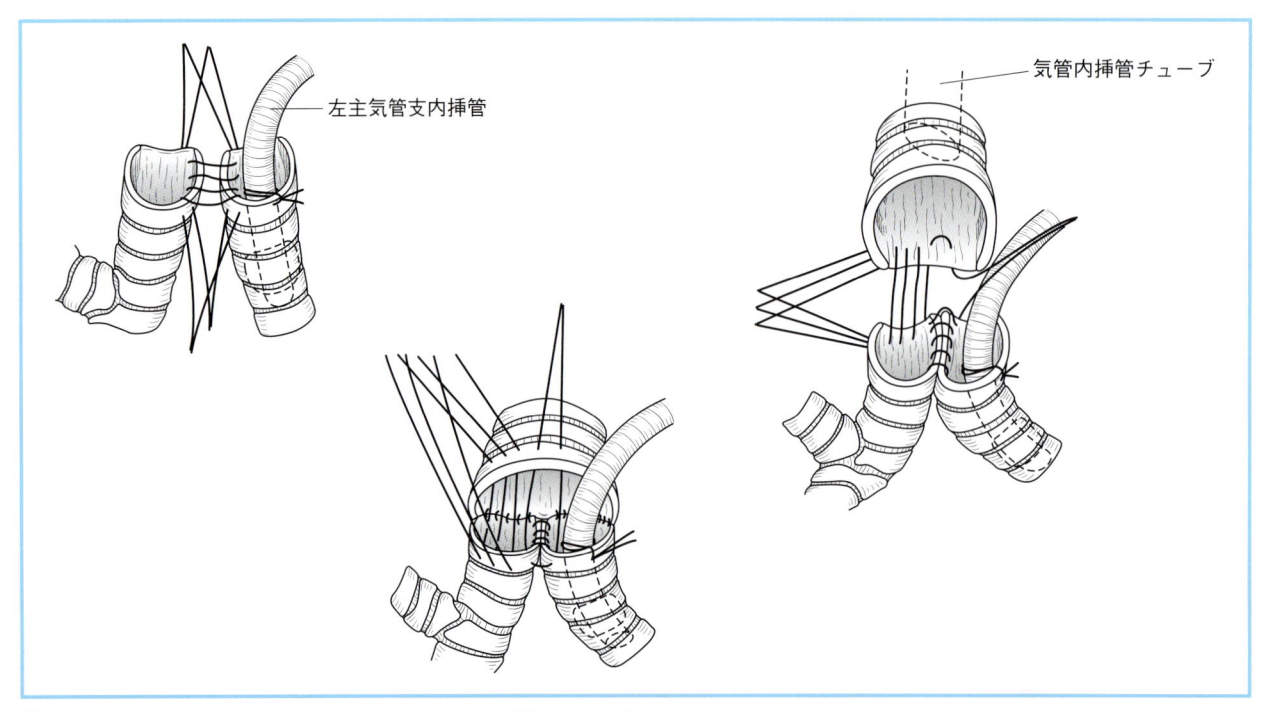

246　Ⅳ．各種疾患に対する手術法

図 20-4　胸骨縦切開による double barrel 型再建　左主気管支にショートカフのスパイラルチューブを術野から挿管し気管支断端に 3-0 糸で縫合固定し左肺換気を行う。左主気管支と右主気管支を二連銃型に 4-0 糸を用いて，結び目が外になるように結節縫合するか，あるいは連続縫合する。気管，左，右気管支が接する三点接合部は U 字縫合する。このアプローチでは最も深いところが膜様部になるので，全周に糸を架けてから支持糸を牽引して吻合口を寄せて結紮する。

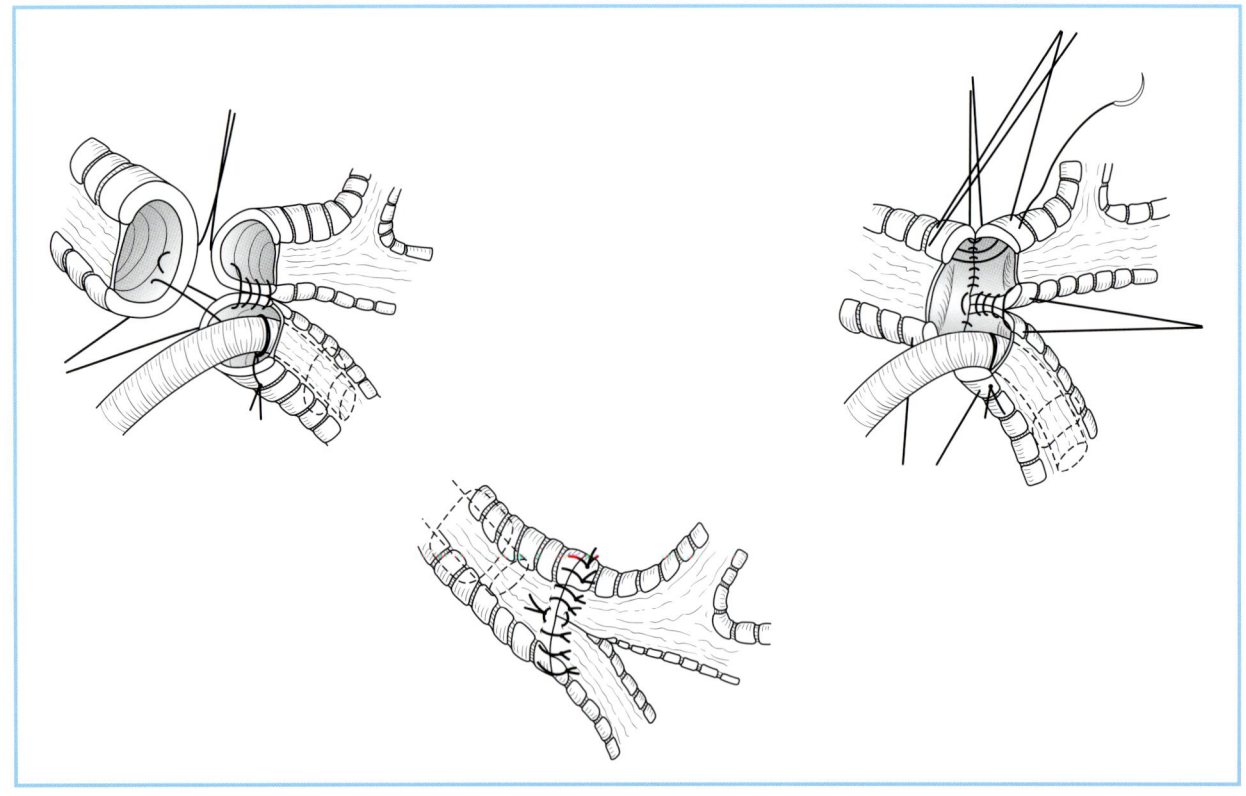

図 20-5　右後側方開胸による double barrel 型再建　このアプローチでは最も深いところが軟骨部になる。軟骨部に糸をかけ終わったら，支持糸を牽引して吻合口を寄せて結紮し，左主気管支の挿管チューブを抜いて膜様部を縫合してもよい（背側より見た図）。

21 隣接臓器合併切除

病態

　肺癌ではしばしば隣接臓器合併切除に迫られる。これらは T3〜T4 としてステージⅡB からⅢ期に相当する。広範な場合は手術不能として外科手術の対象外とせざるを得ないが，臓器によっては根治性を得られる場合があり，外科医としては可能な限り切除の可否を追及すべきである。ただし T4 はきわめて侵襲の大きい手術であることから，その適応については慎重でなければならない。再発の可能性の高い N2 肺癌は避けるべきである。また年齢的にも 80 歳前後の高齢者ではその耐術性を十分に検討した上で決定すべきである。できれば遠隔転移を起こす可能性の高い腺癌は避けて，局所浸潤が主体の分化度が高い扁平上皮癌を対象にするとよい。T4 の中でも分岐部浸潤，大血管浸潤，あるいは左房浸潤などは比較的手術の対象になりやすいが，悪性胸水は最初から手術対象とすべきでない。

コラム・7

若い人の執刀チャンス

　指導者は若い外科医にできる限り執刀する機会を与えるべきである。彼らはそのためにこそ外科の門を叩いているのである。ベテラン医師がいつまでもメスを握ってそれを放そうとしないのはよくないことである。私は常々，一応，己が習熟したと納得できる手術については次の世代の人たちに譲るように言ってきた。ベテラン医師は譲るだけでなく責任をもって，自分が修得した技術を次世代に伝える義務があると言えよう。若い世代の人がきちんとしたスケジュール(研修システム)に則って，第2助手，第1助手それからさらに執刀医へのプロセスを歩むことができなければ，彼らの不満はたまり，外科医として大成させる意欲を殺いでしまうこととなる。

　他方，外科手術の症例は限られていることから，すべての人に平等に潤沢な症例を回すことは不可能である。近年導入された外科あるいはその subdivision 分野における専門医制度では，一定の症例数の執刀，助手経験などが義務づけられている。したがって指導者は若い人に専門医資格をとらせるに当たって，順番を決めて必要症例の優先的な割当てを考えねばならない。その際，できるだけ公平に若手医師を扱う姿勢が必要である。彼らの技術教育は，指導者として，多くをマスターした外科医の逃れてはならぬ義務なのである。この義務を怠って，己の技量だけを追求するような人物は教育の現場には不向きである。

　ただ若手外科医も自分が執刀させてもらえることを当然の権利と思ってはならない。それはある場合は同僚の犠牲の上で，配慮されたチャンスかも知れないからである。上に立つ者はよき指導をすることを常に念頭に置き，またその教えを受ける者はよき指導を信じてそれに従ってゆく気持ちが大切である。ハンス・カロッサの小説「指導と信従」というタイトルは，外科教育にもあてはまる題名と言えよう。

a. 心外膜合併切除

　進行肺癌ではしばしば心外膜の合併切除が行われる。病態としては，1)心外膜表面に癌の浸潤や播種がある場合，2)心外膜は正常であるが，根治的切除のためには合併切除が必要とされる場合，などが考えられる。ただし心囊液が血性となり癌性心囊炎を合併していると判断されれば一般的な手術適応はない。

　手術法としてはまず心外膜に接して走行する横隔神経を剥離してベッセルループで保護しておく（もちろん肺全摘となれば無理に保存を考える必要はないが，神経浸潤がなければ左右横隔膜の均等な動きのためにも神経は温存したほうがよい）。肉眼的に正常な部分で心外膜をオープンする。このとき先端の鋭い剥離鉗子のようなもので心外膜をつかまないと，心外膜の把持は難しい。電気メスで一部を切開してプラスチックの吸引管や木ベラのような非通電性のもので心臓壁をカバーしながら切開を進めてゆく。

　悪性腫瘍が浸潤した心囊壁切除では，肉眼的に最低 1 cm は腫瘍縁から離して切離してゆく。

　病変部を除去後の心外膜欠損部はゴアテックスシートのような人工物あるいは生体材料で補塡する。よく使われるのは馬，あるいは豚心膜といった材料で，使用前に生食水で十分に洗っておくことが望ましい。

　心囊腔にドレーンを入れるかどうか迷うところであるが，通常は入れないですす。大量に蓄水をきたす可能性があればL型ドレーンを留置しておく。欠損部位が小さい場合は直接縫合で閉鎖する。右側では広い心外膜欠損を放置すると，まれに心脱出を起こすという報告もあるので注意すること。代用物で補塡する場合は連続あるいは結節縫合のいずれでもかまわない。一般的には結節縫合で浸出液が脱出しやすいように，少し疎に縫合することが多い（**図 21-1**）。

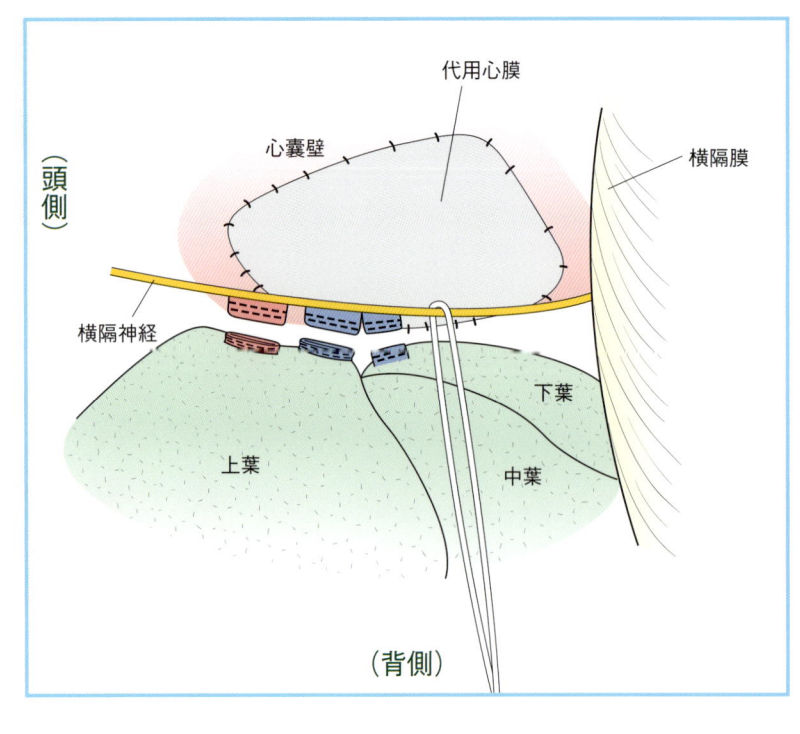

図 21-1　心外膜合併切除（右側）　心外膜は心臓が極端にシフトしたり，ヘルニア状態となって，循環動態に異変をきたさないようにするのが目的である。したがって代用心膜の縫着はある程度疎にして，心囊内の浸出液が胸腔内に出やすい形を考える。

なお感染性の心嚢炎では胸骨正中開胸による心嚢壁の全切除が必要で，いわば心嚢壁を丸裸としてしまう。この場合，新たな人工代用物での補填はできないので，丸裸のままとしておく。ヘルニアが心配だが両肺や肋膜が心嚢壁代わりとなる。

b. 左房合併切除

進行肺癌では上下肺静脈を介した癌の左房浸潤にしばしば遭遇する。したがって術前の検討では鉗子遮断のみで切除が可能か，あるいは体外循環の必要があるかの判断に迫られる。CT，MRI，心エコーなどを利用するが，MRIは浸潤範囲がオーバーに捉えられやすく，その点では造影CTのほうが正確な情報を提供してくれる。手術に際しては多くの症例が後側方切開で切除可能である。体外循環の必要性に関しては術前の各種画像診断で決定する。もちろん心臓外科医との密なコンサルテーションが要求される。通常，送・脱血カニューレの挿入には胸骨正中開胸が便利であるが，右開胸でも可能である。

左房合併切除の必要な症例は大部分，肺全摘となるケースであり，したがって胸骨正中開胸ですべての操作を終えるか，それに前側方切開を加えるか，あるいは通常の後側方開胸でゆくか，など種々のバリエーションがあり得るので最も便利な方法を選ぶこと。

体外循環を要しない肺静脈基部〜左房合併切除

上下葉の肺静脈基部（orifice）に浸潤した肺癌においては，ごくわずかであっても部分的な左房壁切除が求められる。

まず主肺動脈ならびに主気管支の切断を行う。気管支が切断されていないと左房入口部が固定されてしまい，肺全体を持ち上げることができないからである。気管支を切断し心嚢を広くオープンする。前方から下方にかけては心臓壁との間に距離があるので，安心し

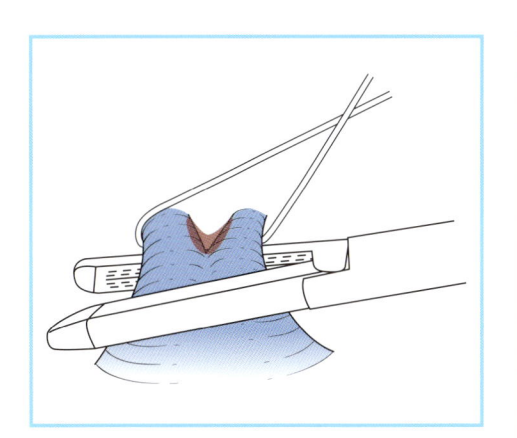

図21-2 自動縫合器による切断 上下肺静脈をひとまとめにしてその入口部にステープラーを挿入する。白の血管用ステプラを利用する（病変が切断線にかからないことの確認が必要である）。

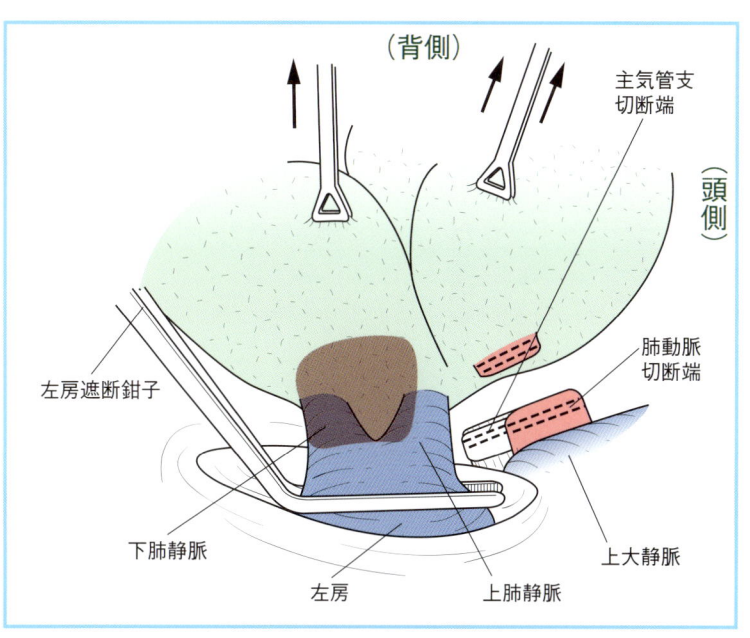

図21-3 左房合併切除 気管支を切断して，肺全体を持ち上げると鉗子を左房にかけやすくなる。切断予定線より1cmほど深部に血管鉗子をかける。

て心外膜をオープンできる。病変部を外して血管用自動縫合器が挿入できれば，一気にそれで切断してよい。この部分をこのような血管用ステープラーによる器械縫合で切離できるか否かについては，短い距離であれば可能である（図 21-2）。しかし長い距離となって，予定切断線の全体が staple-line からはみ出す危険がある場合は，むしろ遮断鉗子を使用すべきである。遮断鉗子については左房壁の厚さによって L 型のしっかりしたものを選ぶとよい。循環動態に気をつけながら血管遮断鉗子を左房の肺静脈起始部より深部にかける（図 21-3）。このとき，鉗子をかける位置についての判断は画像，肉眼所見，触診などで決定せざるをえない。メスで左房壁を切離して肺を摘出する（図 21-4）。縫合の余裕をもって切断できれば鉗子直上にマットレス縫合をかけ，鉗子を外した後，over-and-over の連続縫合をかける。先に鉗子下にマットレス縫合をおいて，それからメスで左房壁を切離してもよい（図 21-5）。鉗子を外して今度は over-and-over による running suture をおく（図 21-6）。

人工心肺を利用した左房合併切除

外側から左房壁に浸潤したものでなく，肺静脈基部より左房腔内にポリープ状に突出した腫瘍については，いきなり遮断鉗子を左房にかけて左房切除を行うのは危険である。鉗子の把持操作でポリープを脱落させ，血管内塞栓という致命的合併症を招く恐れがあるからである。このときは前もって心臓エコーで状況をキャッチして心臓外科医と手術法を相談する必要がある。人工心肺の利用が安全ということになればその準備，体位，装着の時

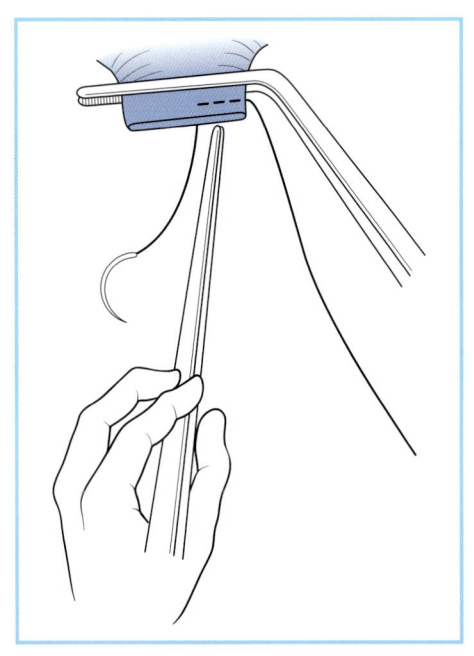

図 21-4　左房合併切除　メスあるいは鋏で切除した後，余裕があれば鉗子上で，不安であれば鉗子下で 3-0 プロリン糸による連続縫合（over-and-over）あるいは連続マットレス縫合を置く。

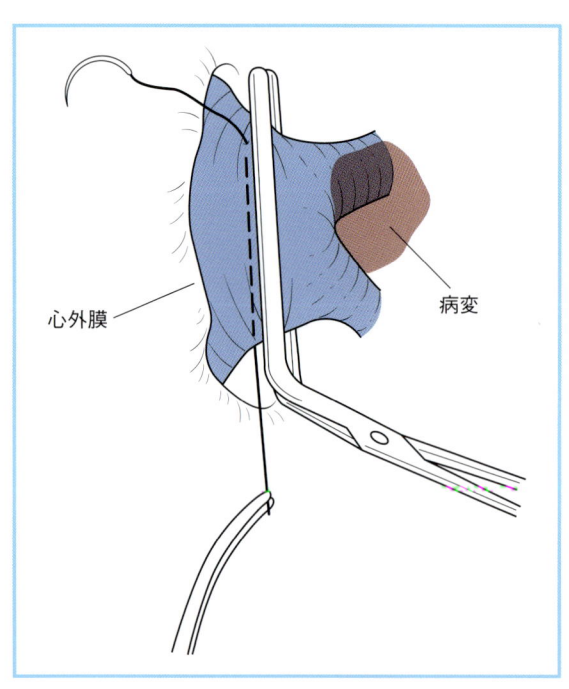

図 21-5　左房合併切除　先に連続マットレスを置いて，それから後に左房をメスで切離してもよい。

期など，麻酔科も含めて綿密な相談が必要である．ヘパリンが注入されることから肺動脈，気管支を切断しリンパ節の郭清もあらかた終了した後の人工心肺装着が望ましい（図21-7）．

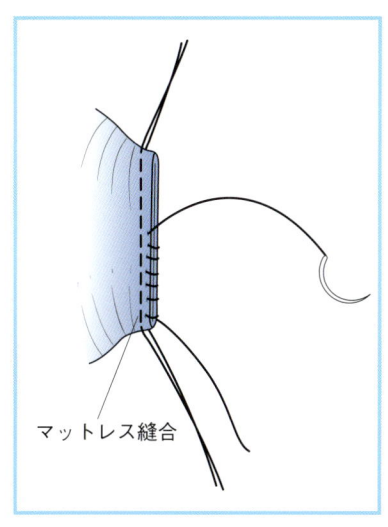

図 21-6　左右合併切除　必ず over-and-over でもう一度連続縫合を置くこと．

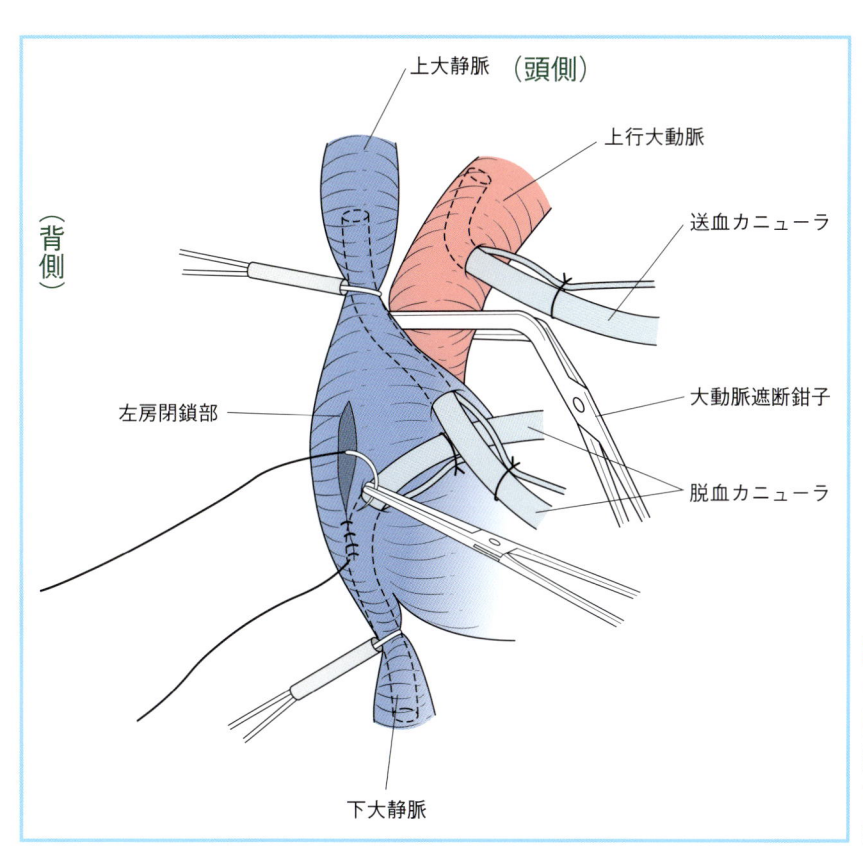

図 21-7　左房合併切除　体外循環を利用した左房合併切除は，広い範囲で左房切除が必要とされる場合が適応である．他の血管，気管支を全て切断した後にポンプを回す．心臓外科の応援を頼む必要がある．

c. 大動脈壁合併切除

　腫瘍による直接浸潤とリンパ節転移を介した大動脈壁浸潤の2種がある。腫瘍の壁内浸潤の程度を術前に正確に判断することは難しい。通常造影CTで判断するが，大動脈腔内までの浸潤はまれで，壁の硬化所見などを浸潤の根拠とする。大動脈壁と腫瘍縁とが接して前者の辺縁が不明瞭になっている場合は，浸潤の可能性大としてそれなりの準備をする。ただ開胸して触知するとしばしば腫瘍の可動性があることに気づき，大動脈壁への浸潤なしと判断する場合も多い。単なる癒着で接している場合は，腫瘍は必ず前後方向，あるいは左右にある程度動くはずで，この際は大動脈壁合併切除の必要性はなくなる（**図 21-8**）。

　下行大動脈壁に強い癒着や浸潤が疑われる場合は，まず腫瘍の大動脈壁付着部の上下で大動脈に綿テープやベッセルループを回し，牽引やサイドクランプによる遮断が可能な状態としておく（**図 21-9**）。上述のような可動性が少しでもみられ，外膜に強く癒着しているだけであれば，縦隔肋膜と大動脈壁外膜を含む結合組織をメッツェン鋏で慎重に切離してゆく。このとき外側から中心部に徐々に迫るが，常に腫瘍の可動性をチェックしながら進める必要がある。剝離された大動脈壁から滲むように出血（oozing）が見られるが，圧迫止血で十分である。通常，外膜は大動脈壁の表面を構成する結合組織層であり，この場合，縦隔肋膜も一体となって腫瘍組織に involve されている。

　万一，腫瘍の可動性が十分でない場合はサイド・クランプ下に大動脈を部分遮断して剝離を行う。切離終了後，メッシュで補塡をする。

　外膜からさらに深部壁に浸潤があると判断すれば，呼吸器外科医単独で直接の切除は不可能である。心臓・血管外科医の応援を得て，以下のような方法で大動脈壁の切除と置換を行う。

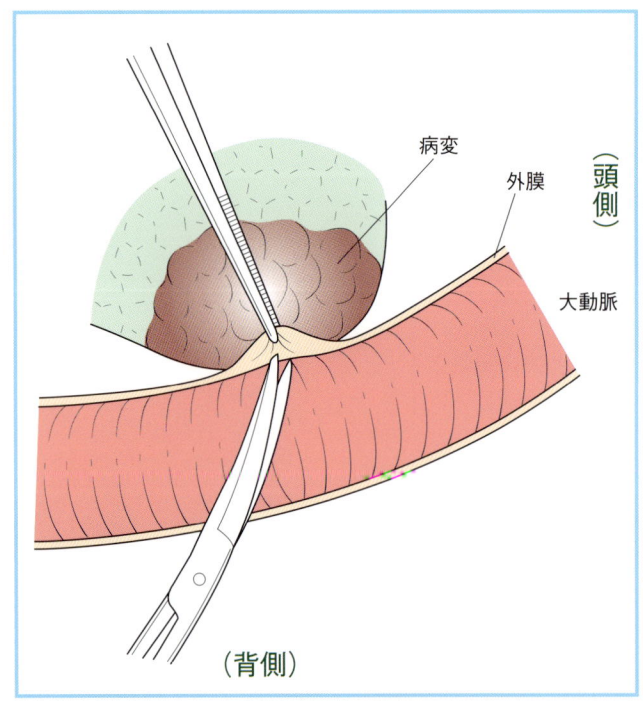

図 21-8　大動脈壁への癒着処理　腫瘍が上下あるいは左右への可動性を示せば，多くの場合外膜とともに摘除が可能である。鋭利な鋏で少しずつ切離する。

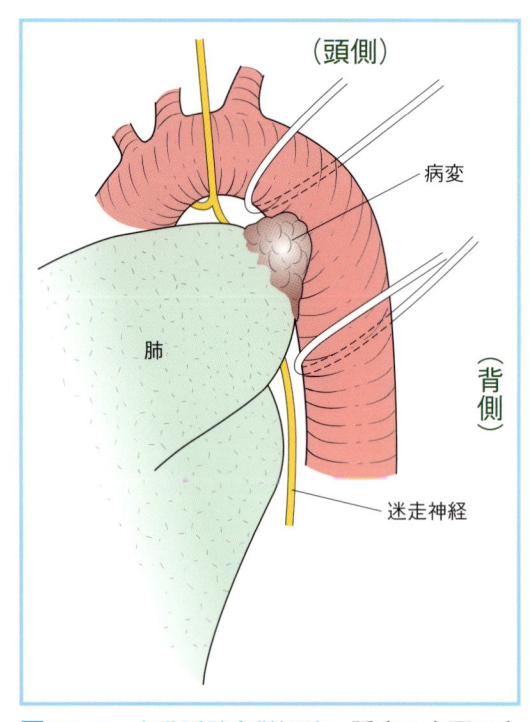

図 21-9　大動脈壁合併切除　腫瘍の上下で大動脈壁に綿テープ，あるいはベッセルループを回して，剝離や血行再建の可能性を検討する。

1) バイパス法(一時的, 永久): 腫瘍の中枢側大動脈と末梢側にバイパスを作製して, 腫瘍浸潤のみられる大動脈を切除する永久バイパス法(図21-10), あるいは中枢側のカニューレを左大腿動脈に挿入する一時バイパス法がある(図21-11)。

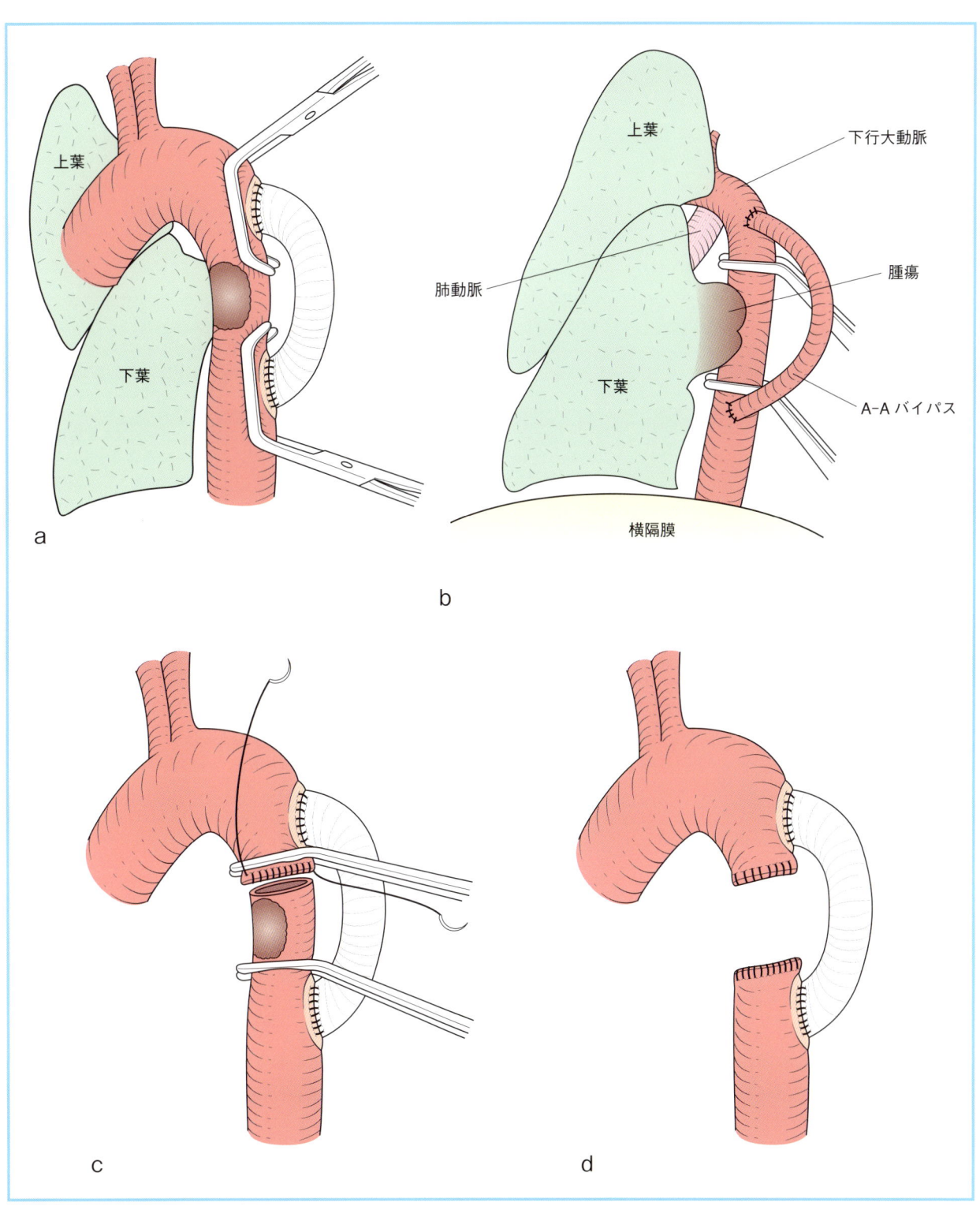

図21-10 大動脈永久バイパス術 バイパスルートの作製は腫瘍の中枢・末梢側に各々, サイドクランプを置き人工血管によるバイパスを置く(a)。腫瘍の上下をクロス・クランプで遮断する(b)。切断部を連続縫合で閉鎖する(c)。大動脈を腫瘍とともに切除し, 永久バイパスとする(d)。

2）左心バイパス法：左房脱血→遠心ポンプ→左大腿動脈送血（遠心ポンプを利用した送血法である）。

一般に大動脈再建では切除範囲が小さい場合は，人工血管によるパッチ再建を行い，広い場合は人工血管による置換を行う（**図21-12**）。また本手術は左房合併切除同様，N2肺癌では適応なく，また腺癌よりは局所進展型の扁平上皮癌の方が対象としやすい。

癌の浸潤が大動脈弓部にかかっている場合は，脳分離体外循環が必要で手術も大がかりとなる。手術時間も長くなりヘパリンも多量に入ってくるので，耐術性に不安がある場合は適応とすべきでない。

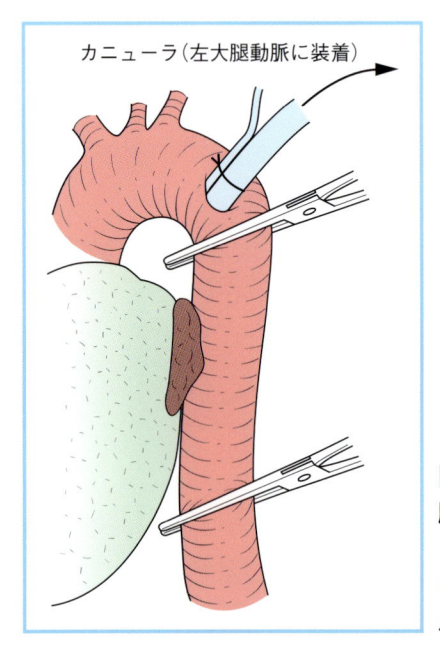

図21-11 一時バイパス法 腫瘍の上部にカニュレーションし，もう一端を左大腿動脈に挿入する一時的バイパス・ルート。

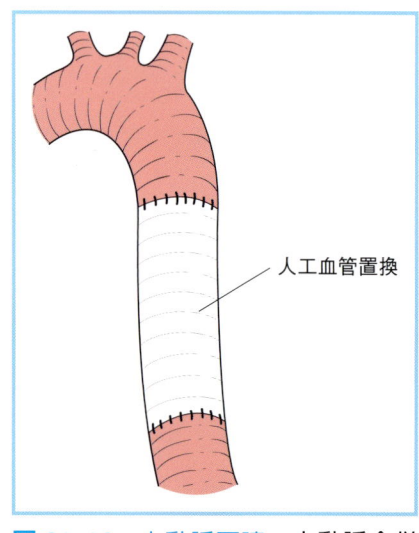

図21-12 大動脈再建 大動脈合併切除後の人工血管置換。

d. 椎体（合併）切除

呼吸器外科領域で椎体の切除を要求される疾患としては，肺癌病巣の直接浸潤，リンパ節転移巣からの浸潤，あるいは椎体への血行性転移などが考えられる。直接浸潤ではパンコースト腫瘍がその対象となると思われるが，大きく椎体切除を迫られる症例は少ない。むしろ椎体に転移があり，脊髄の対麻痺症状が出てきたときが問題である。その他の疾患として，まれではあるが結核性カリエスで椎体が破壊されたときに，開胸して病巣の搔爬や固定を行う必要がある。また脊椎そのものに関わる疾患（何らかの骨破壊で生じた脊髄の圧迫，ヘルニアなど）で整形外科，脳外科などからの依頼あるいは応援を要請されることがある。

通常，脊椎への癌転移はステージⅣとして外科手術の適応にならないが，上記のように麻痺症状が出てきたときは，患者のQOLの面から本手術が必要とされる可能性があり，手術方法について脊椎外科医との慎重な相談が求められる。一般に脊椎転移に伴う痛みは放射線治療で除去可能であるが，骨破壊と圧迫で生ずる不全麻痺は放射線照射での回復は困難である。この際に要求されるのは脊髄神経への圧迫解除であり，そのための方策として椎体切除，あるいは椎弓切除などの観血的治療があり，準緊急的手術が迫られる。しかし完全な脊髄横断麻痺が出てきた時点では手術はすでに無意味であり，感覚や運動麻痺症状を患者が訴え始めたときの判断が大切となる。

手術法

　背側肋骨の全切除は胸壁外側からアプローチする。まず胸壁に接する筋肉を切断，あるいは圧排して肋骨の最後尾を表面に出し，指先で肋骨結節から肋骨突起と椎体との関節面を触知する。骨メスを縦方向に関節面に入れてこの部分の結合をはずす。リュールで捻るようにして肋骨を関節面からきれいに外すことができる。さらに椎体，横突起など必要な範囲を切除してゆく（**図 21-13**）。わずかな椎体切除は呼吸器外科でもノミ，あるいはリュールなどを使用してできる手術であるが，広範囲の切除となると，脊椎外科の専門家（整形外科または脳神経外科）に任せた方がよい。特に椎体前方切除では脊髄が露出されてくるので，専門家でないと危険で触れてはならない領域である。

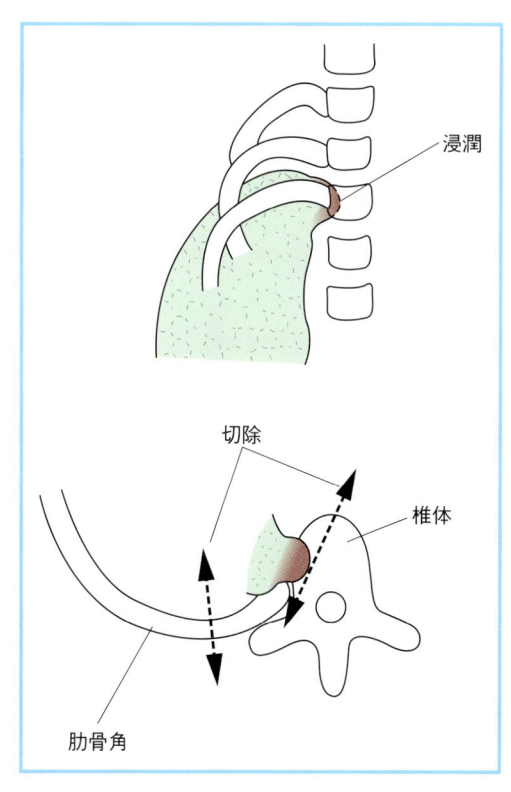

図 21-13　椎体浸潤部の切除　深部に脊髄神経が走ることから，ここは脊椎を専門とする整形外科医の応援を仰ぐべきである。

前方椎体の切除と固定もすべて脊椎専門の外科医にお願いすべき手術である（図21-14）。固定材料としては自家骨（腸骨，肋骨など）や金属製のinstrumentがある。複数椎体にわたって椎体の全切除を行うことも可能なようであるが，患者への過大な侵襲となりあまり薦められない。

その他，胸椎の合併手術を要する疾患として，前述のように結核性カリエス，ダンベル型縦隔腫瘍，脊椎のヘルニアなどがあるが，1つ重要なのは，これらの手術におけるアプローチ法である。通常，頸胸椎〜胸椎上部の手術においては，仰臥位で前方から胸骨上半切で侵入するアプローチが適している。胸椎ならびに胸腰椎領域となると体位は（後方への）半側臥位に近い姿勢がよい（図21-15。側臥位から後方に15°くらい傾いた状態）。つまりできる限り椎体が正面直下に出てくる体位である。一般に胸椎手術（Th5〜10）では，原則的に右開胸とする。逆に胸腰椎（Th10〜L1）になると左からのアプローチが有用である。

その他，最近の内視鏡手術の発展に伴い，脊椎外科の手術に呼吸器外科医が応援を頼まれる機会が増えた。その際に最も大切なのは，脊椎外科医が最も希望するような視野で脊椎の病変局所を展開させることである。

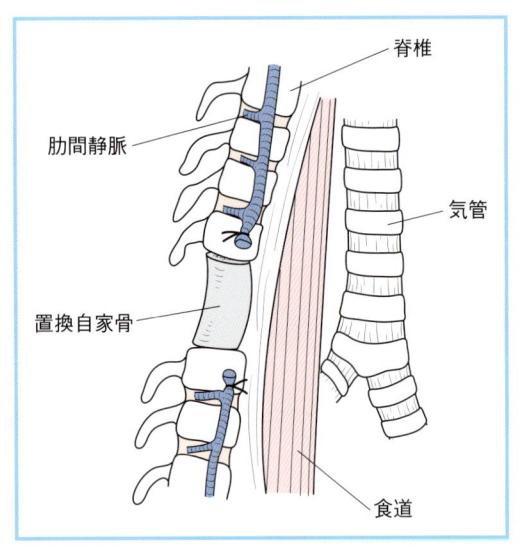

図21-14 椎体切除と自家骨移植 腸骨や肋骨が利用されるが，肋間筋弁，肋間動脈付きの有茎肋骨は生着が良好である。

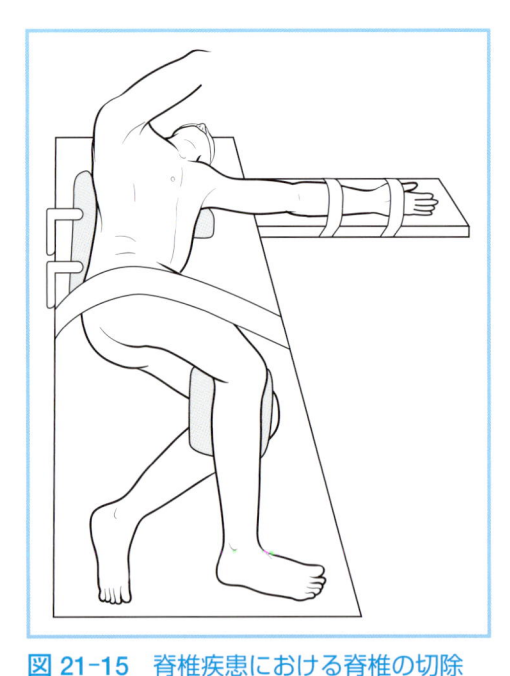

図21-15 脊椎疾患における脊椎の切除 脊椎の固定（例：前方固定術）では整形外科から開閉胸を依頼されることが多い。最も適切な開胸操作野は病変部位が直下に出てくる位置が望ましい。通常，第5〜10胸椎の手術では後方に傾く半側臥位の体位が望ましい。右開胸を原則とする。

e. 上大静脈合併切除

病態

　悪性腫瘍の手術で病変が大血管に接するか，あるいは浸潤している際に，局所的な合併切除を迫られることが多い。上大静脈において経験する頻度が高く，多くは肺癌の転移リンパ節による癒着あるいは浸潤である。癒着であれば必ず剝げるはずであるが，大動脈壁に比して筋層の薄い上大静脈ではその判断が難しい。通常リンパ節を持ち上げて可動性がみられないか，あるいは血管壁の色調が変わっているようであれば，強引な剝離はあきらめて，合併切除，再建に踏み切る。

手術法

　切除・再建が必要と判断したときは，まず中枢，末梢の正常な部分で血管を捕捉する。すなわち中枢側では心膜をオープンして，上大静脈の右房流入部直上を，また末梢側では左腕頭静脈，上大静脈末梢，さらには内頸静脈，鎖骨下静脈などである。奇静脈は切断する。これらすべての静脈血管にテーピングした後，上大静脈の部分切除ですむか，人工血管による再建が必要かを判断する。もし小範囲の部分切除ですむようであれば，人工血管（ゴアテックス），あるいは心膜を一部切除し，適当な大きさにトリミングしてパッチによる再建を行う（**図 21-16, 17**）。

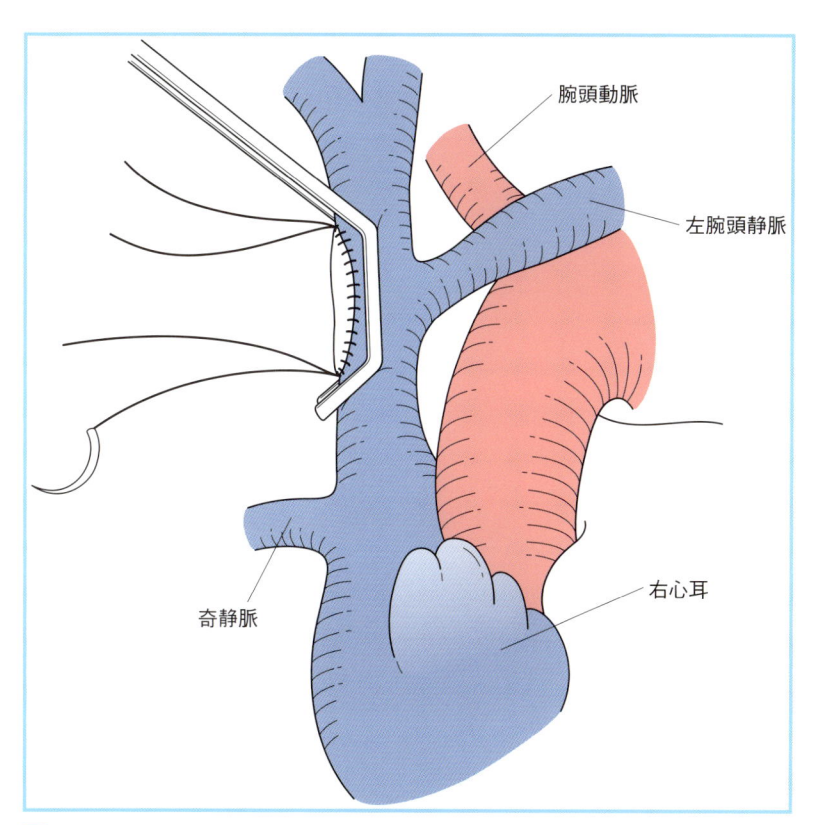

図 21-16　上大静脈部分切除-パッチ再建　浸潤が小範囲の場合，サイドクランプ下に上大静脈のパッチ再建を行う。

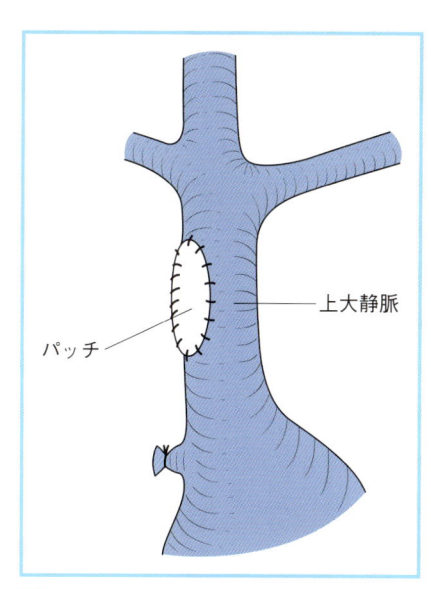

図 21-17　上大静脈パッチ再建
パッチとする材料は人工血管あるいはゴアテックスパッチを利用する。

欠損部を縦方向に直接縫合すると，狭窄により血流が途絶する恐れがあり，その見極めが大切である．パッチ吻合が可能な場合，次のいずれかの方法をとる．

1) 30分程度であれば上大静脈完全遮断は問題ないとされているので，血管鉗子で上下をクロスクランプして吻合を行う．

2) サイドクランプ下に血流を維持しつつ吻合操作を行う．いずれにおいてもプロリン5-0糸により連続縫合でパッチを縫いつける．

人工血管（PTFEグラフトの10 mmまたは12 mm）を置く場合は，まず左腕頭静脈と右心耳間にバイパスをおく．いずれこちらが閉塞する可能性が高いにせよ，安全弁として置いたほうがよい．心耳を血管鉗子で適当な大きさにクランプして，約2〜3 cmの切開を入れ，内部の肉柱を鋏で除去する（**図21-18, 19**）．ゴアテックス人工血管をもってきて，末梢側，中枢側をプロリン5-0で連続縫合し，左側血行路を作る．続いて同様の操作で上大静脈の血行再建を実施する．まず病変部を含む上大静脈の管状切除を行い，上大静脈末梢端と中枢端の間に同様に人工血管をもってくる（**図21-20**）．両端を連続縫合で吻合し，いずれかでエア抜き後に閉鎖，末梢側から遮断解除を行い，最終的に右側血行路を完成する（**図21-21, 22**）．

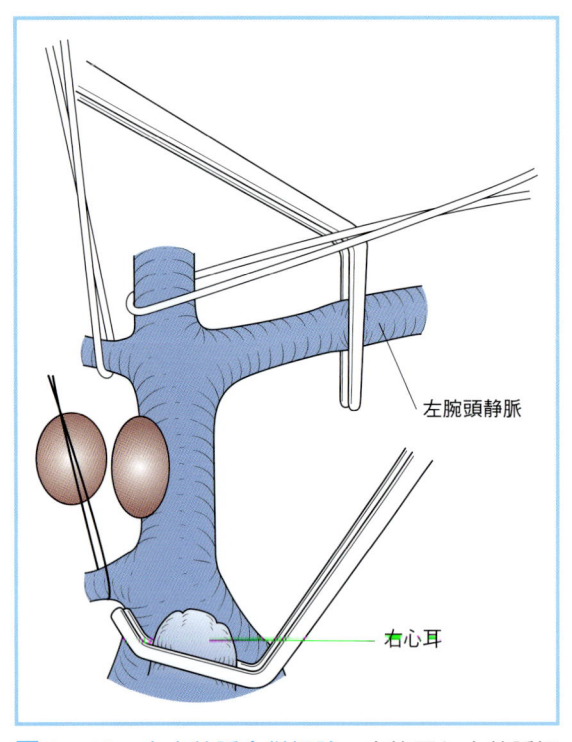

図21-18　上大静脈合併切除　広範囲な大静脈切除が必要な場合は，まず左腕頭静脈-右心耳バイパスのために図のように各血管を捕捉する．

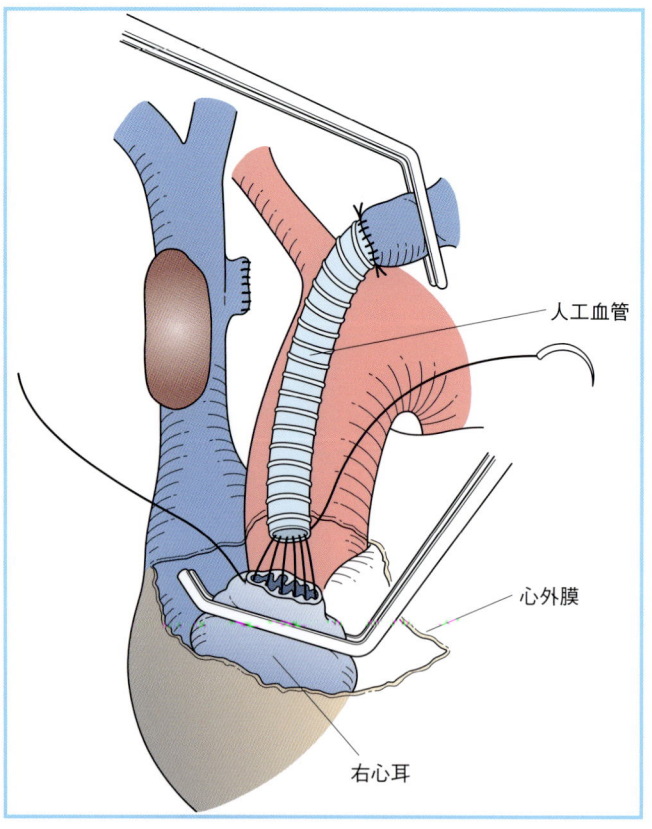

図21-19　左腕頭静脈と右心耳間の人工血管（リング付PTFEグラフト）によるバイパス　右心耳は血管鉗子による遮断下に，内部の肉柱を十分に切りとって1つの吻合口にまとめて吻合する．

21. 隣接臓器合併切除 **259**

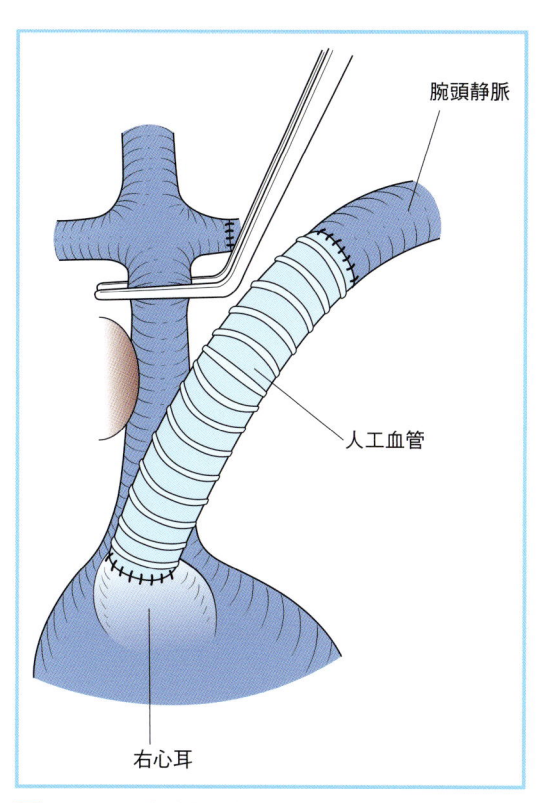

図 21-20　上大静脈の切除・再建　左腕頭-右心耳バイパスが完成すると上大静脈の切除・再建にとりかかる。

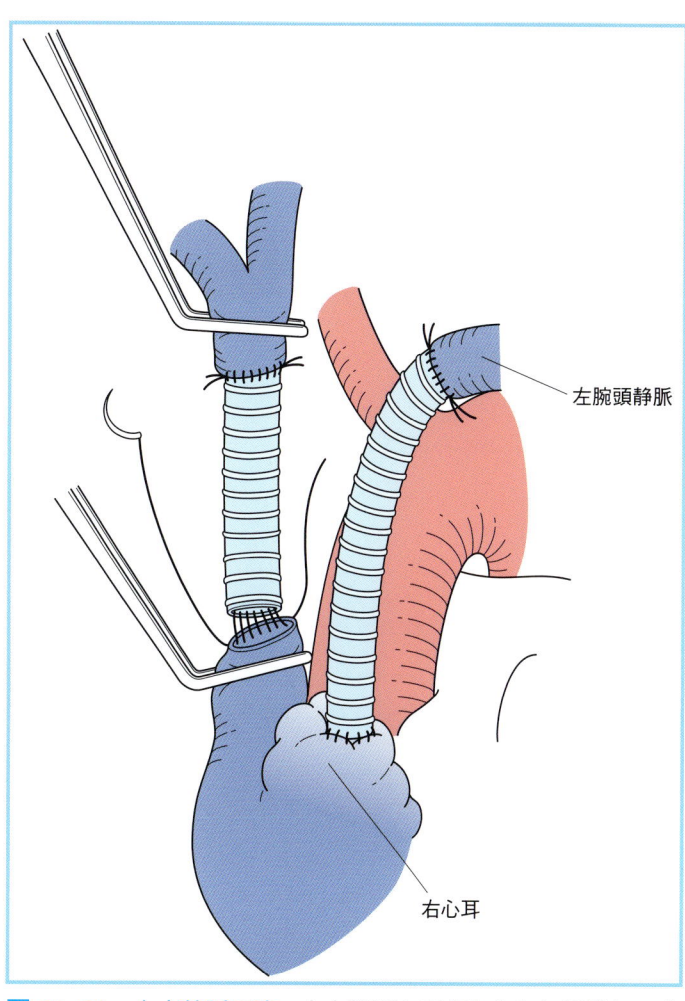

（腕頭静脈／人工血管／右心耳）

図 21-21　上大静脈再建　上大静脈を病変とともに切除し，人工血管で置換する。パラシュート吻合後，一方の吻子を解除する場合にエア抜きを行う。

（左腕頭静脈／右心耳）

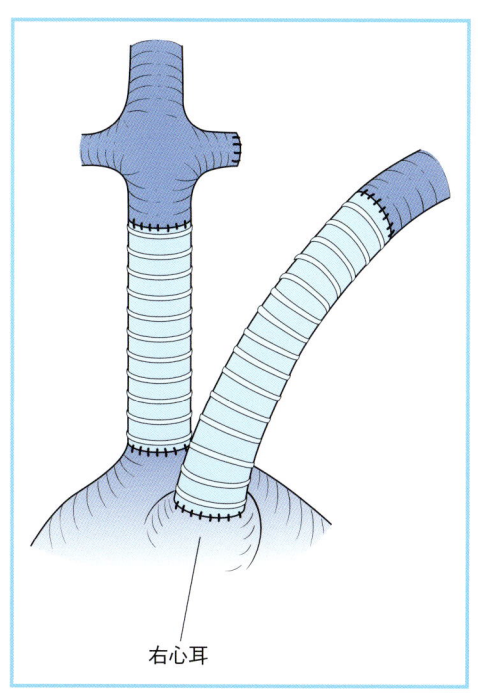

図 21-22　2 本のバイパスルートが完成した図
通常，このまま2本とも開存するとは限らない。多くの場合，一方がいずれ閉鎖する。

（右心耳）

22 びまん性中皮腫

病態

　胸膜肺全摘は呼吸器外科手術の中でも最も侵襲性の強い手術といえる。対象となる疾患としては悪性のびまん性胸膜中皮腫が代表的であり、その他には荒蕪肺を抱えた膿胸が挙げられる。悪性胸水（癌性胸膜炎）についてはいわゆるT4肺癌として以前は手術の対象とすることがあったが、手術後予後の改善が得られず、今日ではまず実施されることはほとんどない。わが国ではアスベストの輸入状況が最近まで続いていたことから、近い将来この疾患が激増する可能性もあり、その点からも若手呼吸器外科医の手術手技の習得は必須である。ここでは悪性胸膜中皮腫に対する手術法を紹介する。

　本手術の基本的概念は胸壁胸膜と肺を一塊にして摘出することにあり、その際、壁側胸膜をできる限りオープンすることなく摘出しなければならない。新しい分子標的抗癌剤の登場で化学療法の効果も期待されているが、現状ではやはり胸膜肺全摘が唯一の根治的手術法である。胸膜肺全摘前後の補助療法として化学療法および放射線照射が行われる。

　良性の中皮腫については通常孤在性で、腫瘍を含む胸膜の部分的切除で可とされる。びまん性の胸膜中皮腫は悪性度が高くきわめて予後不良である。通常、外科的治療には2種類あり、1つは壁側胸膜切除、もう1つは上述のいわゆる胸膜肺全摘除である。手術のポイントは胸膜を破らないで一塊として摘出することにあるが、どうしても横隔膜最深部の処理が不完全となりやすい。したがって手術野を大きくとることが大切である。

a. 壁側胸膜切除（Pleurectomy）

病態

　びまん性中皮腫では疾患の初発部位が壁側胸膜からとされているので、欧米ではこの胸膜切除（pleurectomy）が本疾患の1つの治療法として確立している。壁側胸膜のみに病変が限局した病気初期に実施するのは効果的であろう。しかしわが国でわれわれが接する大部分のケースは胸水貯留と同時に臓側胸膜にも病変の播種がみられるもので、その意味では本手術（pleurectomy）の対象となる初期例はあまり存在しないように思われる。

　通常、壁側胸膜の剥離は容易で、ツッペルで肺尖から横隔膜上まで実施しうる。ただ、背側の壁側胸膜は肥厚しているが前方のそれは薄く、剥離に際して破れやすい。一方、横隔膜面では病変全部を残さずにとるのは難しい。播種巣がびまん性に存在すれば、横隔膜そのものを十分に切除して再建する。なお欧米では壁側胸膜病変を胸膜剥離（pleurectomy）で、また臓側胸膜病変を剥皮（decortication）で処理する方法pleurectomy + decorticationもかなり評価されている。

b. 右側胸膜肺全摘術

右後側方切開より入る（図22-1）。背部から側腹部に至る大きなS字状切開で第6肋骨床から胸壁剝離に移る方法をとっている。その他，筆者らは通常の後側方皮切で第5肋間または第6肋骨床より壁側胸膜に達し，さらに後ほどそれに垂直な縦方向の皮切を加えて別開胸視野（第9あたりの肋間開胸）をとることも行っている（図22-1）。

肥厚した壁側胸膜に達すると，まず extrapleural dissection（胸膜外剝離）に移ってゆく。

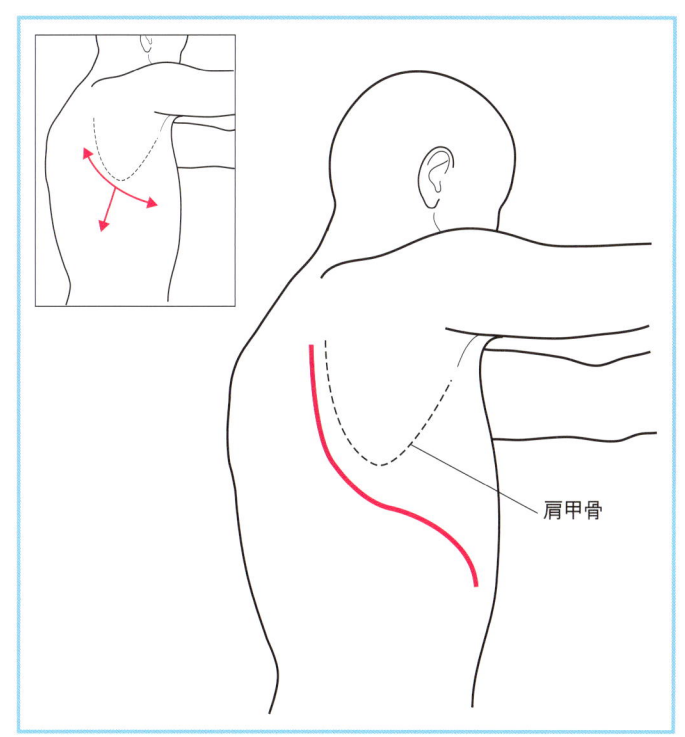

図22-1 **右胸膜肺全摘** 通常，肩甲骨背側から前側方の肋骨弓近くに達するS字状の皮切線を置く。後側方切開で第6肋骨床または第5肋間で壁側胸膜に達する（肋間からの剝皮よりも肋骨床からの剝皮が手指を挿入するスペースの点で有利である）。さらに前方肋骨弓を切断すると非常に大きな視野が得られる。その他の皮切線として通常の後側方切開線に加えて，皮切を約15 cm近く下方に直線状に加え（図の囲み内），そうして横隔膜直上で追加開胸を加える方法もある。

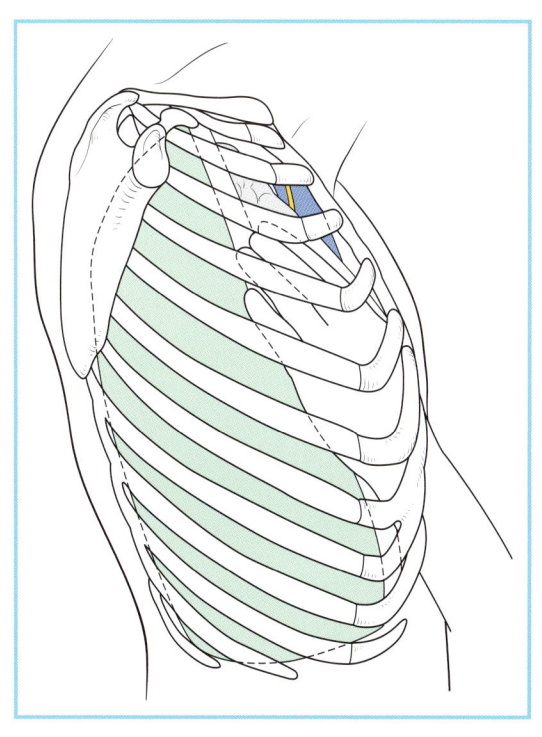

図22-2 **右胸膜肺全摘** 骨性胸壁と壁側胸膜との間にスペースを作ると，後はツッペル，鋏あるいは用手的方法で胸膜の剝離を行ってゆく。

手指により鈍的に，または長いクーパー鋏の先端を利用して，骨性胸壁から剥ぎ落とすように壁側胸膜を遊離する（図22-2）。少々出血はあっても大量に出なければ一気に剥離してその後に電気メスによる止血を行う。可能な限り壁側胸膜全体を，肺を含めて袋状にとるよう剥離するが，万一，壁側胸膜が破れた場合は，内腔の悪性胸水を十分に吸引して腫瘍細胞が露出した胸壁組織に播種しないよう注意する。用心すべきは椎体に沿って走る奇静脈への流入血管の損傷で，そのためには同血管の走行の確認が必要である。肺尖方向からこの血管を確認してゆけば安全である。次に縦隔胸膜の剥離に移るが，まず上大静脈の走行を念頭に鋏先端で胸膜と上大静脈血管鞘との間の剥離層を求め剥ぎ落としてゆく（図22-3）。

背側胸壁の剥離は前方に比してかなり抵抗があるが，肋間動静脈損傷に注意しつつ剥離を進める。この際，オリエンテーションがつかないまま椎体からさらに深く入ってゆくと，不用意に食道壁損傷をきたすことがあるので，食道筋層を肉眼的に確認しつつ縦隔面に移ってゆかなければならない。安全のためには前もって胃管（single tube）を食道内に挿入しておけば，位置の同定に不安はない。上記の操作で肺を含む壁側胸膜が袋状に脱落しているので，これをアリス鉗子，ペアンなどで把持し，適当なカウンタートラクションをかけつつ剥離するのがコツである。迷走神経はベッセルループをかけて保護する。奇静脈が確認されれば肺門血管の位置の同定が可能である。Sugarbakerらは横隔膜面の処理を先行して最後に肺門に向かう方法をとり，最近ではこの方法が主体のようであるが，本項では以前から筆者らが実施してきた方法（従来法：肺尖剥離→肺門処理→横隔膜再建）を述べる。

心外膜に浸潤がない場合は基本的には縦隔胸膜外，心外膜外での肺門処理を心がける。心外膜浸潤が疑われる場合は，心外膜を十分にオープンして肺動静脈の処理を行う（図

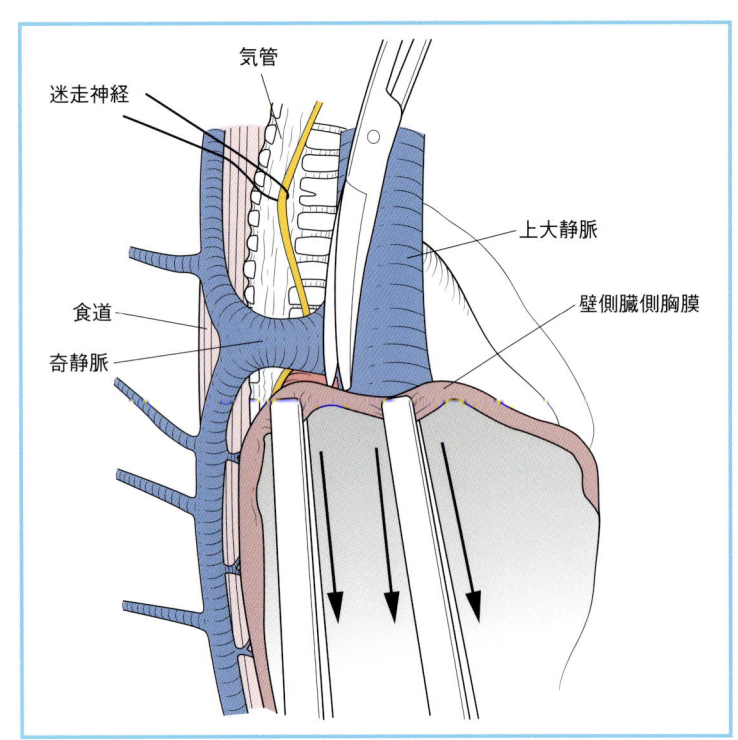

図22-3　右胸膜肺全摘　肺尖から縦隔胸膜を剥離してゆく場合は，奇静脈への流入血管や上大静脈を損傷しないよう注意する。肥厚胸膜をアリス鉗子や肺把持鉗子などで牽引（カウンタートラクション）しつつ，クーパ鋏先端，あるいはツッペルで剥ぎ下ろしてゆく。奇静脈がみえてくると肺門の位置が推定できる。

22-4）。肺動脈，上肺静脈の切断はベッセルループで牽引後 vascular stapler により切断する。続いて主気管支を胸膜下に露出して，やはりステープラーでこれを切断する。さらに下肺静脈の剝離に移るが，主気管支から若干の距離を置いて出現するので，周囲リンパ節を摘出肺にくっつけながら露出してゆく（図 22-5）。

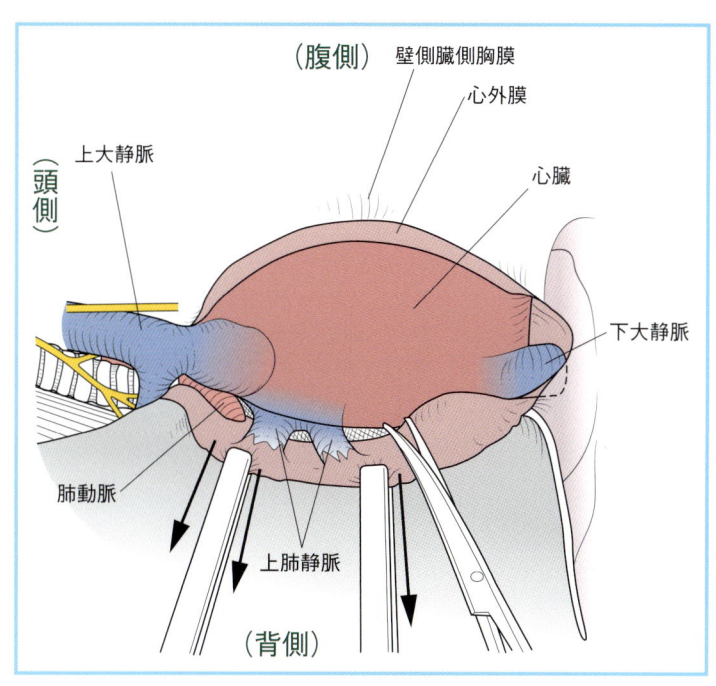

図 22-4　右胸膜肺全摘　前方から心外膜を合併切除の形でオープンしたところを示す。図では上，下肺静脈が露出されており，これらは後にステープラーで切断する。下大静脈周囲は，心嚢内から出て横隔膜面に達するところまで縦隔胸膜，心外膜をともに切離する。

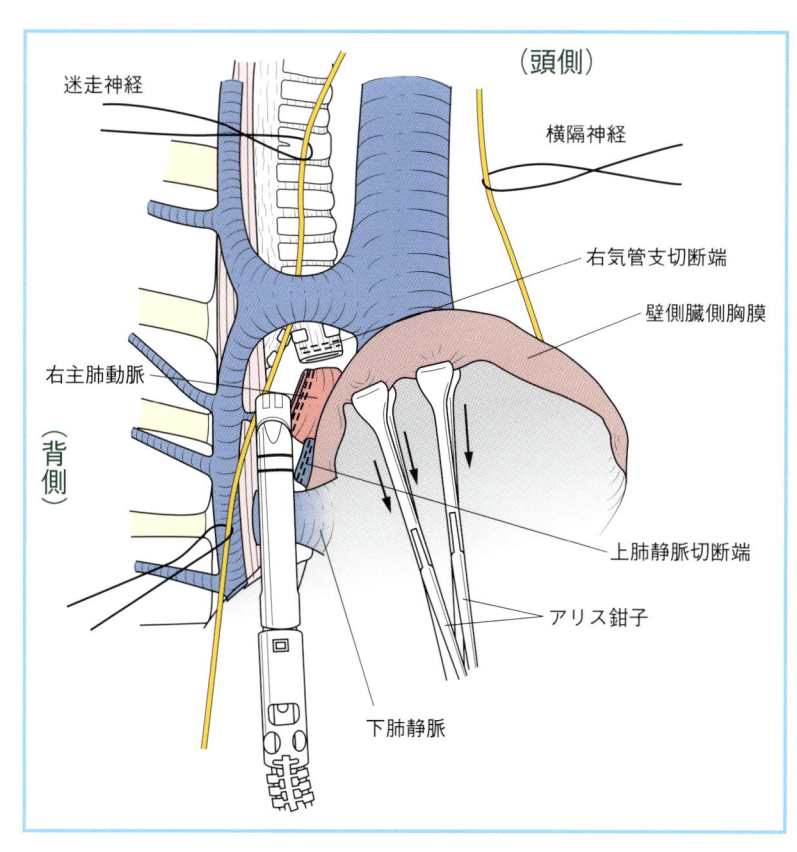

図 22-5　右胸膜肺全摘　胸膜肺全摘では肺尖から肺門に達し，肺門処理後に横隔膜面に降りてゆく。心嚢を開けない場合，下肺静脈は主気管支切断後に処理する。迷走神経は必ず残すようにベッセルループをかけて保護する。食道は筋層が露出してくるので，内膜を損傷しないよう注意すること。最初から single tube を入れておけば，位置の確認が容易である。もし食道筋層に大きく欠損が生じた場合は数針で縫合閉鎖しておく。

以上の操作で肺門部処理が終了し，続いて通常の系統的リンパ節郭清（ND2）に移り上縦隔，分岐下リンパ節などの郭清を行う（ただし，この操作は最後に実施してもよい）。

　追加皮切を加えて（図22-1），胸腔内から横隔膜切除と再建に最も適する位置（第9肋間あたり）を選び，その上に肋間開胸をおく。腹腔あるいは後腹膜移行部が確実に処理できるためには第9肋間あたりが適切である。常に横隔膜の位置確認が大切で，無意識に胸膜切除を進めていると知らぬ間に後腹膜腔に侵入してしまうので注意が肝要である。

　胸壁から横隔膜移行部については，背側よりも前方および側方が剥離しやすいので，クーパー先端で横隔膜中心部に向かって筋肉を剥ぎ上げる要領で進める（図22-6）。この際電気メスを利用してもよいが，筋肉の発達した患者では焼灼に伴うcontractionが激しくかえって手間取る。少々の出血は覚悟で，鋏で筋層ごとそぎ落としたほうが早い。横隔膜には横隔膜下動脈が発達しているので，出血部位はペアンではさみ，3-0糸針で周囲も含めて収束結紮しておく。下縦隔表面の胸膜剥離で注意すべきは下大静脈の損傷で，下大静脈は損傷すると胸腔内での走行が短く処置が大変困難である。したがってこの部分では心外膜からの出口を確認しつつ慎重に横隔膜面に向けてクーパーで剥離を進める（図22-4）。横隔膜は辺縁では筋層が豊富であるが，中心部に移行するほど薄くなる。通常，肝臓を被う腹膜が存在するが，左側と異なり腹膜を損傷しても直ちに腹腔内臓器が脱出してくる心配はない。したがって，ある程度大胆に鋏で筋肉を切離するように横隔膜面の剥離を進める。横隔膜の中央部付近は筋肉がほとんどなく当然腹膜もオープンしやすくなるが，これは後ほど修復閉鎖する。

　進行した悪性中皮腫では大抵，横隔膜深部に病変の播種がみられることから，筋層浸潤が疑われる場合は，横隔膜付着部も含めた広範な合併切除が必要である。以上で胸膜肺全摘を終了し，袋状のまま全体を摘出する。

　続いて心膜，横隔膜再建に移る。心膜欠損部は生体心膜で補填する。心嚢内浸出液が胸腔に流出しやすいようある程度疎な補填でよい。次に横隔膜の再建であるが，右側は左側に比して，肝臓が存在することからヘルニア発生にさほど神経質になる必要はない。横隔膜欠損部には人工補填物を使用するが，筆者らは気密性と網目メッシュの機能を備えたコンポジックス・メッシュを利用している。この新しい人工材料を残存する横隔膜付着部に縫いつけるが，付着部が切除されて存在しない場合は，より上方の胸壁に縫着する。この際，胸壁側では肋間筋層しか縫着する部分が残ってない。そのため胸壁縫着の数箇所は肋骨を通した糸で固定しておく（図22-7）。具体的には閉胸時に使用する肋間閉鎖用の針付きデキソン2号糸を使い，これを縫着予定の肋骨の上下を通してメッシュと縫いつけてゆく。針の彎曲が非常に大きいので肋骨を通り越して針の出し入れが可能である。下縦隔深部の下大静脈が露出している部分は，メッシュの縫着相手として心外膜断端あたりの数か所を求めて行く。前方はしっかりと固定しておかないと腸管脱出の恐れがある。胸腔内を生食水で十分に洗浄後，ドレーンを留置して閉胸する。

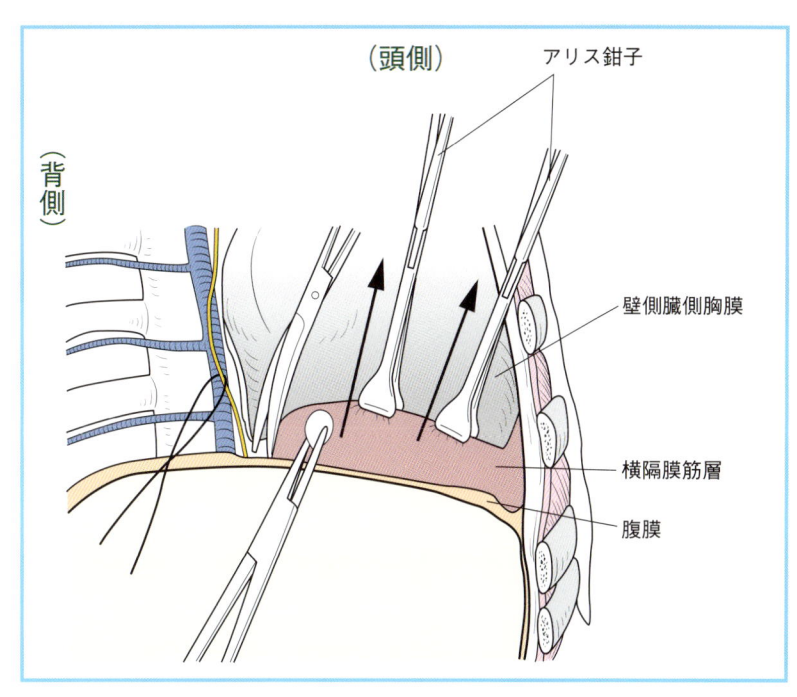

図 22-6 右胸膜肺全摘 横隔膜深部は十分な開胸視野をとって，病巣を遺残させないようにする。横隔膜合併切除では横隔膜下動脈からの止血をきちんとしておく。腹腔内の肝臓が透けて見えるが，癒着していればツッペルと電気メスで剥離する。この際，腹膜が必ず破れるので可能な限り縫合閉鎖しておく。

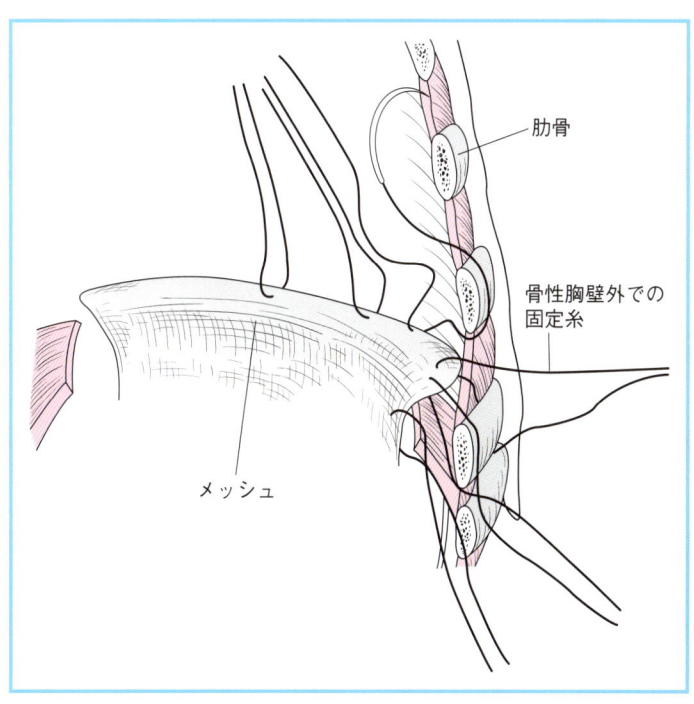

図 22-7 横隔膜再建 右胸膜肺全摘後の横隔膜再建では，シートあるいはメッシュを利用する。左側は特にヘルニアを起こさないようしっかり固定する。そのためには胸壁の数箇所で肋骨を通して固定するとよい。

c. 左側胸膜肺全摘術

　右側同様，左側についても従来法（肺尖から順降性に処理）での手術を解説する。Sugarbakerの提唱するように中皮腫を含む壁側・臓側胸膜剥離を肺尖部から横隔膜面まで先行させ，その上で肺門（主肺動脈，上下肺動脈，主気管支）の処理に取りかかる方法も優れている。いずれにしても過大な侵襲を伴う手術であり初心者は安全・確実な手技で，また経験者は慣れた手順で取り組めばよい。

　右側と異なって大動脈弓，下行大動脈表面の胸膜剥離に引き続いた肺門処理と，横隔膜最深部の処置がポイントである。右側同様，胸膜を切開せず袋状に全体を摘出する。肺門血管同定の目安は右側で奇静脈であったものが，左側では大動脈弓となる。大動脈表面の胸膜剥離は容易であり，この部分を下方に剥ぎ落とすことによって肺門に近づいたことが判断される。迷走神経は必ずベッセルループで保護する。下行大動脈表面も通常容易に剥離されるが，この際大動脈から分枝した肋間動脈が露出してくるので，これらを損傷しないように注意する。肺門に到達すれば左主肺動脈は心外膜内外で露出し切断する。同様に上肺静脈，主気管支，下肺静脈の順にすべてステープラーで切断する（図22-9, 10）。

　一般に上記の肺門処理は心外膜浸潤がない場合，すべて心外膜外に行う。しかし左の心外膜は右に比して広く，腫瘍浸潤を生じやすいことから，その場合は心外膜を広範に合併切除する必要がある。心嚢を大きく開けば，肺門血管の同定，切断は容易である。続いて肺癌に準じてリンパ節郭清ND2を実施する。

　横隔膜（周囲）の病変切除のためには，やはり第8〜9肋間での開胸が必要である。まず心外膜から横隔膜に移行する部分の胸膜切除であるが，この部分は下縦隔で最も深い部分で，心外膜ごと切離しないと病変を残す可能性がある。横隔膜の切除は右側と異なり，腹膜を損傷すると容易に腹腔内臓器が飛び出してくるので，これを防ぐために手術台の頭側を10〜15°挙上して行うのがよい。

　胸膜病変は胸膜層を越えて，しばしば後腹膜腔移行部まで認められることが多い。本手術ではこの部分を十分にとらなければ根治的切除とはならない。ただし，この際に直下に出てくる脾臓，腎臓といった臓器を損傷させないこと。一般に腎臓の上極近くまで連続性に腫瘍浸潤があれば，完全切除は大変難しい。薄い腹膜については損傷させないように鋏で胸膜を追ってゆくが，もし腹膜をオープンしたようであればその都度，縫合閉鎖しておく。

　横隔膜の再建については腹膜上より腹腔内臓器を圧排しつつ実施する。メッシュが外れると先にも述べたように右側以上に腹腔内臓器の（胸腔内）脱出が生じやすいので，新しい横隔膜（人工材料）の縫着はしっかりとしておかなければならない。その縫着部位は元の横隔膜切断端（付着部）でもよいが，背側は非常に深くなるので，より上方の胸壁に縫いつけるのが得策である。この場合も肋間筋層のみへの縫着ですますと，腹腔内の圧が高まったとき，容易に再建横隔膜が外れる。したがって数か所は胸壁肋骨を通した縫合糸で固定することが肝要である（図22-7）。下縦隔深部では遺残心膜に縫いつけるほかに相手がいない。心外膜の補塡については右側ほど神経質になる必要はなく，実施する場合も疎な縫着でよい。閉胸は右側と同様である。

22. びまん性中皮腫　**267**

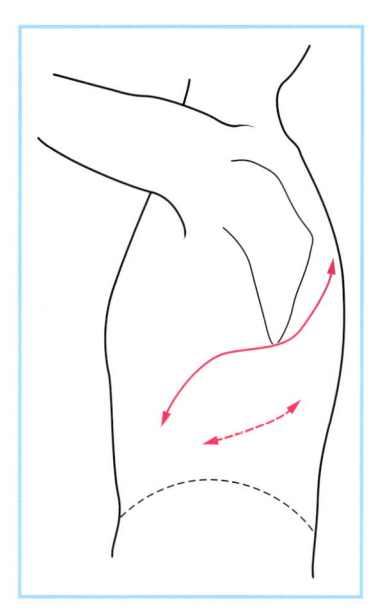

図 22-8　**左胸膜肺全摘**　右側と同様の皮切とするが，横隔膜近傍の処理のためには，図の破線の位置で，追加開胸してもよい。

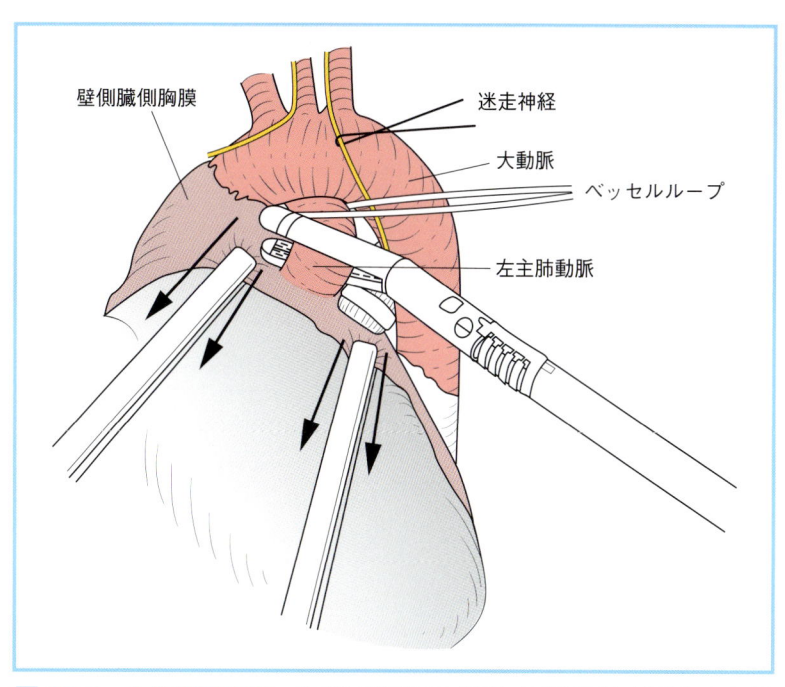

図 22-9　**左胸膜肺全摘**　左側の肺門の同定は大動脈弓を越えたところからと考える。通常，主肺動脈は心膜外で切断するが，上下肺静脈は心囊内切除とすると容易である。迷走神経はベッセルループで保護する。

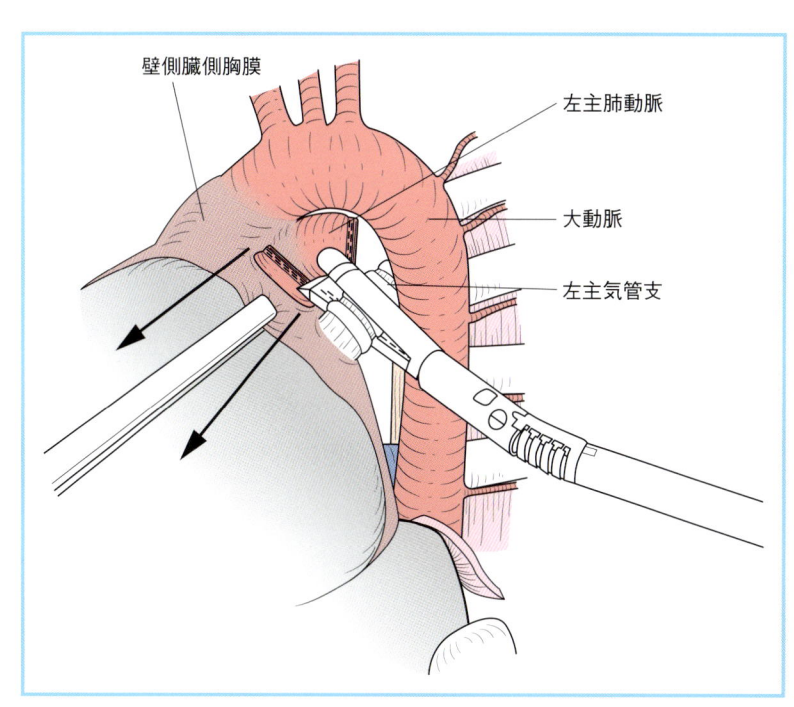

図 22-10　**左胸膜肺全摘術**　上行大動脈から背側の横隔膜起始部にかけての剥離を進め，主気管支，下肺静脈を切断する。大動脈からの分枝動脈が露出してくるので，これらを損傷しないよう注意する。

23 胸壁腫瘍

病態

　良性と悪性の胸壁腫瘍があり，大部分は原則的に切除，再建の方針で臨む．前者で頻度の高いのはデスモイド，あるいは骨，軟骨の良性腫瘍である．デスモイド腫瘍は胸壁軟部の線維組織の増殖であり，若年者に好発する．外傷や手術瘢痕などを基盤に発生し，浸潤性のため正常組織との鑑別が難しい．したがって悪性と同様に広範な切除を行う必要がある．

　悪性病変でしばしば経験するのは，癌の胸壁転移あるいは浸潤，骨肉腫，軟骨肉腫などであり，やはり原則的に胸壁切除で臨むが，病態に応じて化学療法，放射線照射の併用を行う．

手術法

　背側～側胸壁については，肺癌の胸壁合併切除に準じればよい．前胸壁についても同様であるが，肋軟骨から胸骨にかけて切除が必要な場合は特殊な再建法が応用される．注意すべきは良性，悪性とも正常軟部組織との境界がなかなかつきにくいことで，そのため肉眼的に腫瘍ぎりぎりのところで胸壁を切除すると，将来的に再発の可能性を残すこととなる．したがってできれば肉眼的辺縁より 2 cm 以上離して切除することが望ましい．この範囲に含まれる肋間筋，肋骨は原則すべて切除の方針とする．

　胸骨切除に際しては病側の内胸動静脈を前もって結紮，切断する（**図 23-1**）．胸骨の 1/2～1/3 切除では特に骨性代用物の補塡を考えなくてよい．

　胸壁切除後の充塡物としては筋肉弁を移動させる．皮膚も大きく欠損するようであれば皮膚筋弁とする必要があり，そのためには腹直筋を利用するのが適している．欠損部が少なければ，脂肪の少ない広背筋皮弁でも結構である（**図 23-2**）．一般に，脂肪や筋肉は充塡して時間が経つと大部分萎縮してくるので，大きな欠損には十分な量の脂肪が付着した筋皮弁を動員して埋めることが多い．直接の移動・充塡ができない場合は，皮下トンネルを作りそこを通して，回転移動させる．

　なお胸壁切除後は広範に胸壁が欠損して肺実質が露出するので，欠損部にまずマーレックス・メッシュをあてがい，その上に上記の手順で筋皮弁をのせるのである．このときは病変の完全切除と胸壁再建を主眼としているので，皮膚表面への美容的配慮は二の次となってくる．もし美容面で患者の要望が強いようであれば，たとえ長時間の手術となっても形成外科医の応援を頼んだほうがよい．

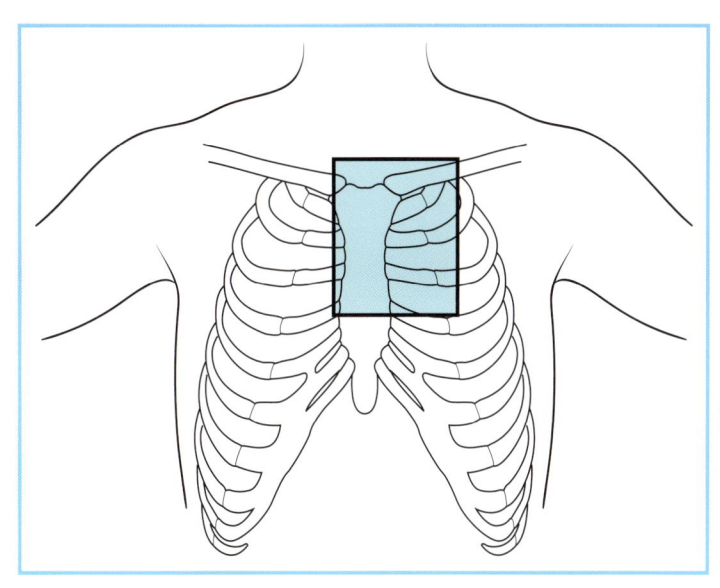

図 23-1　**胸壁合併切除**　前胸壁上部に腫瘍が発生した場合，胸骨を含め腫瘍縁より 2〜3 cm の距離をとって切除する。

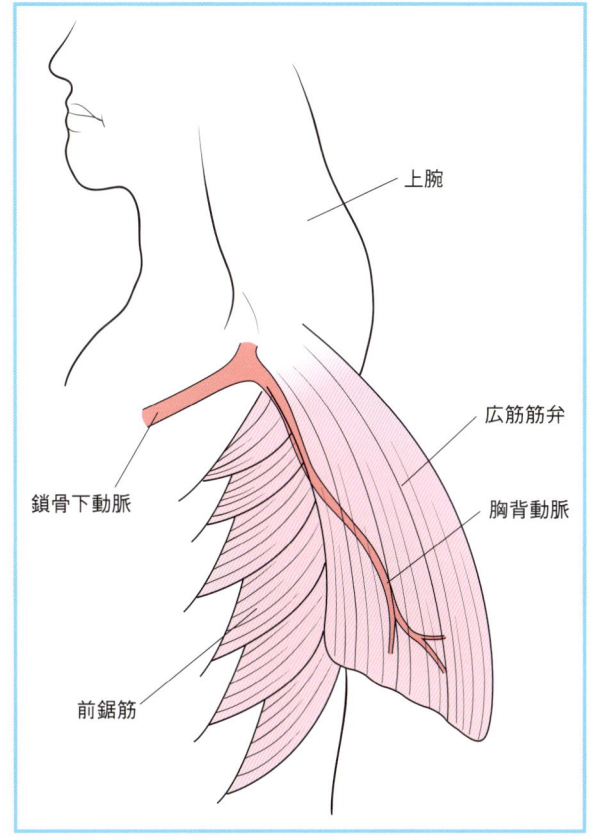

図 23-2　**広背筋弁の利用**　広背筋を利用する場合，胸背動脈を栄養血管として皮下トンネルを通し前方の胸壁欠損部にもってくる。

24 膿胸

　膿胸に対する外科的アプローチには2通りあり，1つは急性膿胸に対して，もう1つは慢性膿胸に対してである．

　従来急性膿胸はドレーン挿入後，低圧持続吸引を行い，それに加えて全身的あるいは局所的な抗菌剤投与による，いわゆる内科的な治療を施すことが多かった．もちろん，それが慢性化し肺に穿破して有瘻性膿胸となれば，直ちに開窓をはじめとした外科的治療に移る必要性が当然生じてくる．

　しかし近年では急性膿胸から慢性化するまでの，いわば亜慢性期（急性期後膿胸，線維素膿性期）の時期に，胸腔鏡を利用して胸腔内のフィブリン塊の除去ならびに肺膨張を積極的に図る治療法が行われるようになった．ここでは従来からの慢性期膿胸に対する各種の手術法とともに，急性期後（線維素膿性期）膿胸の治療法も紹介する．

A. 急性期後膿胸（線維素膿性期）

病態

　一般に急性期膿胸が完治しえず治療後1～2か月を経ると，慢性期に移行したものと考えられている．急性膿胸の完治の目標は胸腔内の膿性胸水が消失し，画像的にもいわゆる被包化膿胸腔（膿胸囊）が形成されず，十分に肺が再膨張状態に復帰することである．この治療がうまく行かない原因の1つに胸腔内に析出するフィブリン層の胼胝(peel)化がある．このフィブリン膜で多房化した胸腔内はいくらドレーンで持続吸引・洗浄を繰り返しても全体的な肺の再膨張への復帰が容易でない．この状態がいわゆる急性期後膿胸(fibro-purulent stage)で，析出したフィブリン層は多数の白血球や壊死細胞を含み，いわゆる不良肉芽層さらには膿性胼胝を形成する前時期の組織となる．このフィブリン層を可及的に搔爬・除去して多房化をなくし，肺の再膨張を図る目的で胸腔鏡による剝皮を行う．手術名についてであるが，肺に胼胝(peel)形成ができあがっている状況ではないことから，正確には胸腔鏡下フィブリン除去手術と呼ぶべきであろう．

a. 胸腔鏡下フィブリン除去術（胸腔鏡下肺剝皮）

　健側を下に側臥位姿勢とする。胸腔内全体を操作できるよう，各ポート孔の設置位置を決める。胸腔鏡を挿入してもう1つの操作孔からendo-suction tubeを入れ胸腔内の膿汁および析出フィブリンの吸引除去を行う。よくKodamaの吸引管が使われるが，これは先端が丸いゴムで覆われていて，肺に対して愛護的なところが利点である。しかし吸引力が不十分であり，適宜，プラスチック吸引管を直接ポート創から入れて，フィブリン層の搔爬・除去を行うとよい。もう一つのポート孔からはこれら不良なフィブリンや肉芽を把持する鉗子を入れるが，基本的にはこの3個のポート設置で十分に目的を達しうる（**図24-1**）。胸腔鏡下肺剝皮のもう一つの目的は，良好な位置に胸腔ドレーンを設置することにあるので，フィブリン除去が終われば胸腔内全体の吸引が可能な位置にドレーンを置く。洗浄を考えるならもう1本胸腔前方に留置しておく。

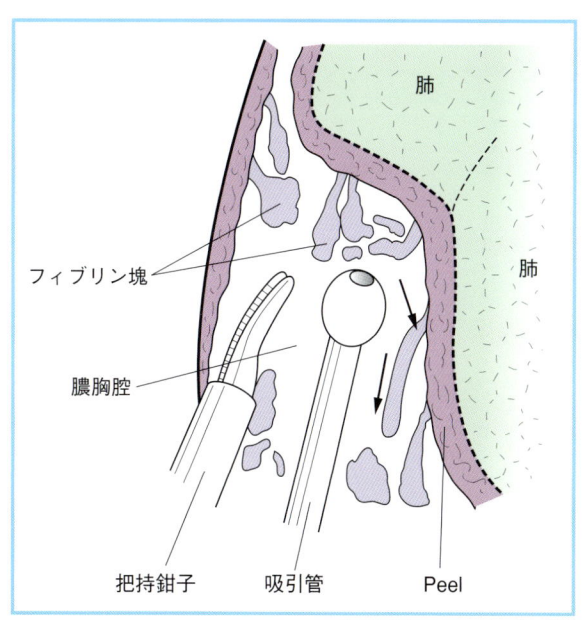

図 24-1　急性期後（亜慢性期）膿胸への胸腔鏡手術
胸腔鏡下に各種鉗子あるいは吸引管を使って膿胸腔内，肺表面上のフィブリン塊の搔爬，除去を行う。その後にドレーンを挿入する。

B. 慢性膿胸

病態

慢性膿胸は基本的に手術によってしか完治させることが難しい膿胸である。一般に瘻孔形成のあり、なしで、有瘻性と無瘻性とに分けられる。

a. 膿胸腔開窓術

膿胸腔の解放治療はかって結核外科の盛んな時代に頻繁に行われた手術であったが、今日でも種々の感染症後の膿胸、あるいは術後膿胸に対して実施される機会の多い手術法である。通常、膿胸腔開窓は腔の広さによって手術の難易度に差がある。適応としては慢性化してかつ有瘻となったものを対象とするが、必ずしもそれにこだわることなく、排膿を基本的な目標として腔内の浄化を早く得るために実施する。膿胸腔が広いほど開窓は容易であるが、狭く限局している場合は、適切な位置での開窓部を術前に決定しておかなければならない。通常は胸部X線写真、CT（前額断、矢状断も含む）を参考にどの肋骨が膿胸腔の中央部に位置するかを判断して開窓手術に取り組む。胸部写真上の中央部あたりをまずオープンする形で臨む（図 24-2）。

体位

一般に膿胸腔は前方より後方につくられやすいことから、後側方切開の体位とすることが多い。もちろん前側方に膿胸腔が位置する場合は、その面が直下に来る体位とする。いずれにしても、開窓を最も行いやすい姿勢を取る。以前は有瘻性であれば体位変換によって健常側に膿汁が流れ込む不安があったが、今日では double-lumen tube を使用するので、その心配はない。

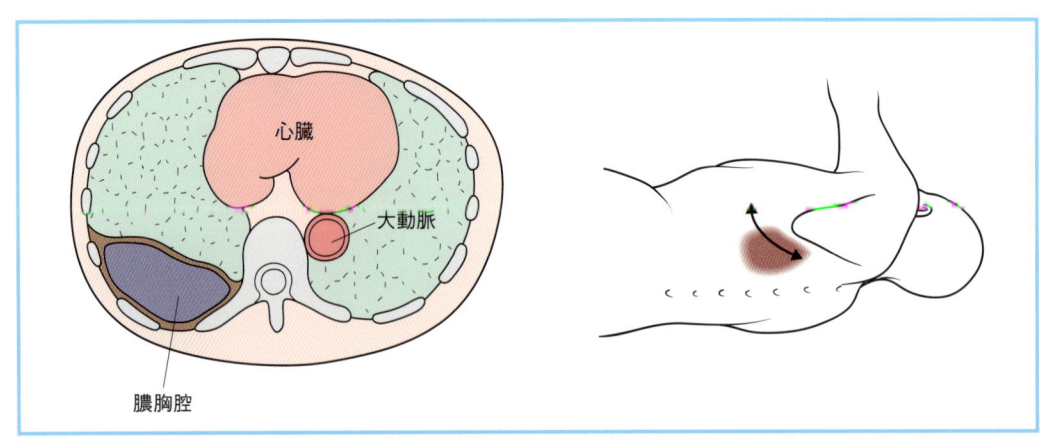

図 24-2 膿胸腔開窓　限局した膿胸腔の開窓にあたっては、胸部X線写真、あるいはCTなどで膿胸腔中央部をおおよそ推測する。胸部X線写真で第何番目の肋骨が中央部に位置するかを判断し、その肋骨床で膿胸腔を開けばよい。

手術法

いろいろな開窓法が工夫されているが，ここでは肋骨に沿った弧状皮切法を中心に解説し，続いてH型皮切法についても紹介する。まず前者であるが，できる限り想定される開窓部の中央近くで，肋骨の走行に沿った皮膚切開を入れる（**図 24-2**）。最初から大きな皮膚切開を入れず，その後の肋骨切除の範囲に応じて切開を広げればよい。感染性疾患の手術なので，無用なところにまで傷を拡大すべきでない。胸壁筋層を剥離して骨性胸壁に達するが，このときも，筋肉を不用意に切断せず，できる限り将来の充填閉鎖に利用することを考慮に入れて開窓部周囲に温存する。骨性胸壁に達した時点でまず開窓予定の中央部を同定する。広い膿胸腔であればそのままいきなり開胸してかまわないが，狭く限局した膿胸腔であれば，慎重な同定が必要である。

開窓手術の条件は膿胸腔周囲が癒着していることなので，開窓部を誤ると健常肺を損傷する可能性がある。膿胸腔が小範囲である場合，あるいは肺表面を覆う肉芽組織が非常に厚い場合は腔の同定に時間がかかる。まず膿胸腔直上と想定される位置の肋骨を短く1〜2本切除する。続いて膿胸腔同定のため，太めの注射針を推定する腔に穿刺して吸引を行う。空気あるいは膿汁を吸引すれば，少なくともそこが膿胸腔の一部であることは間違いない（**図 24-3**）。厚い肉芽で腔までの距離が長い場合は，同定に利用した穿刺針をそのまま留置して，針に沿って電気メスで穴を開けてゆく。ある程度の広さで膿胸腔が開けば，内部の膿汁を吸引する。さらに指を入れて腔の広がりを確認し，開窓範囲を決定する。その範囲に応じて膿胸腔の中央部が最も広くなるように，肋骨を適切な距離で切断除去する（**図 24-4**）。

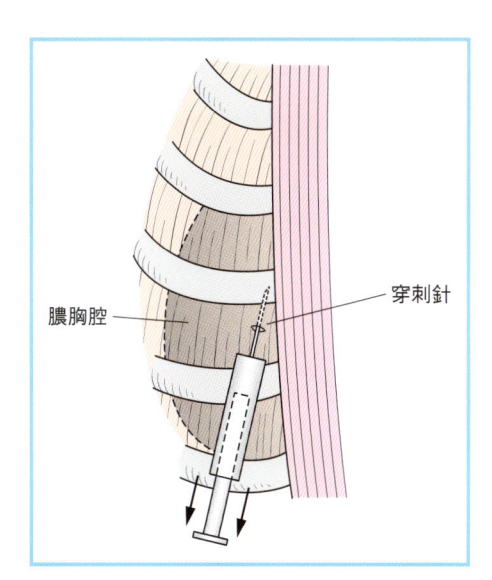

図 24-3 膿胸腔の同定 想定する膿胸腔の真ん中あたりで，穿刺針で内部の空気あるいは膿汁の吸引を確認する。確認されればまずその直上の肋骨を短く切離する。それから徐々に開窓範囲を広げてゆく。

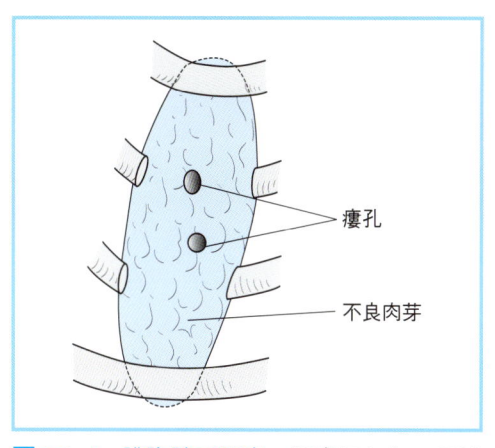

図 24-4 膿胸腔の開窓 開窓にあたっては中央部が広く全体として紡錘状、円状，楕円状の形を取ることが多い。内部の膿汁や不良肉芽を十分に吸引・掻爬することで瘻孔が発見される。胸壁側は鋭匙で強引に掻爬してよい。少々の出血はガーゼの挿入で圧迫止血される。一方，肺表面の掻爬は肺実質を損傷させないように慎重に行うこと。いずれにしても健常な肉芽層が露出してこなければならない。

一般に開窓が不十分であればすぐに開窓口が狭くなる。またガーゼが十分に届かないと腔の浄化が進まない。したがって膿胸腔の中央部が真下にくるくらいの開窓が一番よい。以上のようにして腔をオープンすると，瘻孔の位置が確認される。この瘻孔は1つとは限らず，いくつか存在することがある（図24-5）が，できれば瘻孔の位置が視野内に入ることが望ましい。膿胸腔表面の不良肉芽を，鋭匙を用いて可能な限り掻爬，除去する。通常不良肉芽は豆腐のような柔らかさで，掻爬により容易に除去しうる。健常肉芽層が出てくれば擦過によって全体が出血しやすくなる。

　肋骨は通常2本以上切除されるが，肩甲骨の奥あたりに膿胸腔が位置する場合は開窓に工夫がいる。上腕を垂らした状態で開窓口がどの程度開くか？あるいは毎日のガーゼ交換に支障をきたさないかどうか？など，十分に考慮しなくてはならない。難しい場合は思い切って肩甲骨の部分切除を加えてもよい。全体にわたって切断した肋骨端が外界に露出しないようリュールで追加切除をして，尖端が鋭くとがっていればヤスリで丸めておく。ナイロン2-0糸で表面皮膚と膿胸腔を囲む堅い肉芽層を寄せ合わせ，膿胸腔が表面皮膚で囲まれる形にして，開窓術を終わる（図24-5）。

　H型皮膚切開による開窓法（Eloesser Flap）では，膿胸腔直上にH型の皮膚切開を入れ，腔の天井を形成する肋骨を露出し必要本数切除する。フラップとなった皮膚を腔内の肉芽化した胸膜に埋め込むようにして縫合する（図24-6）。

　結核性肋膜炎患者にみられる石灰化膿胸では，石灰層を除かないと膿胸腔の浄化ができず，健常肉芽が生じ難い。そのためコッヘルやリュールを使ってこれらの石灰化組織を丹念に除去する必要がある。

　開窓後は，筆者はよく好んでヨードホルム・ガーゼを詰めていたが，有瘻性患者によってはアレルギー反応を生ずる人がいること，またヨードの体内使用の規制（ヨード中毒）などもあって，最近はあまり使用しない。しかしできるだけ早く腔内の湿潤状態がとれて，健常肉芽の発育に有利な条件を考えなければならない。通常の清潔ガーゼを入れるだけでもかまわないが，抗結核剤のような抗菌剤の散布を併用することもある。初心者はガーゼを団子にして詰め込む傾向があるが，体内に膿汁をとどめるだけで膿汁の排泄にはならない。良好な排膿を促進するためにはガーゼ全体をカリフラワー状に，1枚1枚のガーゼ端ができる限り開窓外に出る形とする。

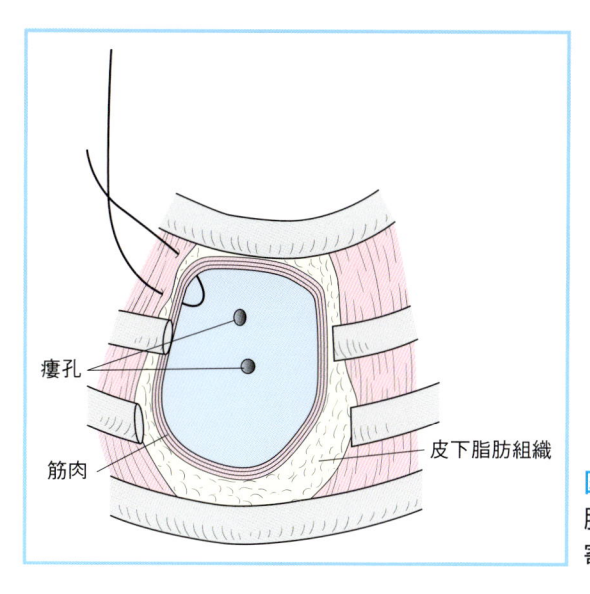

図 24-5 膿胸腔の開窓　表面皮膚と膿胸腔を囲む堅い肉芽層をナイロン 2-0 糸で寄せ合わせて，開窓を終了する。

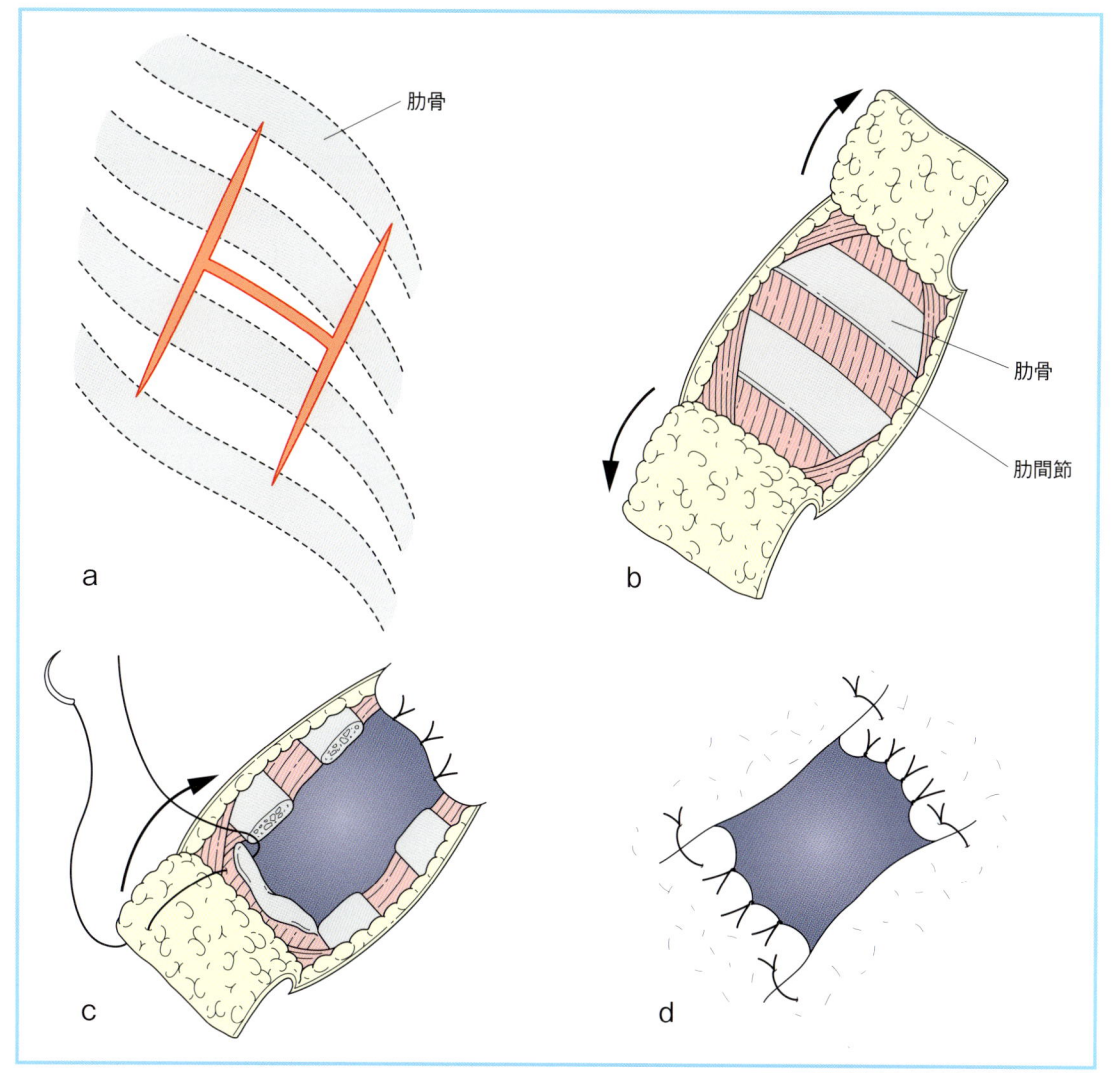

図 24-6 膿胸腔開窓 (Eloesser Flap)　病巣直上の肋骨 2 本を中心に H 型の皮膚切開を置く(a)。皮弁を作り骨性胸壁を露出する(b)。肋骨を 2 本切除し，肥厚した胸膜を開き膿胸腔に達する(c)。皮弁を胸膜の肉芽層に縫合する(d)。(Eloesser L および Jackson JW より引用)

b. 肺剝皮術（Decortication）

　肺剝皮術は膿胸の基本的手技である。膿性滲出液による厚い被膜形成のため死腔が形成されると，肺膨張が障害されて患者に大きな不利益をもたらす。膿汁が貯留した状態では肺にいずれ穿孔して有瘻性膿胸となり，critical な状況をもたらす可能性がある。また（結核性）滲出性胸膜炎の後に形成される被包化胸膜炎は，非感染性ではあってもやはり肺の膨張不全を生じて同様の不利益を患者にもたらす。剝皮術はこのように囊状となった死腔巣（膿胸囊）を除去する手術で，基本的には囊を破ることなく一塊として摘出し，可能な限り萎縮した肺の再膨張を図ることを目的とする。したがって，いわゆる膿胸腔摘出と同じ概念の手術法と考えてよい。

手術法

　肺尖から横隔膜面まで剝皮を必要とする場合と，比較的，胸腔の1箇所に限局して剝皮を行えばよい場合とで，皮切線や開胸部位の設定に若干の差異がある。前者では第5または第6肋骨床で剝皮に入り，後者では死腔の中央部に相当する部分で肋骨床開胸を行う。肋骨切除後に胸膜外剝離の要領で extra-pleural layer に入ってゆく。

　コッヘルで肥厚した壁側胸膜をつかむと電気メスで肋骨直下に切開を入れ，そこからツッペルあるいは手指で鈍的に剝離を進める（**図 24-7**）。背側は剝離が難しく前方は比較的楽である。厚い皮膜であれば破れることなく折り返しの肺胸膜面に到達できるが，途中で破れることも多い。その場合は内腔の貯留液を吸引し膿胸囊内外からの剝皮を進める。

　胸膜外からのみでは折り返す死腔の先端をなかなか判断し難い。またどこまで剝皮を進めるかについては，いわば時間や出血との闘いのようなもので粘り強くやらなければならないが，肺膨張がある程度満足ゆく状況に至ればそれでよしとすることが多い。

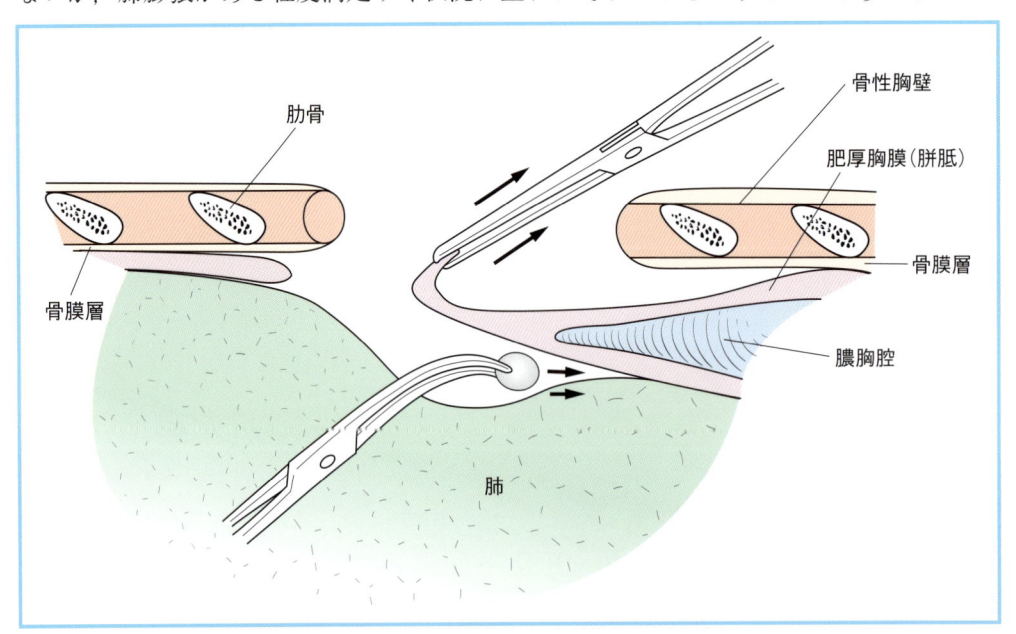

図 24-7　肺剝皮術　肋骨床開胸で入り，膿胸腔を取り囲む肥厚胸膜（壁側および臓側）の剝離にかかる。壁側胸膜剝離で膿胸腔の先端部（折り返し部分）までこの剝離を進め，続いて臓側胸膜を肺から剝離してゆく。壁側胸膜の剝離は手指でかなり強引に剝がすことが可能だが，臓側胸膜は肺を損傷しないようにツッペル，鋏を用いて剝離する。

壁側の胸膜剥離は強引に実施して，少々の出血は加温ガーゼやタオルを押し込み圧迫止血の形で先に進む。横隔膜面の剥皮は骨性胸壁からの剥皮に比してやや面倒である。鋏の先端を用いて横隔膜筋層を剥ぎ落とすようにして進める。誤って腹膜を破った場合はその都度，縫合閉鎖しておく。全体的な剥離が終わったところで止血にかかればよい。

　いよいよ肺表面の剥皮に移ると，これはツッペルを主体にできる限り肺実質に損傷をきたさないように丁寧に行わなければならない。スムーズに肺胸膜から醸膿膜が剥げてゆく場合と，なかなかその通りにゆかない場合とさまざまである。肺を膨張させながらの剥皮の方が剥げやすいので，基本的にはinflationしながらの手術となるが，実質肺損傷を生ずると，そこからのエアリークが激しい。これをガーゼで押さえながら鋏あるいはツッペルによる剥皮を進める（**図24-8**）。簡単に剥げない所は無理をせず，厚い皮膜（peel）は肺に付着させたままとする。大動脈表面などは癒着が少なく比較的楽であり，癒着層をツッペルなどで剥離した後，肺剥皮を行う（**図24-9**）。肺門付近では解剖学的な位置関係がわからず不安となってくる。このような場合は遠慮なく膿胸腔をオープンして内腔からの剥皮とする。時には，メス（尖刃刀）で肺表面のpeelに短冊状に切開を入れて，剥離を容易にすることもする。

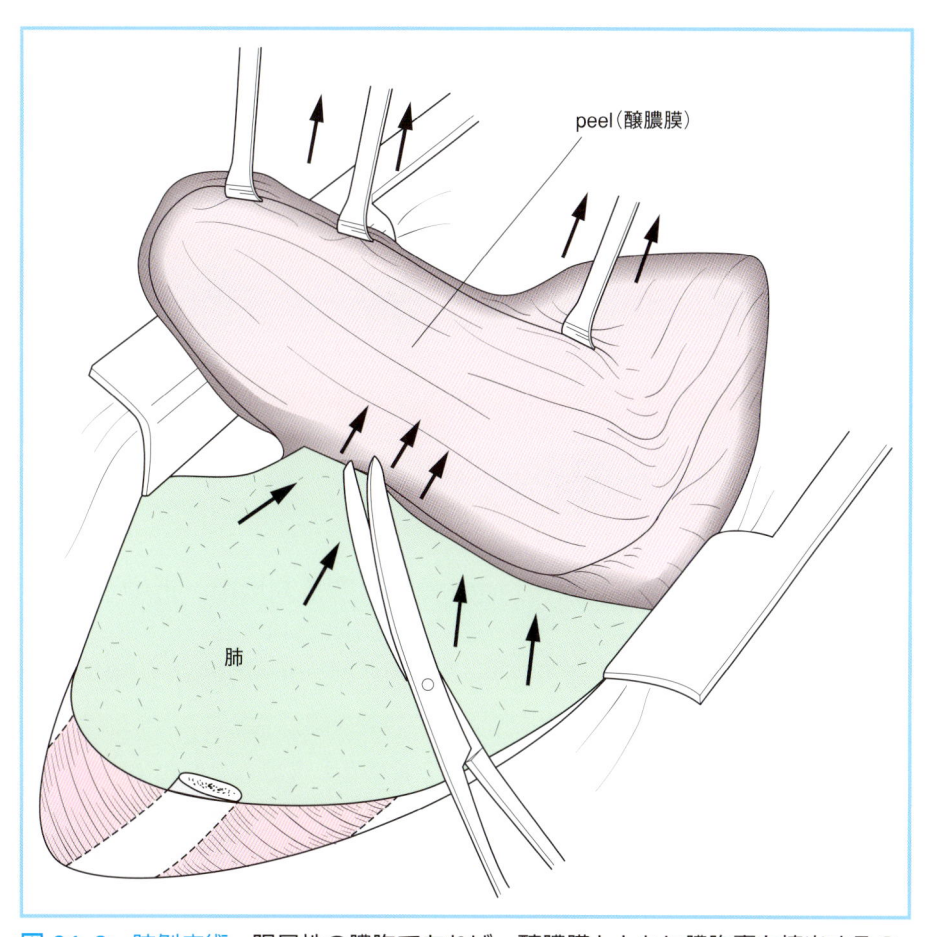

図24-8　肺剥皮術　限局性の膿胸であれば，醸膿膜とともに膿胸嚢を摘出するのは難しくない。しかし，胸腔内全体に広がる膜を膿胸腔をオープンしないで実施するのは実際的には難しい。膿胸腔をオープンして内部の膿汁や不良肉芽を掻き出し，肺表面から剥皮するのも現実的である。要は十分な肺膨張が得られて死腔が小さくなることが目標である。

全膿胸では，膿胸腔をオープンしないで剝皮を終えることは困難である。しかし限局性の膿胸腔では全体として袋状の膿胸囊を一塊に取り出すことができる。冒頭にも述べたようにこの手術の目的は肺の再膨張を図ることにあるので，再膨張を妨げる線維性の皮膜（peel）はできる限り除去してゆく。例えば葉間の peel を除いて癒着剝離を行うと，予想以上に肺が伸びてくることが多い。横隔膜面の剝皮はなかなか思ったとおりにはゆかない。しばしば横隔膜が破れることが多いが，そこを修復しつつ全体的な剝皮を終わる。肺の破れた部分はできる限り修復する。この手術は（準）清潔手術とはいえないので人工被覆物を使わないほうがよい。

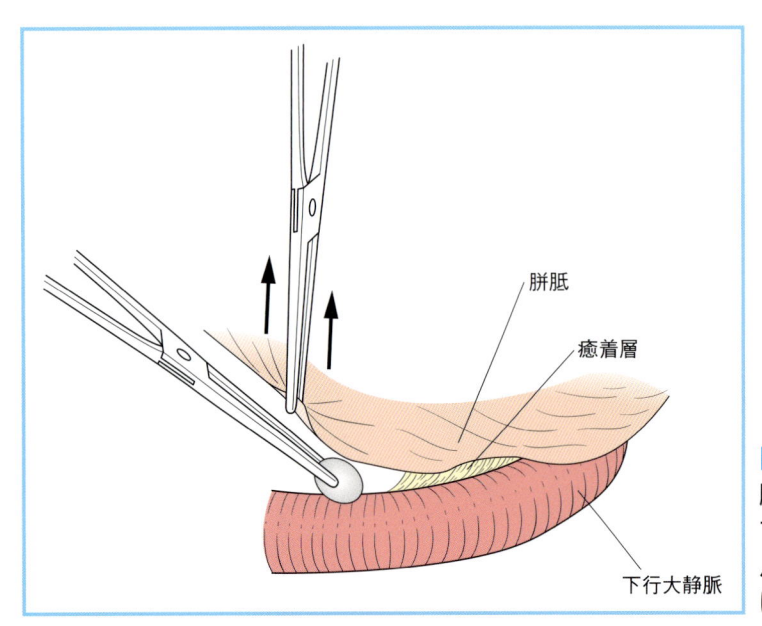

図 24-9 肺剝皮術　大動脈上の剝皮は比較的容易で，薄い癒着層をツッペル，鋏などで簡単に剝ぎ上げてゆくことができる。

d. Extrapericostal air-plombage（骨膜外空気充填術，近中法）

　膿胸治療の基本は死腔の除去にあるが，特に有瘻性膿胸では瘻孔を通して感染巣が維持されることから，死腔が存在する限り治癒を促進させることが大変困難である。この骨膜外 air-plombage は，その死腔減少を目的として導入された手術法で，わが国では近畿中央病院が積極的にこの手術を広めたことから，近中法とも呼称された。

手術法

膿胸腔の全体にわたって手術が展開されることから，皮膚切開は胸膜肺全摘のような大きな皮切線とする。膿胸腔の中央あたりの肋骨床で開胸する。腔内の膿性液や不良肉芽をすべて除去し，続いて肺側の剝皮を行う。壁側の peel（醸膿膜）は取らない。腔内をよく洗浄した後，膿胸腔の上に位置する胸壁の肋骨群の骨膜外剝離を行う。これは肋骨を裸にして（denudation），それ以外の肋間筋と骨膜を peel と一緒に胸腔内に落とし込む形とする。こうしていわば死腔を上から潰して，さらに肺膨張を促すため肺表面にドレーンをおき上下から死腔の消失を図る。ドレーンは死腔内を通さないように挿入する。そして胸壁から落とした壁側の peel は気密性にしっかりと縫合して，時間経過で死腔が減少してゆく形とする。皮下で肋骨の下部には空気と滲出液が貯留して，術後しばらくは死腔を圧迫する役目を果たすが，以後は吸収過程に入り肺の徐々なる再膨張を促すこととなる（図24-10）。

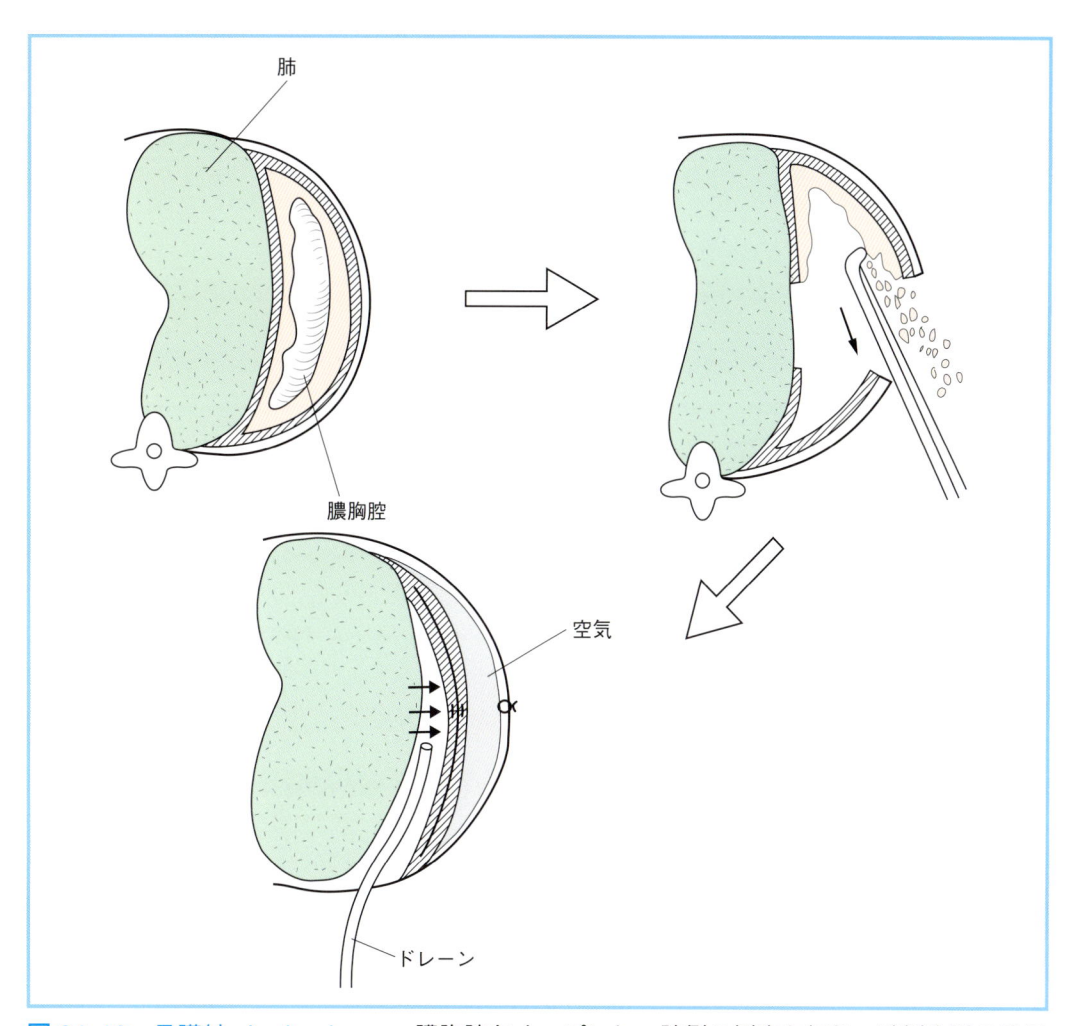

図 24-10 **骨膜外 air-plombage**　膿胸腔をオープンし，肺側の剝皮を行う。壁側胸膜の肋骨骨膜外剝離を全面にわたって実施し，縫合閉鎖する。肺表面に膿胸腔を経ないようにドレーンを留置する。骨性胸壁の直下は血性浸出液と空気とで充満されるが，それらの自然吸収により肺の再膨張が徐々に得られる。

e. （膿胸に対する）胸膜肺全摘術

　膿胸で剥皮の適応を超えた状態，例えば肺に穿破して肺そのものがいわゆる destroyed lung のような状態に至ったとき，まれではあるが胸膜肺全摘が実施される。

　胸膜外剥離（extra-pleural dissection）を行って，膿胸腔を破らずに肺門に達し，全体として袋状に胸膜肺全摘を完了する。方法はびまん性中皮腫の項で述べた術式と同じである。きわめて侵襲の大きな手術であることから，術後感染をきたすと致死的状況に追い込まれる。十分な術前説明を行って手術に臨むべきである。

コラム・8

外科医の務め

　外科医の日常的な仕事の中で最も大きな比重を占めるのは，当然のこととして手術そのものである。外科医への夢をもつ若手医師が，手術に触れる機会がないままに，大事な時期を長く過ごすのはよくないことである。将来，外科医としてやってゆく意志が強ければ研究の合間にもいろいろな機会をとらえて，できる限り実地外科に触れる気持ちをもっていた方がよい。

　他方，外科医が論文の執筆に時間を割くことも大切である。論文執筆の材料は何か？基礎研究を続けていればそれを材料として，本格的な論文作成に取り組むのもよいであろう。特に大学院博士課程で基礎的研究の技術を修得した人が，せっかくの技術を生かすこともなく，それ以後を終わるのはもったいない感じがする。しかしそのような基礎研究のテーマをもっていなくても，臨床的テーマで論文を書く材料はいくらでも存在するはずである。外科医は手術の修得だけのために日々を過ごしていてはだめなのだ。手術に貪欲に取り組む姿勢は必要であるが，それ以外の時間も有効に利用すべきである。

　さて論文を書くためには，そのための材料を見出し，書く環境を作ることが大切である。材料は自分が見つけられなければ，上司や教授に相談すればよい。適切なテーマを与えられないような上司，教授は指導者として不適格である。ただ，いきなり大きな研究テーマを選んでも，それを消化できなければ何の意味もない。若い外科医は症例報告から論文を書く訓練を始めるのがよい。症例報告も一人前に書けないようでは，より大きな研究内容についての論文などとても書けないであろう。そして一編の論文を書くためには症例であろうが，オリジナルであろうが，そのためにたくさんの論文を読まなければならない。週に二～三編の論文も読まずに過ごすようなことがあってはならない。

　論文作成は医師の業績の中で大きな比重を占めるものである。それを一編，一編と積み重ねてゆく姿勢が大切である。今日，病院医師（殊に大学病院）については昔と違って，その臨床能力がかなり大きな比重で評価されるシステムであるが，それでも評価の中心から論文業績が外されることはない。

　論文を執筆するに当たり，中でも大きな比重を占めるのは英語論文である。case report, original article のいずれであっても，その作成にはかなりの労力が要求される。そのためには英文を書き慣れた上司の指導を受けるとよい。英語論文の書き方には一定のパターンがあり，それをひたすら真似しながら英文を作ってゆく作業が中心となる。一度英文を世界的なジャーナルに掲載できれば，そのことに大きな喜びがあり，また誇りを抱くことができる。そしてできればその経験をむだにせず，すぐ次の論文作成に取り組むべきである。このような作業を習慣づけると，英語論文作成は全く苦にならなくなる。

25 肺瘻・気管支断端瘻

A. 肺瘻

病態・適応

（通常のブラからの気瘻は自然気胸の項で述べる）。肺瘻は術後操作に関連して，生じて間もないもの（急性期）と，慢性炎症（例：膿胸）などで肺に穿孔が生じたもの（慢性期）の2種類があるが，前者ではいまだ胸腔内が汚染されていないという条件下で外科的閉鎖が可能である。また肺瘻閉鎖を余儀なくされるのは，エアリークが非常に高度で種々の処置（例：刺激性薬物の注入）を行っても，瘻孔の閉鎖が難しい場合である。

高齢者の難治性肺瘻では，全身状態が全身麻酔，開胸などの侵襲に耐えられることが条件である。肺野全体が bullous で，すぐに再発するような症例では簡単に手術には踏み切れない。なお通常は胸腔鏡の使用を考慮する。

手術法

開胸後，シーリング・テストにより肺瘻の部位を同定する。瘻孔が小さいもので周囲胸膜がしっかりしていれば，それら胸膜を寄せ合わせて縫合閉鎖する。周囲の肺胸膜が存在しないか，あるいは脆弱な場合は何かの補強材（例：プレジェット）をのせる形で縫合閉鎖する。ただ人工材料は感染に弱い点を考慮しておくこと（**図 25-1**）。さらにフィブリン・グルーを表面に塗布する施設も多い。20 cm 水柱圧をかけてもほとんど漏れなければ安心である。

慢性膿胸に伴う瘻孔閉鎖では人工材料の使用は不可である。大網などを利用する必要があり，それについては後述する。

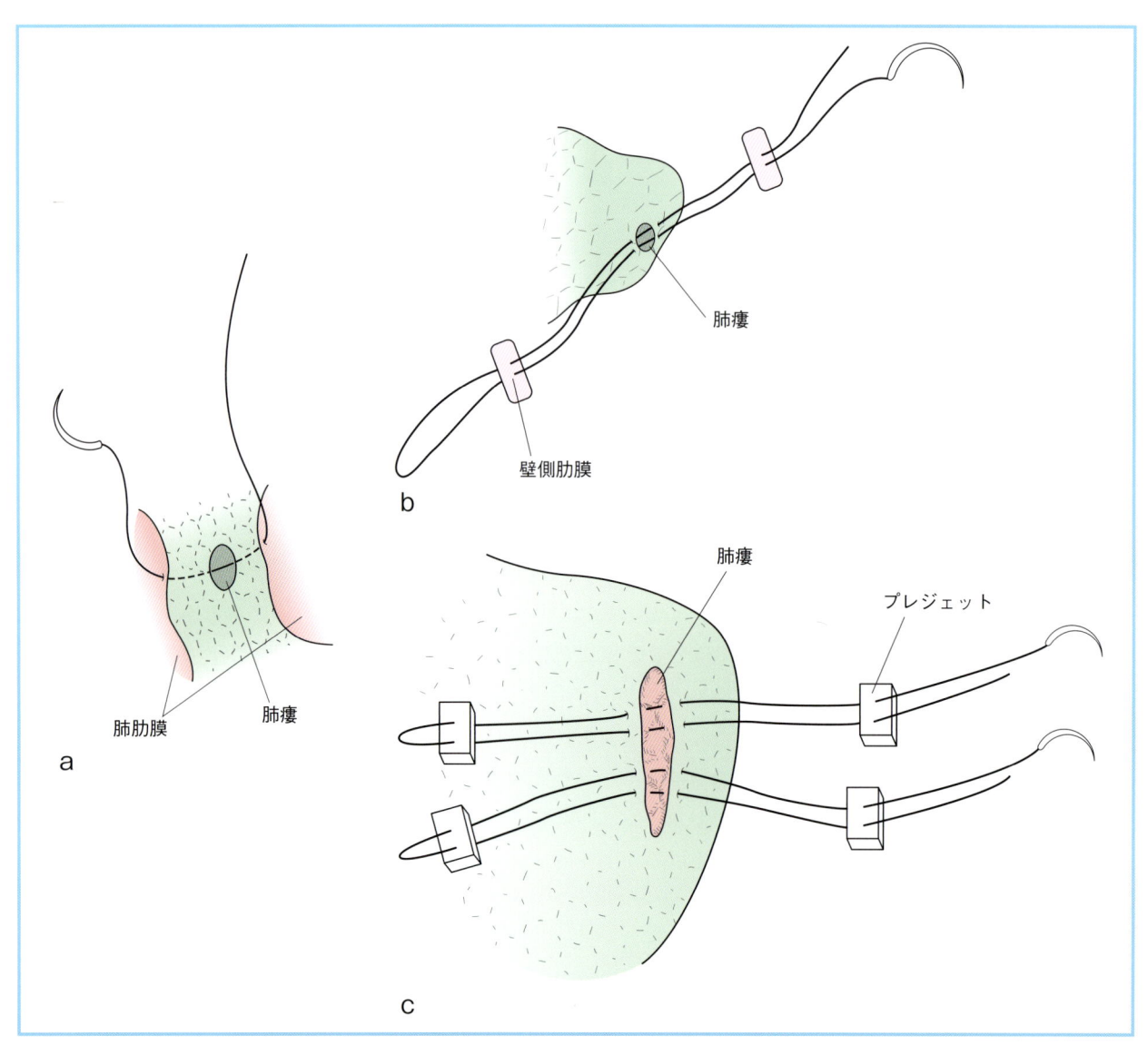

図 25-1 肺瘻閉鎖 肺実質が露出した肺瘻閉鎖の場合，周囲に肺肋膜が存在していれば，それらを被覆するように縫合閉鎖する(a)。肺肋膜がない場合は壁側肋膜やプレジェットを肋膜の代わりに使用する(b, c)。

B. 気管支(断端)瘻

病態・適応

　気管支に瘻孔が生ずる病態は大部分が手術後早期に発生する断端瘻であるが，しばらくたって発生する晩期の断端瘻も存在する。術後早期で胸腔内が汚染されていない状況では，再閉鎖の可能性がある。しかし数日経つと必ず気道内分泌物が胸腔内に漏れることにより，膿胸の発生を招き再閉鎖は難しくなる。通常，その場合は開窓術が行われることが多い。

　末梢気管支の断端瘻に比して，全摘後，特に右肺全摘後の早期断端瘻は非常に危険である。上記のように胸腔内汚染が生じていない状況で早期に発見されれば，再切断して大網

などを被覆すると，治癒に至らしめることは可能である。しかし少しでも発見が遅れるとすでに膿胸化していることが多い。

手術法

急性期

皮膚切開（皮切）は新しい皮切線でも前回と同じ皮切線でもよい。内容液を吸引して気管支断端を確認する。もし内容液が汚染されておらず，再閉鎖に十分な断端の長さがあればメスで古い気管支断端を切離して新たな断端閉鎖を行い（**図 25-2**），必ず筋肉弁，胸腺組織，大網弁などの生体組織で被覆する。汚染されていれば膿胸腔開放しか手段はない。全摘後の右主気管支断端瘻では再切断の余裕がほとんどないことが多い。したがってその場合は，気管，左主気管支に楔状に切り込むか，あるいは sleeve pneumonectomy を考えざるをえない。

晩期あるいは開窓後の断端瘻閉鎖

慢性化した（晩期の）断端瘻閉鎖では，気管支壁を周囲肉芽組織から鋭的に分離して縫合閉鎖を狙う。メッツェンバウム（鋏）を用いて気管支壁（断端）を周囲肉芽から切り離すが，周囲臓器や肺門血管が接している可能性があるので慎重に実施しなければならない。内腔からも気管支壁を確認しつつ壁外周囲の組織を切り離してゆく。しかしかなりの距離を剥離しないと再閉鎖ができない。

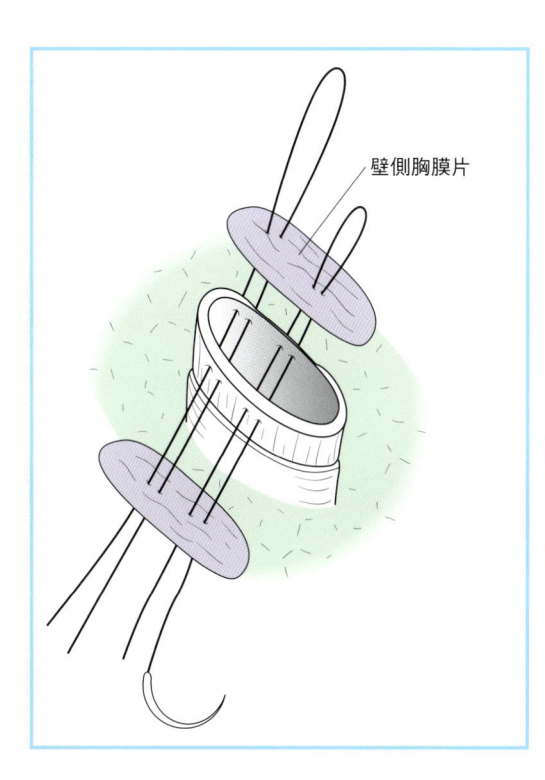

図 25-2　気管支断端瘻閉鎖　再閉鎖にあたり断端に緊張がかかりすぎれば，再度オープンする可能性がある。健常部で気管支を再切断し，膜様部を折り込んだ形の Overholt 法あるいは Sweet 法で閉鎖する。主気管支は 3-0，それ以外は 4-0 糸などで縫合する。気管支壁が薄いか脆い場合は，図のように被覆物を通して縫合針を刺入するとよい。ただし人工材料は不可である。図では壁側胸膜片を利用している。

（図中ラベル：壁側胸膜片）

284　VI. 各種疾患に対する手術法

　全摘後の晩期断端瘻では周囲臓器（食道，肺動静脈など）の損傷を注意深く避ける．ある程度閉鎖に必要な距離を露出できたら，内腔の粘膜層を鋏の尖端あるいは小ツッペルで剝離除去する．表層の粘膜上皮は汚染されており，健常な結合織同士の接着を図らなければならない．吸収性の 4-0 糸でこまめに縫合（単）結紮する．生体組織で被覆を行う場合，断端閉鎖に使用した結紮糸をそのまま被覆縫着に利用する．被覆物としては筋弁あるいは胸腺組織，fat-pad などが使われる．

　その他，難治性の気管支断端瘻で直接閉鎖が難しいときには，大網の一部を瘻内部に押し込み気管支壁に縫着する方法（大網片による断端塞栓法）がある．これは筆者が考案した方法で（**図 25-3**），大網の一部を断端腔内に詰め込み，断端気管支壁と大網片を縫合し，さらにその上および，周囲に大網を覆ってフタをする．つまり大網で気管支断端瘻を塞栓，packing（つめ込み）するわけである．過去，複数例にこの術式（omental packing）を応用して，すべて良好な結果を得ることができた．

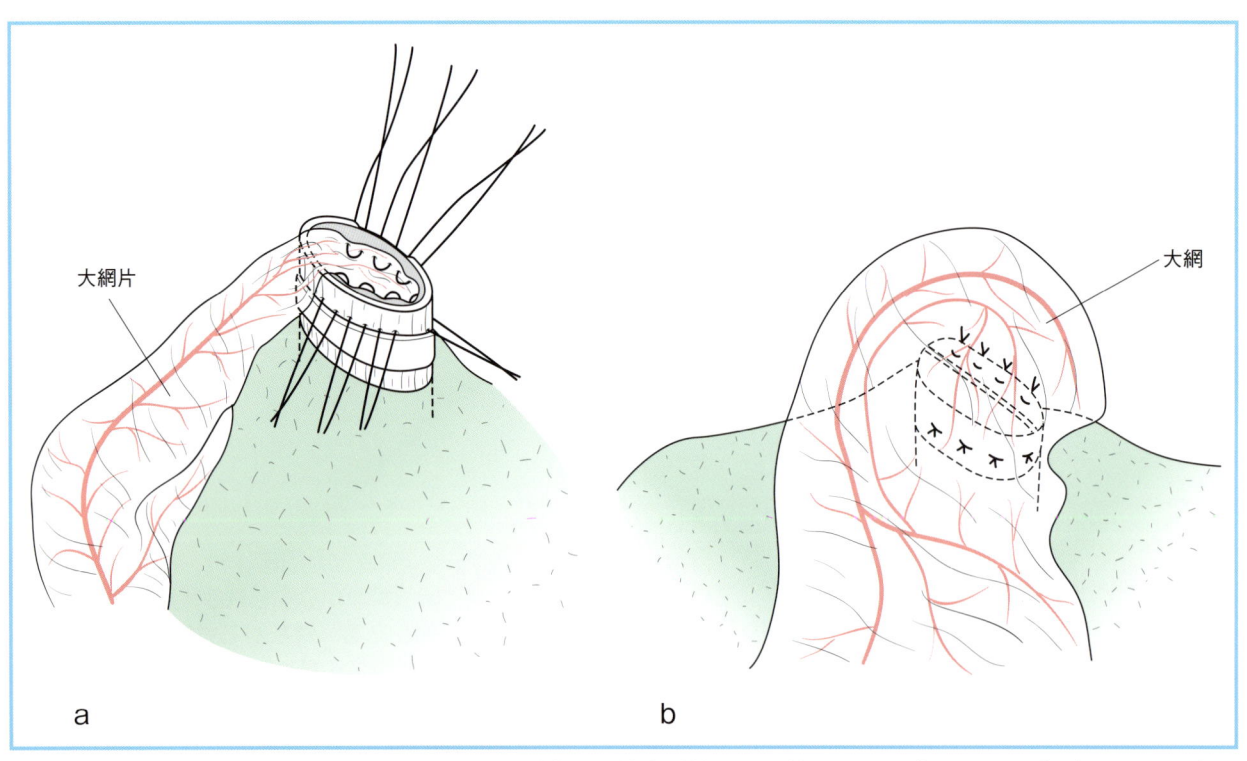

図 25-3　Omental Packing　断端瘻孔の開きが広く，縫合結紮で再閉鎖できない感じであれば，無理をせず大網を移動してその一部を瘻孔内に押し込み，気管支壁に固定する(a)．さらにその上に大網を二重，三重に覆い重ねて脱落しないよう周囲に縫着する(b)．結局大網で断端瘻を pack してしまう（omental packing）方法である．

C. 大網（Omentum）を利用した膿胸腔と瘻孔閉鎖

病態

　難治性の有瘻性膿胸，肺瘻，断端瘻に対する大網の充塡治療は非常に有用である．これは血管やリンパ管に富んだ大網による良好な肉芽形成，創傷治癒を期待するもので，血流の疎な死腔や気管支断端瘻の閉鎖，自浄作用の乏しい感染性死腔などに有茎弁として移動し固定する（omentopexy, omentoplasty）．形成外科的には遊離大網として血管吻合により自家移植することも行われるが，通常は，右胃大網動脈（right gastroepiploic artery），あるいは左胃大網動脈（left gastroepiploic artery）を有茎として胸腔内各所に移動させる．

　対象病変は上記のように難治性肺瘻，気管支断端瘻，胸壁欠損部，血流の疎な気管支断端閉鎖あるいは吻合部など多岐にわたる．ただし小児や羸痩（るいそう）の強い患者では豊富な大網を期待できない．

　なお，大網を使用するに際しては，胸腔内病変までの距離と，対象とする充塡スペースの広さから，左右いずれの胃大網動脈を有茎とするかを決定する．通常，左胃大網動脈は脾動脈から分枝する．一方，右胃大網動脈は胃十二指腸動脈から分枝して，胃の大彎側でアーケードをつくり，大網に数本の栄養血管を分枝させ，さらに末梢で互いに交通し合っている．前者は後者に比し若干細く，十分な血行を期待するのであればやはり右胃大網動脈を利用したほうがよい．胃大網動脈の本幹（アーケード）を損傷させずに，大網を分割して距離を伸ばすことも可能なので，そのときも右側を利用して長い大網弁とする．

　一般に，持ち上げるルートをいろいろ工夫すれば，この右側胃大網動脈を有茎として左側背部病変のいずれの場所までも移動が可能である．例えば，気管や頸部まで大網を挙上する場合は，後に述べる延長法を利用して長い大網弁にすればよい．また挙上ルートもいろいろな工夫が可能である．一般的には胸腔内を通すことが多いが，そのほかにも皮下ルート，縦隔内ルートなど，病変の位置次第で自由に決定しうる．

　腹腔内での大網遊離の方法は非常に簡単で，呼吸器外科医はすべからく習熟することが望まれるが，初めての手術のときはやはり消化器外科医の応援を得て，安全に十分な量の大網弁を得るべきであろう．

体位

　種々の工夫が必要である．膿胸腔などへの大網移動では，通常，まず仰臥位として清潔な腹腔内操作を先行し，続いて側臥位として胸腔内操作（大網の持ち上げと充塡）に移ることが多い．逆に，膿胸腔の搔爬（不良肉芽の除去）と胸腔内の持ち上げルートを先に作製しておく意味で，まず胸腔内病変に合わせた体位をとり，それから仰臥位で大網弁作製にかかることもある．また，大網の胸腔内充塡部位が胸腔の前方であれば側臥位は不要であり，いわゆる斜位の姿勢でベッドを傾ければ，腹腔操作と胸腔操作を同一体位で実施することが可能である．したがって，大網弁の形成（omentoplasty）と移動・固定（omentopexy）までそれらの手順をきちんと決めておかなければならない．

手術法

上腹部正中切開で剣状突起下から臍上部までの皮切を置き開腹する（図 25-4）。型どおりゴッセ（開創器）をかけて腹腔内を観察し，大網の量や左右胃大網動脈のいずれを利用するかを判断する（図 25-5, 6）。右を使う場合，まず横行結腸を助手に持ち上げさせ，大網の横行結腸付着部（大網紐）から大網を切離する（図 25-7）。ここはきわめて薄い膜なので，ほとんど電気メスによる切離で十分である。この操作を左右に進め右は上行結腸移行部（右結腸曲）あたりまで，左は脾の下方あたりまで大網を遊離する。この際，（消化器外科医は熟知していることだが）横行結腸間膜（特に右半）や脾臓を絶対に損傷させないよう注意しなければならない。

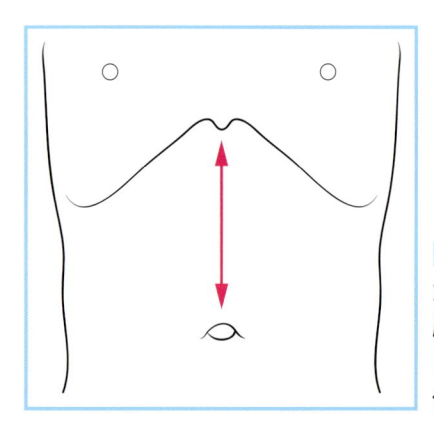

図 25-4 大網弁作製（皮切） 上腹部正中切開で胸骨下から臍上部までの皮膚切開を置く。より小さな皮切や腹腔鏡でも大網弁形成は可能だが，膿胸腔とのルート形成には手掌を腹腔内に突っ込む操作は必要であり，その操作のための開腹が必要である。

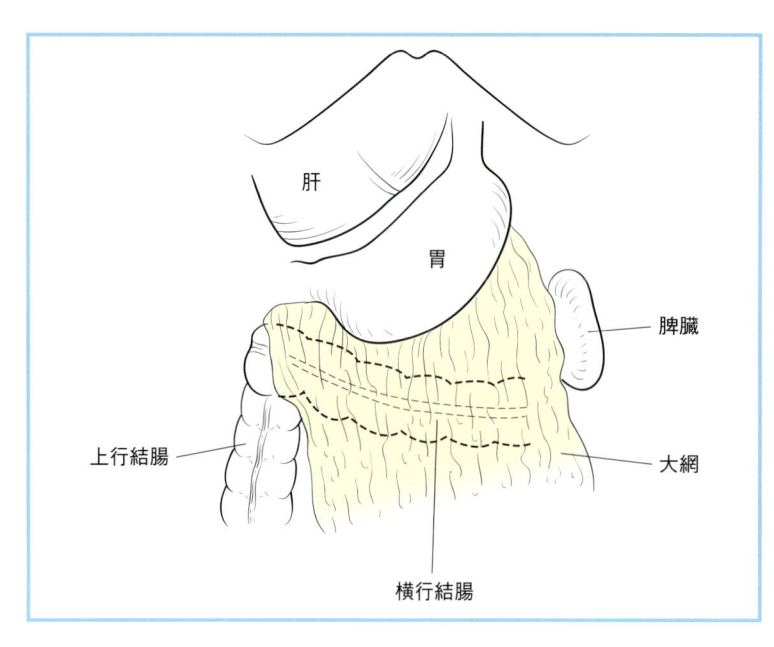

図 25-5 大網弁作製 開腹後，大網の癒着状態や胃大網動脈の走行などを確認する。右側は右結腸曲あたり，左は脾臓の下方近辺までの大網を遊離する。要は胸腔内に移動するのに十分な量の大網弁が得られればよい。腹側深部に入り，脾臓を損傷させると目的を逸脱した侵襲過大な手術となってしまうので，その点の注意が大切である。

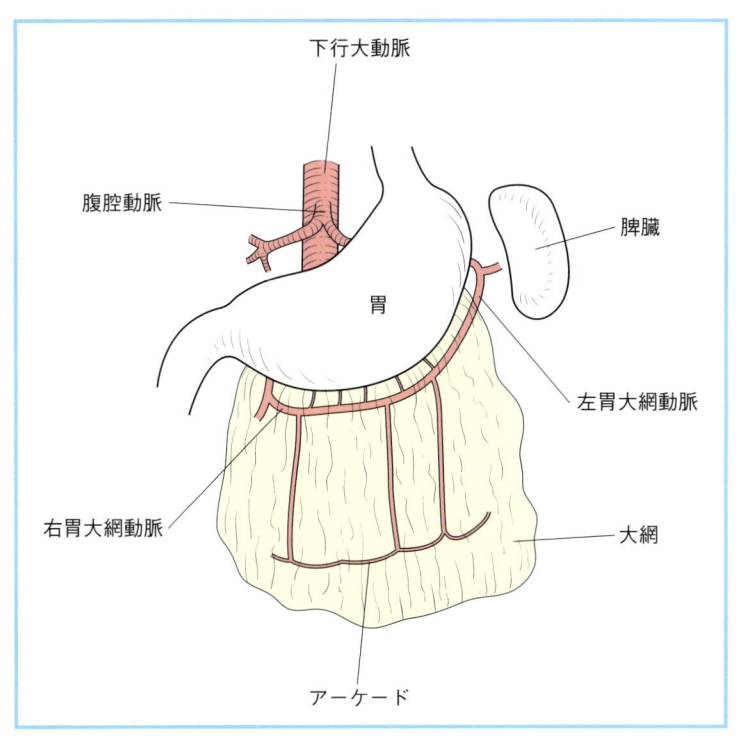

図25-6 大網弁形成　左右の胃大網動脈のいずれを利用するかは挙上する距離，血流量の差で判断する。一般に胸壁，胸腔までの距離としては右側よりも左側が短く，逆に左側に比べて右側の方が血流量が豊富である。

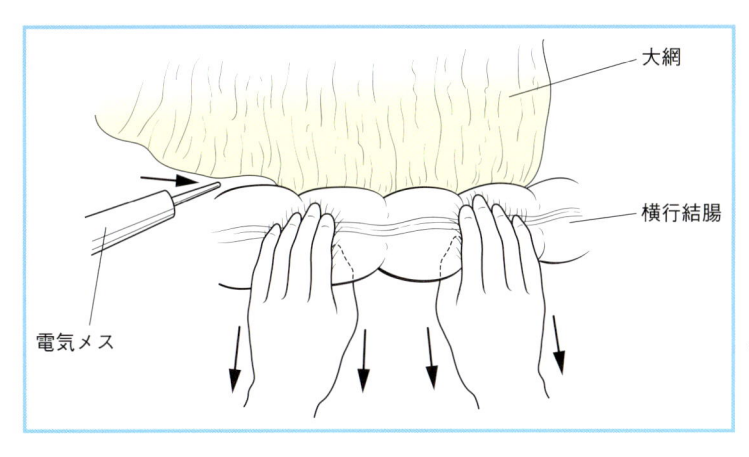

図25-7 大網弁作製（結腸側切離）　助手に横行結腸を持ち上げさせて，大網を外してゆく。このとき，横行結腸間膜を損傷させてはならない。

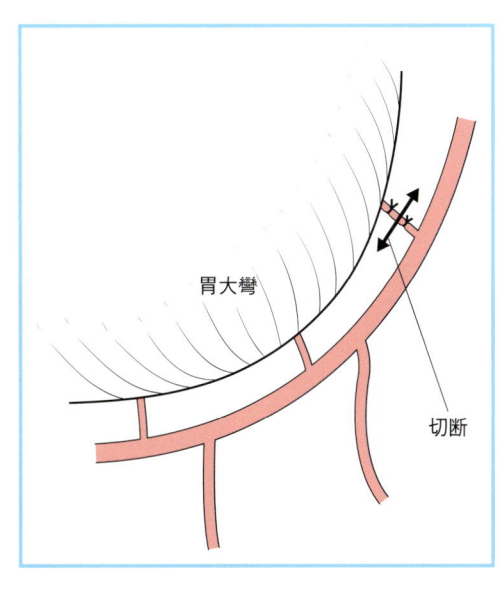

図25-8 大網弁作製（大弯側切離）　左胃大網動脈下方の，胃大弯壁に入る小さな分枝をすべて切離してゆく。リガシュアー，ハーモニックスカルペルといった器械を使用すれば簡単である。もちろんそれらの分枝血管を少しずつまとめて結紮・切断してもよい。

左胃大網動脈は脾門部から短い距離で降りてくるので，まずこれを結紮・切断する．続いて胃大彎壁から約7～8 mmの距離で流入する多数の小さな動静脈分枝をすべて切離してゆく（図25-8, 9）．このとき，大網を持ち上げると血管の疎な部分が透けて見えるので，電気メスで穴を開け，残った血管をまとめて結紮する．あるいは超音波メス（凝固切開装置）などを使えば結紮の必要はない．このようにして右胃大網動脈本幹に接近し，最終的にその部分を有茎とした大網弁を作製する．その上で全体的な長さを観察し，もし距離的に不足であれば，胃大網動脈を途中で切断・分離してさらに長い弁とする（図25-9）．

大網弁作製に当たっては容易に血腫形成を生じやすいので，できる限り愛護的に扱うことが大切である．作製した大網弁は乾燥を防ぐため，加温生食水ガーゼで覆って血流が途絶しないよう清潔シーツの上に置いておく．いずれも血行障害を防ぐ処置である．

続いて腹腔内の大網挙上ルートを作製する．できる限り最短ルートで胸腔に達するため左右横隔膜に穴を開けて挙上する方法を選ぶ．そのために右側では肝臓と腹壁を固定する肝鎌状間膜や肝円索を電気メスで切っておく．横隔膜を確認し電気メスで直径4 cm前後の穴を開ける（図25-10）．大網全体を清潔なビニール袋に入れてその先端を綿テープで縛り，胸腔内へ引っ張り出す際の目印とする．横隔膜の穴（hole）作りに際してはできる限り薄い所を狙う．そのためには胸骨後三角部や前胸壁の付着部近傍がよい．

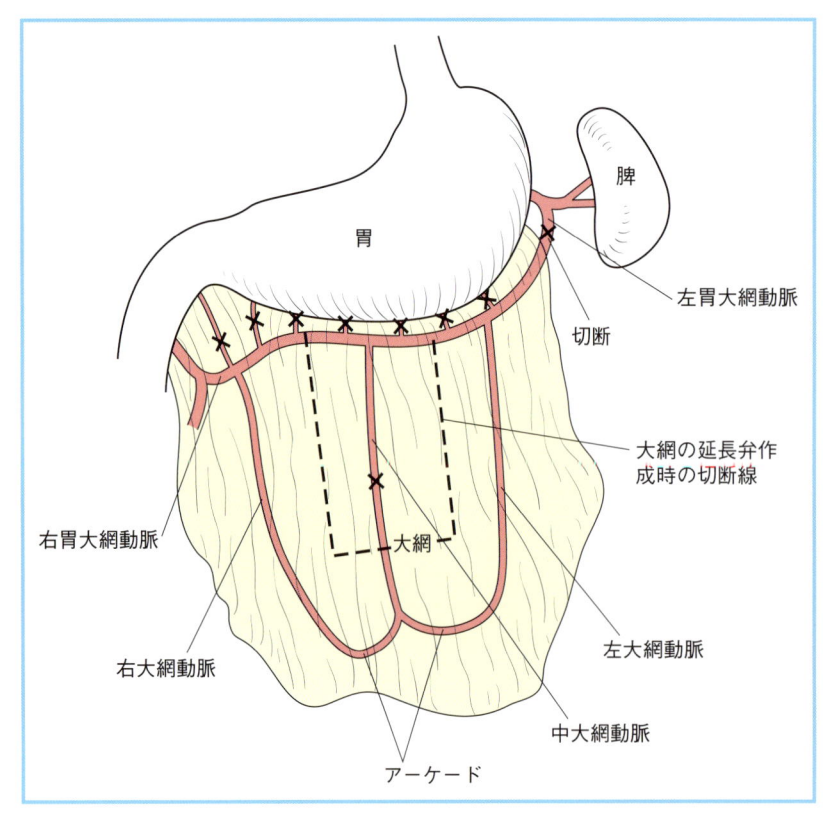

図25-9　大網弁作製（延長）　胸腔内に移動する距離から，左胃大網動脈，右胃大網動脈のいずれを有茎とするか選択しなければならない．血管の太さ，流量などからできれば右を有茎とするのが有利である．×印の所で切断して右胃大網動脈1本からの血流とするが，大網弁はアーケードに沿って切断して（破線）さらに長い弁とすることが可能である．

有瘻性膿胸腔に大網を移動させる場合は，膿胸腔内の不良肉芽の搔爬を行い，大網充填に必要な周囲肋骨の切除を行っておく。この肋骨切除は死腔閉鎖のためにも必要で，その切除範囲は死腔の広さで決定する。肋骨切除に際してはきちんとした止血を行い，尖った肋骨端は充填組織を傷つけないようにヤスリで鈍化させておく。まず胸腔側から横隔膜に作った穴を確かめ，挙上ルートの確認を行う。穴が狭いと大網を持ち上げにくいので，おおよそ手指2〜3本（直径4cm前後）がゆっくりと挿入できるくらいがよい。それ以上に大きな穴とすると胸腔内の不潔物が腹腔内に流入する怖れがある。このとき無理なく大網全体が引き出される印象があるとよい。捻転や屈曲が生じると胃大網動静脈の血行不全や途絶でうっ血が生じるので，捻転や屈曲を避けること（図25-11）が大切である。横隔膜通過部で大網を縫合・固定するが，余分な穴を閉鎖する必要はない。腹腔臓器のヘルニア防止のために実施すべきとの考えもあるが，必ずしも必須とは思えない。

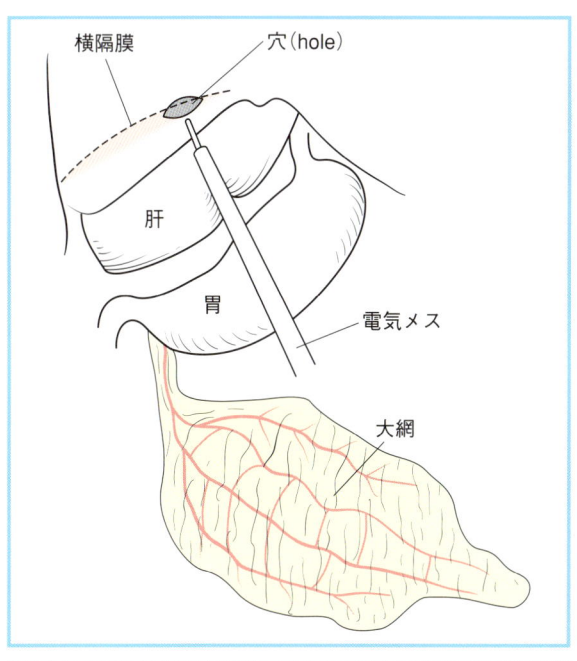

図25-10　膿胸腔との間のルート作製　肺が残存している場合はそれを損傷させないように最短のルートを選ぶ。横隔膜筋層の薄い部分に電気メスで通過孔を作る。横隔膜が全面癒着でルート作製が困難であれば，腹壁外から皮下を這わせて胸腔内に移動させてもよい。

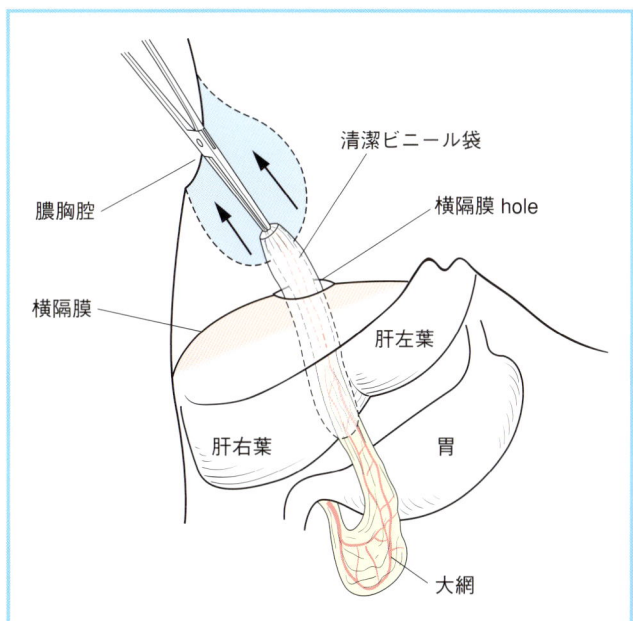

図25-11　大網弁の移動　大網弁の挙上にあたっては捻転させないよう，また引っ張りすぎないようにスムーズな移動が大切である。動脈だけでなく，静脈の閉鎖による灌流不全（うっ血）も防がなければならない。

大網を充填する前に瘻孔(肺瘻,気管支瘻)の閉鎖を行う．気管支壁を露出して，4-0 吸収糸で再閉鎖を試み，その糸を利用して大網を被覆する(図 25-12)．しかし多くの場合，瘻孔は平坦に開いて気管支壁の掘り出しは困難であり，出血をきたしやすい．このように瘻孔の閉鎖が難しい場合は，瘻孔内に大網片を詰め込み(大網塞栓法)，その状態で瘻孔両端から針糸をかけて，大網を固定する(図 25-13)．いわば大網で蓋を作ってやるわけである．押し込む大網片の長さは約 1〜2 cm 程度とする．その上に残った大網片を二重，三重に被せ(omental packing)て，さらにまんべんなく大網が膿胸腔底部を被う形とする．

なお，体動(起立時など)で大網が動かないように，腔の底部や周囲の健常肉芽組織に，

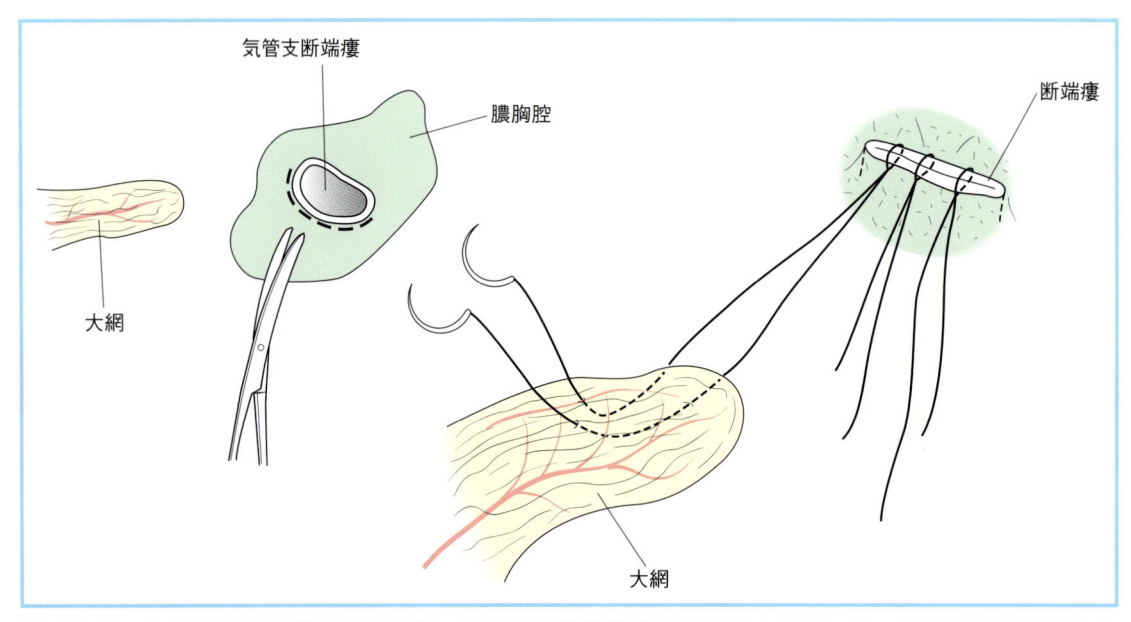

図 25-12　**大網弁による断端瘻の閉鎖**　瘻周囲の結合組織を少しずつ剥離して，断端気管支壁同士の縫合閉鎖を試みる．そしてその上を被覆する形で大網弁を縫いつける．

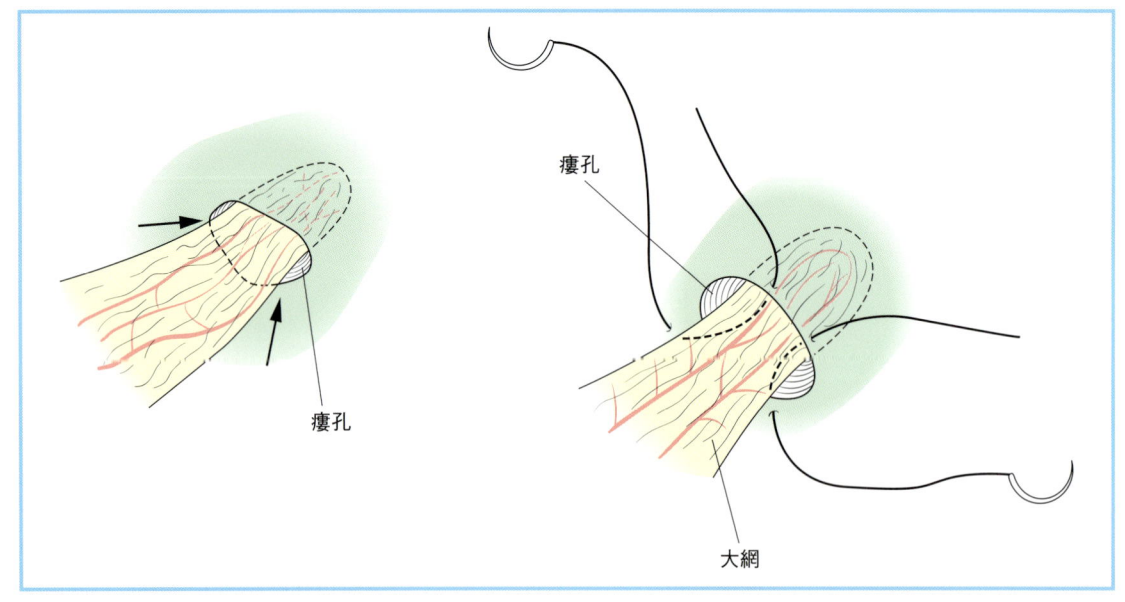

図 25-13　**慢性・難治性瘻孔の処理(Omental Packing)**　大きな瘻孔，あるいは周囲に肺血管が走行していて瘻孔の閉鎖が困難であれば，大網弁を瘻孔内に(1〜2 cm ほど)突っ込む形(大網弁塞栓＝omental packing)で縫合固定する．筆者は複数例にこの方法を実施して好成績を得た．

必ず数針の固定をしておかなければならない(図25-14)。このとき胃大網動脈アーケードに針をひっかけないよう注意しなければならない。この大網のみで充填が不十分であれば，さらに周囲の胸壁筋肉を有茎で移動させて大網の上に載せる(図25-15)。

　大網片で気管支吻合部を被覆する場合は吻合部周囲に大網を移動し，気管支閉鎖を行った吻合糸を利用して固定する(図25-16)。

　膿胸腔の閉鎖が成功したかどうかは，術後の胸部X線写真で再びair-spaceが出現するかどうかで判断する。瘻孔が再度openすれば，胸部X線写真やCTでair-spaceの存在がうかがえるはずである。

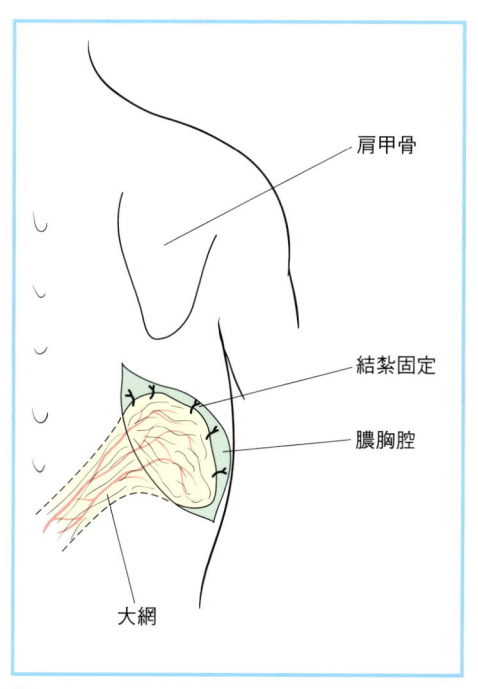

図25-14　大網による膿胸腔閉鎖　移動，充填可能な大網弁を膿胸腔に持ち込み膿胸腔周囲に固定する。

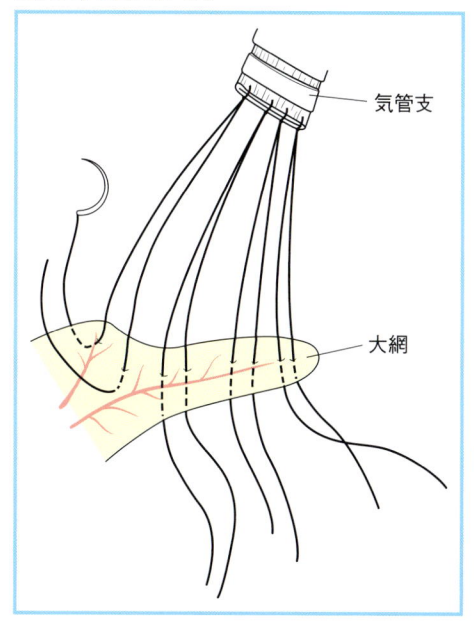

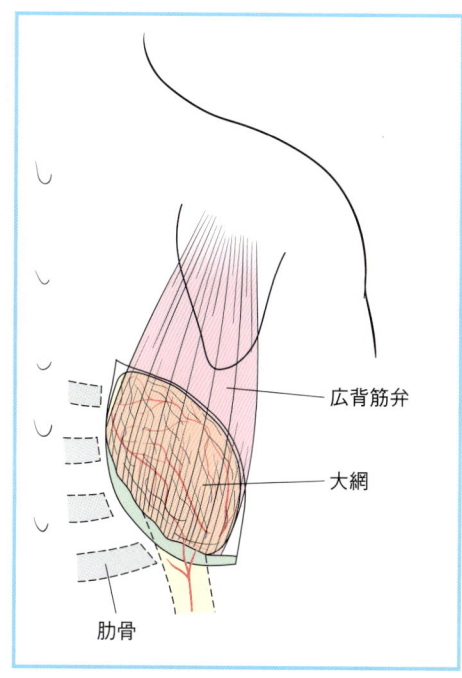

図25-15　大網による膿胸腔閉鎖　さらに周囲の胸壁筋肉を有茎として大網弁の上に被覆する。

図25-16　気管支断端への被覆　血流維持が不安な気管支断端や気管支形成の吻合部などにも，大網弁を移動することが多い。この時は気管支閉鎖を行った縫合糸をそのまま利用して閉鎖部の上に被覆する。

D. 筋肉(弁)充塡術

筋肉弁充塡は今日，呼吸器外科のいろいろな分野に応用されている。最も頻度が高いのは感染性疾患の治療においてである。殊に膿胸，胸壁膿瘍などでは以前から排膿後の死腔閉鎖などによく利用されてきた。また血流の疎な部分への被覆組織としても重要視されている。使用される筋肉弁としては，広背筋が最もポピュラーで，その他大胸筋，肋間筋，腹直筋，脊椎起立筋などが使われる。感染性病巣をオープンした後の開放腔の閉鎖のためには，周囲の骨性胸壁をある程度除かないと，筋肉を効果的に充塡させることができない。いわゆる胸郭形成手術が必要であるが，かつて結核性空洞を潰すため，あるいは結核のシューブを押さえるために実施されていた本手術はもうほとんど行われることはない。しかし，一般細菌感染後の膿胸腔閉鎖のために肋骨切除を行う機会は非常に多い。ここでは開窓後の膿胸腔閉鎖について解説する。

手術法

開放した膿胸腔を中心に肋骨の走行に沿って，斜めの皮膚切開線を追加する(図25-17)。開放中に膿胸腔内に侵入した表皮組織をていねいにメス，鋏などで除いてやる。また鋭匙で腔内の不良肉芽組織を徹底的に除去する。前方の広背筋を充塡に使うのであれば，栄養動脈の thoraco-dorsal artery が中心となるよう肩深部に向かって有茎筋弁を作ってゆく。採取筋肉の広さや移動距離などを種々計算して，そのために邪魔となる近傍の肋骨を除去する(図25-18)。筋肉は切断すると元の2/3くらいの長さに萎縮してしまうので，その事実を念頭に有茎筋弁を作らなければいけない。広背筋であれば脊椎の付着部あたりで筋肉の末端を切断する(図25-19)。膿胸腔に移動したら今度はその筋肉弁を腔内に固定しなければならない。瘻孔があれば，まずその瘻孔閉鎖を行う。腔内の数か所に筋肉弁を縫着する(図25-20)。

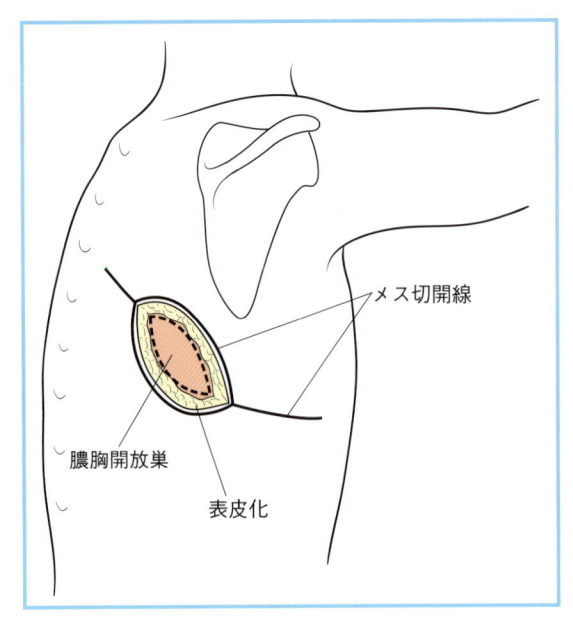

図25-17 膿胸腔筋肉弁充塡—開放巣の延長　開放巣を取り囲むような皮切線で上下の斜切開を追加する。開放療法中に膿胸腔内に侵入した表皮は電気メスまたは鋏で除去しなければならない。続いて周囲の骨性胸壁を露出する。

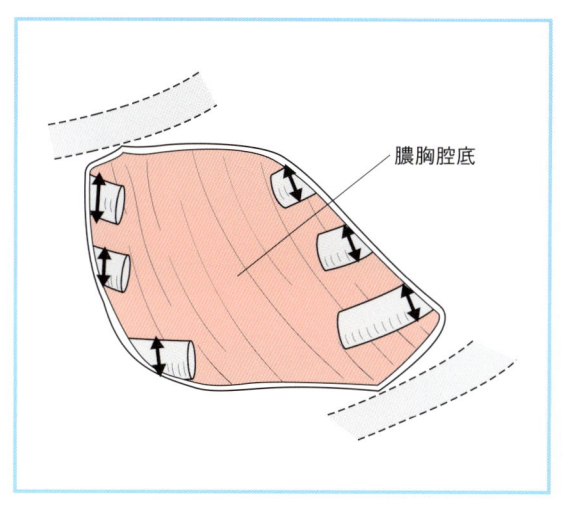

図 25-18　膿胸腔筋肉弁充填　膿胸腔を埋めやすいように周囲の肋骨の追加切除(矢印)を行う。

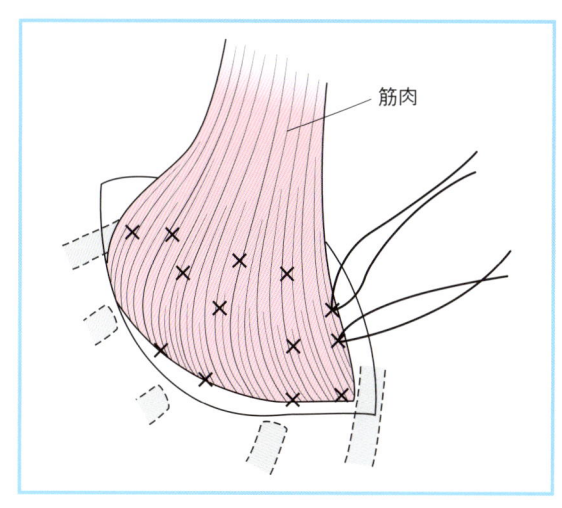

図 25-19　膿胸腔筋肉弁充填　膿胸腔内の瘻孔を閉鎖して筋肉弁と膿胸腔の健常肉芽層とを縫合し，膿胸腔の表面を筋肉弁が覆う形とする。周囲にドレーンとして J-バッグを留置しておく。

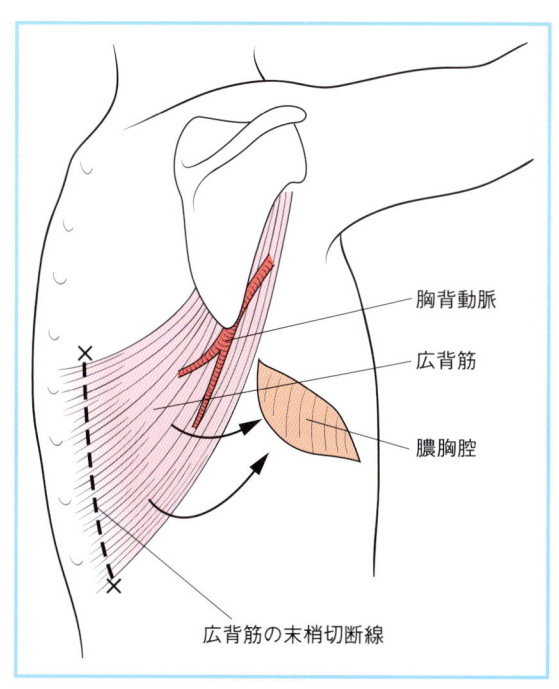

図 25-20　膿胸腔筋肉弁充填　膿胸腔に移動させやすい筋肉として，広背筋，大胸筋，腹直筋，最長筋などの筋肉がある。最も使用しやすく，筋肉の volume が大きいのは広背筋であろう。広背筋は thoraco-dorsal artery（胸背動脈）を栄養血管としているので，この血管を中心に有茎筋弁を膿胸腔に移動させる。

26 胸壁膿瘍(前胸壁切除, 再建)

病態

　かつて結核外科全盛の時代には肋骨周囲膿瘍といって, 肋骨を含めた胸壁に, 結核性膿瘍(肋骨カリエス)が形成される病気があった。今日, そのような疾患をみる機会は皆無となったが, 前胸壁の放射線潰瘍による難治性胸壁膿瘍の外科治療を行う機会は比較的多い。原因の大部分はかつての乳癌手術後の放射線照射であるが, 現在は, 乳房温存手術が主流となり, このような放射線照射による胸壁潰瘍の発生は起こりえない状況である。いずれにしても原因が何であれ, 胸壁膿瘍の治療は胸壁切除→ガーゼ交換による排膿→胸壁再建が基本である。

　このような患者の多くはかつては膿瘍局所の緑膿菌感染が, 一方今日では MRSA 感染をきたしていることが多く, 切除と同時の再建は失敗しやすい。したがって慢性膿胸の開窓→充填と同じ概念(局所浄化後の再建)の治療を展開すべきである。

手術法

　前胸壁のどの範囲が膿瘍化されているか, 術前に十分に観察して, 特に瘻孔形成が皮膚表面だけか, 深部肺にまで及んでいないかを見極めなければならない。皮膚表面の瘻孔からゾンデを入れて内部の状況をできる限り正確に把握する。もし胸腔内に及んでいれば部分的膿胸も形成しているはずで, 開放巣がきわめて広範となる。病巣内の肋骨はすべて腐骨化しており, これらの切除と不良肉芽層の徹底した搔爬が必要である(図 26-1)。一期的に閉鎖するか, 開放後, 二期的に閉鎖するかを決定する。

　一期的切除, 再建を行う場合は色調変化をきたした皮膚を切除して, 前胸壁の肋骨から胸骨まで骨性胸壁を広く露出する(図 26-2)。健常と考えられる肋骨ならびに胸骨との境界部分を推定し, 肋骨剪刀, ストライカーなどで, その部分を切断する(図 26-3)。胸骨も半切〜2/3 切除などが必要とされることが多い。膿瘍底部の肺は必ず癒着しているので, たとえ開胸になっても気胸が生じる恐れはない。周囲の不良肉芽を十分に搔爬して健常肉芽層を露出して再建にかかる。

26. 胸壁膿瘍（前胸壁切除，再建）

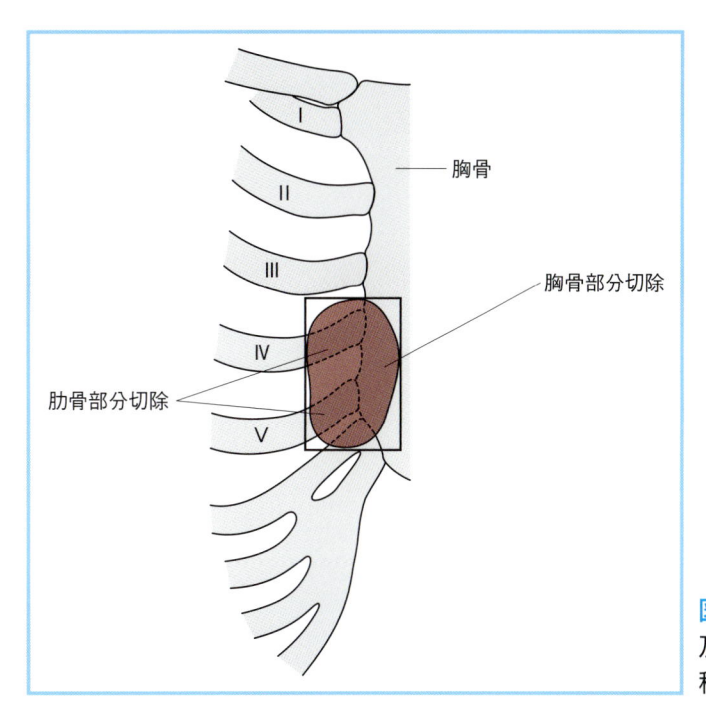

図 26-1　膿瘍巣の開放　膿瘍の波及した胸壁骨を切除して開放療法に移る。

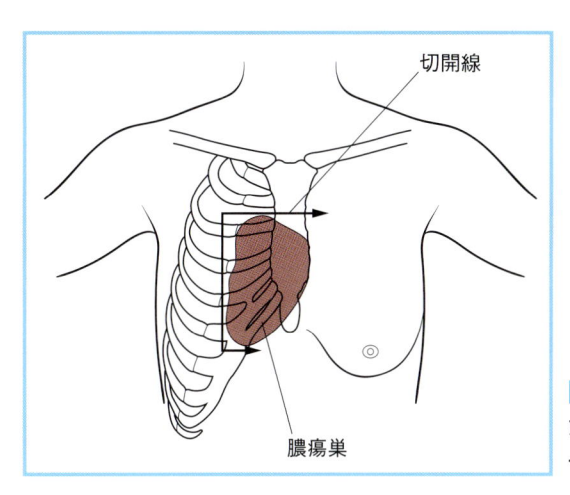

図 26-2　前胸壁膿瘍の一期的切除，再建　健常な部分で皮膚切開を行い，汚染された胸壁周囲を十分に露出する。胸骨も健常部まで露出する。

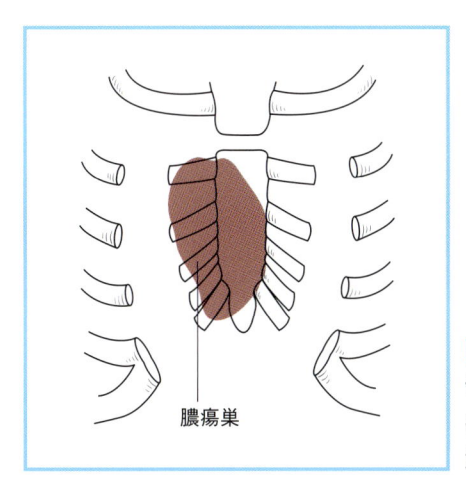

図 26-3　病的骨性胸壁の切除　健常肋骨部で切断。胸骨も同様に健常部で切断する。腹直筋弁を有茎で使用する場合，同側の内胸動静脈の温存が難しければ対側を利用する。

二期的に再建する場合，まず十分な開放期間後，病変の好転が得られたら，今度は二期的に胸壁再建手術に移る．通常，病変周囲の生体組織を移動し欠損部を補塡する．基本的には病巣からの感染菌の陰性化が再建手術への条件となる（ただし緑膿菌，MRSAはなかなか消えない）．死腔を埋めて再発を防ぐための最も強力な手段は，やはり浄化作用も有する大網の利用である．また広範な皮膚と軟部組織の欠損を補うためには筋皮弁の利用が望ましい．背側の広背筋皮弁か腹部の腹直筋皮弁の利用が適しているが，広範な欠損では，十分な充塡組織が得られる点で後者が有利である．ただし病側の内胸動脈は使えない可能性が高く，その場合は対側の内胸動脈を栄養血管とした腹壁筋皮弁が使われることとなる．術前に瘻孔の部位，大網の挙上ルート，充塡する筋皮弁の量などについて綿密な検討と手術内容のシミュレーションが求められる．

　手術法であるが，開腹後，まず型どおりに大網弁を作製する．このときの皮膚切開は，その後の皮膚筋弁作製に利用できる切開でなければならない．大網弁は基本的に右胃十二指腸動脈を有茎としたほうがよい（**図 26-4**）．この大網弁を胸壁開窓部の深部に移動し，瘻孔（肺瘻）があれば大網を縫着して閉鎖を図る．この上に筋皮弁をもってくるわけである．胸骨が多く失われていても，通常，胸壁再建の必要はなく，人工物の使用は避けた方がよい．腹部の皮膚切開は広範な皮膚欠損を補うだけの紡錘状切開とする．腹直筋を露出し，下腹壁動脈を結紮切断する．下方での腹直筋離断に当たっては腹壁ヘルニアを発生させないように，あまりに下方で切離しないことを心がける．筋肉に付着させる脂肪層は腹

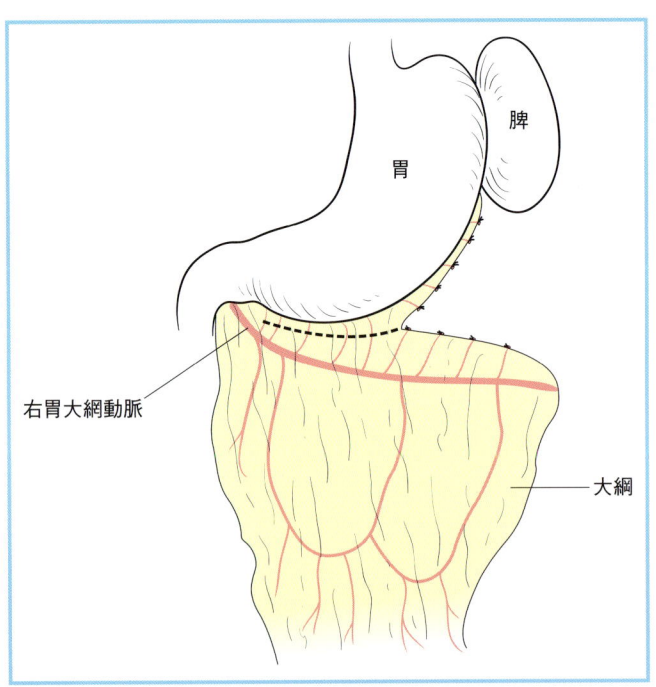

図 26-4　有茎大網弁作製　有茎大網を充塡する場合は，移動距離に問題がなければ血流の豊富な右胃大網動脈を有茎としたほうがよい．

壁(両側)から十分に剝離してもってきたほうがよい(**図 26-5, 6**)。こうして作製された皮膚・脂肪・筋肉組織を,回転・移動させて前胸壁欠損部に充塡する。距離的に遠い場合は皮下トンネルをくぐらせる。先に充塡した大網の上に被せて,辺縁を下部大網,周囲の健常胸壁などにしっかりと縫着してゆく。皮弁を適当にトリミングしつつ周囲の健常皮膚に縫いつけて再建を終わる(**図 26-7**)。筋皮弁の移動で充塡部が盛り上がるように膨れるが,いずれ筋肉も脂肪も萎縮するので,むしろそれくらいに溢れるほどの充塡物があったほうがよい。腹直筋を利用する際は,病変とは対側の筋肉を移動させる。

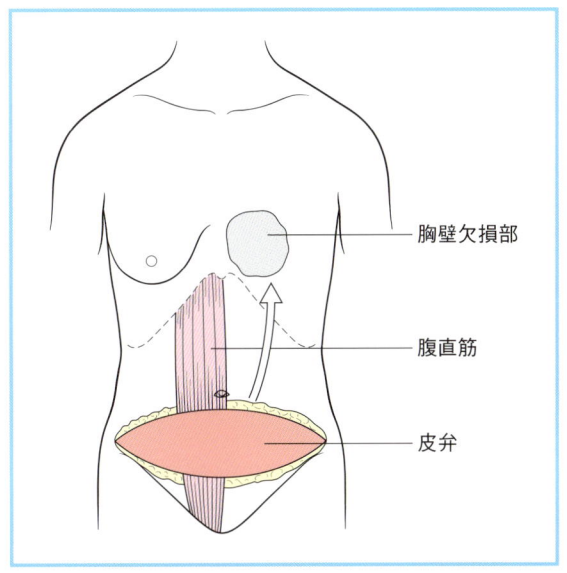

図 26-5　有茎腹直筋皮弁の作製　下部腹壁に横の紡錘状皮膚切開を入れて,腹直筋弁による有茎皮膚筋弁を作る。下腹壁動脈は臍下部で切断する。

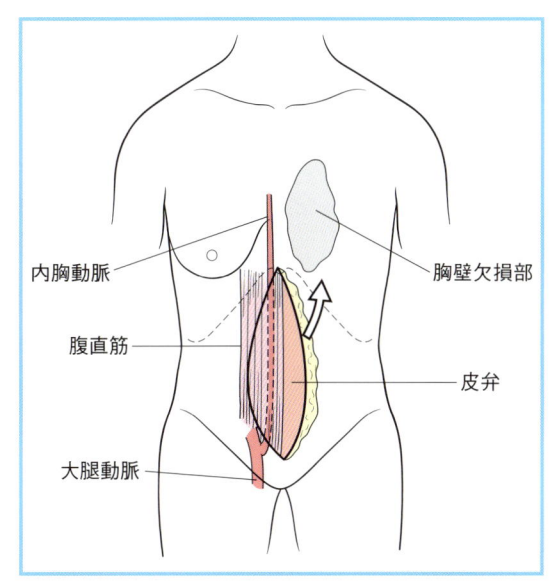

図 26-6　有茎腹直筋皮弁作製　縦方向の皮膚筋弁を作製してもよい。病側の内胸動・静脈は翻転が難しいので,対側の腹直筋を使うことが多い。

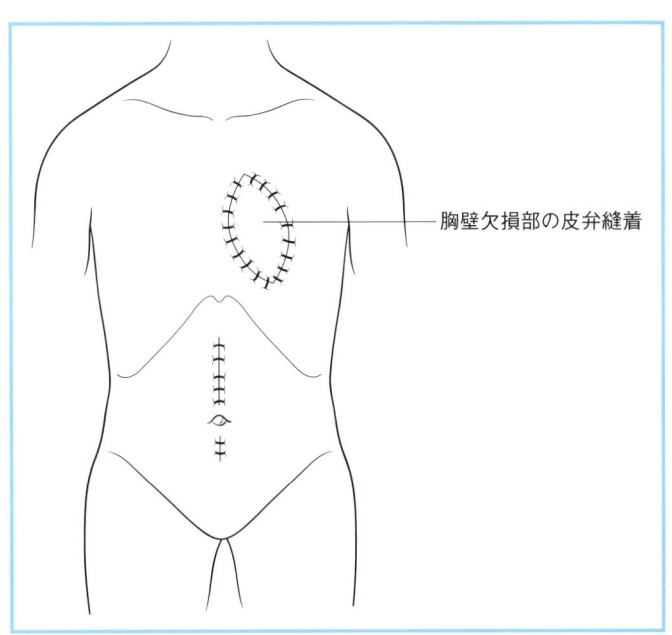

図 26-7　大網の上に有茎皮膚筋弁を置いて病巣を閉鎖する。

27 縦隔疾患の外科

病態

手術の対象となるのは良性で重症筋無力症，および各種の縦隔良性腫瘍，また悪性では胸腺上皮性腫瘍などが挙げられる。これら疾患へのアプローチとしては従来，胸骨正中切開法が標準的とされてきた。今日でもそれは変わらないが，最近では胸腔鏡が縦隔領域にも応用されてきている。その他のアプローチ法としては側方開胸があり，良性の縦隔腫瘍摘出に応用されている。

図27-1に縦隔腫瘍の発生部位について，頻度の高いものを各縦隔ゾーンに振り分けてみた。上縦隔には胸腔内甲状腺腫，胸腺腫，奇形腫，リンパ腫が，前縦隔には胸腺腫，リンパ腫，奇形腫，心膜嚢腫が，中縦隔にはリンパ腫，心膜嚢腫，気管支嚢腫が，また後縦隔には神経原性腫瘍，気管支性嚢腫，髄膜腫瘍などの好発が考えられる。これらすべての腫瘍が切除の方針とされるわけではない。例えばリンパ腫は診断のための組織生検は必要であるが，治療の主体は化学療法である。また心膜嚢腫については，基本的に無症状で経過してゆく疾患であることから，必ずしも摘除を要さないとの意見も多い。

本章では遭遇する頻度の多い胸腺疾患を中心に手術内容を解説する。

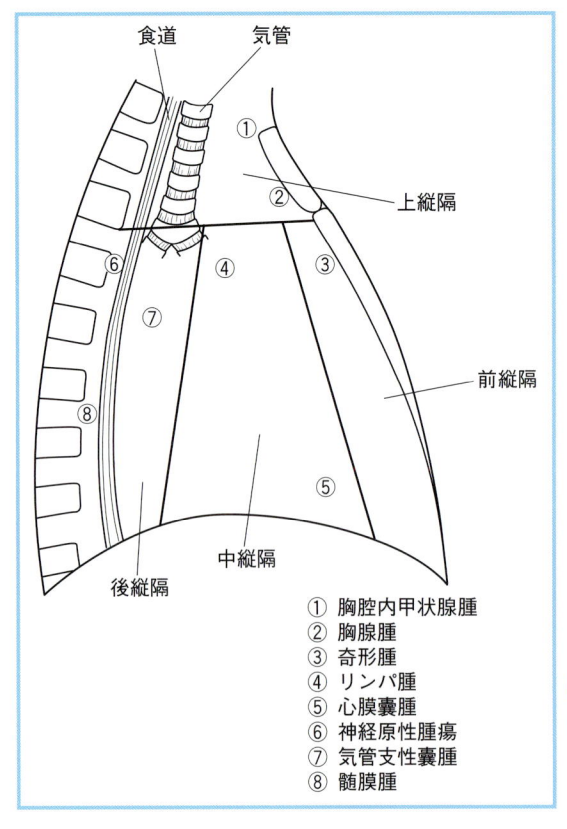

図27-1 各縦隔腫瘍の好発部位 縦隔は上，前，中，後の4ゾーンに分けられる。これらのゾーン別に好発しやすい腫瘍を列挙した。

① 胸腔内甲状腺腫
② 胸腺腫
③ 奇形腫
④ リンパ腫
⑤ 心膜嚢腫
⑥ 神経原性腫瘍
⑦ 気管支性嚢腫
⑧ 髄膜腫

a. 拡大胸腺摘出術

今日，胸腔鏡による胸腺摘出術がかなりの施設で行われる状況であるが，必ずしもいまだ標準的なものとはなっていない。ここではまず，一般的な胸骨正中切開法について解説する。

胸腺組織は腕頭静脈下方を中心にH型に左右，上下方向に位置し，上極は甲状腺下極まで達する。横隔膜上の脂肪組織にも迷入する形で存在するとされている（図27-4）。まず胸骨柄から剣状突起に及ぶ皮膚切開を加える（図27-2, 3）。頸部についてはできる限り，傷が外界に露出しないよう，美容に配慮する。

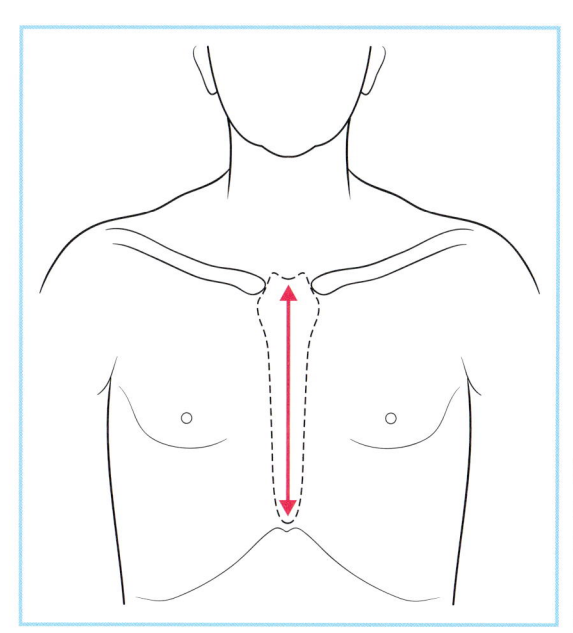

図27-2 胸骨正中切開（縦隔腫瘍手術） 胸骨柄から剣状突起に至る正中切開を置く。一般に重症筋無力症は若年女性に多いので，できれば美容面にも配慮したい。切開線が胸骨柄先端より上方に出ないように注意する。

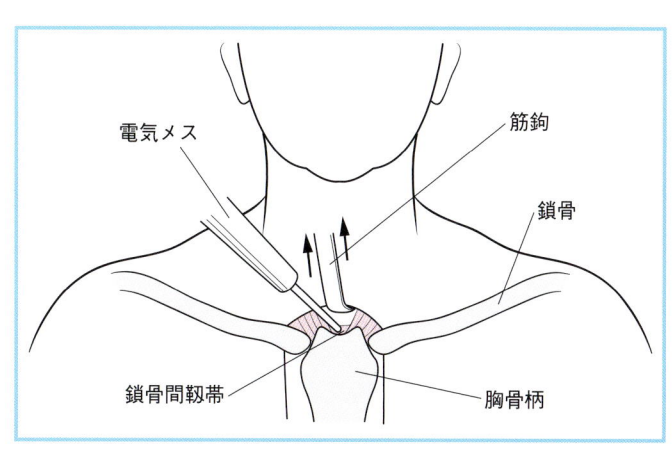

図27-3 胸骨正中切開 皮膚切開を胸骨柄部より上方に延ばさないため，正中切開の前に，ストライカーが十分に入るスペースを作っておく。そのために筋鉤で頸部上端の皮膚を上方に圧排して鎖骨間靱帯を切断する。ツッペルを胸骨下に入れて縦切のためのスペースを作る。

胸骨柄の直上で靱帯を切離して胸骨の裏側にスペースを作ってゆく（図27-4）。縦隔をオープンした後，両側横隔膜上から縦隔内脂肪組織の剥離・摘出を行う。続いて横隔膜から心外膜に移りツッペルで心外膜上の脂肪組織を剥離してゆく。両側肺胸膜，縦隔胸膜上の脂肪組織を同様に剥離する（図27-5）が，このとき，横隔神経を損傷させないようにベッセルループで神経を保護しておく。この操作は必ず愛護的に行うべきで，神経に密接して剥離などを加えてはならない。また横隔神経の随伴血管を損傷した場合，電気メスなどで止血を試みるのは避けた方がよい。モスキートで小さくつまんで結紮するか，あるいはしばらく圧迫止血しておけばよい。一般的にはこの神経よりさらに深部で脂肪組織の郭清をする必要はなく，横隔神経付近でとどめてよい。

上記の操作で縦隔肋膜が破れて開胸となることが多いが，小さな破れであれば閉胸時に肺を膨らませて縫合閉鎖する。この肋膜が大きく破れた場合はむしろ縦隔肋膜を確実にオープンして，肋膜の補修をあきらめた方がよい。後に胸腔内にはドレーンを入れておく。

左右肺門上部から胸腺中心部に剥離・摘出を進めて，左腕頭静脈に達する。腕頭静脈周囲の胸腺組織を除去して同静脈にベッセルループをかけ胸腺や甲状腺に分枝するいくつかの静脈を切断する（図27-6）。腕頭静脈の下方の胸腺組織も丁寧に除く。腕頭静脈の左側末梢ならびに上大静脈との分岐部まで追跡する。胸腺の上方では両側甲状腺の下極直下まで摘出する。以上の処置でほぼ上〜下縦隔の胸腺組織が除去されるので，後はドレーンを1本留置して胸骨を閉鎖する。縦隔肋膜がオープンされていればこれを閉鎖するが，広くオープンされていると閉鎖せず，むしろ両側胸腔内にドレーンを留置して終わった方が早い。

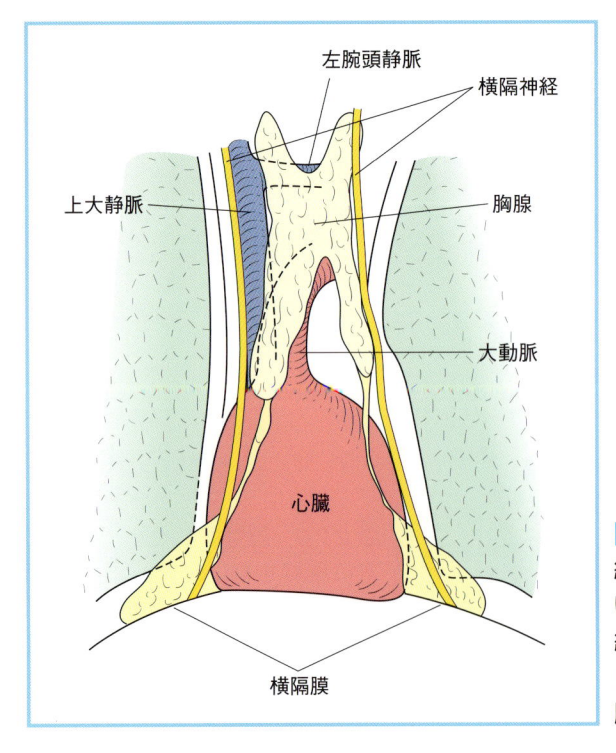

図27-4 拡大胸腺摘出の範囲 胸腺組織は腕頭静脈を中心にH型に広がっている。その他縦隔内の脂肪組織に胸腺組織の迷入があるとされている。その点からも横隔膜上から甲状腺下極に至る拡大胸腺摘出を行う必要がある。

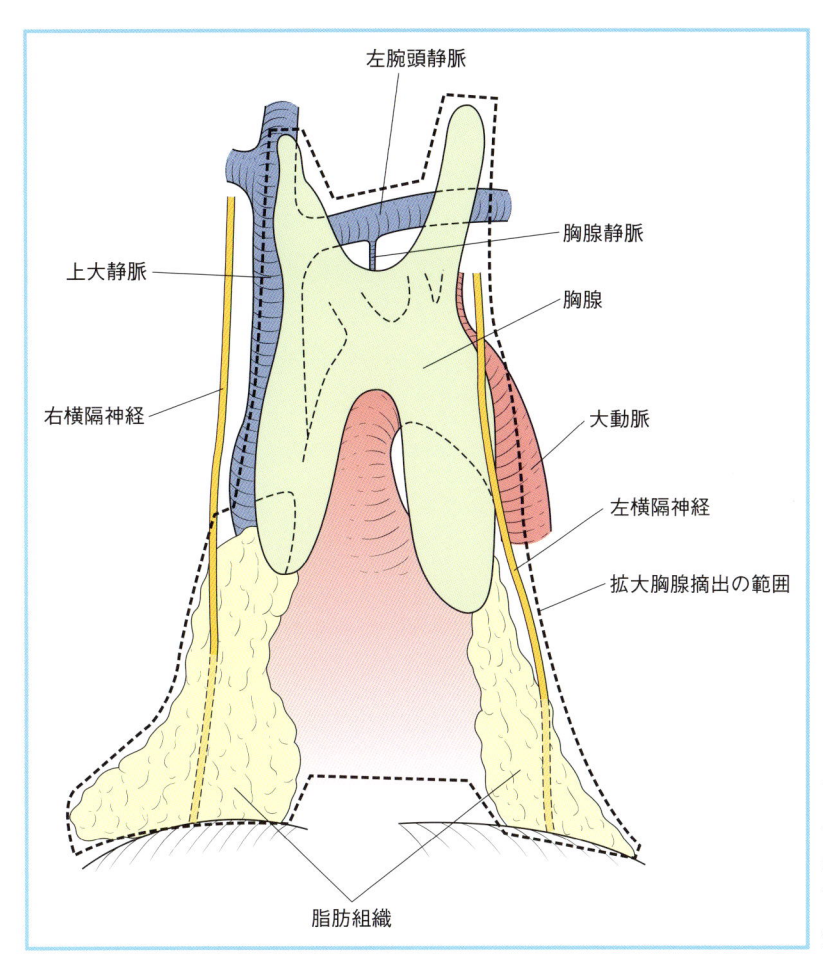

図 27-5 **拡大胸腺摘出の範囲** 両縦隔下部の脂肪組織および心膜，縦隔肋膜に付着する脂肪組織も摘出する。左右横隔神経周囲から肺門さらに腕頭静脈周囲、両側甲状腺下極に至る胸腺ならびに脂肪組織が摘出対象である。

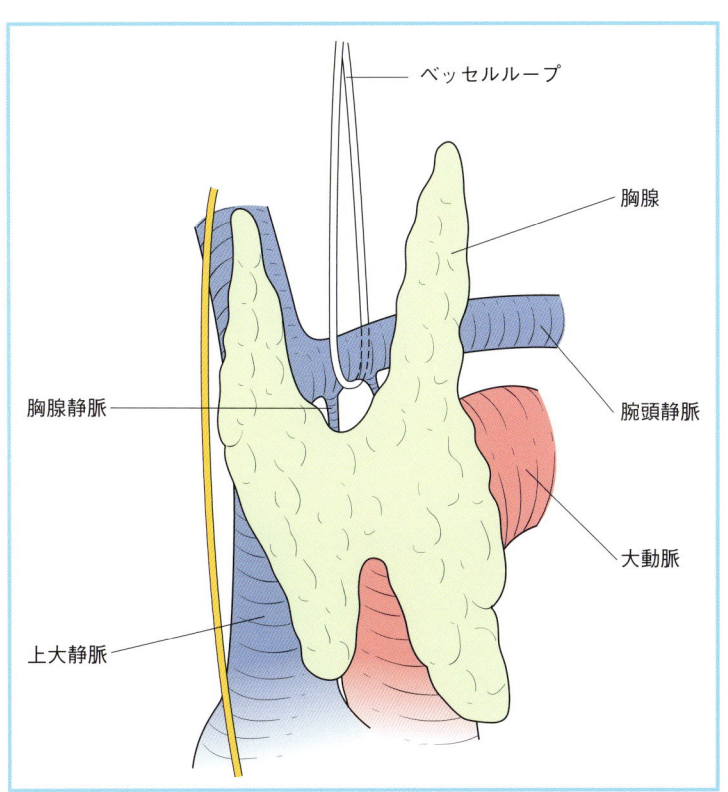

図 27-6 左腕頭静脈の背側は特に丁寧に郭清する必要がある。この静脈から出る胸腺静脈や甲状腺に連続する静脈を結紮・切断しベッセルループをかけて牽引しながら郭清する。

b. 胸腔鏡下拡大胸腺摘出術

　重症筋無力症が1)本来良性疾患であること，2)若い女性に多い疾患であること，3)皮膚の縦切開はケロイドとなりやすいこと，などから，胸腔鏡手技は，その欠点を補うものとして注目される。また術前に大量ステロイドの投与を受けた状態で手術に回されるケースもあり，術後感染のリスクの面からも胸骨正中切開より胸腔鏡下手術のほうが患者に歓迎される。ただ本手術の難点は胸骨下のワーキング・スペースが狭く，病変が胸腔鏡と平行する位置関係に存在することから，胸腺静脈のような血管の処理が，斜め方向からの処置となってやや難しいといった点であろう。また直視下での摘出ではないことから，完全にすべての脂肪組織の剝離が実施されうるかどうか疑わしいところもある。いずれにしてもまだ開拓段階の手技で，確立した方法には至ってない。

手術法

　仰臥位正中の体位とする。胸腔内のワーキング・スペースを広くとるため胸骨を挙上させる方法がいろいろ工夫されているが，これもまだ確立した方法はない。当初，左右の側胸壁にポート孔を作り，さらに甲状腺下極の操作のために頸部横切開を置く施設が多かったが，最近では右側胸部のみからのアプローチでも手術可能とされている。筆者の施設では右側胸部の3ポート孔と剣状突起下の小切開（3 cm程度）からのラパロ・リフテングで本手術を完遂している。この"ラパロファン"は腹腔鏡手術で利用される腹壁挙上器であり，縦隔上のワーキング・スペースをできる限り広くするために使用される。他施設では胸骨の第2～3側縁に同様の挙上器をかけて，この部分を持ち上げる方法，あるいは胸骨の上下に紐をかけて胸骨全体を挙上する方法など，種々の工夫が考えられており，いずれも胸骨下のワーキング・スペースの拡大を得るための努力である。剣状突起下を剝離して胸骨下にラパロファンを挿入して下方の胸骨を持ち上げる（**図 27-7**）。続いて必要な個数のポート孔を第4～5肋間に設置して各種内視鏡器具を挿入する（**図 27-8**）。

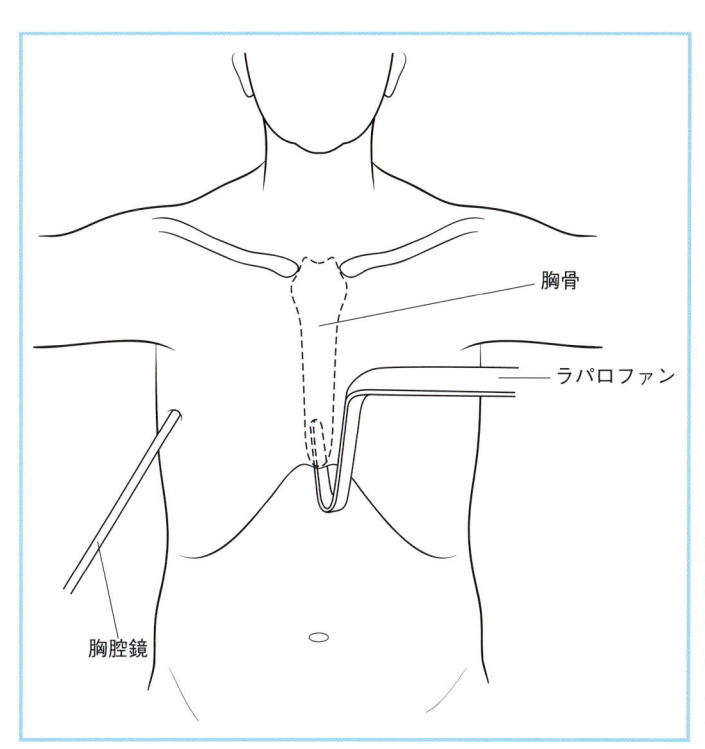

図27-7 胸腔鏡下拡大胸腺摘出（胸骨挙上法） 胸腔鏡を第6〜7肋間中腋窩線に挿入し，縦隔部を観察する。さらに縦隔上のワーキング・スペースの拡大のために，腹腔鏡で使うラパロファンを利用するとよい。剣状突起下を開き，胸骨下にこれを入れて胸骨全体を持ち上げる（ラパロ・リフテング）。

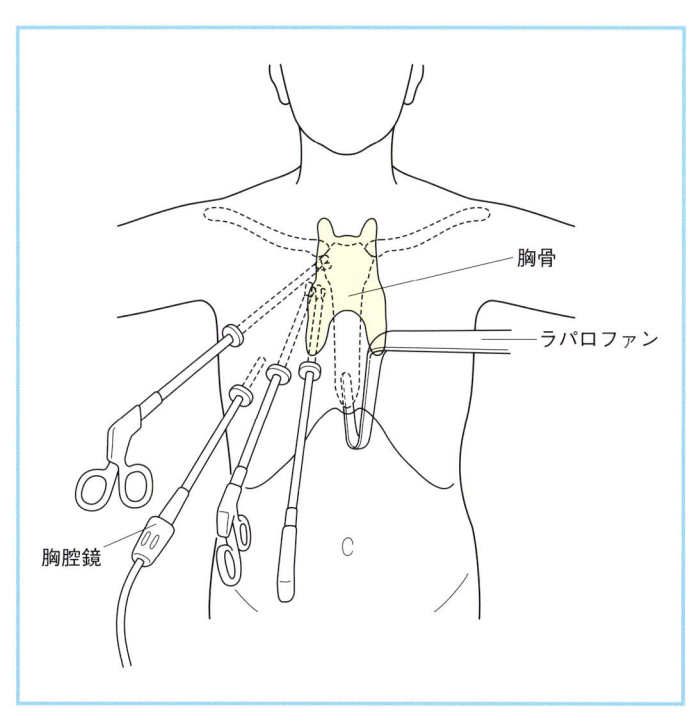

図27-8 胸腔鏡下拡大胸腺摘出 続いて必要な個数（3〜4個）のポート孔を第4〜5肋間に随時作製してゆく。右方向からの摘除が主体であるが，さらに左方向ならびに頸部からのアプローチを追加することもある。

実際の胸腺摘出にあたっては，まず片側横隔膜上から脂肪組織の剥離を開始する。胸骨縦切開と異なり，縦隔肋膜は完全にオープンとなるので，これらに付着する脂肪組織もすべて剥離されてくる。心囊上の脂肪組織もツッペルで剥離し上方に剝ぎ上げる。両側の横隔神経を発見して，これよりも前方(上方)に位置する脂肪組織をすべて除去してゆく。左腕頭静脈に近づくと，これを露出してベッセルループをかけ保護する。この静脈より下方に走る 2～3 本の細い血管(いわゆる胸腺静脈＝ thymic vein)があり，中でも中央のものが一番大きい。この血管の処理は超音波凝固切開装置で，あるいはヘモクリップを中枢(残す側)根部にかけて切断すればよい(**図 27-9**)。不用意に引っ張ると，簡単に腕頭静脈を引き裂いて大きな出血をきたすこととなるので注意深く行うこと。胸腺静脈の処理が終わったら，ベッセルループを挙上しつつ，心囊表面からの胸腺剥離に連続してさらに，腕頭静脈の下方，左右から胸腺組織を剝ぎ上げてゆく。続いて甲状腺下極から胸腺組織をはずす形で引き降ろす(**図 27-10**)。これは頸部切開を加えていれば，頸部からアプローチしてもよい。

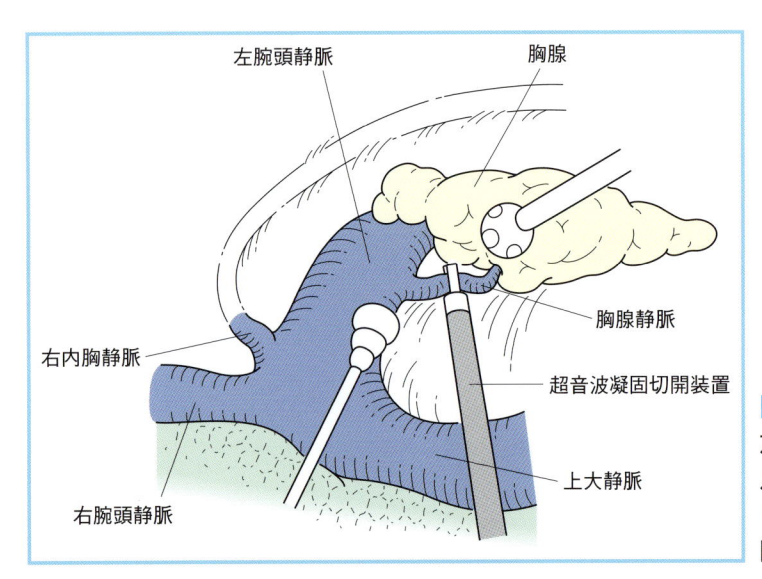

図 27-9　胸腔鏡下拡大胸腺摘出
左腕頭静脈を露出して，ベッセルループをかける。胸腺静脈を露出して，これを図のように超音波凝固切開装置で切断する。

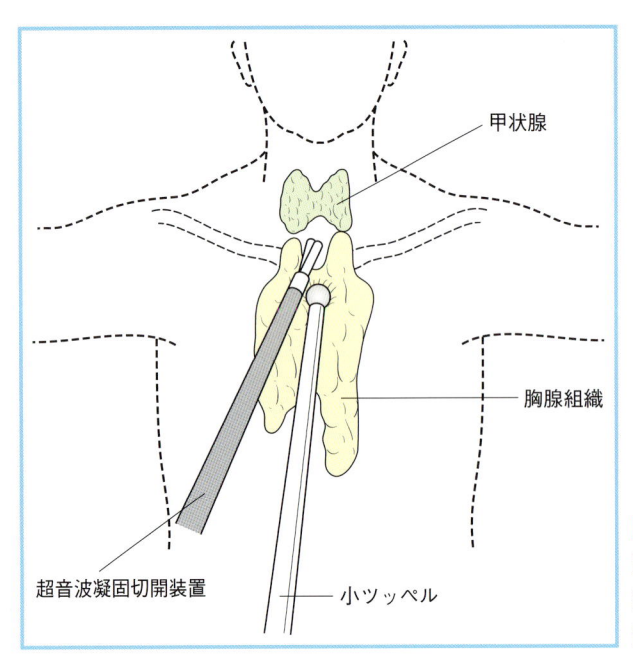

図 27-10　胸腔鏡下拡大胸腺摘出　甲状腺の両極に接する胸腺組織を引き降ろす。結合組織や小さな血管の切断には超音波凝固切開装置あるいはヘモクリップの利用がよい。

c. 縦隔腫瘍（胸腺腫瘍）

病態

　縦隔腫瘍切除の基本的アプローチは胸骨縦切開である．対象となる疾患群として胸腺由来の各種上皮性腫瘍，縦隔発生の各種囊腫，異所性甲状腺腫瘍，リンパ管囊腫などがある．それらの中のある種については胸腔鏡下摘出が可能であり，通常の胸骨縦切開による直視下手術と胸腔鏡下手術の使い分けが必要である．

胸骨縦切開による手術

　仰臥位で前胸壁中央に胸骨柄直上から剣状突起下に到る切開線をおく．若年あるいは女性の患者では切開線が頸部に及んで着衣からはみ出して見えることを避ける．

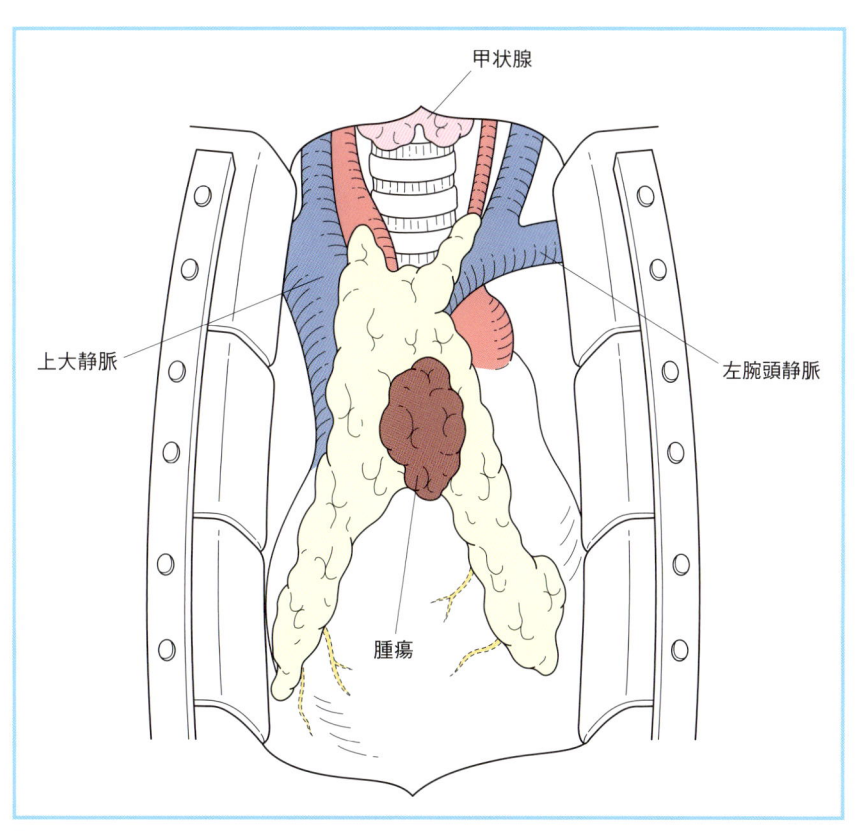

図 27-11　胸腺腫瘍摘出　通常は拡大胸腺摘除も含めて腫瘍を摘出する部位を観察して，それらも合併切除する．

胸腺上皮性腫瘍（胸腺腫）の摘出

まず最も侵襲を受けやすい左腕頭静脈の位置確認と，合併切除の必要性を確認する（**図 27-11**）。胸腺全体を含めて腫瘍を切除するいわゆる thymo-thymectomy を行うようであれば，末梢（腹側）の心横隔膜移行部の脂肪組織の剥離からスタートする（**図 27-12**）。左側あるいは右側について，電気メスを主体に肉眼的に認められる脂肪組織を連続性に剥離，摘出してゆくが，その際横隔神経の走行を確認し，麻痺をきたさないように神経からの距離を保つこととする。

周囲臓器の合併切除が不要であれば，腕頭静脈に流入するすべての小静脈（胸腺静脈も含む）を結紮切離する（中枢側は結紮，末梢側はクリップで可）。頭側の胸腺組織はアリス鉗子で把持して，両側甲状腺下極から摘出してゆく。胸腺腫瘍の正岡II期〜III期のものは，縦隔肋膜に近接あるいは浸潤していることが考えられるので，同側（腫瘍突出側）の縦隔肋膜は大きくオープンする。心膜上の脂肪組織はツッペルで剥ぎ上げる（**図 27-13**）。もし腫瘍が心外膜に浸潤していると判断されれば，健常な部分で心膜を切開し腫瘍に付着させて合併切除する。側方の剥離については縦隔肋膜をオープンし，胸腔内より判断するが，肺に部分的な浸潤がうかがわれる場合は，ステープラーで肺を部分切除する。また上大静脈浸潤がある場合は，上方の鎖骨下動脈，内頸静脈まで露出し血行再建の準備をする。腕頭静脈は中枢側，末梢側とも剥離可能であればベッセルループをかけて保持する。

全体的に腫瘍を含む胸腺組織が遊離され，最終的に血管への浸潤部位のみが残ったところで血管の合併切除とする。大動脈や腕頭動脈への浸潤はまれで，むしろ腕頭静脈さらにはその上大静脈への流入口あたりが浸潤を受けやすい（**図 27-14**）。

上大静脈再建に際しては，まず腕頭静脈—右心耳間のバイパスを置く（**図 27-15**）。左腕頭静脈からの浸潤部を切除して直接縫合で欠損部を閉鎖，あるいはパッチ補塡とするか，人工血管とするかを決定する。その詳細は以下のごとくである。

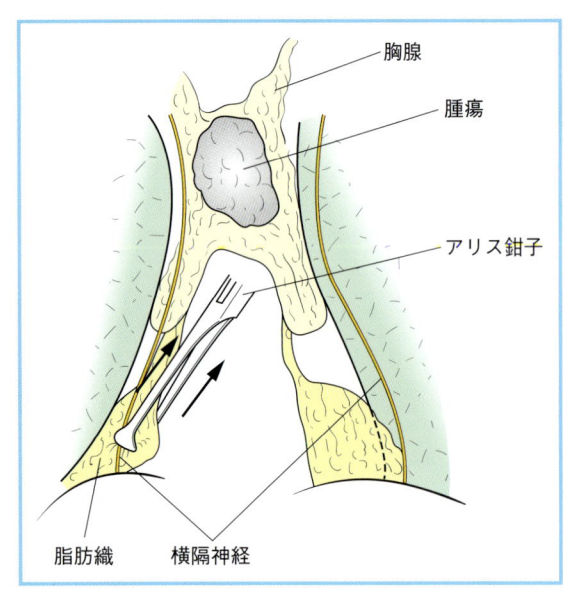

図 27-12 胸腺腫瘍摘出 縦隔最下部の脂肪組織をアリス鉗子などで把持し，電気メスで切離してゆく。横隔神経を損傷させないことが大切である。横隔神経は栄養血管が随伴しており，不用意に接触すると出血しやすい。また出血部位を電気メスで凝固すると，神経を損傷させることから，圧迫止血するか，モスキートで細かくつかみ結紮すること。

27. 縦隔疾患の外科　307

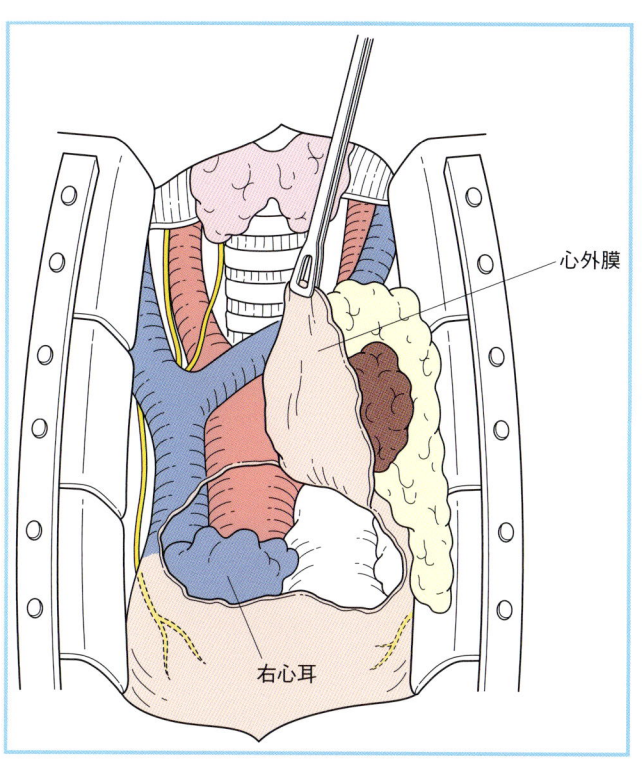

図 27-13　**胸腺腫瘍摘出**　心膜に付着する脂肪組織もツッペルで剥ぎ上げてゆき，腫瘍浸潤が疑われる場合は，大動脈起始部あたりで心膜を切開して合併切除とする。

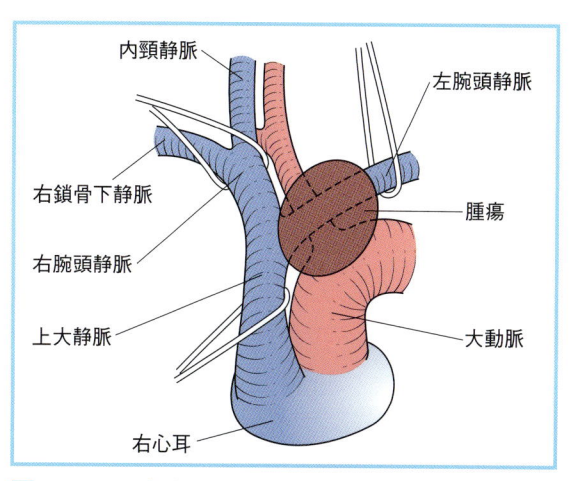

図 27-14　**胸腺腫瘍摘出**　胸腺腫瘍が左腕頭静脈の上大静脈流入部付近に浸潤した場合は，血行再建が必要となる。腫瘍浸潤のないところで各血管にベッセルループをかけて再建の準備をする。

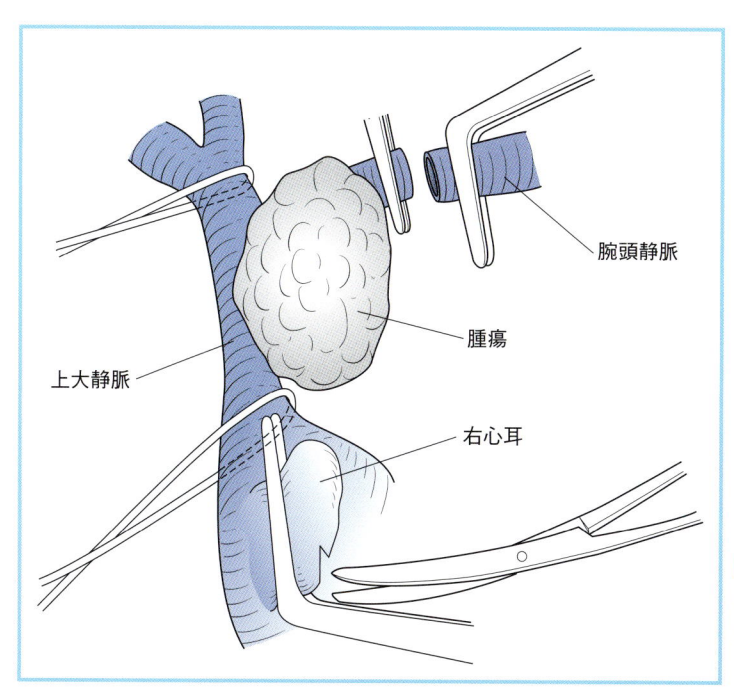

図 27-15　**胸腺腫瘍摘出**
静脈再建に際しては，まず左腕頭静脈端と右心耳の間にバイパスを作製する。

血行再建（バイパス）

本来，腕頭静脈のみが腫瘍に involve されているようであれば，この静脈を健常な部分で結紮切断してバイパスを置く必要はない。しかし上大静脈流入口あるいは上大静脈そのものにまで浸潤がうかがわれる場合は，上大静脈–右心耳間，および腕頭静脈–右心耳間のいずれか，あるいは両方にバイパスを置く必要がある。この場合，両方が開存し続けるわけではなく，いずれ2本の中の1本，すなわち腕頭静脈–右心耳バイパス側の血流途絶が予想される。

まず腕頭静脈–右心耳バイパスであるが，腕頭静脈末梢と右心耳の一部を血管鉗子でクロスクランプする。右心耳を切開し内部の肉柱を十分に切り取って，全体が直径12～15 mm 程度の切開口とする。PTFA リング付きグラフト（直径10 mm，12 mm）を準備し，まず片側を吻合してその後に適当な長さにトリミングを行えばよい。吻合はいずれの側を先行してもかまわない。(4-0 または) 5-0 プロリン糸を用いて，2点支持により縫合する。このときの連続吻合は血管外科でよく利用されるパラシュート型の縫合とするとよい。次いで対側の吻合に移るが，こちらも同様に2点支持による連続縫合を行う。吻合が終了したら一方のクランプを解除して，グラフト内に血流を通しながらエア抜きをする。グラフト全体は適当な緊張で大動脈弓に沿って据えられるのがよい（**図 27-16**）。続いて上大静脈末梢–中枢側の切除，再建に移り，同様の方法で人工血管に置換する（**図 27-17**）。もし中

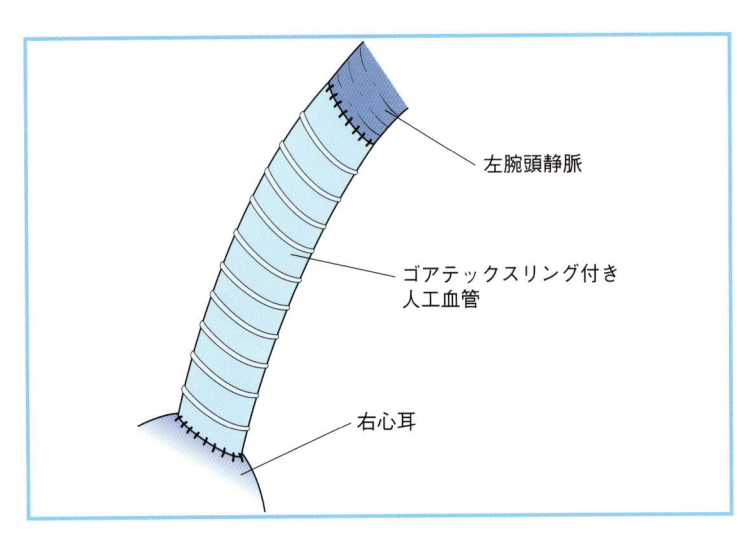

図 27-16 胸腺腫摘出（血行再建） 左腕頭静脈と右心耳間にゴアテックス・リング付き人工血管を置く。どちらを先に吻合してもかまわないが，最終的にエア抜きをして血流を通す。

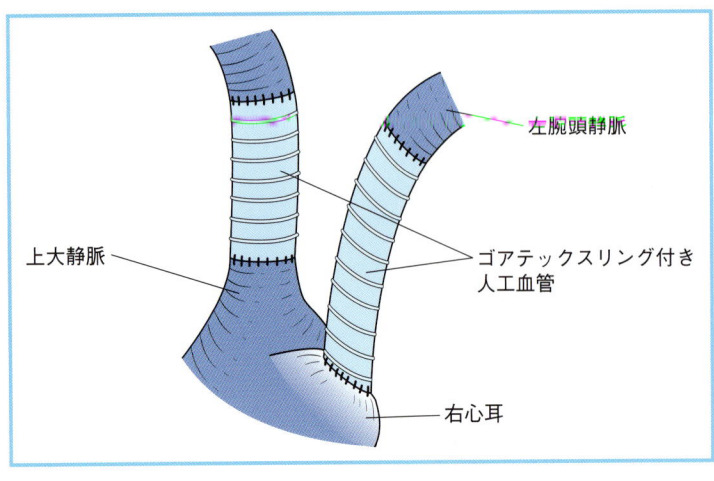

図 27-17 胸腺腫瘍摘出（血行再建） 上大静脈の切除部位にも人工血管を置いて両端を吻合する。結局2本の静脈ルートが作製されるが，どちらか1本は詰まることが多い。

枢の切断が内頸静脈や鎖骨下静脈の分岐部に少しでもかかる可能性があれば，これらのすべてをその末梢で遮断した上で，人工血管による置換を行う。

d. 縦隔腫瘍（胸腺腫瘍以外）

良性縦隔腫瘍でしばしば発見されるものに，神経原性腫瘍あるいは気管支性囊胞(腫)，心膜囊胞(腫)などがある。いずれも胸腔鏡を使って摘出されることが多い。神経原性腫瘍は縦隔内のいずれの神経からも発生しうるが，多くは肋間神経，交感神経幹などからで，そのほかに迷走神経，腕神経叢などからの発生がみられる。

手術法

神経原性腫瘍の発生部位を中心として，アプローチしやすい3箇所にポート孔を置く。腫瘍直上の壁側胸膜に電気メスで切開を入れ，この胸膜を把持してツッペルで周囲組織から腫瘍を遊離してゆく。固く離れないところは電気メスで切離する。周囲肋間動静脈からの血行がうかがえる所ではヘモクリップをかけて切離する。一方向からのみでなく，いろいろな方向から剝離し最後に発生部位の根部〔stalk(英)，Stiel(独)〕に至り，ヘモクリップでクリッピングして切断する。この stalk の切離はできる限り神経（本幹）に近接して行うのが望ましく，それは再発防止のためである。ただし肋間神経や交感神経幹に比し腕神経や迷走神経といった重要神経では神経本幹に近づくと機能欠損を生じる可能性があり，この点の判断が難しい。手指あるいは声帯麻痺は永続的で回復の可能性は少ない。基本的に肉眼的な腫瘍巣は完全に除去する必要があることから，前もってのインフォームド・コンセントで機能欠損の了解は十分にとっておかなければならない。

心膜囊腫はほとんどこれといった自覚症状がみられないことから，手術適応について疑問視されるが，常に検診などで指摘されてそれをストレスに感ずる患者であれば摘出を勧めるとよい。胸腔鏡下にステープラーで囊胞根部を切離するか，ループ結紮後に切断するとよい。

気管支性囊胞(腫)についても胸腔鏡の利用は可能であるが，良性でありながら炎症を繰り返すと，周囲組織に強く癒着するのが本腫瘍の特徴である。しかも食道，気管，肺動脈本幹といった重要組織に深部で癒着していることから，術野の限られた胸腔鏡では剝離操作が大変難しい。したがって気管支性囊胞が縦隔深部に存在する場合は，できる限り開胸手術で臨むことを勧める。ただ，この開胸手術でも囊胞壁のすべてを癒着部から剝離することが困難な場合がある。このときは剝離可能な部分の腫瘤（囊胞壁）をできる限り除去し，それが困難な部分については無理をせず囊胞壁表面を吸引管やガーゼで十分に擦過してそのまま閉じるほうが賢明である。壁の表層細胞と粘液分泌組織を除いてしまえば再発の心配は少ないと考える。

28 縦隔膿瘍

病態

　多くが急性降下性縦隔炎として発生し緊急での処置を迫られることが多い。治療の基本は膿瘍の効果的なドレナージにある。そのアプローチ法をどうするかがよく議論されるが，基本的には頸部からのアプローチが主体で，それに胸腔からの縦隔切開を加えると排膿がさらに加速される。人工的な膿胸を作ることへの批判もあるが，一般に，気管分岐部より下方まで縦隔膿瘍が広がると，頸部からだけのアプローチでは排膿が不十分である。このときには積極的に胸腔鏡による縦隔肋膜切開を加えて，胸腔内へ膿汁の脱出を図ると治癒が早い。

手術法

　頸部アプローチのみでゆく場合の方法として図 28-1（a〜c）に示すような縦隔ドレナージ法がある。頸部甲状軟骨の側方に縦切開を入れ，食道壁を露出する。この食道と椎体の間の内臓後鞘に指を入れて，この部分を手指先端で分離しながら最深部まで到達する。第6胸椎前縁まで挿入可能である。その後にドレーンを留置する。

　気管周囲の膿汁を排膿する方法としては気管側壁に沿ってツッペル，吸引管などを挿入しつつドレナージルートをつくるとよい。

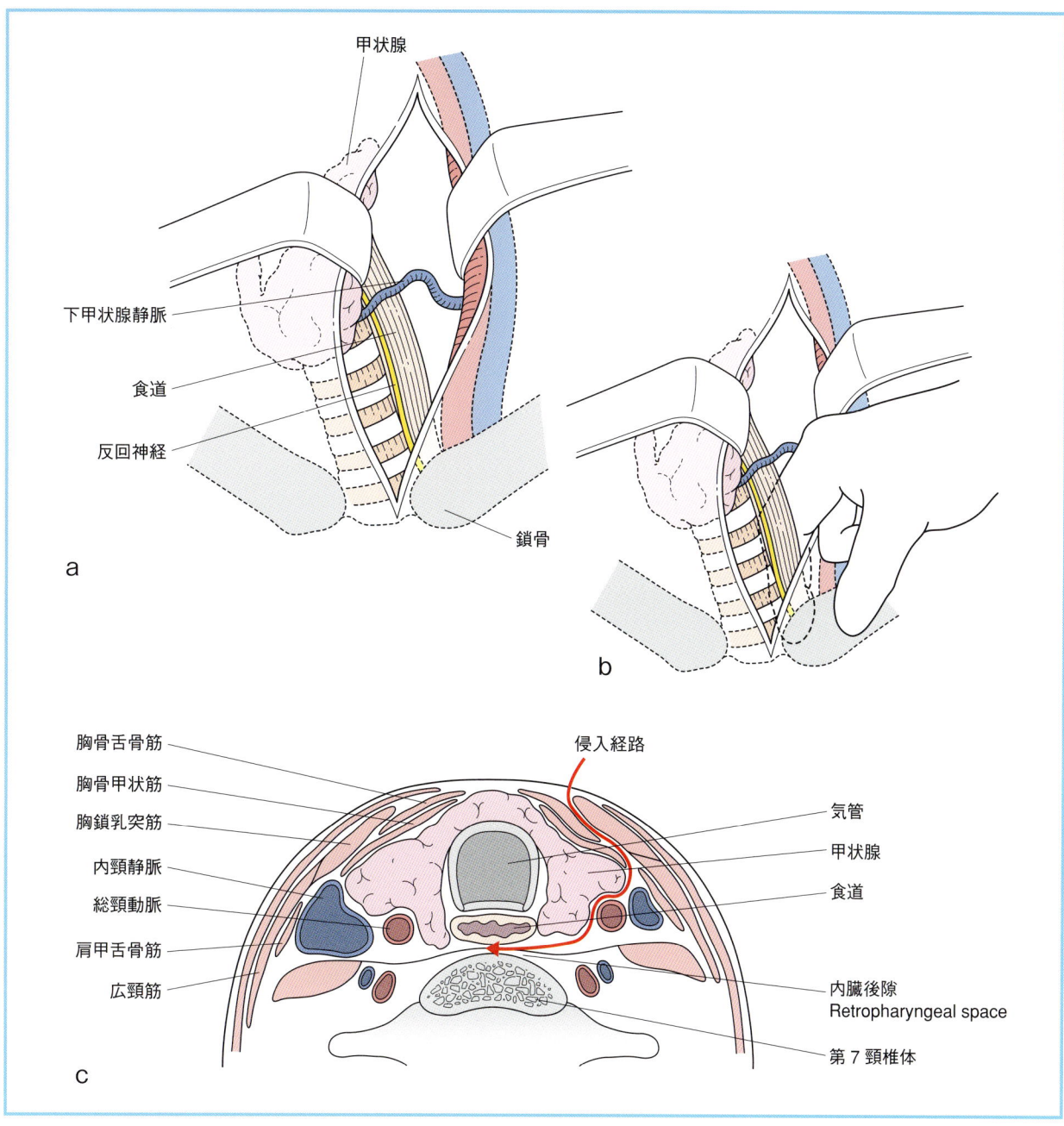

図 28-1 縦隔膿瘍へのドレナージ
a：甲状腺と内頸静脈・総頸動脈血管鞘の間を剝離し食道を露出する。
b：食道と椎体の間の内臓後隙（Retrovisceral space ＝ Retropharyngeal space ＋ Retroesophageal space）に指を入れる。簡単に挿入することができる。
c：軟らかいドレーン（ペンローズ，デュープル）を入れる。仰臥位で最も低くなる第6胸椎前縁まで挿入することができる。

ドレナージ法としてはまず頸部の胸骨柄上に 5 cm 程度の頸部横切開を加える。気管壁を露出しこの壁に沿って前方，側方にツッペルあるいは吸引管を挿入し，その先端で組織を分けてゆく（図 28-2）。操作中に膿瘍腔に達すると急に膿汁の流出がみられるので，それらを十分に吸引して先端の柔らかいドレーン，J バック（ドレーンチューブ）あるいはペンローズなどを留置する（図 28-3）。

　頸部アプローチのみで十分な排膿が得られない場合は，続いて胸腔鏡による縦隔部の開放を図る。側臥位または半側臥位で分離肺換気麻酔下に，腋窩下方から胸腔鏡を挿入する。もう 1 つのポート孔からエンドカッターを入れて，縦隔肋膜を十分に切開する（図 28-4）。右側では通常，下大静脈と気管の中間部を切開する。この切開によって膿汁が胸腔内にあふれてくるので，内視鏡用吸引管で内容を十分に吸引する。縦隔内の不良肉芽も吸引管先端で破砕し，可能な限り吸引除去する。この近くに胸腔ドレーンを留置して終わる。術後に強力な抗菌剤を投与する。

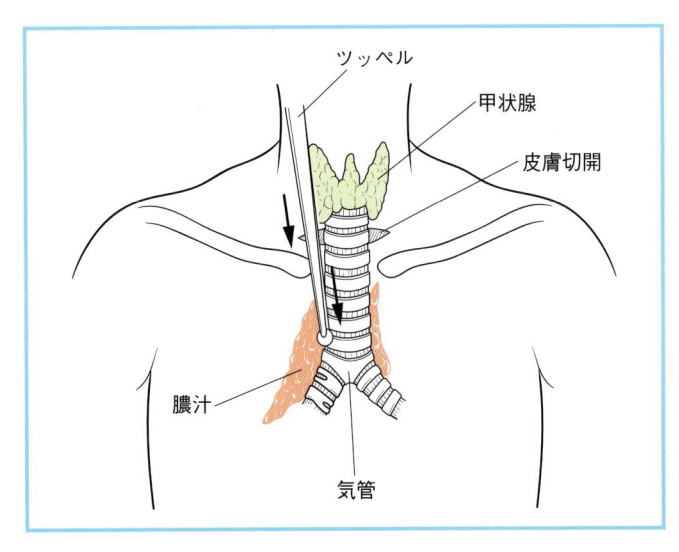

図 28-2　縦隔膿瘍（傍気管アプローチ）　胸骨柄上に 3〜5 cm 程度の横切開を加えて，頸部気管に達し，これに沿って気管前壁や側壁をツッペル，吸引管先端などで剝離してゆく。手指先端で組織を確認しながら進めていってもよい。

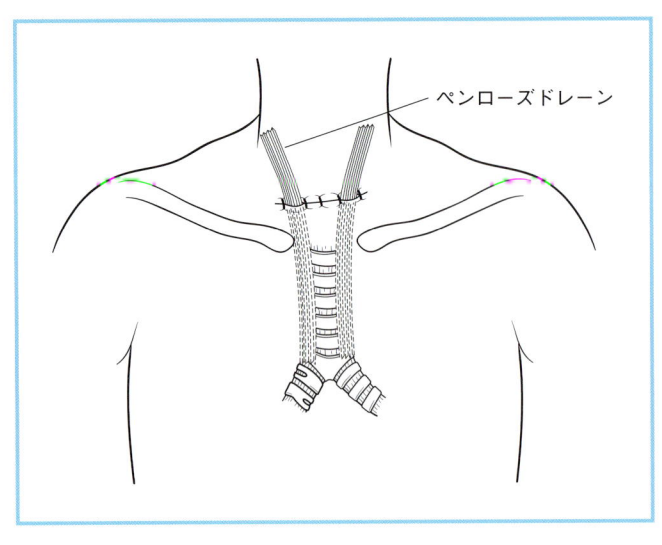

図 28-3　縦隔膿瘍　膿汁の排出がみられれば，吸引管で十分に壊死物質，不良肉芽を搔爬してそれらを吸引する。1〜2 本のペンローズドレーンを留置して閉鎖する。

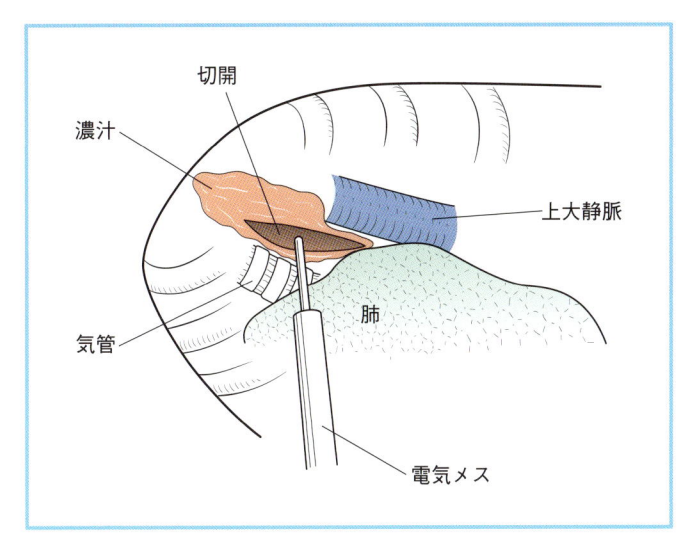

図 28-4　縦隔膿瘍（胸腔鏡下ドレナージ）　胸腔鏡によるアプローチ。前腋窩線より胸腔鏡を，また別のポート孔より内視鏡用鋏を入れて縦隔胸膜をオープンする。膿汁の排出がみられれば，その部位を中心に吸引管（内視鏡用）で縦隔内の膿性組織を掻爬しつつ広げてゆく。ドレーンを胸腔内に留置する。

コラム・9

手術が上手になるための個人的努力

　筆者（白日）の入局先は当時の結核研究所で，結核の手術が主体であり症例も今ほど多くはなかった。だから第二助手になるのが同僚との競争のようなものであった。いつかは自分も先輩のようにメスを手にして「肺切除を手がけてみたい」，それが夢であった。ところがあるとき，実際にメスを手渡され「さあやってみろ」といわれて，どうしてよいかまごついてしまった。そのときの反省から，自分が助手をしたり見学した手術については，以後その内容をすべてノートに書きとどめる習慣を作った。自分だけにしかわからない「手術ノート」の作成である。よくプロ野球のキャッチャーが相手方のバッターの弱点や攻めどころをメモに詳しく書き記して，それを読んで次の試合に臨むそうであるが，私はそれを真似たのである。外科の教科書は正確ではあるが，大まかなことのみが記載されていて，そこに載っているイラストも詳細なところまで描かれたものではない。手術のポイントといったものは1行，2行の文章では表現されえず，自分の目で見，自分の言葉で書かないと詳しくそのニュアンスを書きとどめられないと思った。それで，自分さえわかればよいような画を描き，解説を加えて，次回同じ手術があるときはそのノートを見て手術に入ることにした。そんな風にしていると手術に必要な解剖も覚えやすく，いつのまにか自分も執刀者の一員に成長することができた。若いときには早く切りたい，早く切らせてほしいの一念で焦燥感を覚えるが，必ずチャンスは誰にも平等に訪れてくるものである。そして，そのチャンスをものにして上司の信頼を得るかどうかは本人の工夫と努力にかかっている。

　さて執刀する立場に立つと，続けて私は次のような訓練を自分に課した。ある手術が予定されると，前もってその手術のシミュレーション（つまり疑似手術）を頭の中で何度も繰り返すのである。それは例えば，鑷子で肺門のどこをつまみあげ，鋏をどの方向に入れてゆくかといった細かなところまで，頭の中にリアルな場面を描いてゆく。最初から最後までその疑似手術を進めてゆき，途中でどうしてよいかわからないところが出てくると，複数の手術書で展開方法を詳しく再検討しなおした。そしてまた最初から同じシミュレーションを繰り返すのである。さらにいろいろなバリエーションも想定した。もし最初に予定した方法が展開不能となったときはどうする？といった自問である。これに第二，第三の解決法を想定して，やっと全体の疑似手術を終了するのであった。そうしないととても安心して翌日の手術に臨む気がしなかった。

　手術が上手になるための努力は人さまざまである。若い外科医もいつか必ず一人前の執刀者になってゆくであろう。

29 囊胞性肺疾患

A. 自然気胸

病態

若年の男性に多く発生し，ほとんどリスクがない状況で，胸腔鏡下にブラ切除が実施される。術前に胸部 CT でブラの存在部位を確認しておくべきである。以前は腋窩肋間開胸で実施されることが多かったが，癒着がない限り最近はすべて胸腔鏡手術が第一選択である。若年男性の気胸と異なり，女性に特有な気胸で治療法の異なるものがある。代表的なものとして月経随伴性気胸（後述），あるいは肺リンパ脈管筋腫症（lymphangioleiomyomatosis＝LAM）などが挙げられる。後者では肺全体がびまん性に小囊胞化して気胸を反復し，徐々に重症呼吸不全に移行してゆくことから，片肺または両肺移植が根治的手術法と考えられる。ここでは一般的なブラの切除について解説する。

手術法

側臥位でまず胸腔鏡の挿入口を設定する。肺尖部にブラが集中するので，通常は第 6～7 肋間辺りを胸腔鏡挿入口に設定する。麻酔医に術側換気を停止してもらう。胸腔鏡を入れて胸腔内を観察し，癒着状況あるいはブラの存在部位を確かめる。続いて前方と後方に 1 つずつポート孔を作り，内径 10 mm と 15 mm トロッカーを入れて，肺の圧排やエンドカッター操作用に使う。ブラを発見すると生理食塩水を入れて空気漏れを確認する（ブラ切除を目的とすることから，必ずしも確認の必要はない）。ツッペルで肺を適度に圧排して，ブラを十分に露出する。次いでエンドカッターを挿入してブラの基部を切断する（図 29-1）。最後に他部位にブラが存在しないかどうかを確認する。特に葉間面や縦隔面，あるいは S^6 先端などの観察が重要である。ブラの処置が終わればその表面に補強材を被覆する。この補強材と肺との接着を図るためフィブリン・グルーを塗布する（図 29-2）。このような人工物の被覆を行わないで，切除のみにとどめる施設もあるが，筆者の経験では切除のみの場合と，何らかの被覆物を使用した場合とでは，再発率で後者が有意に低かった。ことにネオベールシートを被覆した場合，ほとんど再発をみていないことから，このような，PGA シートの使用は積極的に行ってよい。最近では，従来の二連のクリップではなく，三連のトライ・ステープル®（エンドステープラー・ウルトラ®に装着）が開発されて，これによるものの切断ではエア・リークの発生が非常に少ない印象を受ける。なお PGA（ポリグリコール酸）シート付きのエンドカッター（Duet TRS®）が市場に出回る状況

であったが，安全性の面で問題視されて同商品についてはすべて回収されたとのことである。

　局所の処理が終われば胸腔内に生理食塩水を十分に入れて，麻酔医に換気の再開を指示し空気漏れの有無を確認する。限られた空間内でのシーリングテストなので要領よく実施する。具体的にはエンドリトラクターで staple line 周囲を圧排しながら，15～20 cm 水柱の圧をかけてエアリークの有無をみる。胸腔鏡挿入孔をドレーンの留置に利用して手術を終了する。

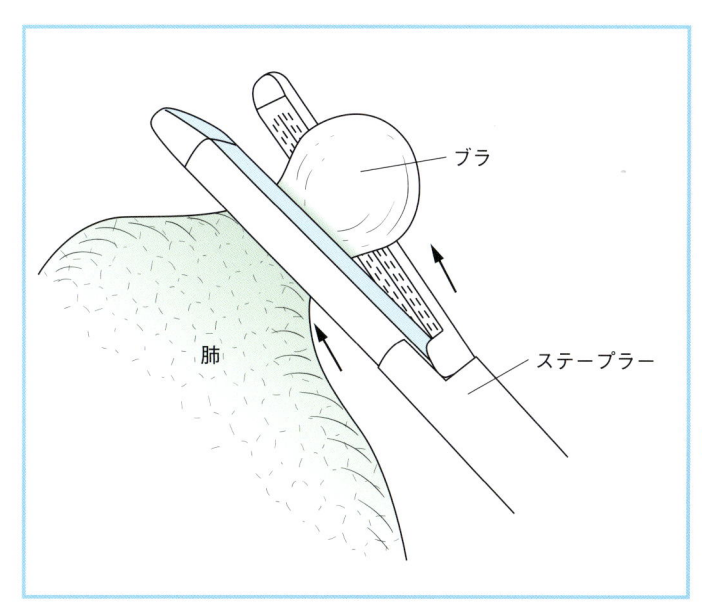

図 29-1　胸腔鏡下のブラ切除　胸腔鏡下にブラの存在部位を確認する。術前に CT でその部位をほぼ推測しているはずであるが，通常は肺尖に位置することが多い。内視鏡用グラスプ鉗子でブラを把持してステープラーで切断する。

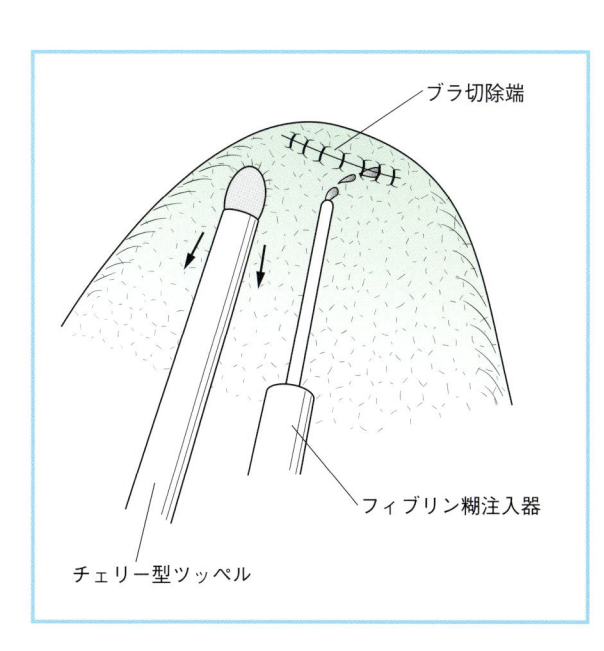

図 29-2　胸腔鏡下のブラ切除　ブラの切離線上に術後のエア・リーク防止目的でフィブリン・グルーを塗布する。また再発防止目的で種々の被覆材料（例：ポリグリコール酸シート：ネオベールシート®）が使われる。

B. 月経随伴性気胸（Catemenial pneumothorax）

病態

　この女性特有の気胸の原因についてはいろいろな説が出されてきた。有力な考えとして子宮内膜が横隔膜表面に形成され（子宮内膜症），これが月経時の内膜剥離で小孔を生じ，そこから子宮，腹腔を通して入ってきた空気が胸腔内に流れ込むとする説明がある。いずれにしても月経に随伴してくる気胸が特徴的で，したがって若年女性で繰り返して多発する病歴が重要である。当然妊娠や閉経の状況では起こることがない。本症は月経随伴性気胸としての診断が重要で，子宮内膜の切除や横隔膜小孔の閉鎖後は，ホルモン剤による薬物治療で管理してゆく。

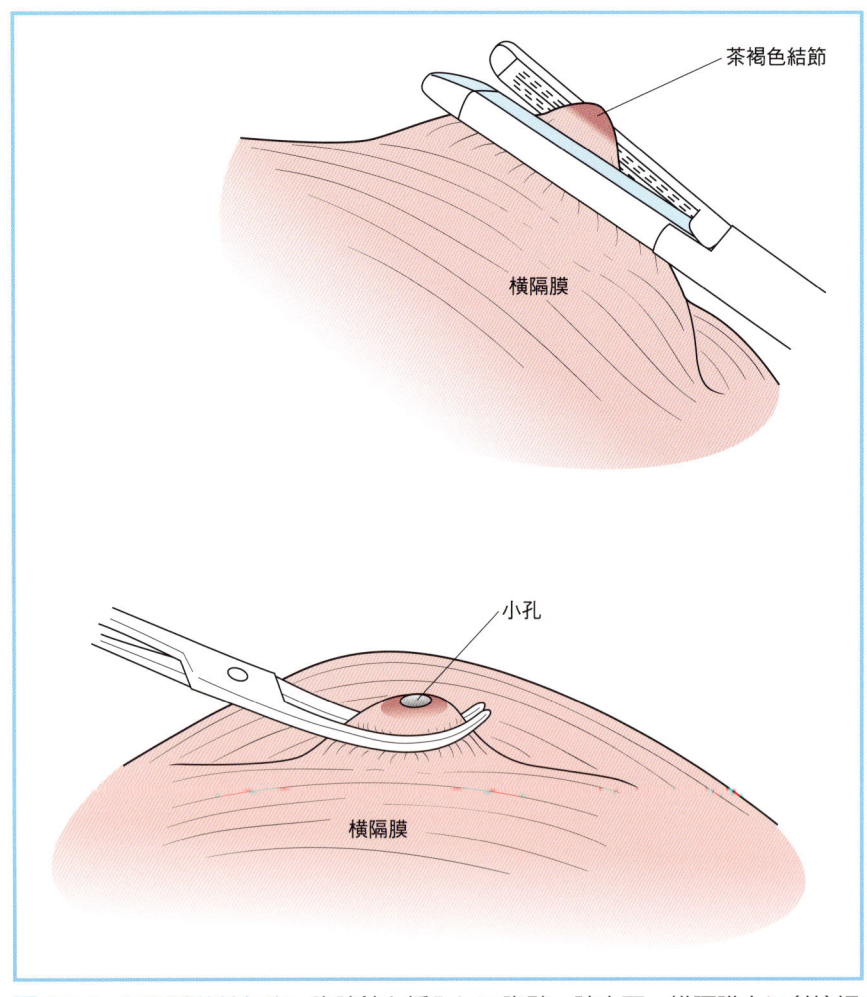

図 29-3　月経随伴性気胸　胸腔鏡を挿入して胸壁，肺表面，横隔膜上に（茶）褐色調の結節や小孔が散在しているかどうかを調べる。通常，横隔膜表面に異常がみられるので，その部分を自動縫合器あるいは鉗子把持で切除し，組織診断に提出して，子宮内膜の有無について検討してもらう。

手術法

　胸腔鏡で行われる。まず肺のブラの有無の確認が重要で，もしブラが存在すれば当然それが責任病巣の可能性がある。続いて横隔膜表面を観察し，茶褐色の斑状結節の有無を観察する。該当するものが存在すればステープラーや鉗子把持でこれらをすべて切除し病理学的検討に回す（図 29-3）。横隔膜表面に小孔が開いていれば，これらを含めて切除し縫合閉鎖する。術後の病理学的検討で子宮内膜の組織所見があれば，随伴性気胸として婦人科的治療に移る。

C. 血気胸，血胸

病態

　単独で血胸が生じることはまれで，多くは気胸（自然気胸）と合併して発生する。原因の1つとして，ブラの破裂により気胸が生じて肺が虚脱すると，その重さで引っ張られた索状癒着に破綻が生じ，内部の血管が破れることが考えられる。手術適応についてであるが，急激な貧血の進行やショックに至っていれば，当然緊急手術の対象となる。しかし多くの場合，ドレーンを入れて肺の再膨張を図ると，膨張した肺による圧迫止血で出血は急激に弱まることが多い。したがっていきなり緊急手術に入ることはせずに，

　1) ドレーン挿入後も持続して 100 ml/ 時間前後の出血がみられる場合，
　2) 胸腔内に血腫形成がみられ，肺を圧迫している場合，
　3) CT で明らかなブラが存在し気胸の原因ともなっている場合，
　などを手術の適応条件として止血，ブラ切除を行うべきである。

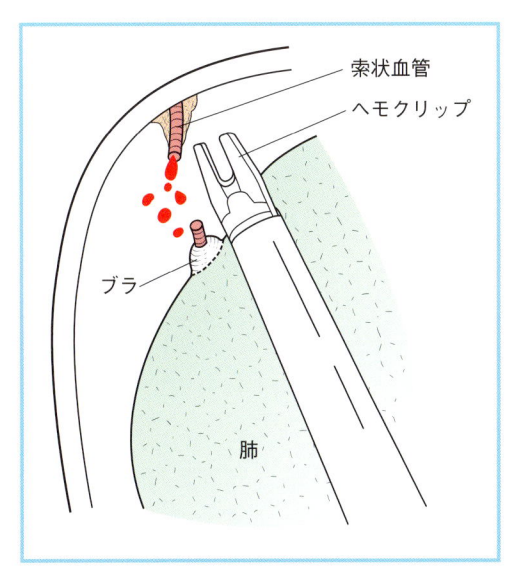

図 29-4　血気胸　気胸に伴う血胸は，肺との索状癒着の中の血管が破綻して（ちぎれて）生じることが多い。周囲の血腫を取り去り，出血部位を確認してヘモクリップあるいは結紮などの処理を行う。

手術法

基本的には胸腔鏡での処置を考える（万一，大量の血腫が存在すれば凝血塊の吸引は胸腔鏡下では困難なことが多く，開胸とした方が安全である）。出血源は通常肺尖胸壁の近くと考えてよい。慎重に吸引管でそれらを除去してゆくと，胸壁からの索状血管が断裂し（ちぎれ）ていて，そこからの出血が観察されることが多い。この場合，電気凝固でも止血できるが，きちんとヘモクリップでクリッピングしておくことを勧める（図29-4）。あるいはループ結紮でもよい。さらにその後，肺側の出血の有無も確認し，そちらの止血も図るが，出血の原因がブラ上の癒着であればブラの切除を行う。

D. 巨大肺嚢胞

病態

若年からのブラが経年的に巨大化していったと考えられることから，中高年の男性が多い。中には非常に巨大化して正常肺が極度に圧排され（vanishing lung），手術によって残存肺の再膨張が可能かどうか危惧されるケースがある。しかし，大部分の症例では長く萎縮していた肺でも，嚢胞切除によってかなりの再膨張がみられ呼吸困難の改善に結びつくことが多い。術前の換気・血流シンチなどで残存肺の機能を確かめ，全身麻酔が可能であれば手術に踏み切る。開胸手術とするか，胸腔鏡下手術とするかの判断であるが，嚢胞基部が不明瞭でしかも複雑に多房化しているようであれば，開胸せざるをえない。しかし大部分は気胸のブラ切除同様に胸腔鏡での処置が可能である。

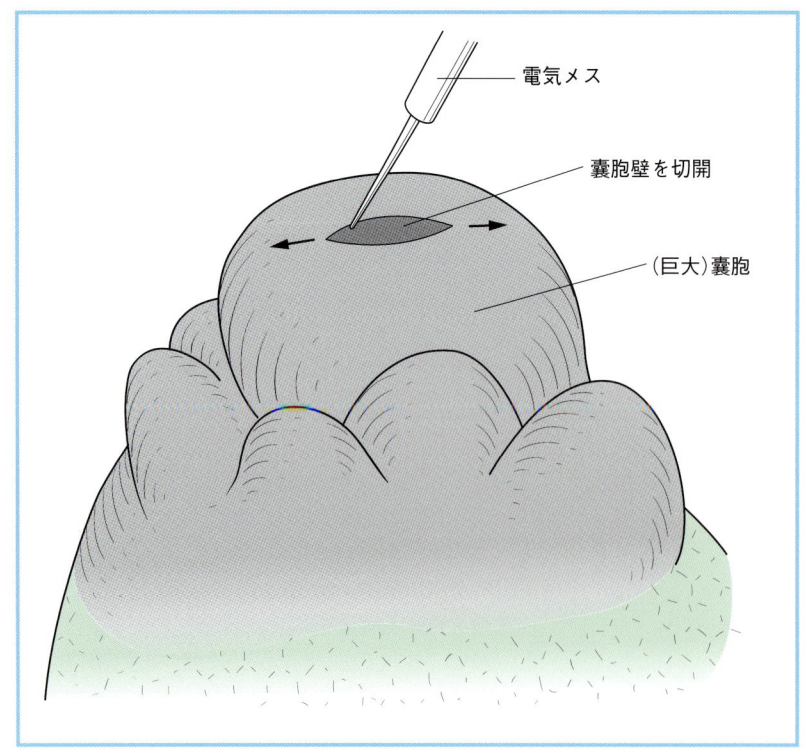

図29-5 （巨大）肺嚢胞切除　胸腔鏡下に嚢胞の位置，大きさ，多房性などについて観察し，続いて電気メスで嚢胞をオープンして内部の状態を観察する。

手術法

側臥位として胸腔鏡を入れ，胸腔内の癒着の有無や囊胞の性状を確認する．まず囊胞に電気メスで穴を開けて脱気を図る（図29-5）．囊胞の健常肺に移行する基部をおおよそ確認して切離線を決定する．気胸のブラ切除と異なり，肺が気腫化していて脆く，ステープラーの切離線での空気漏れが強い．それを防止するため，補強材（例：ポリグリコール酸シート，ネオベールシート）付きの自動縫合器でファイヤーすると，切断線に沿ってシートが縫い込まれ，強い補強材となる（図29-6）．最近開発された三連のクリップ（トライ・ステープル）で切断（エンドステープラー・ウルトラ®）すると，空気漏れは大幅に減少する印象がある．巨大囊胞基部の健常肺に切離線が十分にかかる形で切除することが肝要である．

開胸による囊胞縫縮

巨大囊胞が多房化して肺門に近接し，胸腔鏡での処置が困難視される場合は，開胸により巨大囊胞を直視下に処置する．多房化したものでは各囊胞を遺残させぬように処置することが求められるからである．開胸は前方腋窩切開で入る．囊胞をオープンし内腔を観察

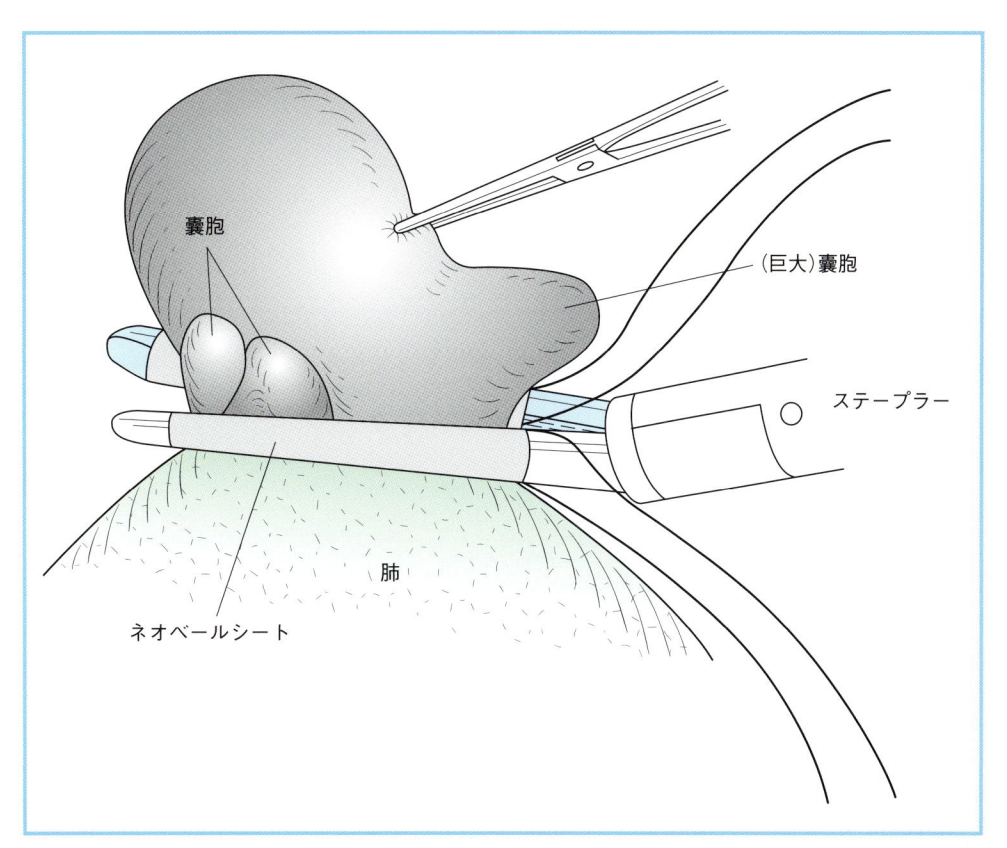

図 29-6 （巨大）肺囊胞切除　ステープラーの両ブレードに筒状のPGAシートをつけて切断すると，切離線にシートが縫い込まれて自動的な補強状態となってくる．一時期このような取り外し型のシートではなく，はじめからブレードに装着されたエンドカッター（Duet TRS®）が使用されることもあったが，安全性の問題があり，商品の提供は不可な状況である．最近では三連のクリップを備えたトライ・ステープラーが開発されて，これによる切断でもエア・リークの発生は非常に減少した．

する．腔内の壁を切離して正常肺との境界を見極める．囊胞底部が健常肺に移行するあたりで自動縫合器（ステープラー）で切離する．1回の切離ですますに，何回かのステープラー使用を迫られることが多い．

　肺が脆くて切離線からのエアリークがひどくなると危惧される場合は，内腔を観察しながら手縫い縫合とする．Naclerio-Langer法では内部の気管支開孔部を直接縫合するようであるが，血管に針をかけて肺内出血の恐れが懸念される．筆者は囊胞壁をあまり多く切らないで，壁で蓋をする形で重ね合わせるように基部肺の上に置き，連続縫合で実質肺と縫着しながら，囊胞壁で新たな厚い肋膜を形成する方法をとっている（図29-7）．肺表面を囊胞壁で二重に蓋をするわけであるが，さらに再発させないよう囊胞壁表面から下部の健常肺も含めて数針の縫着を図る（図29-7）．

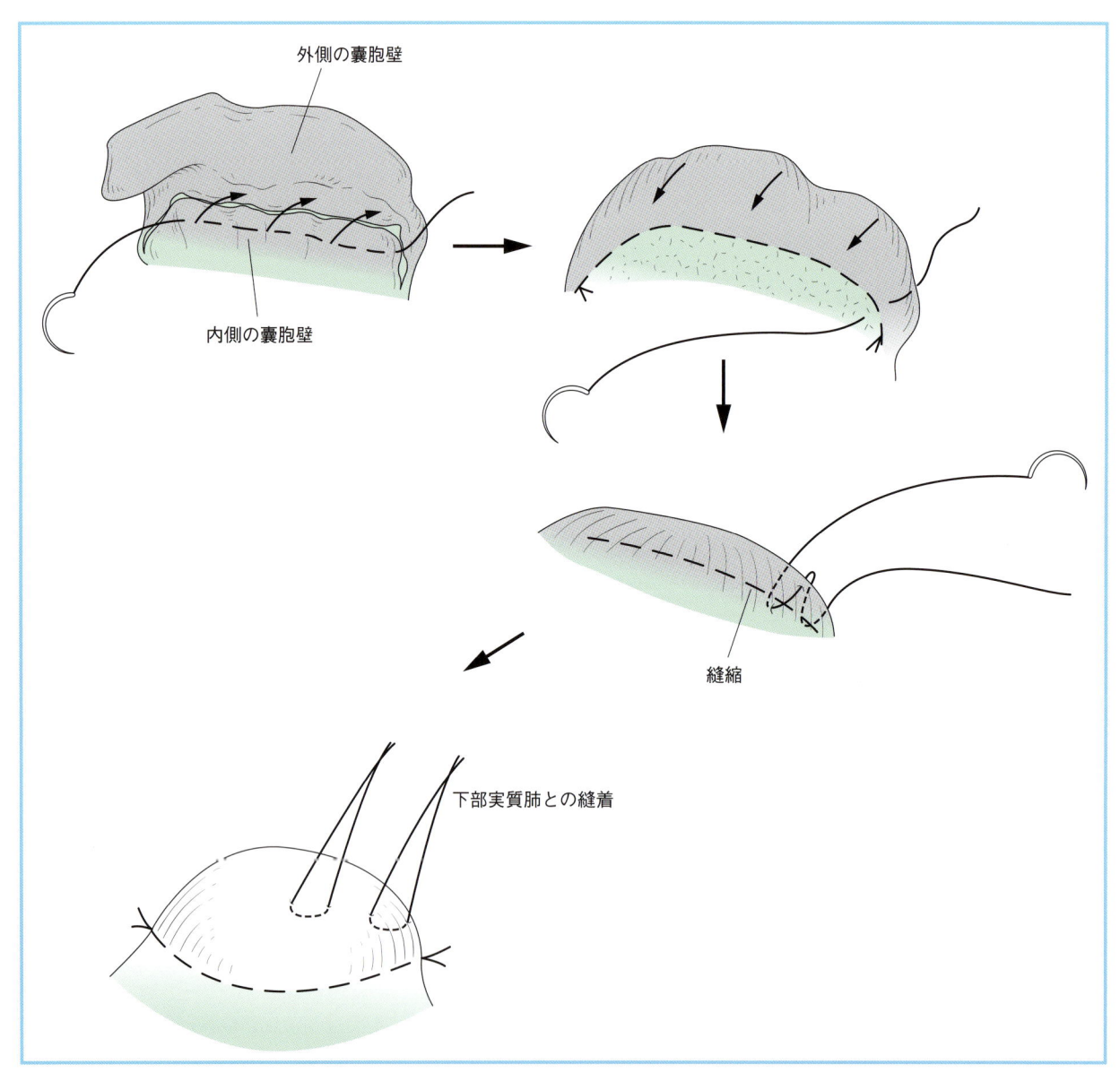

図29-7　巨大肺囊胞切除　まず囊胞をオープンする．余分な壁を切り取って一方の囊胞壁を折りたたむ形で，連続縫合により下部の肺組織に密着させる．続いてもう片方の壁をさらにその上に載せる形で，下部の囊胞壁に縫いつける．すなわち二重に蓋をする形とする．

E. Lung volume reduction surgery(LVRS)

　LVRSは慢性肺気腫の外科的治療法として開発された術式である。それ以前にレーザーを使用して気腫化した肺表面を焼灼する治療法が考案されていたが，効果が少ないことからLVRSの方が主流となった。

　LVRSは歴史的には米国のJ. D. Cooperによって広められ，わが国でも一時盛んに実施された。しかし，極端に1秒率の低下した重症タイプではかえって術死率が高くなるとの懸念から，今日ではそのような重症例，ならびにびまん性の肺気腫はLVRSの対象外とされる。それらはやはり両肺移植でしか救命し得ない状況である。米国における慢性肺気腫を対象としたNETT studyでは，最終的に，運動能の低下した上葉優位の気腫化病変患者に適応されるべきとの結論であった。

　さて本術式についてであるが，胸骨正中開胸下のLVRSよりも，わが国ではむしろ胸腔鏡下のLVRSが積極的に展開され，各々その利点，欠点が明らかとされた。胸腔鏡下LVRSの特徴は低侵襲性にあり，出血が少なくてすむ。しかし直視下手術でないことからエアリークの修復が難しく，術後にも長期にわたって気瘻が続く不利がある。一方，胸骨正中開胸下では直視下での観察のため，切除範囲がより正確となりLVRS後のエアリークの修復も容易である。しかし侵襲は高い。いずれにしても患者にとって有利と思われる術式を採用すればよい。

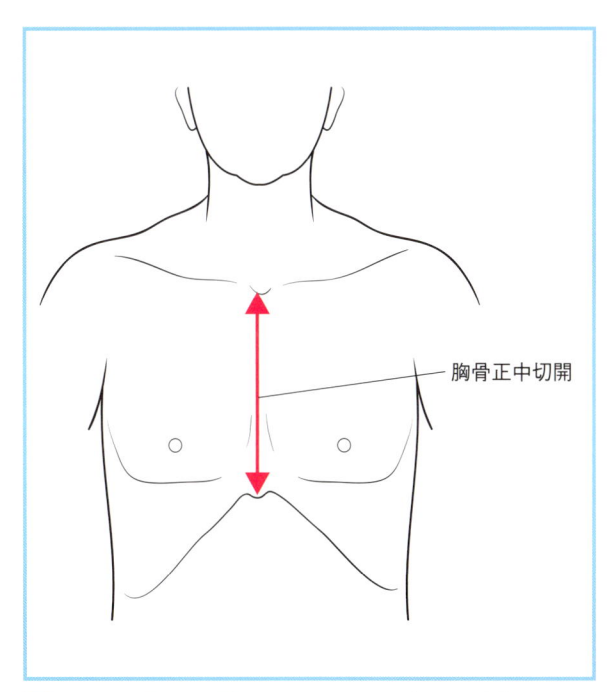

図29-8　胸骨正中切開下LVRS　胸骨正中切開で両側開胸とする。片方ずつ，targetとなるreduction部分を自動縫合器（GIA）で切除する。両側背側，ならびに正中にドレーンを入れて閉胸する。

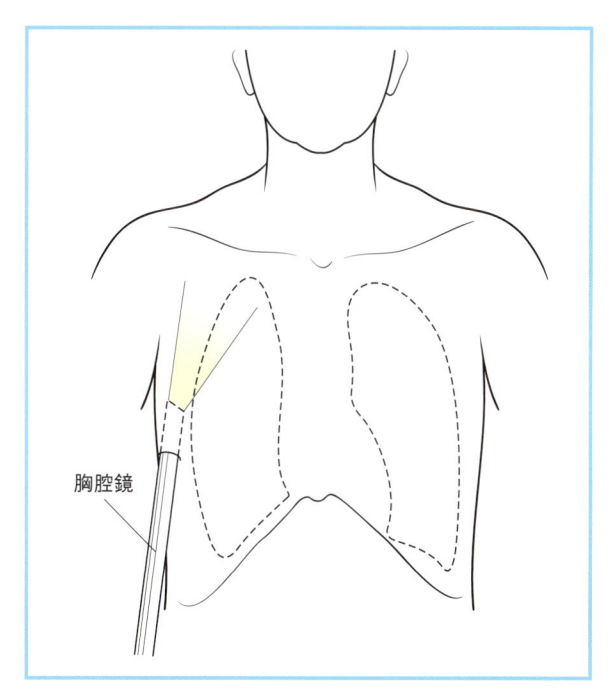

図29-9　胸腔鏡下LVRS　胸腔鏡下でLVRSを行う場合は，片方ずつ内視鏡用ステープラーを挿入して，やはりtarget areaを切除する。このときに補強材としてPGAシート（ネオベールシート®）を利用するとよい。

1) 胸骨正中開胸下LVRS

仰臥位で胸骨正中切開による開胸を行う。左右のどちらかを先に開胸して切除範囲を決定する。大部分の症例が肺の尖端部付近に気腫化によるLAA (low attenuation area) を形成しており，それらのLAA領域をターゲットにGIAステープラーで切除する（図29-8）。このとき，エアリーク防止のため，ステープラーの両側ブレードにポリグリコール酸（PGA）シートを付着させてファイヤーするとよい。続いて反対側の縦隔肋膜を開けて，同様に対側肺のvolume reduction を行う。切除後は肺を膨らませて，エアリークの観察を行い，ドレーンを留置して閉胸する（図29-10）。

2) 胸腔鏡下LVRS

これも左右のどちらから始めてもよい。術側肺を虚脱させてもらい，胸腔鏡を挿入する（図29-9）。術前の画像診断ですでに切除すべき領域を決定しているので，エンドグラスプでその部分を把持し，ステープラーを挿入して切断する。このとき，切離線からの空気洩れが結構激しいので，予防的に切離線に補強材を置くこととする。例えばポリグリコール酸シート（ネオベールシート®）を利用するとよい（図29-11）。図ではブレードに筒状にはめこむ形のシートとなっているが，最近でははじめからブレードに取りつけた形のエンドカッター（Duet TRS®）も販売されている。

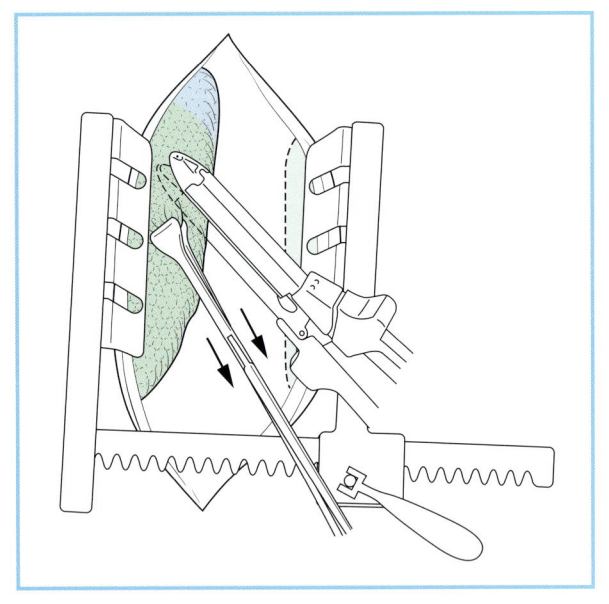

図 29-10　胸骨正中開胸下LVRS　左右どちらからでもtarget areaを引き出して，自動縫器（GIA）をかけて切断する。

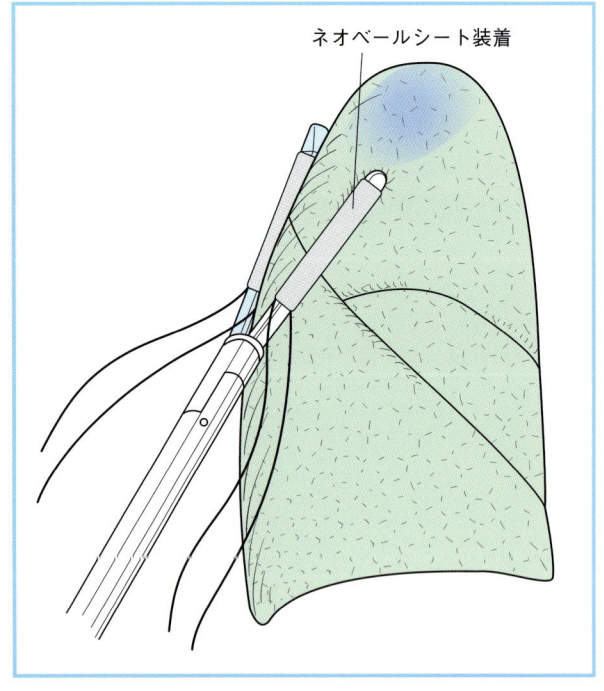

図 29-11　胸腔鏡下LVRS　ステープラーを胸腔内に挿入し，モニター下にtarget areaを切断してゆく。このとき空気漏れの防止目的でPGAシートを装着して切断するとよい（この図ではファイヤー後両側の糸を引っ張って外すPGAシートを載せているが，最初から装着されたDuet TRS®もある）。

30 炎症性(感染性)肺疾患の外科

病態

　かつては炎症性肺疾患，中でも肺結核を対象とした手術が盛んに行われた。しかし，今日では悪性腫瘍が肺切除の中心であり，良性肺疾患の手術はまれとなっている。それでも肺結核，気管支拡張症，肺化膿症，肺アスペルギルス症，非定型抗酸菌症など，呼吸器外科医が治療を依頼される症例は常に存在する。これらに対して基本的には肺葉切除で対応することが多い。

A. 肺結核・気管支結核

　肺結核で薬剤による治療効果が思わしくないとき，多剤耐性化が懸念されるとき，外科的手術が時に必要とされる。非結核抗酸菌症も限局性病変では手術の対象となりうる。結核性膿胸に対しては今日でも開放治療が行われている(膿胸の項参照)。

　その他，結核が原因で手術の対象となるものに気管支結核がある。本症の手術適応は結核感染で気管支軟骨が破壊され全周性の狭窄が生じた場合である。若年の女性で左主気管支が罹患されやすいという特徴がある。

　一度形成された結核性気管支狭窄は回復不可能である。ステントで内腔の拡大を図る処置もあるが非根治的であり，局所ならびに全身状態が許せば病変局所の切除による気管支形成手術が望ましい。

気管支形成の手術法は肺癌のスリーブ手術に準ずる。ただ，このような炎症性疾患における形成手術では断端に活動性病変が残存する場合，術後に再狭窄をきたす可能性があるので，術前に十分な抗結核剤投与が行われていなければならない。左主気管支の端々吻合では大動脈，左主肺動脈を圧排して左主気管支をテーピングする。上下にわたってできる限り主気管支を引き出し，stay suture をおいて気管支末梢側，中枢側を切断する。その断端の軟骨が正常に維持されていれば吻合に移ってよい。緊張を緩和するため気管上方への授動ならびに心膜切除，肺靱帯の切離を行う（図 30-1）。

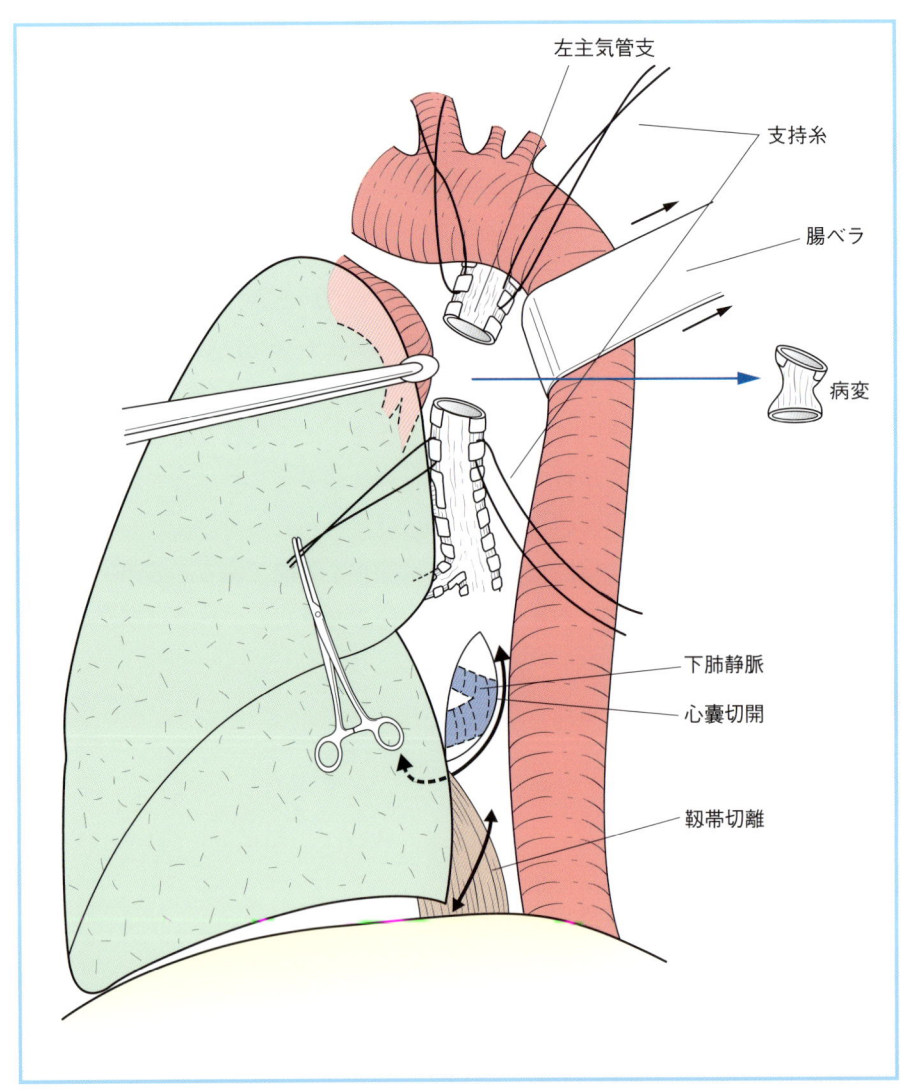

図 30-1　左結核性気管支狭窄の手術　右あるいは左後側方開胸か胸骨正中開胸かは病変の範囲，長さで決定する。ここでは左側方開胸の図としている。左主気管支を引き出し，狭窄部位の前後で気管支軟骨の維持された部分を切断する。非常に狭い視野での手術となるので，大動脈，主肺動脈などを圧排しながら主気管支の端々吻合とする。吻合部の緊張をとるため心膜切開，肺靱帯の切離を行う。

B. 感染性肺嚢胞

　肺嚢胞内への感染はまず抗菌剤で治療される。しかし感染を繰り返すようであれば，切除の対象となる。嚢胞切除で病変が完全に除去されれば，それにこしたことはない。しかし嚢胞が肺葉の多くを占めているようであれば肺葉切除を選ばざるをえない。嚢胞の位置，大きさで肺葉切除，肺区域切除などの術式を選択する。

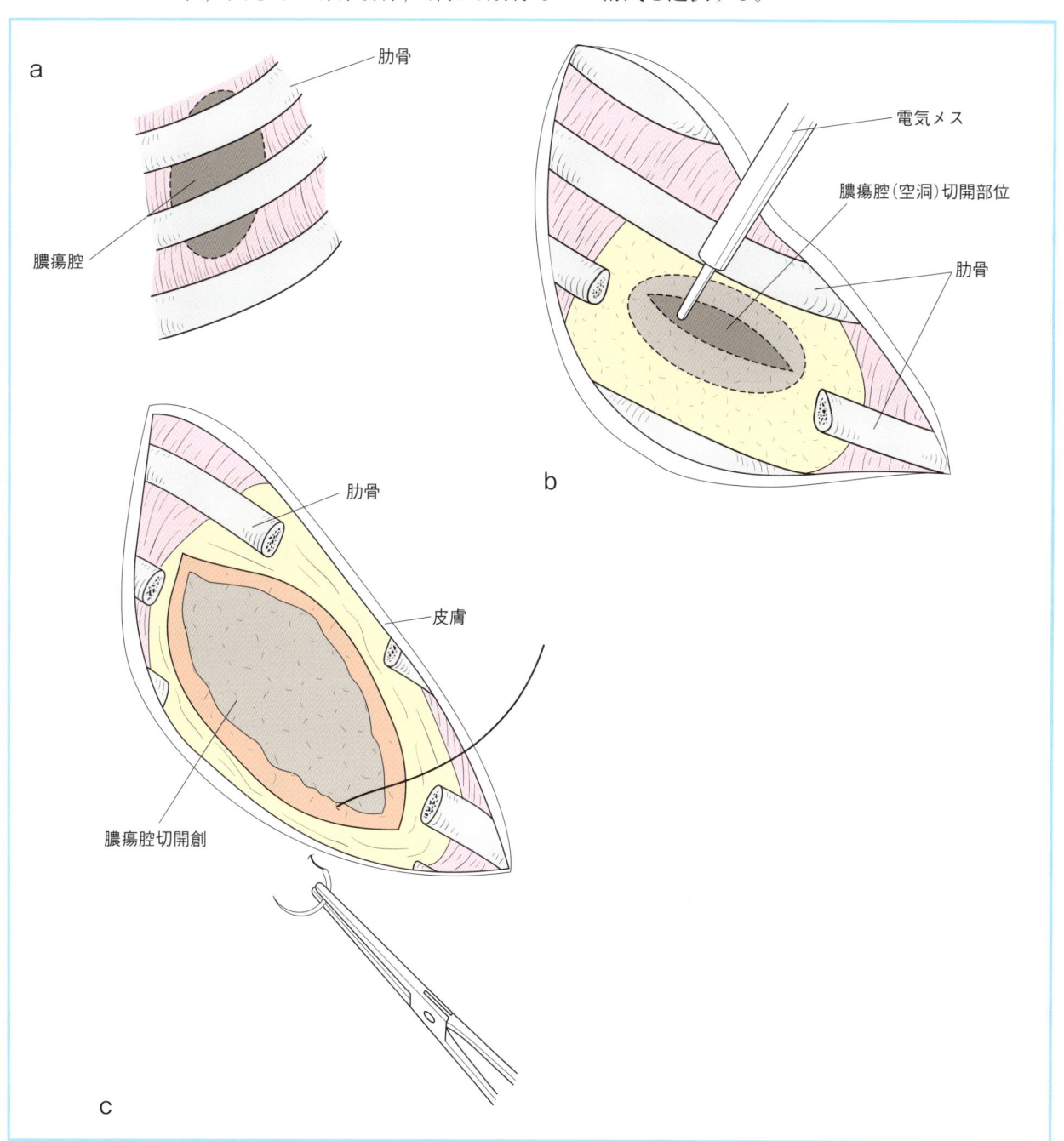

図 30-2　アスペルギルス性空洞の開放　膿胸の開窓術と同じ要領で空洞直上の肋骨を切除して，空洞をオープンする。周囲肺肋膜が胸壁に癒着していて，開胸によっても肺が虚脱しないということが条件である。空洞内の壊死物質や不良肉芽を掻き出して開放治療に切り替える。

C. 肺アスペルギルス症

　外科的治療の対象となる，嚢胞内あるいは浄化空洞内のアスペルギルス感染は2種あり，その1つはアスペルギローマで，もう1つは浸潤性のアスペルギルス症である。治療の基本は内科的な抗真菌剤投与であり，治療抵抗性の状況で，喀血などが続くと外科手術が求められる。通常，病変を含む肺切除（葉切または区切）が行われるが，アスペルギルス症の手術で大切なのは感染巣を極力遺残させないことである。もし死腔内に病巣の遺残があると，いずれアスペルギルス性膿胸として再燃をみる可能性が大である。肺葉切除をいきなり実施することに懸念があれば，一時的に空洞切開という形で排膿を行い，その後に肺葉切除あるいは筋肉充填を行う手がある。

　ここに述べる空洞切開は，肺結核の治療で実施されることの多かった手術法であり，空洞内アスペルギルス症にも応用できる。

　術式は限局性膿胸の開放療法に準ずる（図30-2）。胸部X線写真で空洞の位置を確認し，その中央部をオープンする。本手術が可能な条件としては，肺病変周囲の全面的な癒着が必要である。まず空洞のほぼ中心上に位置する肋骨を数cm切除して，空洞をオープンし内部の膿汁を掻き出す。アスペルギルス症であれば，馬糞様の泥状あるいは固まった菌塊が特徴的である。空洞内を洗浄して内部から空洞の大きさを確認し，さらに必要な開放創を得るため肋骨の追加切除を行う。また空洞に通じる灌注気管支の有無を確認する。内部を消毒しガーゼを詰めて，以後連日のガーゼ交換に回す（図30-3）。その結果として空洞の浄化が進み，空洞壁にactiveな病巣の遺残がなくなると，筋肉あるいは大網で充填・閉鎖すればよい。または開放巣を含めて肺葉切除などを考える。

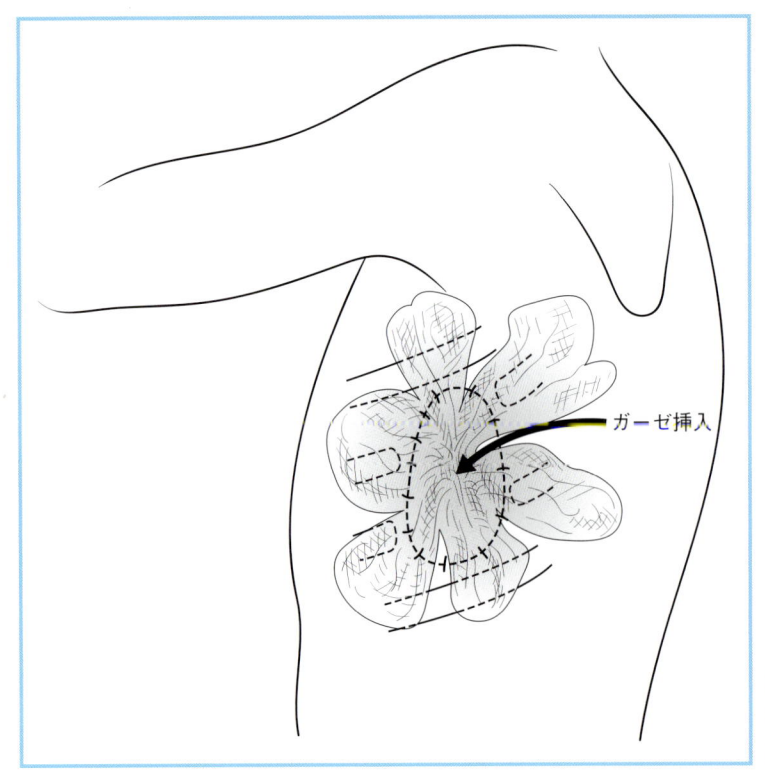

図30-3　空洞内ガーゼ交換　膿胸と同様に開放空洞として連日ガーゼ交換を行う。抗真菌剤を併用してもよい。

31 気管支拡張症

　気管支拡張症は喀血や血痰症状が頻回となると手術の適応となる。ただ限局していることが条件であり，びまん性にあるいは両側に気管支拡張症が広がっていると適応はなく，1箇所の手術をしても症状の再発がみられてくる。かつて single-lumen tube による気管内麻酔が主体であった時代，術中，病巣からの気道内出血は対側吸引の懸念もあり，手術完遂の不安材料であった。そのため術前に同側気管支動脈の塞栓を行い，一時的な止血を図ってそれから手術に入っていた。今日では，double-lumen tube を挿管するので両肺の分離換気が可能であり，術中の対側吸引の心配はなくなった。しかし同側他肺葉への血液の吸引は起こりえるので，やはり術前の気管支動脈塞栓を実施してから手術に臨むことが薦められる。

　開胸後に注意すべきは，気管支周囲の組織剥離にあたって粗暴操作を慎むという点である。進行した気管支拡張症ではしばしば気管支動脈の怒張，蛇行などが見られ，誤ってそれら血管ネットの一部でも損傷を起こすと，思わぬ多量の出血にとまどうこととなる。できればまず最初に気管支動脈の処理を行い（**図 31-1**），気管支切断を先行させると，後は安心して手術を続行できる。通常気管支動脈は左が2本，右が1本の形で下行大動脈より直接分枝している。右側気管支動脈は，食道の栄養血管も分枝させその後に気管支壁を下降するが，気管支処理において切断が必要である。中枢側でも二重結紮が原則である。なお両肺に広範な気管支拡張症をきたした症例は両肺移植でしか救命できない。

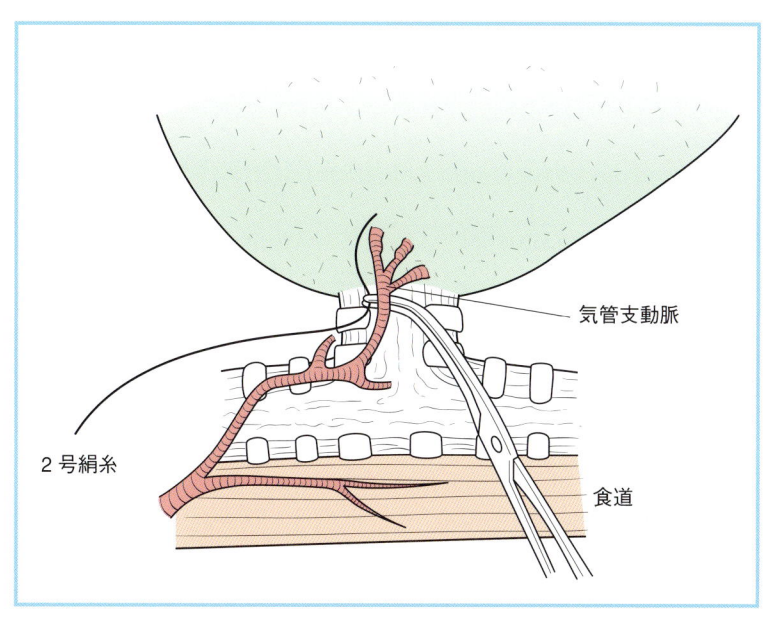

図 31-1 気管支拡張症の手術　出血の原因として拡張した気管支動脈のネットがみられる。これらを二重結紮で処理してから，気管支の切断にかかること。

32 肺化膿症，肺結核，非結核性抗酸菌症

　今日，肺化膿症という病名で手術を行う機会はきわめてまれとなった。抗菌療法の進歩によるものであろうが，それでも独力の強い菌で肺病巣の壊死，空洞化が生じた場合，外科的治療の要請は皆無とは言えない。各種抗菌剤投与でも空洞性病変の改善が得られない際には，慢性化した化膿性病変として病変切除を行う。ステロイドの長期投与患者などでは，気管支切断端に肋間筋弁，あるいは fat(pad)，胸腺組織などを被覆しておくとよい。

　肺結核で肺葉切除，区域切除を行うことは，今日ほとんどまれとなっている。ただ多剤耐性，あるいは長期の重点的抗結核剤投与にも抵抗性の結核空洞は手術適応として今日でも手術が実施されている。

　非結核性抗酸菌症は結核類似疾患ではあるが，結核ほどの感染性をもたないことから放置されがちである。しかし病変が広がると気管支拡張を伴ってきて患者本人を悩ますこととなる。抗結核剤の投与が効果的でないことから，限局した病変の場合は切除（肺葉切除，肺区域切除）したほうがコスト面でも有利である。

　一般にこれら炎症性疾患の手術で共通に見られる現象として次のようなものが挙げられる。
1）胸壁，横隔膜と肺との癒着が強い
2）肺門の癒着が高度
3）肺門リンパ節の炎症性腫大

　これらの点は手術の難度に関わるもので，悪性腫瘍の手術以上に術者を悩ませることとなる。その点を考慮して手術に入ることが望まれる。

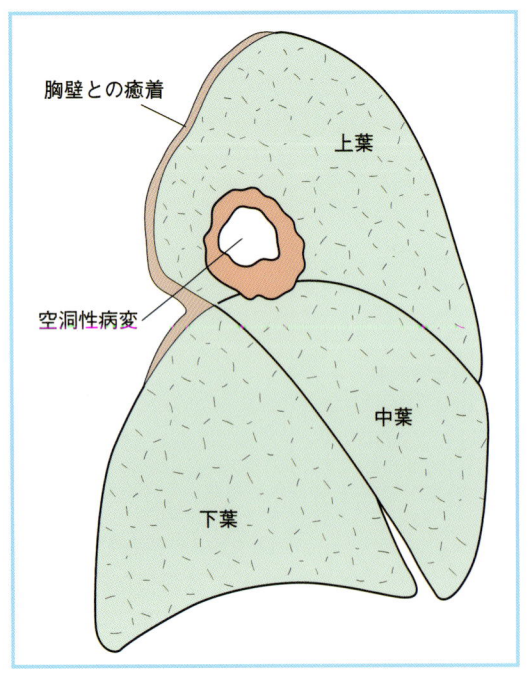

図 32-1　炎症性肺疾患での葉切，区切　腫瘍性病変に比べて胸腔内，肺門での癒着が高度である。炎症性のリンパ節腫大も強く，肺門の血管剥離に際しては，できる限りていねいに実施すること。

33 胸膜生検，肺生検

A. 胸膜生検

病態

　胸膜生検の対象となる疾患は多くが原因不明胸水である。すなわち診断が未定の胸膜炎であり，原因としては癌性胸膜炎，結核性胸膜炎，あるいは悪性中皮腫による胸水貯留などが考えられる。胸膜生検を局所麻酔で行う施設(内科施設)もあるが，不測の事態が生じないとも限らないし，麻酔学会の勧告からも望ましいものとはいえない。筆者自身は全身麻酔の方が十分な観察，生検に適していると考える。

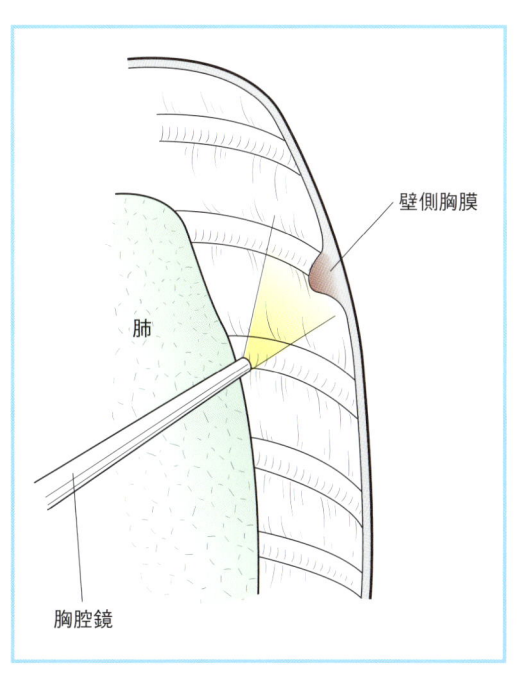

図33-1　胸膜生検　胸腔鏡を入れて胸壁胸膜，臓側胸膜を観察。病変の切除部位を決定する。

手術法

側臥位で胸腔鏡挿入口を決定し，ポート孔から胸腔鏡を挿入する。胸水を吸引してその一部を細菌検査，細胞診検査などに提出する。まず壁側胸膜ならびに臓側胸膜を全体にわたって観察する(図33-1)。胸膜上に散布した腫瘍性病変があれば，それらの一部を病理組織診断用に摘出する(図33-2)。通常，腫瘍近傍の壁側胸膜を電気メスで切離し，その尖端で下部胸壁から胸膜を遊離して腫瘍を摘出する。肺表面に散布巣があれば，自動縫合器で撒布巣を含めて胸膜を切除すればよい。何の病的変化も見いだせないときは，肥厚した肋膜を取るしか方法がなく，それを病理検査に提出する。通常，漏出性胸膜炎であれば胸膜には特別な病的変化はみられない。

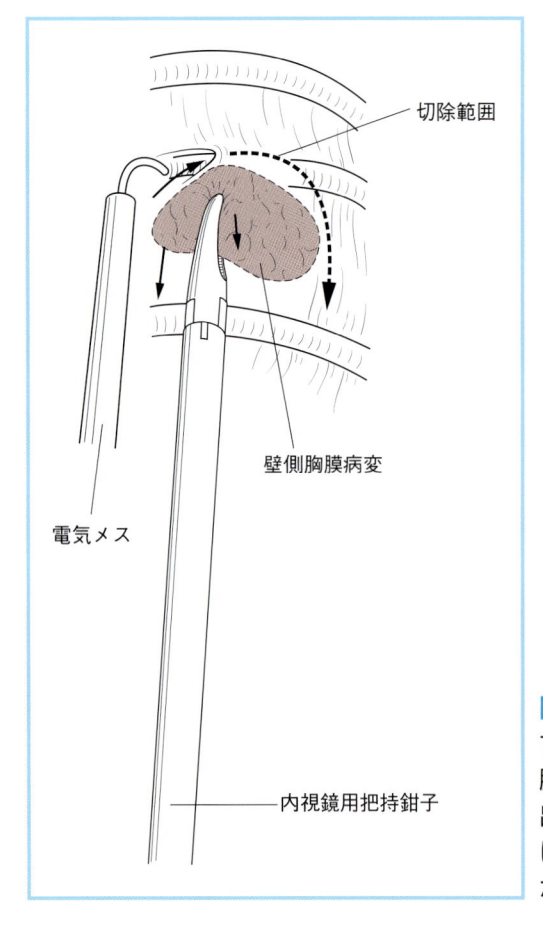

図 33-2　胸腔鏡下胸膜生検　胸壁肋膜を生検する場合は，内視鏡用のフック型電気メスで肋膜の一部を切開し骨性胸壁から剥がしてゆく。出血はほとんどない。組織診断に困らないように，1箇所だけでなく数箇所生検しておくほうがよい。

B. 肺生検

病態

　肺生検の対象となるのは大部分，診断不明のびまん性肺陰影であり，その多くが各種の間質性肺炎で占められる。一般に呼吸器内科からの診断依頼が多く，したがって生検部位に関して前もって内科医との打ち合わせを行い，CT で生検箇所を把握しておくことが望まれる。できれば内科医にも手術室に入ってもらい，ビデオ画面で生検部位の決定につき，お互い了解し合うことが望ましい。通常，肺病変の強く進んだところ，中等度のところ，ごく軽度のところと 3 箇所を選ぶ。右肺でも左肺でもかまわないが，機能的に肺容量の多い右側よりも左側を選んだ方がやや安全と言える。また中葉の先端などは生検しやすい箇所であるが，病変分布が不十分であることが多くできれば避けるべきである。

手術法

　分離肺換気麻酔として側臥位をとる。胸腔鏡挿入口を決めてポート孔を作製する。胸腔鏡を入れて肺全体を観察する（**図 33-3**）。

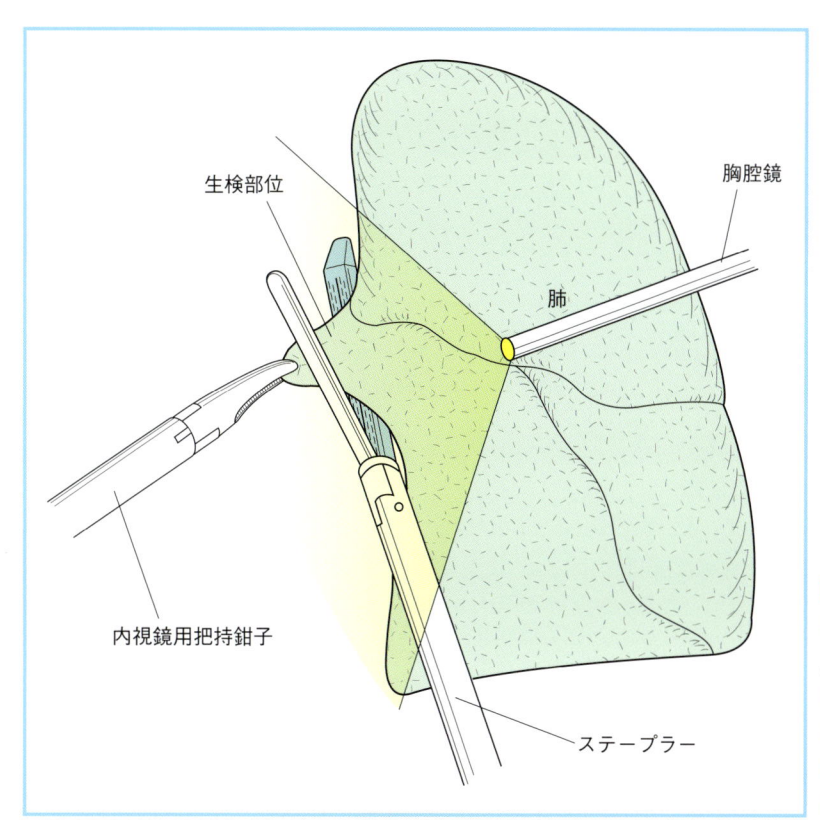

図 33-3　胸腔鏡下肺生検　胸腔鏡を入れて生検箇所を決定する。前もって画像上どこを生検するか呼吸器内科医と相談しておくこと。中葉は生検しやすいが，びまん性病変の波及が他肺葉に比して軽い。特に中葉からの生検の依頼がなければ他肺葉のほうを選ぶ。

332　Ⅳ．各種疾患に対する手術法

　生検部位を決定して，前方，後方にポート孔を作り，各々，把持鉗子，自動縫合器（ステープラー）挿入用とする．肺の一部をつかみ，持ち上げてステープラーで切断する．このとき注意すべきは把持鉗子（エンドグラスプ）で強くつかんだ部分は圧挫されて病理標本に適さないということである．したがってできる限り肺の端をつかむか，できれば先端がきわめてfineな胸腔鏡用鑷子（スキャンラン社：ヤコブソン・ドベキー型鑷子）で肺の一部をそっとつまみあげ，その下部の肺組織をカッターで切るのがよい．切除した肺組織はできるだけ丁寧に取り出して，病理診断に提出する．小開胸によるVATS下での生検も方法は同じである（**図33-4，5**）．

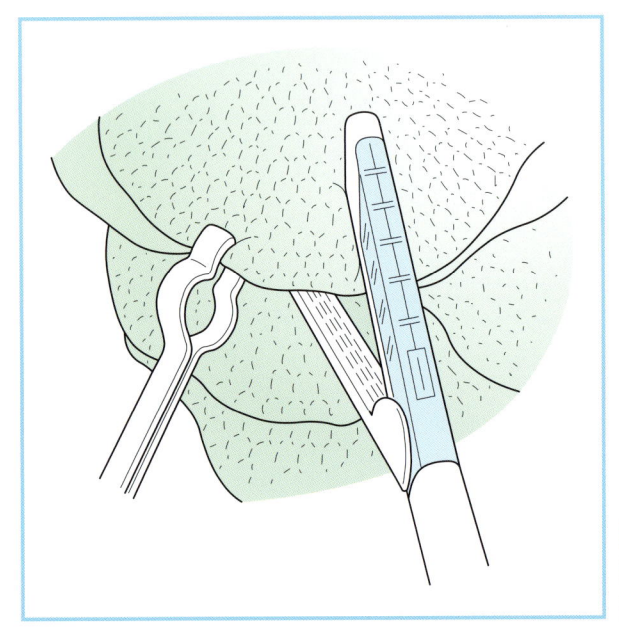

図33-4　肺生検　できる限り呼吸器内科医が指示する箇所の生検を行うこと．2×2×2cm大前後の楔状切除を行う．

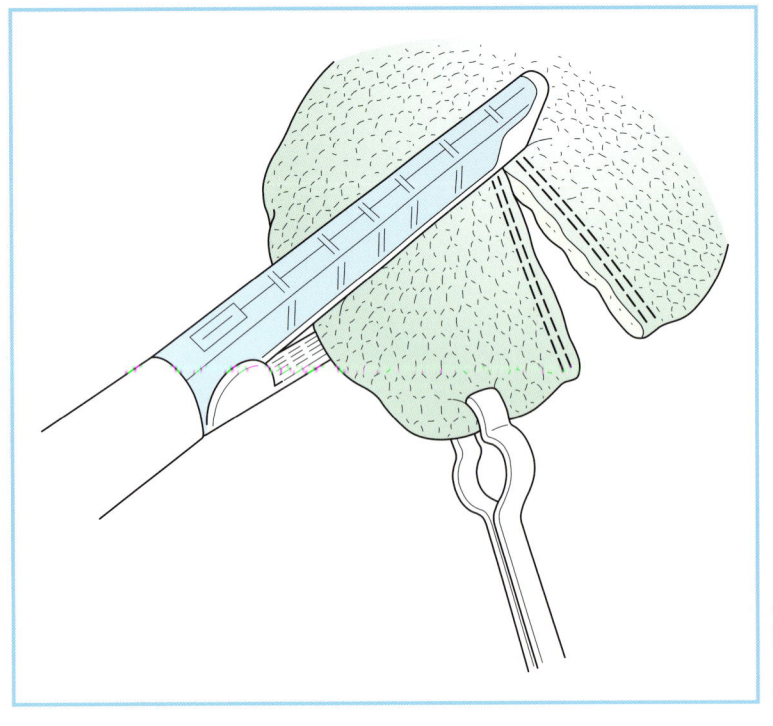

図33-5　肺生検　病変の中央部を強くつかむと組織が変性し，診断に適さなくなるので，できる限り端をつかむこと．

コラム・10

インフォームド・コンセント（術前）

　患者・家族からインフォームド・コンセントを得ることは，当たり前というより必須の義務的行為となっており，その内容については種々の解説書が出ている。この言葉を中心とする医療行為は，ある意味で手術よりも難しく，それなりに全力を注ぐべき技術と言えるであろう。またその方法も施設によって伝統的スタイル，あるいは指導者の方針といったものがあり，その方針に従って行われるのが最適であろう。

　インフォームド・コンセントにおいては前もって話す手順をきちんとまとめておかなくてはならない。材料を整理し，要領よく話してゆくことである。フィルムやデータを矢継ぎ早に出しても，相手はよく理解できないまま，強引に納得させられたとの印象をもつだけのことである。話の仕方も難しい表現を使わず，相手の理解度に合わせてわかりやすく話すべきである。そのような話し方の訓練はベテラン医師の説明をそばで聞くことによって，だんだんとその方法を会得してゆくことができる。対話相手の患者・家族については，患者本人を同席させることが基本であるが，前もって家族から話されると困るといった内容があれば，その点を無視せず，なぜ家族がそのようなことを希望するのかについて質した方がよい。それを無視すると後でもめごとの原因になる。しかし「あれを話すな，これを口にしないでくれ」と家族で注文の多い患者の手術は避けた方がよい。病状に関してまずは本人がすべての情報を与えられ，それに同意することから治療（手術）はスタートするはずである。家族同士が病状を隠し合うような雰囲気では正常の医療が成り立たない。

　家族については一家の中心となる人，あるいは多様な家族間の意見をとりまとめることのできる人が同席していなければならない。乱暴な言い方だが手術というのは，結果よければそれでよしの世界である。問題が生じたときに，自分は術前の説明を聞いてなかったとか，あるいは同意してなかったのだと言う家族が出てくると，話がこじれる。外科医は忙しいので，何度も同じ説明をするゆとりはないはずである。したがって可能な限り時間を調整しあい，これはと思う人物にはできる限り同席してもらうことを心がけるべきである。説明に対する文書への同意署名は当然として，説明に当たっては図解を極力心がけるようにするのがよい。画に描いて説明することは，何倍もの時間をかけて言葉で説明するよりも，はるかに意義深く，相手の理解を得やすい。そしてその解説図を本人あるいは家族に差し上げればよい。家族の中にはメモをとろうと，意気込んでノートやボールペンをとり出す人がいるが，それは大切なことは書きとどめておけという医療ジャーナリストや弁護士たちのアドバイスに従ってのことであろう。それを医師が嫌がる必要はない。しかし病気に関して素人の人たちが，そのようなメモを正確にとれるわけがない。必ず断片的で自分たちにとって都合のよいことだけを書きとどめる傾向が強い。さらにそのメモをとる行為で，こちらの言うことはその間，耳に入っていないのが常である。そんなことをするよりも「一生懸命に耳を傾けてください。わからなければその都度質問してください。私の説明の内容，それから図解の画などは，すべてコピーして差し上げます」と，述べればよい。

　家族がこちら側の説明に納得しなければ，手術は強行できない。そしてそのためにセカンド・オピニオンを望むなら，自由にそれを行ってもらえばよい。本質的な医療行為とは別のことでエネルギーを消耗させるのはむだなことである。

34 胸管結紮

病態と適応

　乳糜胸（chylothorax）の原因は手術あるいは悪性腫瘍の胸管閉塞に伴って生ずる乳糜の漏出である。特に肺癌術後のリンパ節郭清時に生じやすい。術中，乳糜（リンパ液）の漏出に気づけばその際に処置できるが，多くの場合気づかないままに閉胸し，翌日食事開始とともに，ドレーン内の白濁液で気づくことが多い。

　保存的にゆくか，手術をするかの判断は漏出の程度によるが，一般にはまず数日間の絶食で乳糜がストップするかどうか様子をみる。胸管瘻の閉鎖目的でOK-432（ピシバニール）を胸腔内に投与することも多い。炎症性の刺激でフィブリン塊の析出を惹起し，それで漏出部を閉鎖する目的である。乳糜が徐々に減る様子であれば，絶食をやめて低脂肪食とする。以上のような処置で通常は多くの乳糜胸が治癒するが，1週間以上経てもまだ減少がみられないようであれば，胸管本幹の結紮を行う。この際に胸管の走行を十分認識しておかなければならない。

　胸管は横隔膜の高さでは椎体の前面で下行大動脈の右側後方を上行する。そして第5胸椎の辺りで食道背側から左胸腔に移動し，大動脈弓部より上方では食道の左側壁を鎖骨上窩に向けて上行する。

手術法

術中，縦隔郭清後に異常なリンパ液(乳糜)の漏出に気づいた場合は，まずその発生部位の確認が必要である(図34-1)。理論的には左側に発生しやすいが，右側の分岐下郭清や上縦隔郭清後にも経験することがある。きわめて薄い胸管壁の損傷によることから，部位の同定がなかなか困難である。おおよその見当がついたところで周囲組織を含めて縫合結紮する。この際，胸管の走行を念頭に置くことが重要で，できる限り漏出部より中枢での閉鎖を意図する。4-0のatraumatic needleで連続的な周辺組織の周束結紮縫合を行う。胸管壁はきわめて薄いことからプレジェットを補強に使うとよい(図34-2)。

術後に乳糜胸が判明し，保存的治療で改善が得られないようであれば，胸管リンパ流の遮断手術を行う。胸管本幹の結紮は右側開胸あるいは胸腔鏡下手術で実施する。狙う場所は胸腔背側の横隔膜直上周辺である。直接，胸管を肉眼で確認して遮断するか，あるいはそれが困難な場合は本幹の存在場所を推定して，大まかに周束結紮するかのいずれかである。下縦隔肋膜を切開して，ツッペルで丁寧に結合組織を分けてゆき，椎体の奥，下行大動脈壁の上，食道周囲近辺に薄壁のリンパ管を発見すれば周囲組織を含めて結紮する。あるいはていねいにクリッピングする(図34-3)。はっきりと胸管としての確認が困難な場合は，上記のようにその周辺の組織を含めて大きく4-0吸収糸による周束結紮を行う(図34-3)。このとき胸管壁の補強用にプレジェットを使用するとよい。これで大抵の乳糜はストップする。ただ，周囲に下行大動脈，食道などの重要臓器があるので，それらに針を刺入しないように十分注意すること。

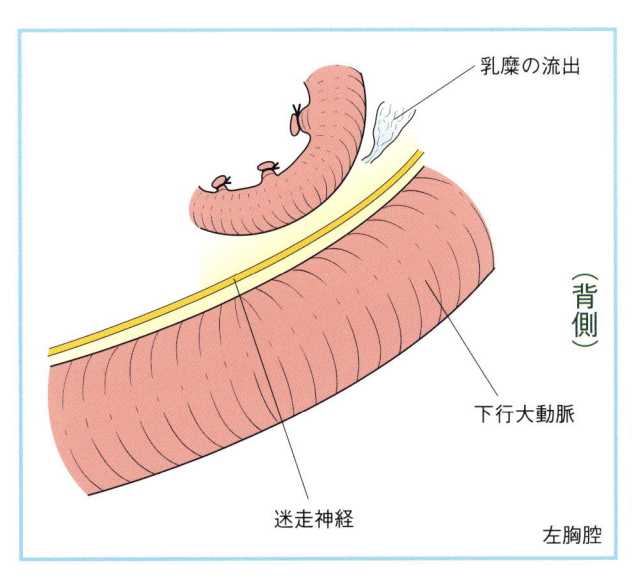

図34-1　乳糜胸手術　胸管が気管分岐部よりやや上方で，脊椎前方を斜めに上行し脊椎左側に移ってくる。そのため，左縦隔深部を郭清した際に胸管損傷を起こす頻度が高い。しかし右側でも起こす可能性があるので，リンパ液の流出部分が判明すればていねいに確認する。

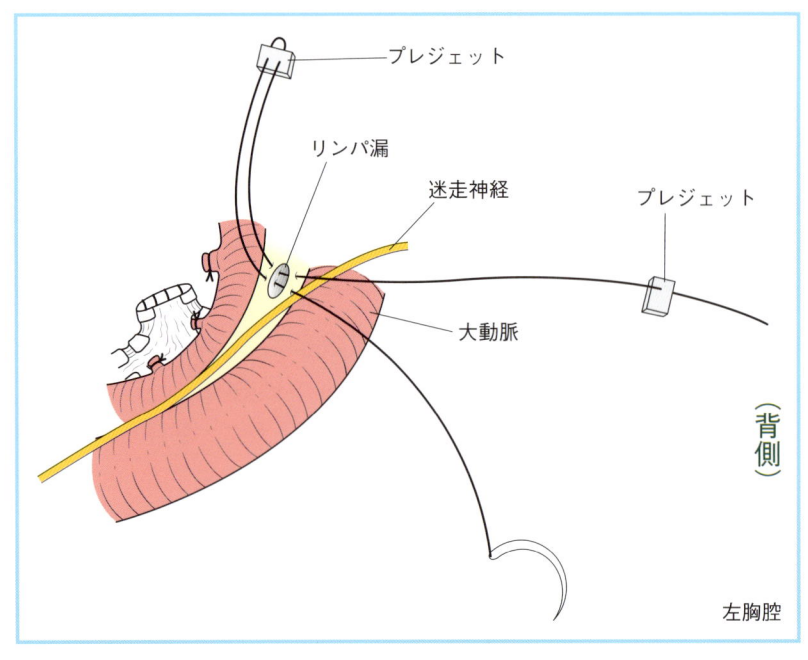

図 34-2 乳糜流出部の閉鎖 術中，リンパ液の流出部位のおおよその確認がついたら，プレジェット付きの 4-0 または 5-0 吸収針にて周囲組織を含めて 2〜3 針かけてみる。しばらく観察して流出の気配がないようであればそれでよい。

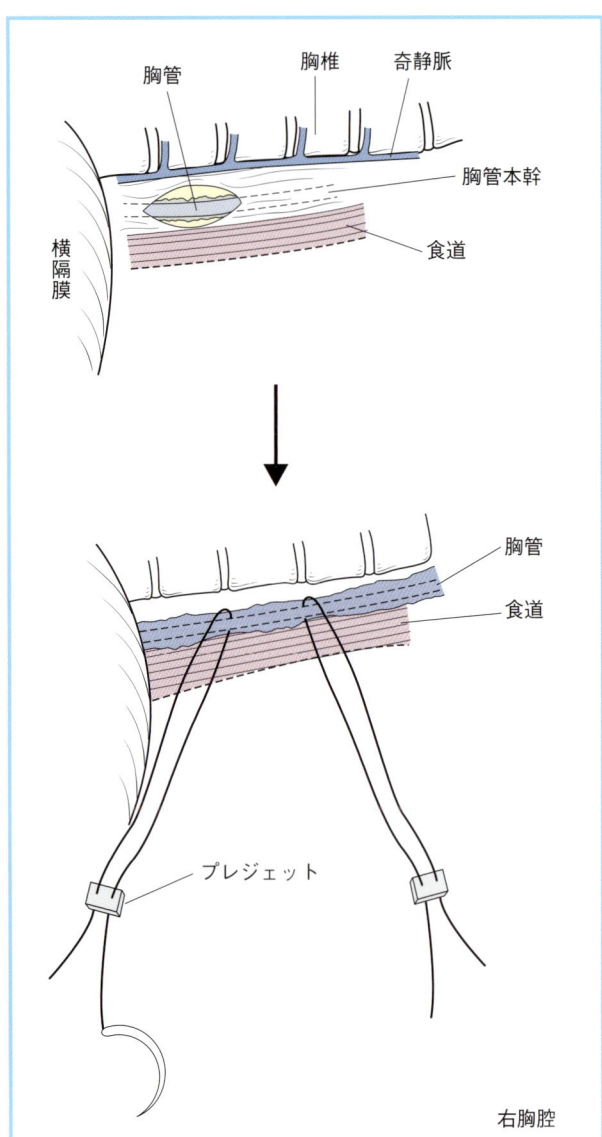

図 34-3 胸管の検索と結紮 右横隔膜上の下縦隔を開き胸管を探す。非常に薄い管であり，ちょっとした操作で破損させる可能性があるので，必ず周辺組織を含めて結紮するか，ヘモクリップで遮断する。発見が困難であれば下図のように食道周囲，上行大動脈周囲の組織を束ねて大きく上下で 1 針収束結紮を行う。針や糸による胸管の損傷，破綻を防ぐため，プレジェット付きでするとよい。

胸腔鏡下胸管遮断

　胸腔鏡下の胸管結紮あるいは遮断を行うことも可能である。図 34-4 のように胸腔鏡観察下に椎体前方で肋間静脈の合流する（奇）静脈内側の壁側胸膜を切開し，大動脈壁を確認する。続いて食道後方で同様に壁側胸膜を切開する。大動脈と食道の間に内視鏡用鉗子もしくは内視鏡鋏を深部から組織をすくうような形で通し通路（トンネル）をつくる（図 34-5）。この組織内部に胸管が隠れていると推定される。それらを挟むように壁側胸膜とともに 3 箇所ほどヘモクリップをかける（図 34-6）。胸管を露出しないでおよその位置を確認しその上方の肋膜や脂肪織とともに両端をクリッピングするわけである。胸管が極めて薄く脆弱であることから，その破綻を防ぐためで，直視下操作が難しい胸腔鏡ではこの方法が勧められる。

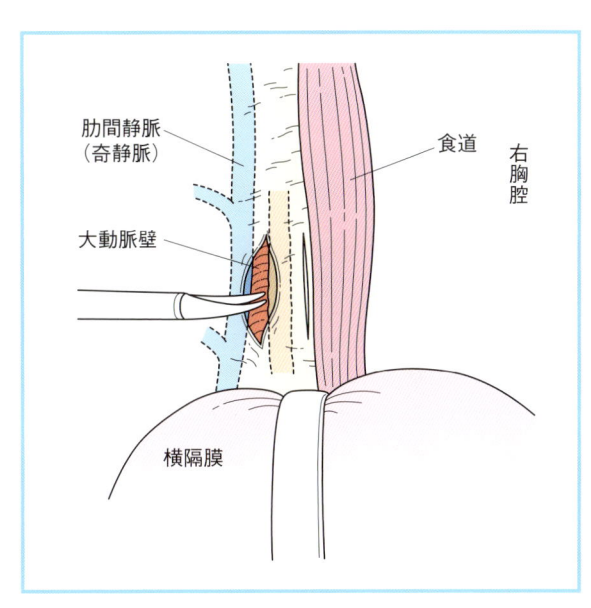

図 34-4　胸腔鏡下胸管遮断　内視鏡用鋏で肋間静脈〔(奇)静脈への流入静脈〕の前方で壁側胸膜をオープンし，食道後方も同様にオープンして胸管を真ん中に置く通路の入口とする。

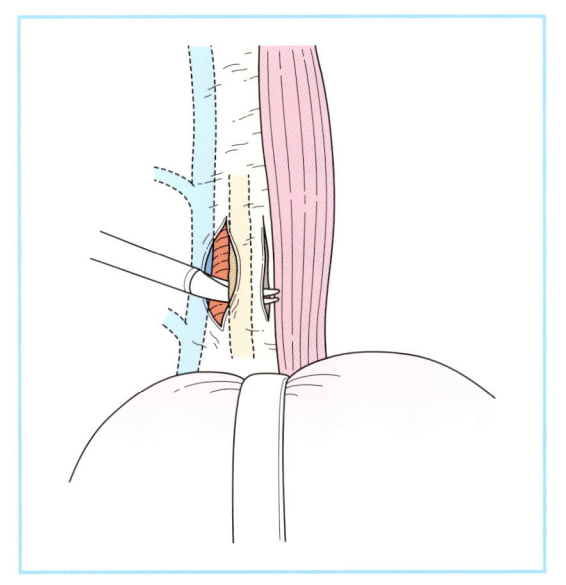

図 34-5　胸腔鏡下胸管遮断　内視鏡用鉗子か鋏を大動脈壁の上を越すようにして前方に通し，胸管を含めたままの通路をつくる。

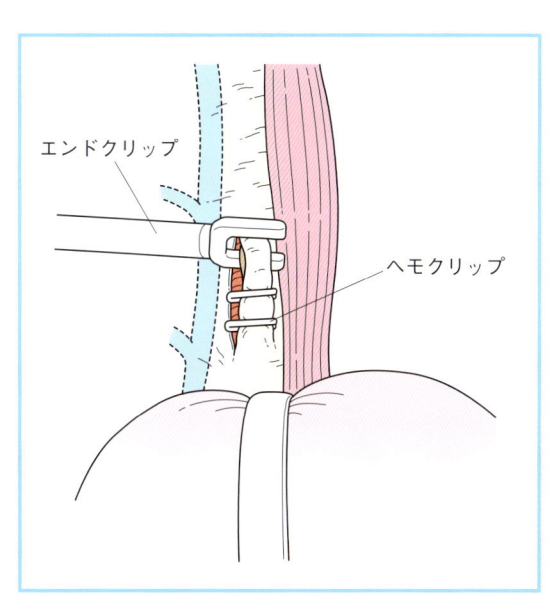

図 34-6　胸腔鏡下胸管遮断　エンドクリップで上方，中間，下方の 3 箇所をクリップする。この操作で胸管が中に含まれた形で遮断される。

35 胸腔鏡下交感神経切除

病態

　本手術の対象とするのは手掌多汗症，レイノー病，などの疾患である．一時，わが国でも高頻度に胸腔鏡下に実施されたが，きちんとした適応下になされれば非常に有用な手術手技である．

　手掌多汗症は手掌に分布する胸部交感神経幹の機能異常に基づくと考えられている．従来は患者の神経質な性格などに起因されて放置されるか，精神科医によるトランキライザーの投与，あるいは皮膚科医受診によるローションの投与などですまされることが多かった．手掌多汗症は子どもから成人にまで幅広くみられる疾患であるが，手術を希望するのは若年男女が多い．比較的簡単な手術であることから，外来の日帰り手術，あるいは1～2泊の入院で治療される状況である．しかし最近では，合併症としての代償性発汗や，ボトックス（ボツリヌス菌）による保存的治療の出現もあって以前に比べて手術の施行される頻度は少ない．ただ本手術により恩恵を受ける患者も存在することから，今後は症例を厳選して施行すべきと考えられる．いずれにしても十分なインフォームド・コンセントが求められる手術である．特に代償性発汗についての十分な説明が必要である．胸部交感神経幹の切断については第Ⅱ胸椎の高さまでとするか，第Ⅲ以下とするか議論が多かった．しかし最近は，第Ⅲおよび第Ⅳ胸椎の遮断が選ばれる傾向である．第Ⅱ胸椎レベルで遮断すると代償性発汗の程度が強くなるためである．

体位と手術法

側臥位，または仰臥位で上半身（頭側）を挙上する．この体位で肺が下方に落ちることとなり，さらに分離肺換気で術側肺を虚脱させる．第5肋間に3～5 mmポート孔を作り胸腔鏡を挿入する．もう1か所第3肋間あたりに同じポート孔を作り，こちらは交感神経切断のための電気メス操作孔とする．

まず交感神経幹の走行を確認する（図35-1）．第3，4肋骨周囲の壁側胸膜を切開して，交感神経幹を露出する．交感神経幹は椎体の側で薄い白色調の縦走組織として観察される．第3，4肋骨上の神経幹を焼灼・切断する（図35-2）．第2肋骨と第3肋骨の区別は術中透視によりきちんと確認しておく．第2肋骨近傍で交感神経幹を切断すると，第1肋骨付近に電気メスの影響が及んで，回復困難なホルネル症状を起こすことがあるので注意する．この第2肋骨上の交感神経幹遮断については議論の多いところであるが，広範に遮断を行うと，代償性発汗などの術後ストレスを増す要因となる．したがって，現在では，第3，4肋骨上の交感神経幹を焼灼切断する方法が一般的である．周囲血管を損傷することがなければ，ほとんど出血量はゼロに近く，通常は胸腔ドレーンを留置しないですむ．なお本手術では先にも述べたように術前のインフォームド・コンセントで，術後の代償性発汗についてしっかりと説明しておかなければならない．代償性発汗を理由に思いもよらないクレームで悩まされることがある．

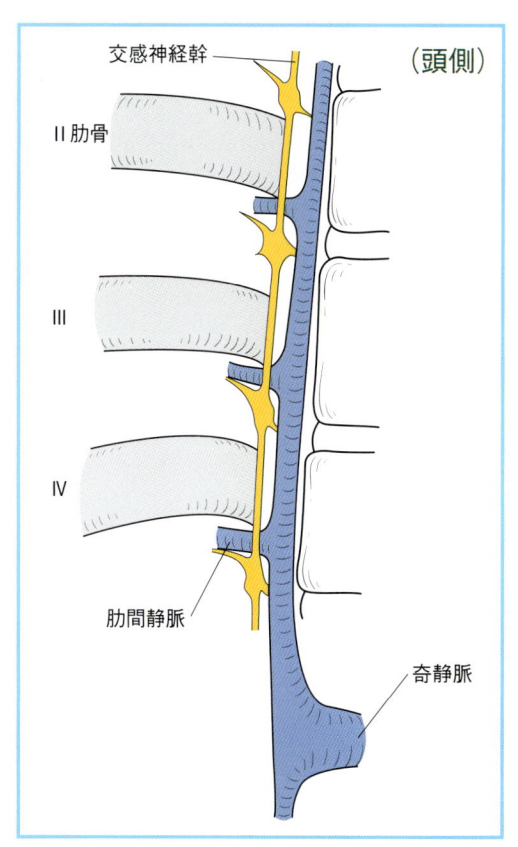

図35-1 胸腔鏡下交感神経切除　胸腔鏡を入れて交感神経幹の走行を確認する．通常，左右とも脊椎の横を縦走し，胸膜直下に透見される．

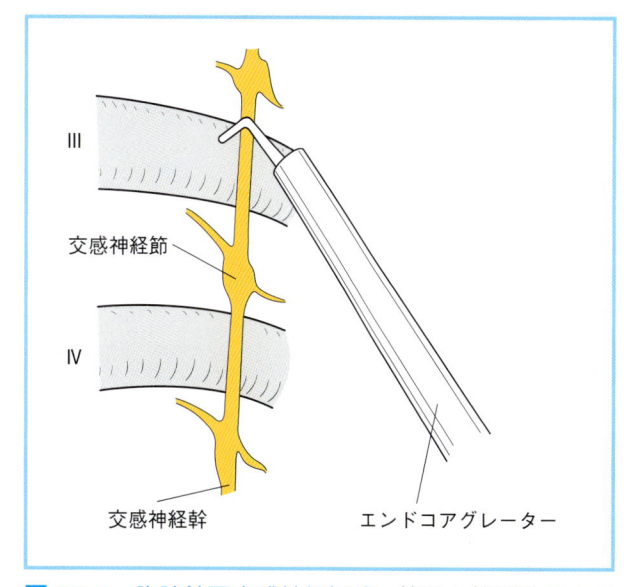

図35-2 胸腔鏡下交感神経切除　第Ⅲと第Ⅳ肋骨上の神経幹を焼灼切断（通電型内視鏡用鋏，あるいはコアグレーター）する．

36 術中迅速組織診・細胞診法

　術中迅速組織診断は今や，呼吸器外科において必須の検査方法となっている．理由は，呼吸器外科手術の対象となる腫瘍の半数近くが，術前診断未確定の形で迅速組織診に回される状況によるからである．肺野末梢のGGO（ground-glass opacity），微小結節などにおいてその状況はますます顕著となりつつある．術中迅速組織診断のシステムは各医療機関において異なる可能性があり，一概にかくあらねばならぬという方法はない．組織診ができない病院では迅速細胞診を行うことも1つの診断確定法と考える．この細胞診では非小細胞癌か小細胞癌かの判断を得ることが大切であるが，最低 atypical-cell の有無だけでも確認してもらう必要がある．時間的には15〜20分程度で結果がもたらされるはずである．
　この組織診と細胞診の使い分けについては，結節性病変あるいは野口C typeの病巣の場合，細胞診でも十分に診断可能であるが，野口のB typeでは組織生検でないと診断ができない．ただ，これらは本質的にはすべて仮診断の立場であり，正式な永久標本によるレポートは改めてその後に与えられるはずなので，その点の認識も十分にわきまえて患者へのインフォームド・コンセントをとっておく必要がある．

実施法

　術中組織診のためには通常，胸腔鏡による部分切除を行いその割面を提出するわけであるが，微小GGOにおいては病変の部位同定に困ることが多い．特に肋膜に変化が及ばない pure GGO では，触診によっても病変の感触がほとんど得られない．このような場合は，前もって何らかのマーカーを病変周囲に置かないと，具体的な切除部位の判断がつかなくなる．これまではフック付きワイヤー（アンカー）の刺入が一般的であったが，ただこの方法については空気塞栓の可能性が指摘され危険視されている．しかし，残念ながらこの方法に代わる簡便で有効な方法が見つからないのも現状である．したがってこの方法を利用する場合は必ず空気塞栓の可能性につき十分なインフォームド・コンセントをとっておくことを勧める．

術中組織診断法について筆者らが実施する方法を紹介すると，具体的には手術直前にCTガイド下にマーカー（フック付きワイヤー）を刺入するが，部分切除に入るまで，その位置を移動させないことが大切である。したがって体位変換後，胸腔鏡を挿入すれば，すぐにマーカーに付着するワイヤー糸を見つけて胸腔内で切断する（**図36-1**）。理由は，肺を虚脱させるとワイヤーが胸壁から引っ張られて，病巣から逸脱してしまう恐れがあるからである。

続いてこのワイヤーが肺肋膜から出ている部分を中心に，楔状にステープラーで肺部分切除を行う。エンドキャッチに入れて取り出した肺組織を迅速診断に出すため，糸をたよりに割を入れてゆく。マーカーが腫瘍近傍に位置していれば，おおよそ正確な割面を入れて迅速診断に提出することができる。しかし，割面を入れてもわずかの色調の変化のみで病変の確認が非常に難しいことがある。このような場合は，病理医の立ち会いで切り出しを相談することが大切である。

他方，細胞診の方法は簡単であるが，具体的なコツを知らないと失敗することが多い。胸腔鏡下では小開胸野を通してカテラン針を刺入することもあるが，開胸野ではカテラン針を用いるのはかえってマイナスであり，むしろ禁忌と考えたほうがよい。手元操作の安

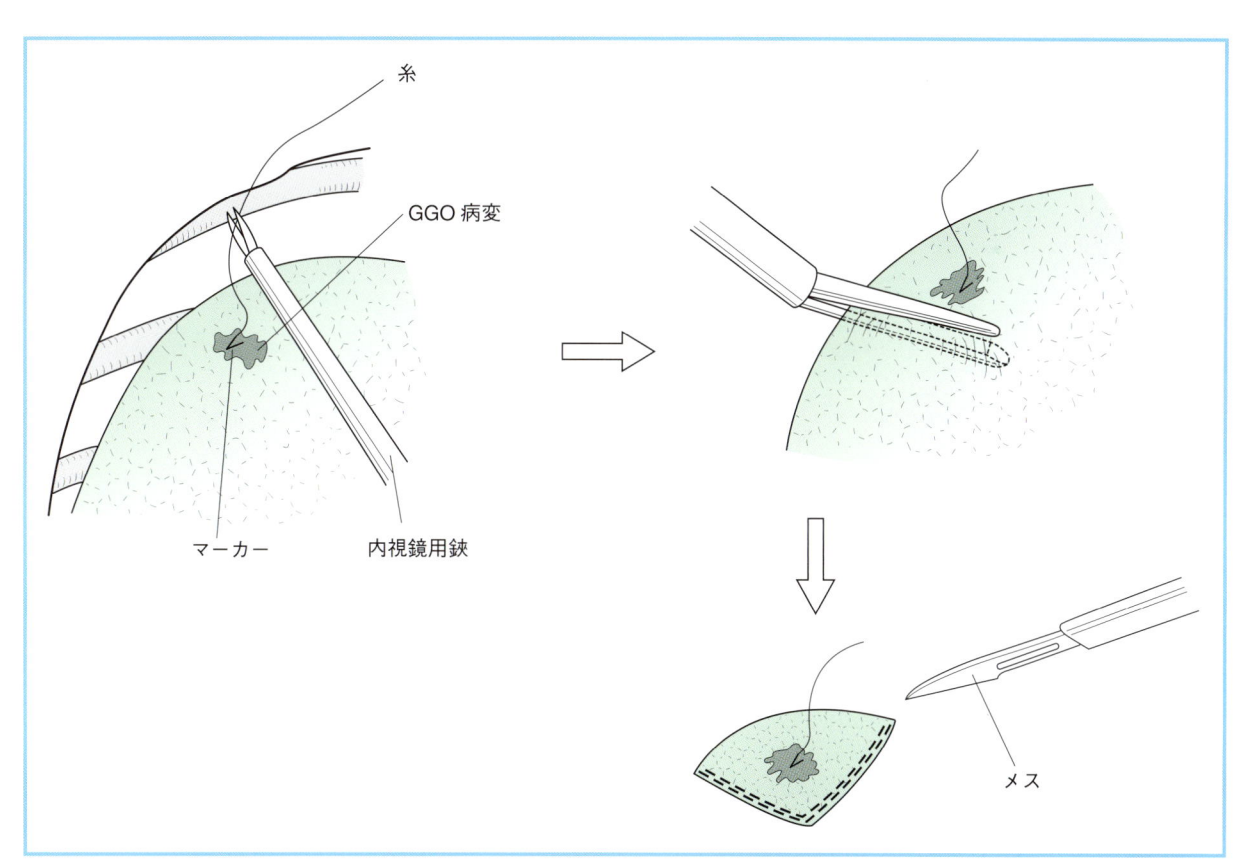

図36-1 （胸腔鏡下）術中迅速組織診断法 切除直前にCTガイド下に刺入されたマーカー（アンカー）に付着したワイヤーを胸腔鏡で探す。ワイヤーは体外に出ているので，発見次第これを胸腔内で切断する。ワイヤーが肺から出ている近傍にマーカーが存在するはずなので，その部分を囲むように大きくステープラーで肺部分切除をする。すぐに摘出された組織のマーカーの確認のため，その場でメスで切開する。病変を確認できたら迅速組織診断に回す（なお，手術直前に行うアンカー設置では，空気塞栓が指摘されているのでその点を注意すること）。

全性からは21ゲージ前後の短い針がよい。カテラン針のような長い針になると，先端が腫瘤を刺しているのかどうかの感覚がつかめない。長い針を刺入して周囲血管を穿通させ，かえって内出血を起こしてしまうと，その後の手術操作が困難となる。

続いて操作上の注意であるが，針を刺入して注射管の内筒を強い力で引き続け，最後は血液を吸引してしまう術者がいるが，これは最も下手な方法である。組織液が針の内腔にある程度満たされればそれでよいので，血液が吸引される状況は失敗である。血管にぶち当てて不要なものまで吸引してしまっており，診断には向かないサンプルと考えてよい。組織液を上手に吸収するポイントは，軽い陰圧で何度か軽く内筒を引く操作を繰り返すことである。すると組織からの吸引液は針の中を満たす程度に吸引される。量的にはそれで十分である。そこで，一度注射筒から針を外して空気を注射筒に入れた後，再び針を取り付けて，スライドグラス上に組織液を押し出し，直ちに固定液に浸漬させる（図36-2）。

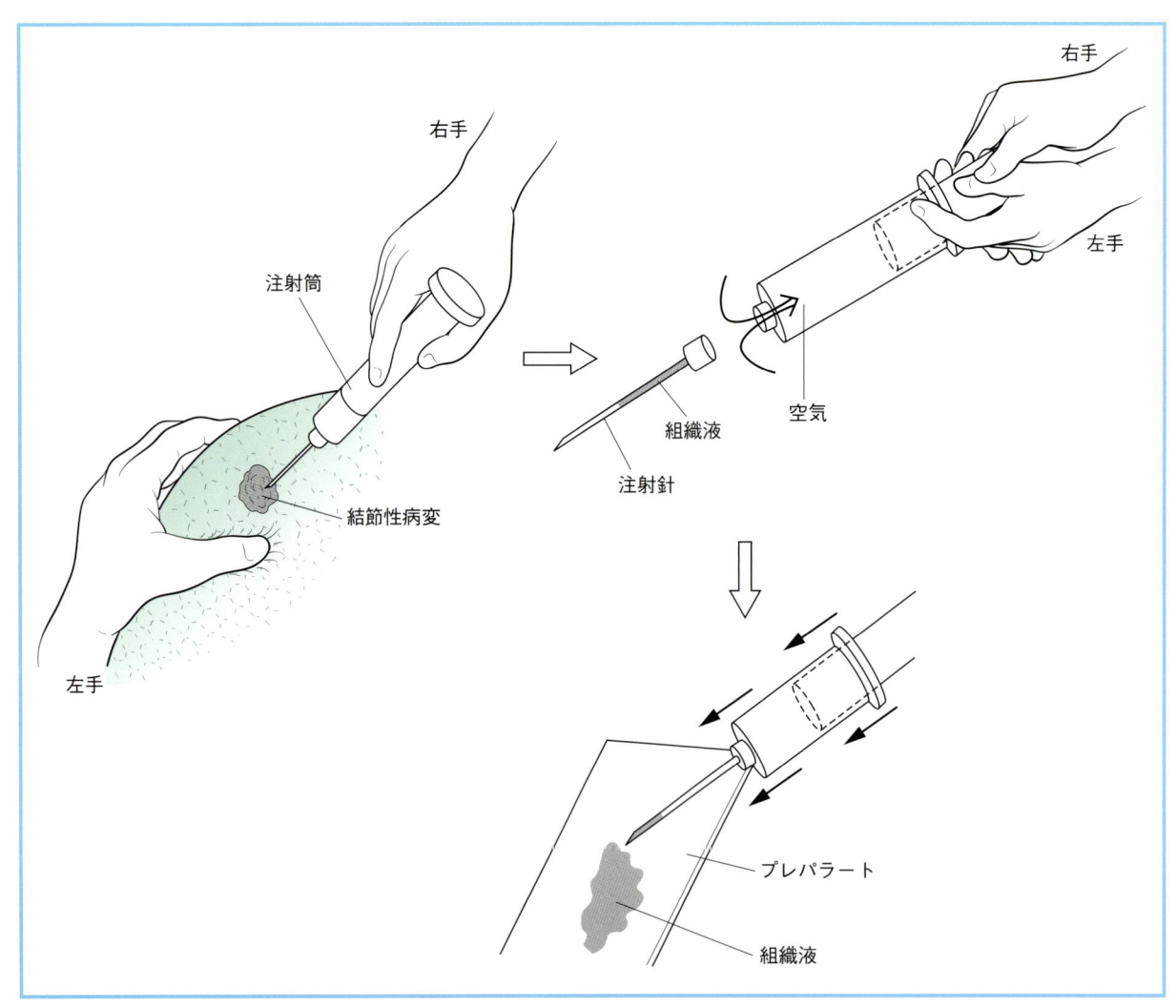

図36-2　術中迅速細胞診　22ゲージ前後の静脈針を用いて腫瘤を穿刺して組織液を採取する。胸腔鏡下に行う場合はできればリング鉗子で病変を固定し，ポート孔よりカテラン針を挿入して行う。しかし深さの判断がつきにくくまた深部血管を刺す可能性があり，慣れていないと難しい。図は開胸下での穿刺細胞診法である。採取した組織液は注射針の中に存在するので，一度注射筒をはずして空気をシリンジ内に入れ再び針を取り付けた後，プレパラート上に押し出す。

37 心外膜切開(心囊開窓)

病態・適応

　主に心臓タンポナーデに対して実施される手術法である。近年ではエコーガイド下の心囊穿刺，ドレナージが普及し，観血的ドレナージの機会は減少してきたが，依然として緊急で依頼される可能性が皆無とはいえない。方法としては2通りある。一つは以前より実施されていた剣状突起からのアプローチ法であるが，呼吸器外科医は到達法に馴れておらず，またドレーンの挿入が盲目的であることから不安が大きい。もう一つは胸腔鏡を使用しての心膜切開(心囊開窓)である。心外膜の切除で大きく排液ルートを作るので，タンポナーデへの効果が高い。適応となる疾患は癌性心囊炎，あるいは何らかの原因で心囊液の貯留をきたす疾患群であるが，薬物療法などでコントロールが不可能となったときに実施するべきで，予防的な処置法ではない。胸部CTあるいはエコーなどで心囊の張り具合の確認が必要である。左右のいずれを選ぶかは画像所見から決定するが，胸腔内の心外膜の面積の広さから左側のほうが有効である。

手術法

①剣状突起下アプローチ法

　全身麻酔下に行う。局麻でも可能である。やや上半身を挙上して心囊底部を下方に落とす体位とする。

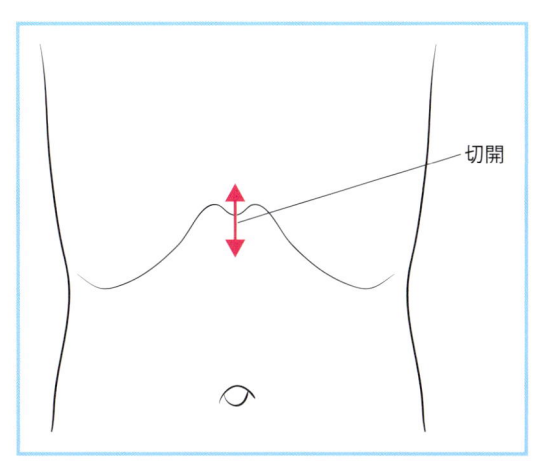

図 37-1　剣状突起下心外膜切開　剣状突起を中心に 4〜5 cm の縦切開を置く。

剣状突起を中心に4～5 cmの縦切開を置く（図37-1）。剣状突起を露出して電気メスやリュールで十分に突起部をかじりとる（図37-2）。その下に線維三角部の結合組織があり，これを剥離して黄白色調の心外膜を発見する。心外膜の一部をペアン鉗子でつかんでメッツェンバウム（鋏）で小さくオープンする（図37-3）と，内部より心嚢液が噴出する。切開を徐々に広げて，ドレーンを入れるスペースをつくり，ストレートまたはL型のドレーンを挿入固定する。

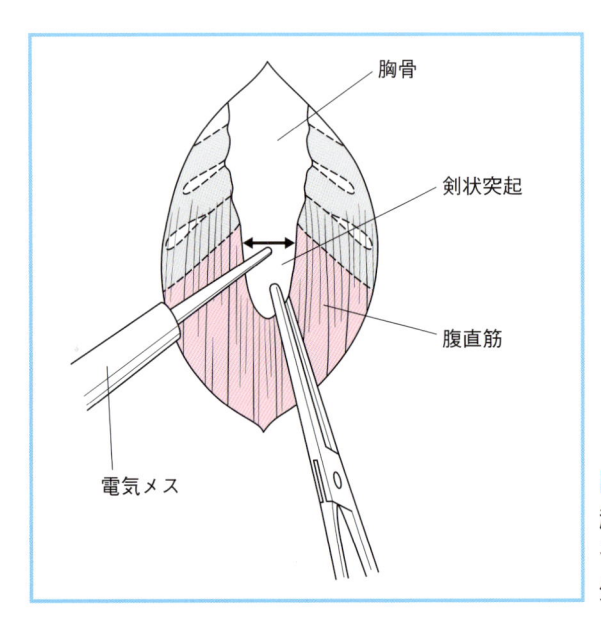

図37-2　剣状突起下心外膜切開　剣状突起をリュールおよび電気メスで除去する。その下部の線維三角を剥離してその奥の心外膜を見つける。

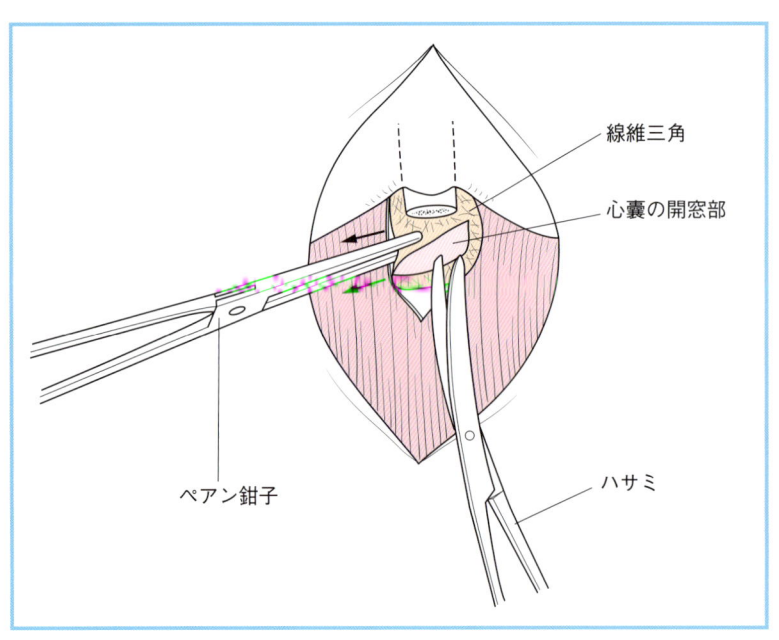

図37-3　剣状突起下心外膜切開　心外膜の一部をペアンでつかみ，メッツェンで小さく切開して心嚢液の排出を確かめる。

②胸腔鏡下アプローチ法

　右側臥位とする。胸腔鏡を挿入するポート孔と処置用鉗子の挿入孔は正または逆三角形のいずれかとするが，まず胸腔鏡を入れて残りの2つのポート孔の位置を決定する。心膜切開で最も重要なのは横隔神経の損傷を避けることで，これを心外膜上で見つけてベッセルループで保護する。この際，横隔神経に随伴する栄養血管を傷つけないよう，できる限りおおまかに脂肪組織をつけて遊離するのがよい。心膜切開の場所は，横隔神経の前方で心膜が広く展開された部分とするか，あるいは横隔神経を挟んで，その前方および後方とする。こうすれば万一にも生じ得る心脱出を防ぎ得る。心膜を把持鉗子で持ち上げるが，心囊液が充満して張り切っているのでつかみにくい。先端のしっかりしたスキャンラン社製（ドベーキー型）内視鏡用鑷子か，あるいは直接，直の鉗子をポート孔より挿入して心膜をつかむとよい。続いて心膜に切開を加え，フック型の電気メスで広げてゆく（**図 37-4**）。できる限り大きく開けないと排液の意味がない。一応3 cm×3 cm程度にオープンすることを目安とする。もしこの心囊内にドレーンを留置するのであれば，L型ドレーンを心臓背側に挿入してゆく。胸腔内にも通常の吸引用ドレーンを1本留置して終わる。

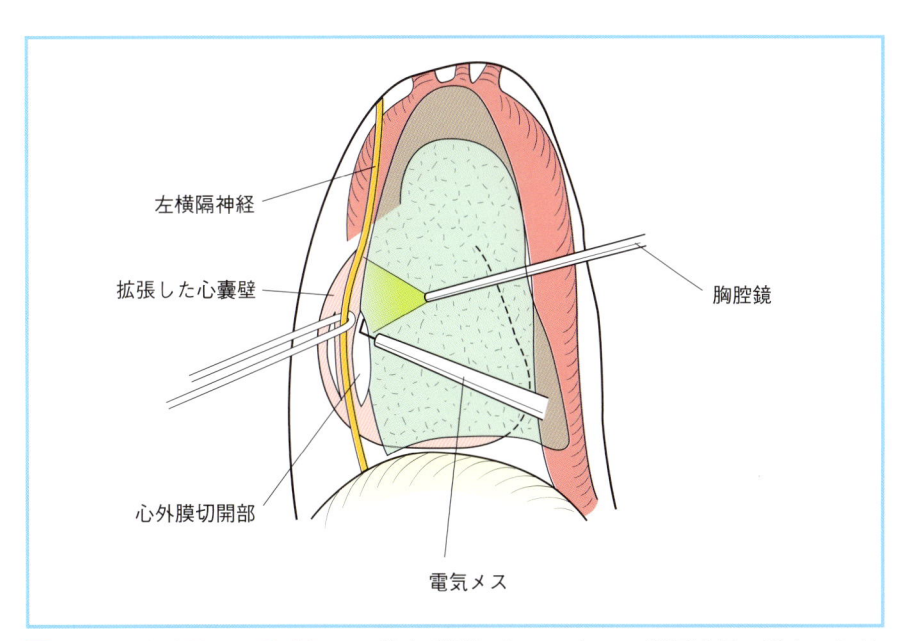

図 37-4　胸腔鏡下心外膜切開　肺を背側にもってきて，横隔神経の側方で心外膜の一部を把持し通電型内視鏡用鋏で切開する。心囊液の排出をみたらさらに切開を広げる。横隔神経を挟んでその前後の2箇所をオープンしてもよい。

38 漏斗胸

病態

　漏斗胸は先天的な肋軟骨の発育異常で生じる疾患である。幼少時からみられるので，小児外科あるいは形成外科の診療を受ける機会が多い。自他覚症状については極端に胸骨の陥没がみられない限り，特別な訴えをみることは少ない。しかし思春期，特に中学生以後になると，美容的な面で悩みをもつようになり，その点で手術の相談を受けるようになる。

　軽度の漏斗胸はもう少し成長を待ってからの判断とするが，変形の強いものでは矯正手術に踏み切るべきである。年齢的には学童期〜中学生の時期が適切である。成人まで待つと変形が完成して，非対称性の強い漏斗となってくる。

　従来より種々の手術法が検討されてきたが，その主なものは胸骨の挙上術，および胸骨の翻転術であろう。前者はRavitchらの開発になるもので，その後もいろいろな変法が工夫されてきたが，現在はNuss法が世界的な主流となっている。他方後者の翻転(turn-over)法については今日採用される機会はまれとなったが，Nuss法が実施できない症例もあることから，その方法も熟知しておくべきであろう。

a．Nuss法（胸骨挙上術）

　胸骨下に特殊なバーを入れて陥凹部を挙上して行う方法である。小学生〜中・高生の年代がよい適応である。今日，漏斗胸は主に形成外科の対象疾患となってきたが，本手術では胸腔鏡が使用されるので，呼吸器外科医が応援を頼まれる機会が多いはずである。手術法が簡単で外面的な傷が少ないのが，患者にとって大きなメリットであろう。バーによる矯正度も結構良好である。しかしバーを挿入して数年後にこのバーの抜去手術を再度しなければならない。すなわち全身麻酔手術が二度となる欠点がある。

手術法

患者の胸郭の変形度に応じて挿入する pectus bar（ペクタス・バー）をあらかじめ彎曲させて矯正位に変形しておく。まず右側胸腔内に胸腔鏡を挿入して胸骨の最も陥凹した部分を見つける。右胸腔にイントロデューサーを挿入し胸骨陥凹部から左胸腔に入れて pectus bar を誘導するルートを作る（図 38-1a）。イントロデューサーに沿って bar を入れて胸骨下を通し，対側胸腔外に出す。両端が体外に出た所で専用のハンドルで 180°回転させる（図 38-1b）。stabilizer を用いてバーを胸壁に固定する（図 38-1c）。上記手順における具体的な手順操作を図 38-2〜6 に示した。要はイントロデューサーおよびペクタス・バーのいずれも胸骨に接するように挿入してゆくことである。

本手術は胸腔鏡的手技を用いることから非侵襲的であるが，文献上ではかなりの重大な事故も報告されている．心臓損傷，横隔膜あるいは肝臓損傷などであり，いずれも粗暴なバーの挿入操作に伴うものである。またこのバーを抜去する際の事故（肺損傷）も種々報告されており，呼吸器外科医以外の診療科医師が単独で行う手術とは思えない。

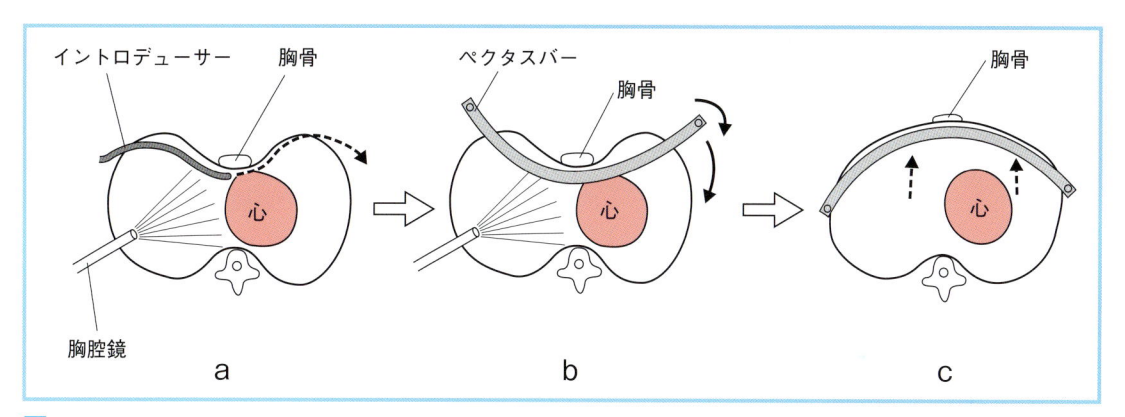

図 38-1 胸腔鏡下の Nuss 手術　胸腔鏡下にイントロデューサーを挿入し胸骨陥凹部を通して，対側胸郭外にもってゆく(a)。続いてペクタス・バーを入れてゆき，対側胸郭外に出し(b)たところでこのバーを翻転して陥凹した胸骨を挙上させる(c)。

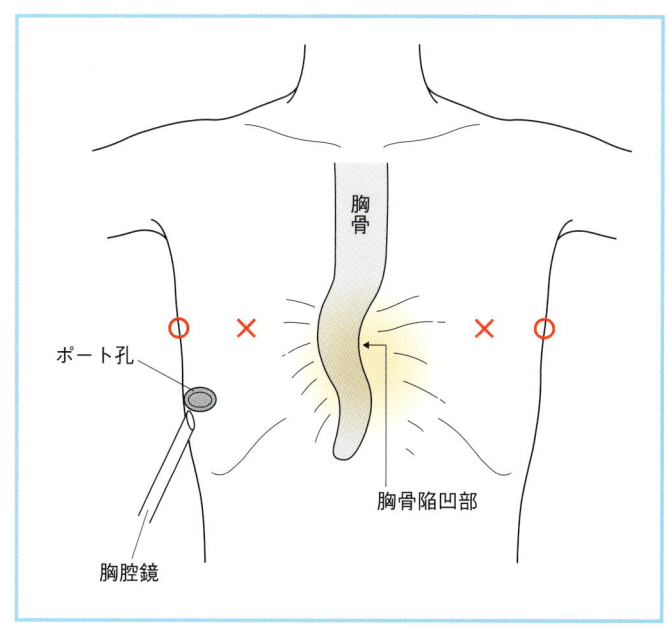

図 38-2 Nuss 手術　胸腔鏡下にイントロデューサー，続いてトランスデューサーを胸腔内に挿入して陥凹した胸骨を持ち上げる。挿入ルートとして右側○印（皮膚）→×印（右側胸腔）→左側×印（左側胸腔）→○印（左側皮膚）の経路をとる。

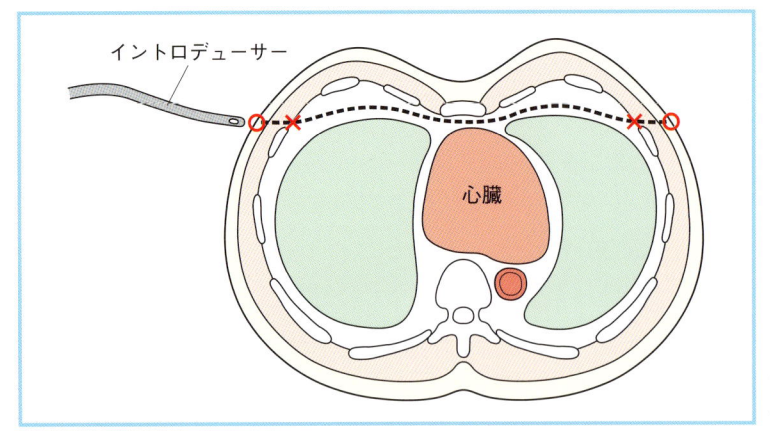

図 38-3 Nuss 手術　イントロデューサーを右側○→×→左側×→○の順で通過させ，その先端を左側皮膚外に出す．

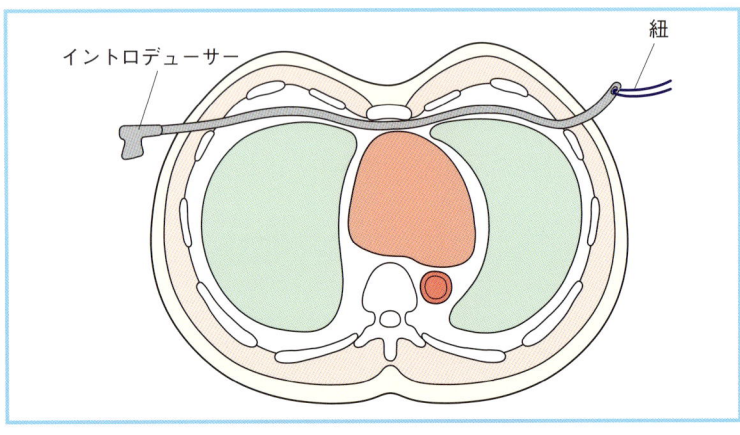

図 38-4 Nuss 手術　左側皮膚から出てきたイントロデューサーの先端にひもをつけて，その紐を右側胸腔を通して右側皮膚外に引っ張り出す．こうして胸骨下にペクタス・バーの通過するルートを作成する．

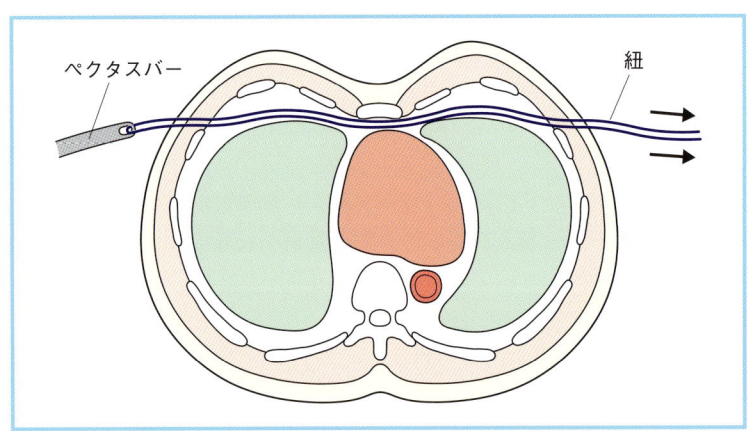

図 38-5 Nuss 手術　ペクタス・バーの先端にひもをつけて，また先につくったルートに沿ってバーを挿入する．

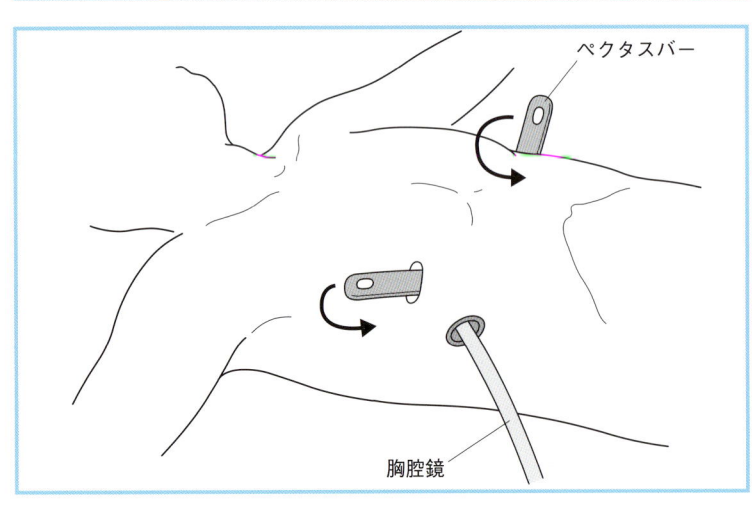

図 38-6 Nuss 手術　ペクタス・バーの両端が左右皮膚から出てきた時点でハンドルを両先端に装着して 180°回転させる．

b. 胸骨翻転術

手術法

　前胸部胸骨上で胸骨柄から上腹壁に至る縦切開を置く．大胸筋を胸骨付着部から外してゆき，胸骨ならびに前胸壁の肋軟骨，肋骨などを露出する．ここで手術法として

　1）肋骨弓に付着する腹直筋を切断し，胸骨と付着肋軟骨を遊離 plastron として取り出す胸骨翻転術と，

　2）腹直筋を切らずにこれを180°ひっくり返す腹直筋有茎の胸骨翻転術（変法）（**図 38-7**）との違いがある．いずれも陥凹した部分を中心に上方で胸骨を横切，左右肋骨を肋軟骨の外側で切断する．この際左右の内胸動静脈は結紮切断される．単なる翻転術では腹直筋を電気メスで切断し，同時に下腹壁動脈と交通する上腹壁動脈も切断するが，変法ではこの血管が生かされて plastron の栄養が保護されてくる．遊離胸骨の翻転で最も重大な合併症は死腔（胸骨下）の感染であり，plastron の壊死に至る可能性がある．また変法では胸骨端の接合に多大の緊張がかかるので，この部分がしっかり付着しないと，骨髄炎などの感染に見舞われる恐れがある．

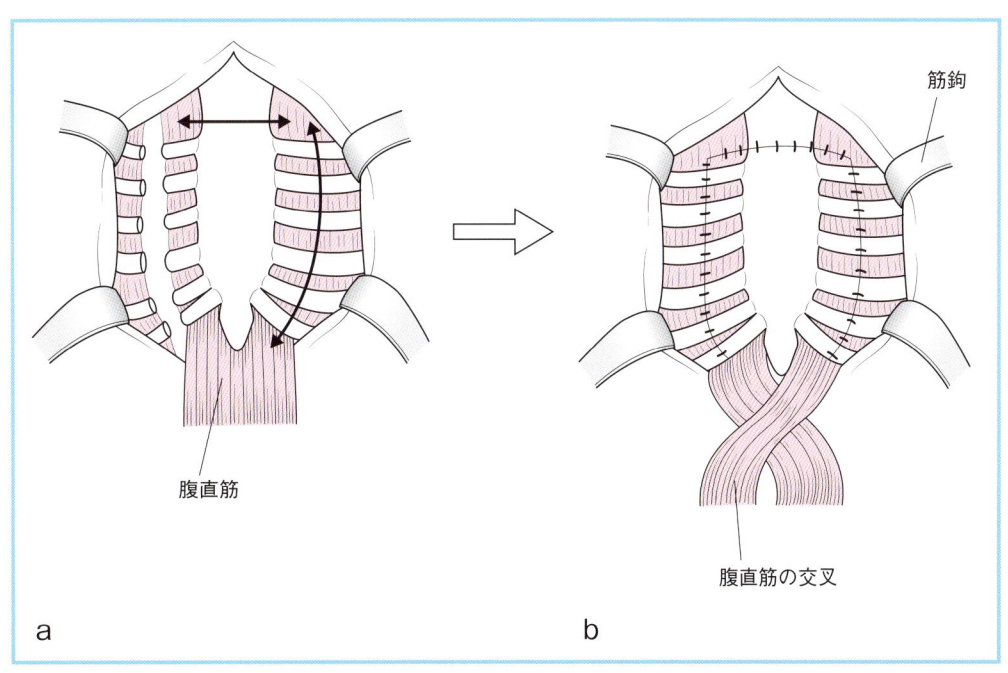

図 38-7　胸骨翻転術　前胸部の骨性胸壁を露出して，腹直筋付着部を残したまま陥凹肋軟骨の外側をすべて切断する(a)．180°翻転して腹直筋を交差させる形で，各切断肋骨端を縫着する(b)．

39 鳩胸

pigeon chest と呼称される通り，外見的に前胸部が極端に突き出た胸郭形成異常として観察される。この胸郭奇形に伴う自覚症状はほとんどない。美容上の悩みを改善する目的で矯正手術を行う

手術法は過長で変形した肋軟骨を全体にわたって切除し，胸骨の飛び出した部分を削り取る術式である。

前胸部の縦切開，あるいは両側乳頭の下部を通る波状切開で前胸部を出す。大胸筋の付着部を切離して，胸骨から肋軟骨および肋骨の移行部までを広く露出する。過長な肋軟骨を切除しその背側の肋軟骨膜を残してこれをU字縫合で縫縮する（図39-1, 2）。切除肋骨端はそのままである。続いて胸骨中央部から下部にかけて突出した胸骨を削る（図39-2）。あるいは楔状の切開を入れて全体ができる限り平坦となるように工夫する。

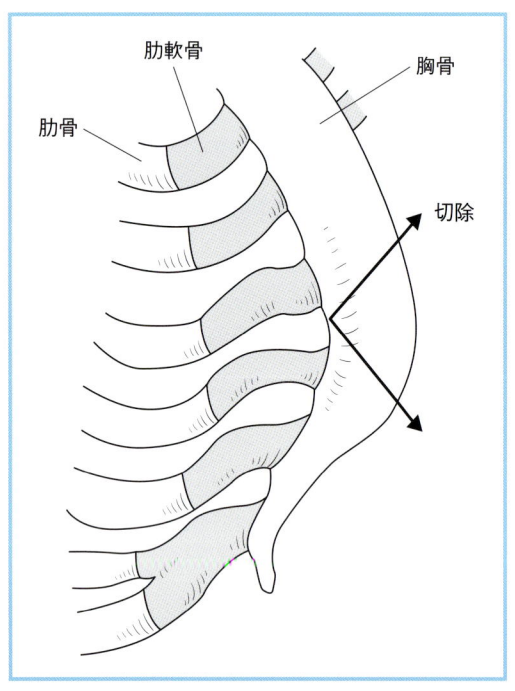

図 39-1　鳩胸手術　胸骨下半分が異常に前方に突出している。過剰に長い肋軟骨を切除して，かつ胸骨の極端に突出した部分を削り取る。または楔状に切除する。

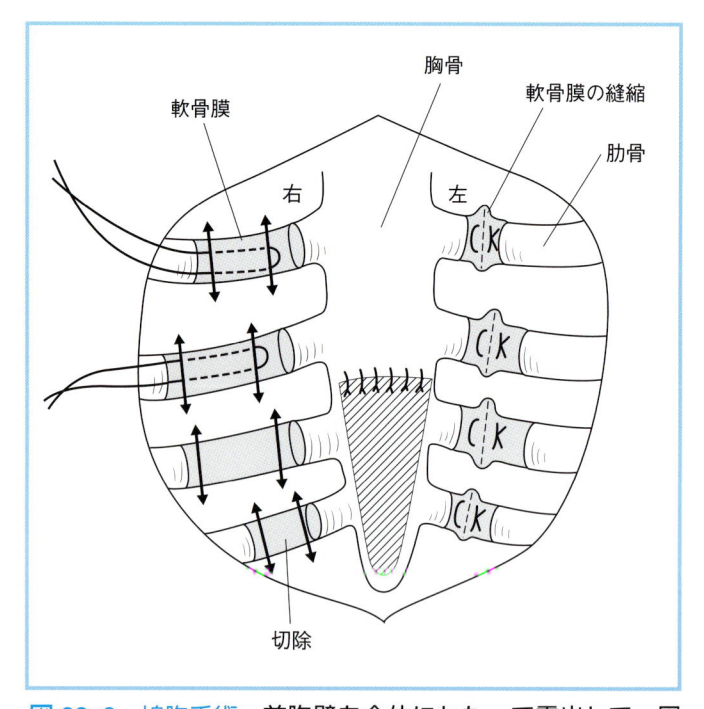

図 39-2　鳩胸手術　前胸壁を全体にわたって露出して，図の右側矢印のように過長な肋軟骨を切除する。このとき，肋軟骨膜の下部を残してゆき，これらの肋軟骨膜を左側のようにU字縫合で短縮する。胸骨下端の突出部を楔状に切るか，あるいはできる限り削り取って，全体に平坦な形に近づける。

40 先天性肺疾患

A. 肺分画症

病態

　肺内型と肺外型があり，いずれも先天性で大部分は小児期に健診などで発見されるが，気づかないまま成人を迎え感染を契機として発見されることも多い。診断は胸部X線写真上の異常影であり，CTでは無気肺様の陰影(mass)として捉えられる。重要なのは異常動脈の存在であり，これは造影CTで大動脈から肺内に流入する1本の血管として確認される。

手術法

　通常の側臥位で開胸して，病変の位置ならびに異常動脈の走行などをチェックする。この異常動脈は脂肪組織に覆われていて，慎重に剝離してゆくと拍動ある血管として認識される。大動脈から出てすぐに肺に流入していれば剝離の余裕が少ないが，多くはやや蛇行したりしてある程度の距離を保っていることが多い。周囲を剝離して血管にベッセルループを回す（図40-1）。太くない血管であれば二重結紮後の切断でかまわない（そのうちの1本は縫合固定結紮とする）が，太いものになってくると，血管用自動縫合器（ステープラー）使用の方が安全なように思われる。自動縫合器挿入時に無理があってはいけない。自動縫合器のアンビルを下行大動脈にできる限り並行してスムーズに挿入すること。左側肺分画症では下行大動脈壁に接して血管を切断できるが，右側の肺分画症については異常動脈が下行大動脈壁より長く出てくることから，この場合はできるだけ動脈の根部に近い所で異常枝を切断したほうがよい（図40-2）。ただ，どうしても右側では左側に比し遺残血管が長くなる傾向がある。この遺残血管を長く残すことで偽大動脈瘤を作ってくる可能性が懸念されていたが，しかし，実際には残った血管腔は塞栓化されて瘤を作ることはほとんどないので，下行大動脈壁に近づこうと無理に深く進入する必要はない。

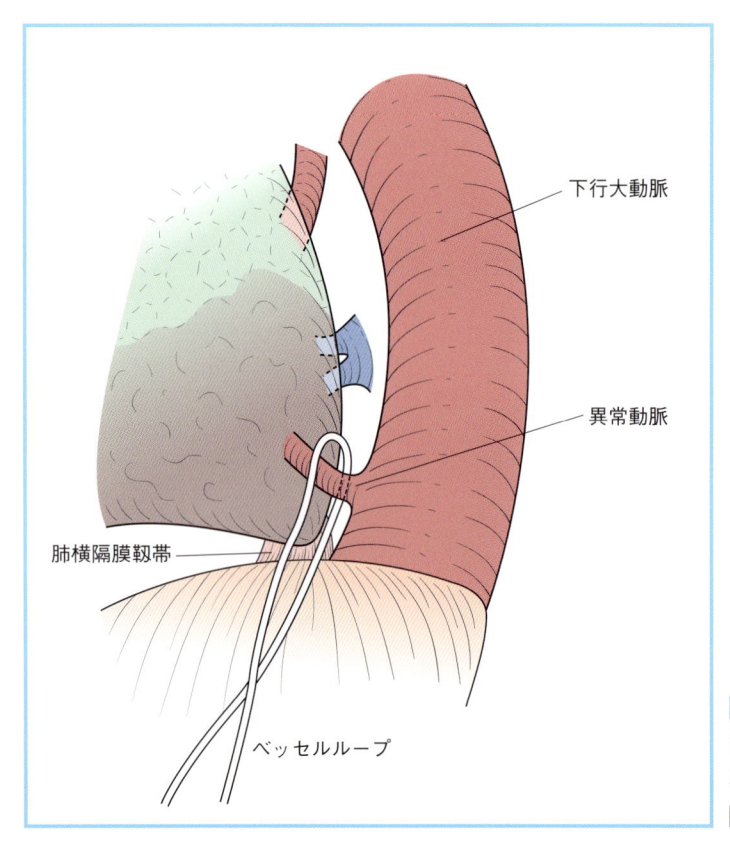

図 40-1 肺分画症の異常動脈処理 通常，画像（造影 CT）で異常動脈の存在，走行が示唆される。開胸してその部位を確認しベッセルループを回す。

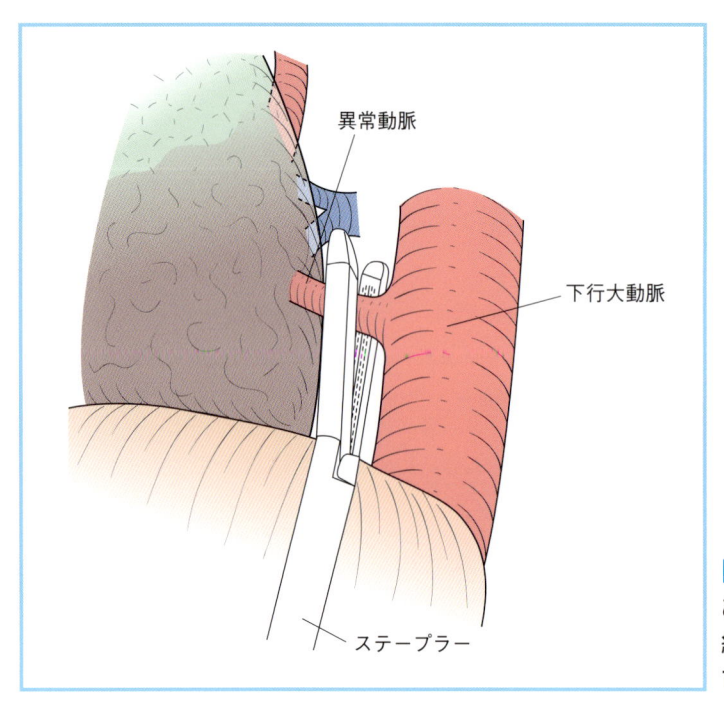

図 40-2 肺分画症の異常動脈処理 細いものであれば二重結紮〔その中の 1 本は縫合固定（貫通）結紮とする〕で十分である。しかしやや太いものであれば血管用ステープラーによる切離を行う。

B. 肺過誤腫

病態

　良性腫瘍であり，軟骨成分を交えて非常に固い組織であることが特徴である。巨大化すれば別であるが，通常は部分切除または核出術（enucleation）が実施される。ある程度肺の深部に存在することから，部分切除で肺実質を多く失うようであれば核出の方が有利である。

手術法

　一般にこのような良性腫瘍は，胸腔鏡下に手術されることが多い。部分切除が可能なのは胸膜直下に腫瘍が存在する場合である。その場合は自動縫合器で腫瘍をはさみ，楔状に自動縫合器で肺を切離する。腫瘍が深部にあれば，胸腔鏡下に腫瘍下部を鉗子で挟み，腫瘍が別方向に逃げてゆかないようにして，電気メスあるいはツッペルを使って核出を図る。

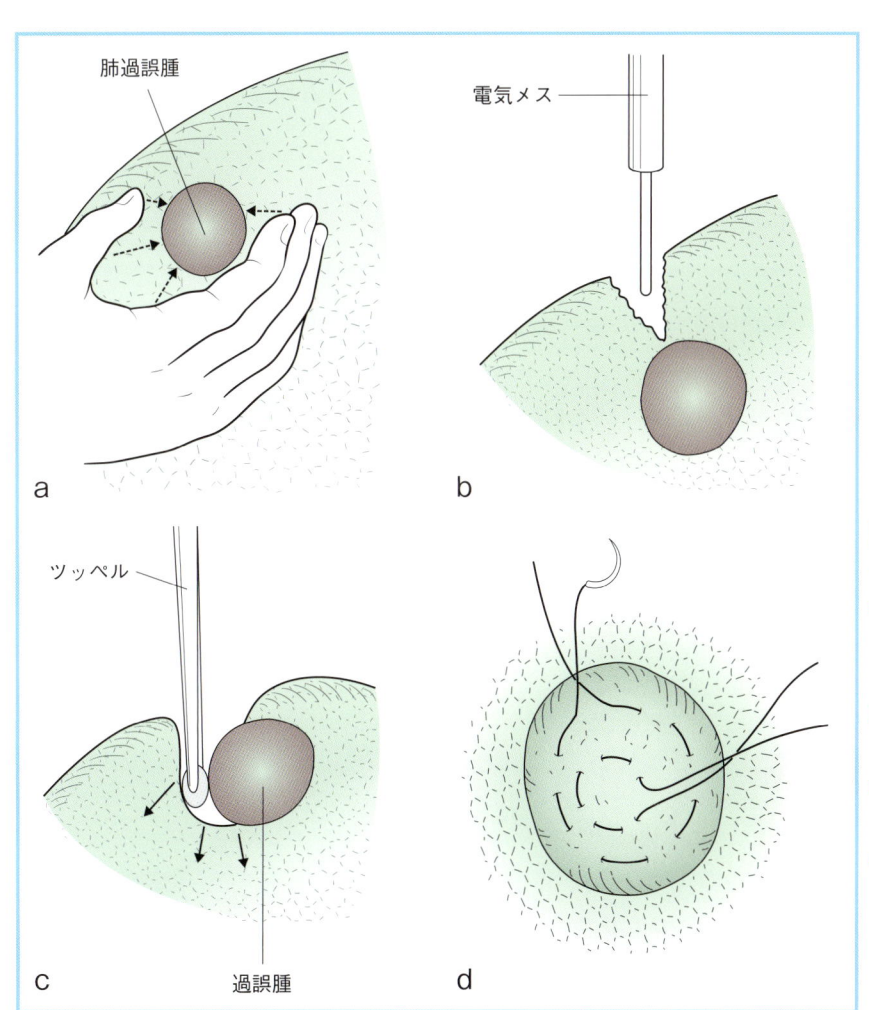

図 40-3　肺過誤腫に対する核出術（小開胸下の場合）

a：（小）開胸で腫瘍の基部を手指あるいはサティンスキー鉗子などで把持する。
b：腫瘍直上の皮膚を切開して腫瘍の表面を露出する。
c：ツッペルで周囲組織から剥離して核出する。
d：腫瘍核出後は核出表面を端々で縫合閉鎖する。図のように深部からマットレス縫合（巾着縫合）で閉鎖すると，死腔スペースが除かれる。

他方，小開胸下の核出術も簡便有用である．片手が挿入可能な程度に開胸していれば，片手を胸腔内に入れて，病変を下から押し上げるようにして，その直上に電気メスで切開を入れる．切開の長さはちょうど腫瘤直径の1.5倍くらいが適切である．病変の下部をつまんだ手で腫瘤を切開口に押し出すようにしながら，ツッペルで腫瘤周囲の肺実質や結合織を外してゆくと，容易に腫瘤が肺内から押し出されてくる（図40-3a〜c）．腫瘤が押し出された後の肺組織から出血がみられないかどうかをチェックして，大丈夫であれば連続縫合で切開創を閉じる（図40-3d）．

C. 横隔膜弛緩症

病態

横隔神経が何らかの原因で麻痺した際に横隔膜の弛緩が生ずるが，二次的な横隔膜麻痺はしばしば経験されるところである（例；悪性腫瘍の横隔神経浸潤，手術，外傷などによる神経麻痺，横隔神経由来の神経原性腫瘍など）．

一方，横隔神経の麻痺は存在せずに，先天的に弛緩状態にある際は，横隔膜機能の改善を目的として横隔膜縫縮が実施される．先天性の横隔膜弛緩か横隔神経麻痺による二次的な弛緩状態かの鑑別を正しく行う必要がある．神経麻痺では均一に横隔膜全体が挙上するのに，先天的弛緩症では横隔膜の緊張がみられず，異常にドーム状に胸腔内に盛り上がって認められることが多い（図40-4）．

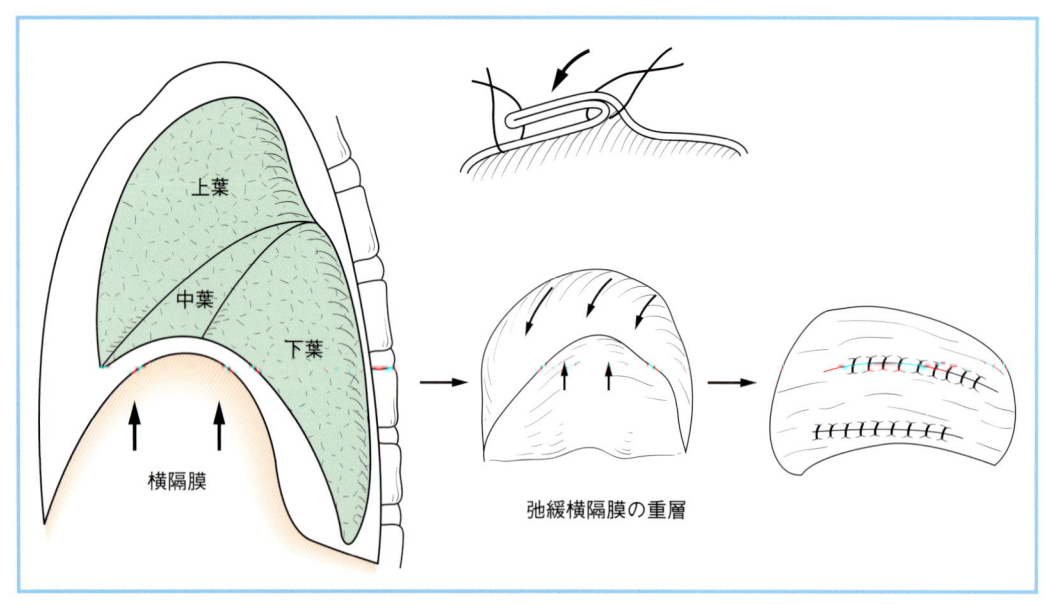

図40-4　横隔膜弛緩症の手術　弛緩した横隔膜を持ち上げて，いずれかの方向に折りたたむ形で重ね合わせる．マットレスで折りたたんだ基部を縫合し，続けて折りたたんだ先端を下部の横隔膜に縫いつける．

手術法

小開胸による手術と胸腔鏡による手術があるが，難しい手術ではないのでできるだけ非侵襲的に行うのがよい。方法は余分な横隔膜を重層化して，全体的に緊張ある横隔膜に戻すわけである。atraumatic needle の両端針で重層化する横隔膜を U 字型に縫い合わせる（図 40-4）。連続あるいは結節縫合のいずれでもかまわない。右側では針の刺入時に肝臓を損傷させないよう注意が必要である。菲薄化していた横隔膜の中心部がこの重層化で補強されることとなる。胸腔鏡下でも同じ操作を行う。ノーナイフのステープラーでファイヤー（ステープリング）して全体的に plication を行う方法も有用である。

D. 肺動静脈瘻（Pulmonary arteriovenous fistula）

肺動静脈奇形（pulmonary arteriovenous malformation）とも称される。

本疾患は先天性の血管形成異常であり，肺動静脈間に異常な右-左短絡が生じて局所的に肥大化した状態である。遺伝性出血性毛細血管拡張症（Rendu-Osler-Weber 病）を合併することが多い。症状としてチアノーゼ，太鼓撥指，労作時呼吸困難などがみられる。

合併症として瘻が破裂すれば大量喀血を生じる。そのほかに，脳の塞栓を起こす可能性が指摘されている。単発と，両側性あるいは多発のものがあり，後者は手術適応とし難い。したがって，単発か多発かの判断は重要であり，多発のものでは観血的治療を行うにしてもできる限り切除面積を縮小するか，あるいは interventional な血管塞栓療法（コイルによる塞栓治療）を行う。肺高血圧を伴うものは手術非適応である。

肺表面（葉間も含め）に突出する囊状に発育した動静脈瘻は早期の手術が勧められる。手術法としては同一葉内に多発したものなら葉切除，単発で小さいものであれば区域切除を行う。ごく限局性のものではステープラーによる部分切除もしばしば選択されるが，手術操作による血栓塞栓を予防するため，流出血管サイドからのステープリングが望ましい。特殊な方法として中枢側で輸入，輸出血管を遮断して瘻内の流入血管を縫合閉鎖する術式がある。

41 小児の呼吸器外科疾患

　一般に成人の呼吸器外科専門医が小児の呼吸器外科疾患を扱う機会は少ないのが現状である。その理由は多くが先天性であり，しかも今日，国内のほとんどの小児外科施設がそれらに対応し得るからである。しかし成人の呼吸器外科医が小児外科医から相談あるいは手術の支援を受けることは皆無とはいえず，また未解決の臨床分野に関しては成人呼吸器外科医も何らかの貢献をなしうるものと考えたい。

　小児呼吸器外科疾患として挙げられるものに，CCAM (congenital cystic adenomatoid malformation), lobar emphysema, 漏斗胸，肺分画症，先天性気管食道瘻，気管軟化症，神経性縦隔腫瘍などがある。出生児にすぐに対応を迫られるCCAM, lobar emphysemaのようなものから，比較的年長となっての対応が可能な肺分画症や漏斗胸のようなものまで，外科治療の適応や内容はさまざまである。

　一般に小児の肺手術は成人に比して癒着が少なく，したがって炎症が長く続いたものでなければ肺門の剝離も容易である。しかし大変に小さな胸腔内での操作であり，肺門血管などを損傷した場合，その出血量は成人とは同じ感覚で捉えられない。特に生後数日〜数か月の乳幼児手術では手のひらに満たぬほどの小さな肺を相手にすることから，万一のアクシデントがあると，すぐに致死的状況に追い込まれることとなる。したがって，小児呼吸器外科症例の実施に当たっては，常に最小限の出血で手術を終わらせることが重要である。

　開胸手術は成人と同様に後側方開胸が標準であり，それ以外に胸骨正中切開，腋窩切開などはすべて成人に準ずる。

A. CCAM(Congenital cystic adenomatoid malformation)

　小児呼吸器外科領域で常に話題となる疾患である。以前は生後，ある程度の年齢を経て発見されるものが多かったが，最近では胎児診断(胎児超音波診断)の進歩で出生前からすでに異常が発見され得る状況となっている。

　Stocker分類でⅠ〜Ⅲ型に分類され，Ⅲ型の出生後予後はすぐに高度の呼吸不全状態を呈してきわめて不良である。タイプⅠおよびⅡが外科手術の対象になりやすい。CCAMが急速に進展する場合は，呼吸不全回避のために緊急手術が必要とされる。弾性硬な塊の中に多数の囊状変化がみられる病変である。手術法は基本的にはCCAM病変を含む肺葉切除であり(**図41-1**)，病変が小範囲に限局しているときに区域切除が考慮される。

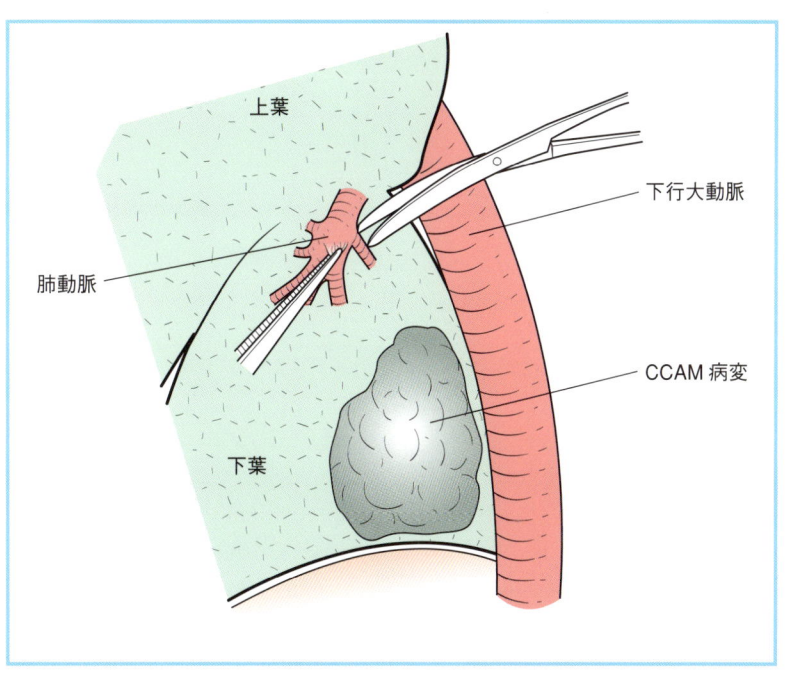

図41-1　CCAM病変を含む肺葉切除　病変の広がり次第で肺区域切除か肺葉切除かを選ぶ。

B. 肺分画症

　成人まで気づかずに過ごして，感染症状を併発して初めて発見される機会が多い。一般的には先天性肺疾患として発見次第切除される。大動脈からの異常動脈を有するのが大きな特徴であるが，肺内型と肺外型とに区別され，前者では灌流静脈は肺静脈，後者では奇静脈あるいは半奇静脈とされている。異常動脈については剝離距離が成人ほどには得られない可能性があるので，慎重な剝離と結紮・切断を心がけること。この場合，幼児では成人のようにステープラーを挿入する余裕はあまりない。また成人の血管ほど太くはないので基本的にはていねいな中枢の二重結紮（その1本は固定縫合結紮）とする（図41-2）。

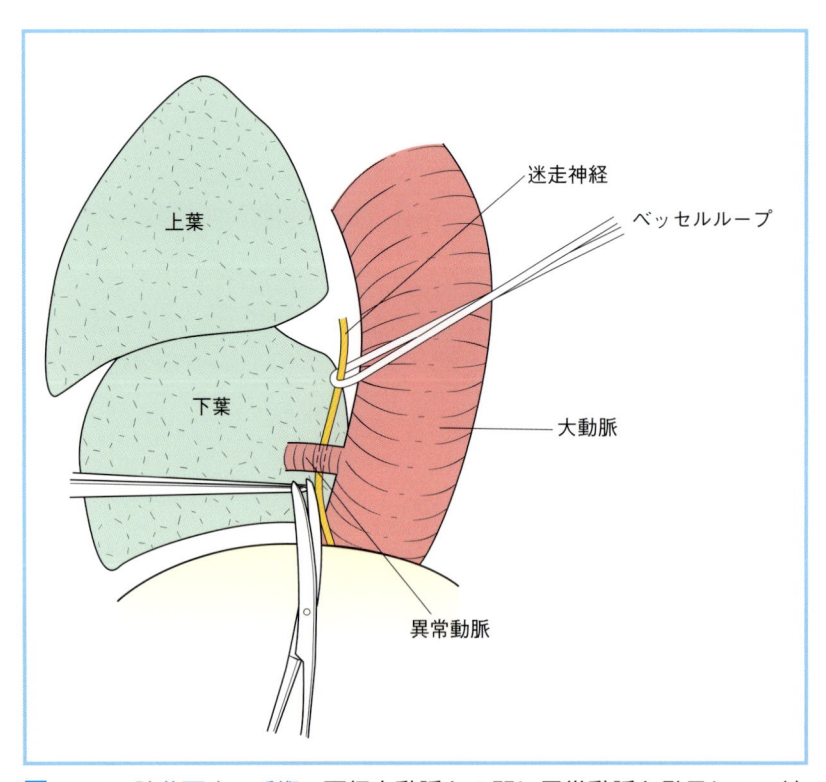

図41-2　肺分画症の手術　下行大動脈との間に異常動脈を発見して，結紮・切断とする。年長児ではステープラーでの切断も可能であるが，余裕がないようであれば無理をせず中枢の二重結紮（末梢は1本で可）をして，中央部を切断する。

C. 気管狭窄症

　持続的な喘鳴やチアノーゼ症状で発見されるが，狭窄の程度，範囲により簡単には手を出せない難治性のものが多い。部分的な狭窄に対しては通常の管状切除と端々吻合で対応可能であるが，広範囲で気管全長に及んでくると，これといった根治的手術法が見いだされていない現況である。今日までに報告されている手技としては，狭窄気管を縦切開して自家肋軟骨の補塡で気管腔を拡大する方法（**図 41-3**）(Tsugawa)，食道壁で切開部を補塡する方法などがあるが，最近ではスライド式の気管形成術が頻用される状況のようである。本法について筆者は経験をもたないが，術式のポイントは狭窄部を中央で切断し，上部気管後壁と下部気管前壁に縦切開を入れて，両者をスライドさせ重積する点にあるようである。いずれにしても，本疾患への手術は開拓段階の術式であり，根治的な方法として定まったものがない。

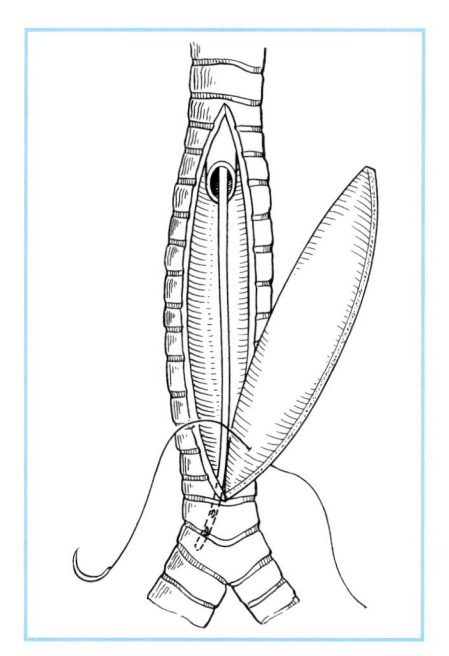

図 41-3　自家肋軟骨片による気管内腔拡大術（Tsugawa）*

---

* Tsugawa C et al.: Congenital stenosis involving a long segment of the trachea ; further experience in reconstructive surgery. J Pediatr Surg 23(5) : 471-5, 1988

D. 気管・気管支軟化症

　成人でもみられることのある疾患であるが，病態的には成人と小児で異なっており，別個の対応が必要である．新生児期からの喘鳴やチアノーゼが特徴である．気管支鏡検査で肉眼的に確認される．多くは気管上部から分岐部にかけて気管内腔が上下方向に潰れたように扁平化している．大動脈の圧迫が原因として考えられる場合は，大動脈をつり上げて胸骨に固定する大動脈胸骨固定術（**図41-4**）が有効とされている．しかし軟化（malacia）が肺内気管支にまで広範に及んだものでは，具体的な根治的治療を見いだせないのが現状である．内側からのステント，あるいは外側からのステント挿入治療などが種々工夫されている．扁平胸郭が要因の症例には胸骨柄切除なども考慮される．

E. 肺葉性肺気腫

　lobar emphysemaと呼ばれる特殊な先天性の肺気腫であるが，一般には左右の上葉あるいは右中葉にみられることが多い．出生後早くに診断されたものはNICUで管理されるが，全身状態も悪く大抵は予後不良である．気腫化が1つの肺葉に限局していれば，緊急開胸で気腫肺葉の切除を行う．しかし生後から呼吸不全状態であり，しかも陽圧人工換気はさらに気腫化を増すことから，呼吸管理が困難である．したがって手術にもってゆける症例は非常に少ない．

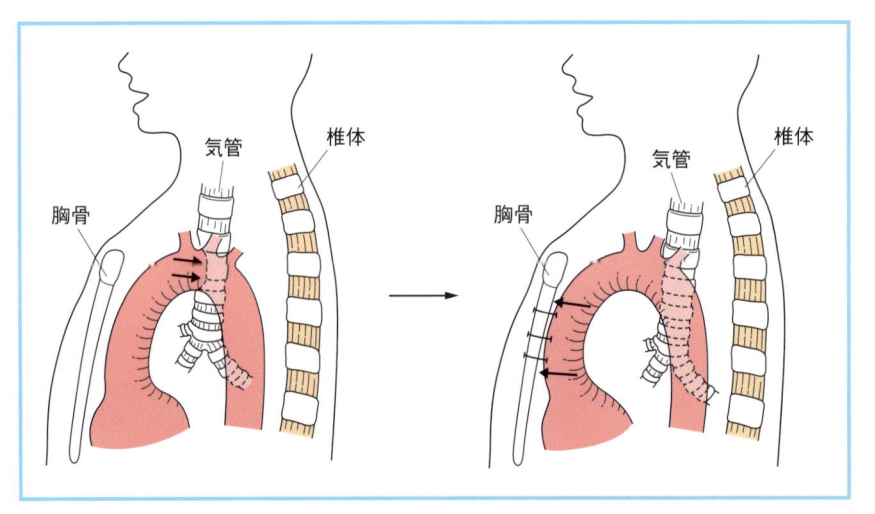

図41-4　気管軟化症　左図のように大動脈と交差する部分で圧迫を受けているので，右図のように大動脈をつり上げて胸骨に固定する．これで上方からの気管への圧迫を解除する．

F. 気管食道瘻（食道閉鎖症）

　先天性食道閉鎖の大部分は気管食道瘻を合併している。食道の盲端・閉鎖の形態で5つに分類されるGross分類が有名である（図41-5）。通常，気管と下部食道間に瘻を有するGross C型が90%近くを占めている。このGross C型は上下食道間の盲端距離が比較的短く，一期的な吻合が可能なことが多い。もしこの盲端間距離が長く，一期的吻合に不安があれば，まず胃瘻造設で栄養管理をはかり，ブジーで少しずつ上部食道盲端を下部食道に近づける操作を繰り返す。盲端間が近接したところで瘻切除と食道間の端々吻合を行う。本疾患は直接呼吸器外科医がタッチする手術ではなく，通常は小児外科が対応するので，呼吸器外科面での応援を依頼される場合に適切な助力ができればよい。

　手術法は食道手術と同様に，第5肋間開胸で入る。汚染させないという考えで臓側胸膜をオープンしない小児外科医もいるが，胸膜外剝離下での手術は面倒であり，それに固執する意味はない。まず奇静脈を切断する。上部食道，気管，下部食道を見つけ，各々テーピングする。瘻を気管出口の所で切断する。この閉鎖部に周囲組織を被覆して再瘻孔化を防ぐとよい。上部食道と下部食道の盲端を切除してお互いの端々吻合を行う。

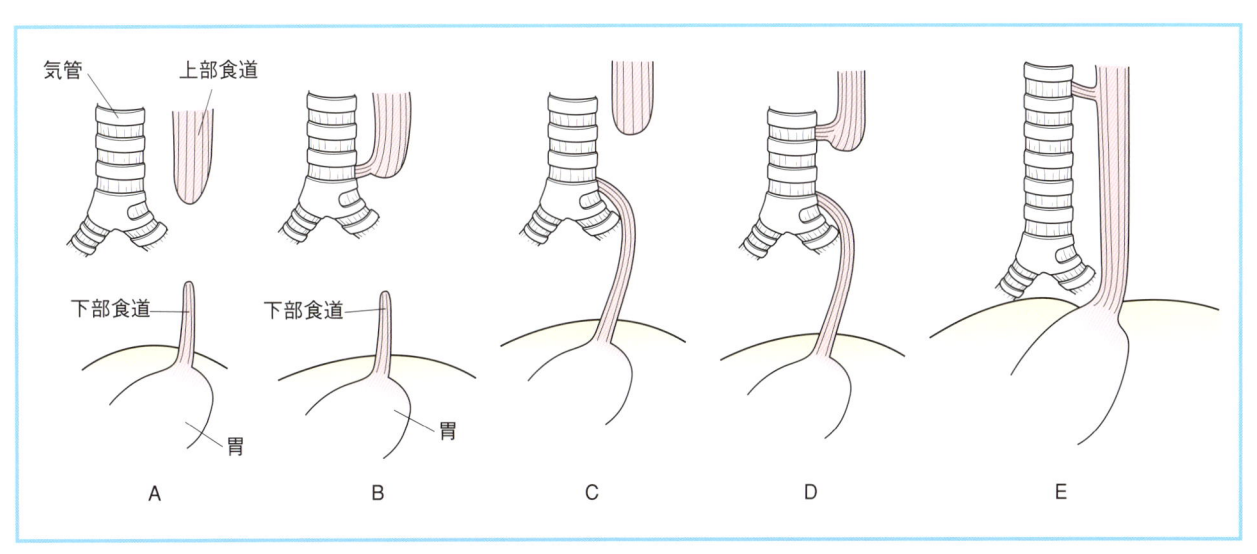

図41-5　気管食道瘻のGross分類　気管食道瘻の大部分はGrossのC型である。

G. 炎症性肺嚢胞

　　pneumatocele や bronchogenic pulmonary cyst が相当する。いずれも何らかの形で感染を併存しているが，前者では抗菌剤治療で自然に治癒してゆくものが多く，直ちに手術に踏み切らず経過をみてよい。後者は感染を反復する場合に手術の適応となる。膿汁の一部が排出されると肺内でニボーを形成するが，抗菌剤で十分に炎症の沈静化を図った後に肺葉切除または区域切除を行う。炎症が葉間を越えて他肺葉に広がっている時期には手術をすべきではない。あくまでも限局化を図った時点で手術を考慮する。嚢胞が非常に大きく，全体的に肺と胸壁の癒着が確実視されるようであれば，前もって超音波（エコー）ガイド下のドレナージにより排膿を図ってもよい（図41-6）。

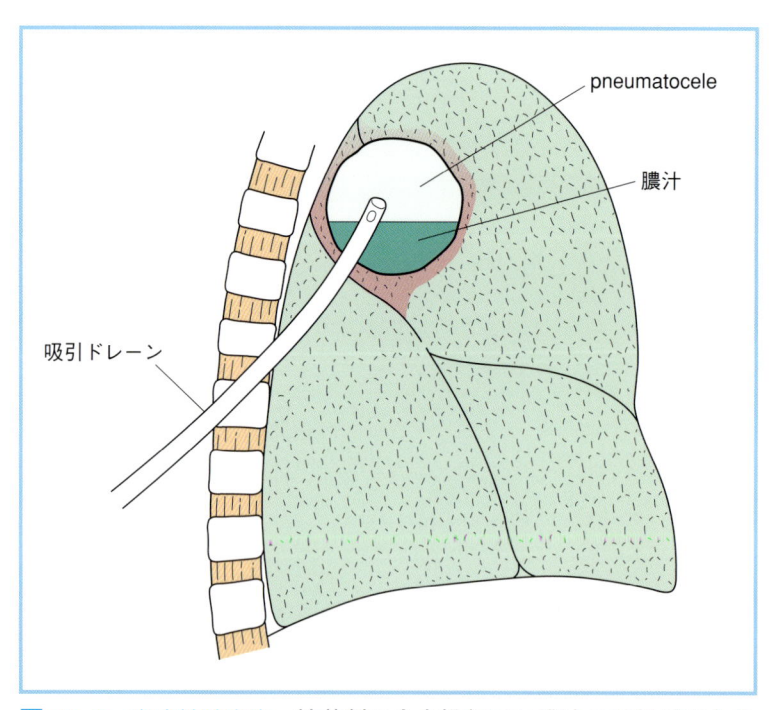

図41-6　炎症性肺嚢胞　抗菌剤の全身投与でも膿汁の吸収が不十分な場合は，エコーガイド下にドレーンを挿入して持続吸引，抗菌剤注入を図り，炎症が沈静化した時点で手術を考える。ドレーン挿入に際しては胸壁への癒着が確認されなければならない（胸壁癒着がない状態で実施すると，膿気胸を併発する恐れがある）。

42 胸部外傷

　わが国における胸部外傷の原因の大部分は交通事故によるもので，米国のような銃弾による外傷はまれである。墜落や刃物による刺傷は珍しいが，損傷の程度は重篤であることが多い。一般に，呼吸器外科医が対応を迫られる胸部外傷として以下のようなものが挙げられる。

　1) 肋骨骨折(単発，多発)，flail chest
　2) 胸骨骨折
　3) 外傷性気胸，血気胸
　4) 気管・気管支損傷
　5) 肺裂傷
　6) 肺内血腫
　7) Traumatic pseudocele
　8) 肺挫傷

　これらのうち実際に観血的治療が行われる可能性のあるものは，多発肋骨骨折，外傷性気胸，同血気胸，気管・気管支損傷，肺裂傷などであろう。肺挫傷は人工呼吸と薬物治療で経過を見る。肺内血腫ならびに traumatic pseudocele は自然吸収を待てばよい。損傷の程度次第ではステロイドと抗菌剤の投与による保存的治療を優先する。

コラム・11　インフォームド・コンセント(術中，術後)

　手術中に，術前に説明したこととは別の事象が生じたとき，一時的にでもその手術は中断して家族への説明，あるいはその後の方針についての了解を求めることを勧める。すべての手術が，家族の期待通りに進むとは限らないのである。術前の説明通り，突発的異変，あるいは方針の転換が生じたときに，そのまま手術を続行して術後に説明すればよいとの姿勢は時に面倒なトラブルを招くことがある。例えば，術前に上葉切除と説明していたのに，全摘手術が必要と判断され，しかもその可能性に言及していなかったときは，全摘に同意するかどうかの判断を一応家族に求めるべきであろう。

　術後の説明もわかりやすく，図解しながら説明することが大切である。そして術直後の経過から，今後の予後についても可能な限り正確な情報を伝えなければならない。いい加減な約束や，断定は避けるべきである。家族はどのような場合も，自分たちにとって都合のよい情報のみ，記憶に残す傾向があり，それはすべての人に通じる共通の傾向である。家族にとっては耳障りなこと，例えば再発の可能性についても隠さずに伝えるべきである。たとえ，そのような説明をすることで，手術に対する感謝の度合いが減ることがあっても，あらゆる可能性については言及しておくべきであろう。それは医療者側のある意味での自己防衛であり，その自己防衛の感覚はすべての外科医に必須のものである。

A. （多発）肋骨骨折

　単発の肋骨骨折は先端が肺損傷を起こす可能性がない限り，鎮痛剤による経過観察でよい。胸骨骨折も多くはヒビや断裂が入る程度で極端なずれに至るものはまれである。強く離断した場合は，もちろん整復・固定が必要であるが，断裂，ヒビに対しては鎮痛剤で対応する。問題は多発肋骨骨折ならびにそれに伴う flail chest である。

　この flail chest は複数肋骨の骨折が，複数箇所で起こったときに生じる奇異性呼吸状態である。このような多発肋骨骨折の治療法としていわゆる外固定と内固定があり，前者は絆創膏，胸帯などで胸壁の動きを押さえて自然な固定を待つ方法，後者は人工呼吸管理下に陽圧換気で胸腔内側から胸壁を固定する方法である。flail chest に対してはこの内固定が標準的治療とされてきたが，人工呼吸の weaning に日数を要するようであればむしろ早めに修復固定を行った方が回復が早い。

　手術法は後側方開胸で骨性胸壁を広く出し，肋骨の骨折部位を確認する。離断した肋骨をお互い寄せ合わせて固定するが，固定材料として従来はキルシュナー鋼線を使用していた。しかし最近は歯科口腔領域で使われるチタン製材で骨折部を固定することが多い（**図 42-1**）。これは軽くてしかも材形が多様で使いやすい。肋骨ピンも便利であるが，複雑な骨折面には使用し難く，多数使うことによる経費が問題となる。

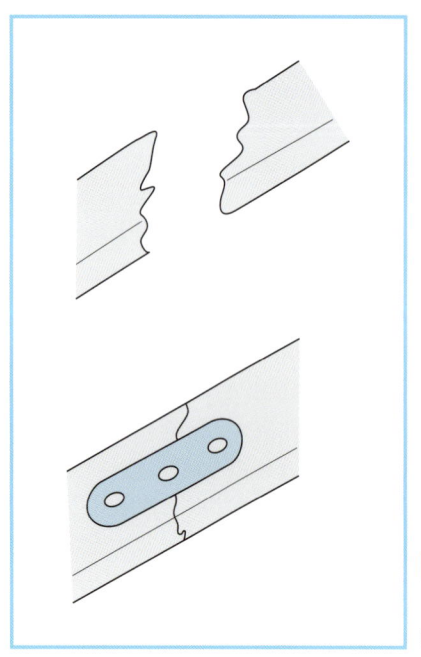

図 42-1　胸骨骨折の整復　チタンプレートを使っての整復は容易である。穴を専用のねじで固定する。

B. 肺裂傷

　外傷性の裂傷はその結果として必ず気胸，血胸を起こしてくる。その程度がひどいと皮下気腫がみられる。すぐにドレーンを入れて陰圧吸引を行うが，エア・リークや出血が持続してみられる場合は，当然緊急開胸手術を行う。胸腔鏡下に行うかどうかはその場での判断による（最初に胸腔鏡を挿入して裂傷の程度を観察した上で判断するのも一法である）。胸部外傷では骨性胸壁と肺内損傷が合併していることが多いので，肋骨骨折や，気管・気管支損傷の有無も必ずチェックする。肺の断裂は表面的なものであれば，断裂端を互いに縫合して寄せ合わせればよい（図 42-2）。もし深部あるいは肺門近くまで断裂が及んでいたり，血管の損傷がみられるようなら肺葉切除もやむをえない。

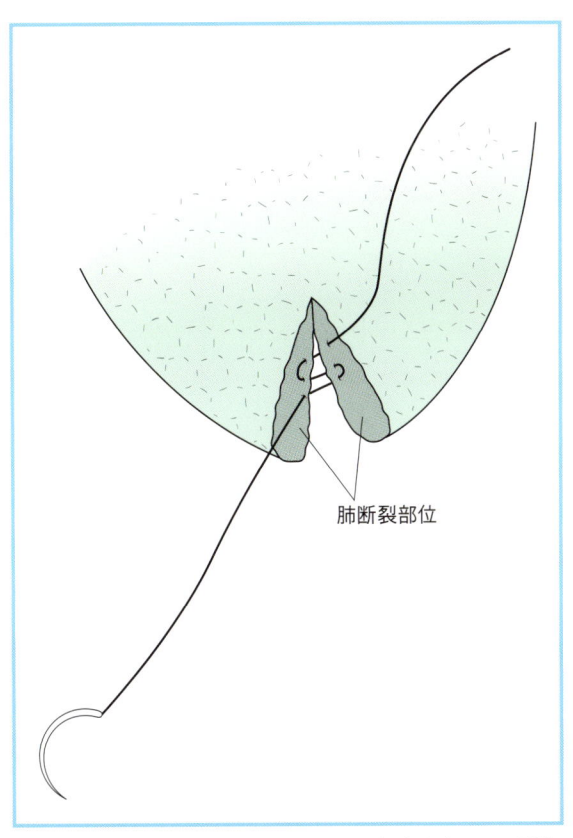

図 42-2　肺断裂　裂傷部表面の止血を行い，裂傷表面を結節縫合あるいは連続縫合で重ね合わせる。

C. 気管・気管支損傷

　気管・気管支損傷はできる限り早い段階で診断をつけて治療方針を決定しなければならない。重篤な気道損傷を見逃して，回復不可能な状況に至らせてはならない。まず胸部X線写真，あるいはCTで縦隔気腫，気道断裂の有無を確認しなければならない。高度の気道損傷では頸部から前胸壁にかけて広範な皮下気腫がみられる。決定的な診断確定は気管支鏡による。緊急搬送されて救命救急医がすでに気管チューブを挿入して人工呼吸管理に移っている場合は，気管チューブを声帯近くまで引き抜いて全体的な気道損傷の有無を確認すべきである。

　気管・気管支損傷を見逃して日数が経過すると，縦隔膿瘍から断裂部位の肉芽形成，気道狭窄さらに呼吸困難と重篤な合併症が生じてくる。したがって，気管・気管支断裂が判明すればできる限り早く対応しなければならない。手術法は損傷部位の気管・気管支形成である。軟骨の損傷が生じている部分の切離と端々吻合を基本とする（**図42-3**）。気管支損傷では修復が難しければ，損傷部を含めて肺葉切除を行う。

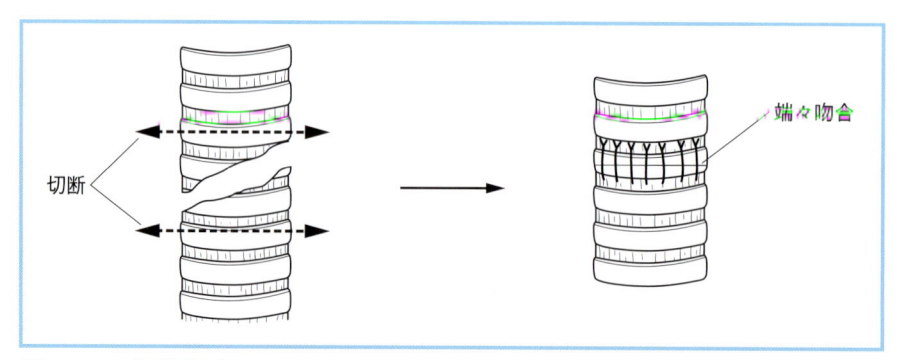

図42-3　気管損傷　気管断裂はできる限り，早急に開胸して気管形成を行うべきである。複雑な断裂は正常部位での切断，あるいはトリミングして端々吻合とする。

43 縦隔鏡

病態

　縦隔鏡手術は主に縦隔リンパ節の生検や，縦隔腫瘍の組織診断のために利用される．対象となる疾患群として肺癌，サルコイドーシス，リンパ節結核，前縦隔腫瘍などが挙げられ，特に肺癌においてリンパ節転移の有無の確認のために実施される機会が多い．欧米では肺癌のステージ（病期）決定のために必要な検査とされているが，わが国では必ずしもそうではない．わが国ではCTによる画像検査で十分に組織学的診断がカバーされるとの認識が広いことによる．しかしリンパ節病変のみならず，気管周囲の病変の診断には大変優れた手技であり，呼吸器外科医はこの手技に習熟する必要がある．リンパ節生検の範囲は気管分岐部周辺あたりまでで，それより深部，特に左の＃5，＃6のリンパ節となると，縦隔鏡での生検は困難であり，むしろ胸腔鏡による生検の方が有利である．

手術法

　仰臥位で頭を下げて頸部を突出させる甲状腺体位をとらせる．肩の下に枕を入れるとよい．胸骨柄上に3 cm程度の横切を入れて（**図 43-1**），気管切開の要領で胸骨舌骨筋，胸骨甲状筋を開き，気管前壁に到達する．気管の上に存在する前気管筋膜（深頸筋膜＝気管固有鞘）をモスキート鉗子でつまみあげ切開して開き，気管に沿って少しずつ深部に向かって剥離を進め，縦隔鏡を挿入できる程度のスペースを作る．この層内で縦隔鏡を操作しないと，重要血管や反回神経などを損傷させる危険が生じる．ある程度剥離によるスペースができたら縦隔鏡を挿入する．気管を直接観察しながら，吸引管や縦隔鏡のブレード先端で周辺組織を排除しつつ，さらに先端を進める（**図 43-2**）．この操作で気管周囲のリンパ節あるいは縦隔腫瘍が視野に入ってくるので，生検の準備に入る．視野左側の最先端は左主気管支に肺動脈が重なる部分で，一方，右側は奇静脈が見えてくる所までである．血管とリンパ節の区別がつきにくいときは，必ずカテラン針などで穿刺して血管でないことを確認したほうがよい．

　リンパ節や腫瘍が出てきたら表面の結合組織を十分に剥離して，組織を十分に採取できるようにする．リンパ節は周囲組織から剥離し摘出するが，全体を崩さずに一塊として取ることは難しい．多くは部分摘出を複数回実施して，全体の摘出となる．診断目的で実施する場合は部分的生検となってくる．生検用鉗子で組織を挟んで摘出する（**図 43-3**）．出血部位に対しては小ガーゼのようなものを突っ込み，しばらく圧迫止血する．出血が弱くなったところで電気メスでしっかりと焼灼凝固する．ドレーンの留置は特に必要としない．皮膚表面を埋没縫合で閉鎖する．

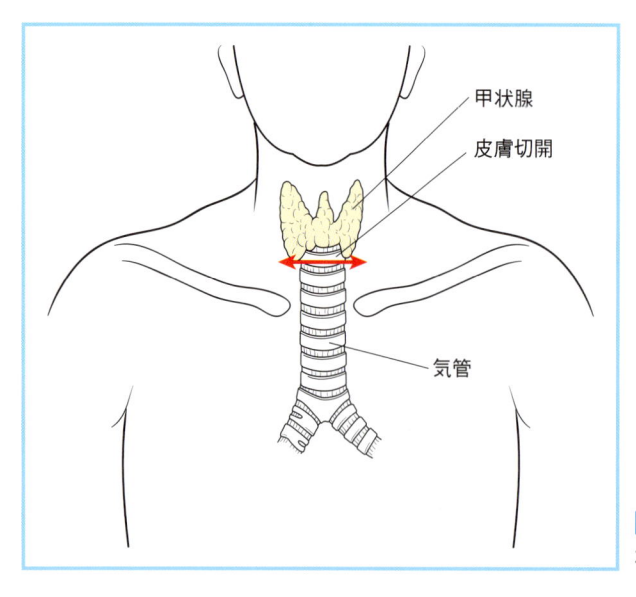

図 43-1 縦隔鏡検査　胸骨柄上に 3 cm 程度の横切開を入れて，気管切開と同じ要領で気管壁に到達する。

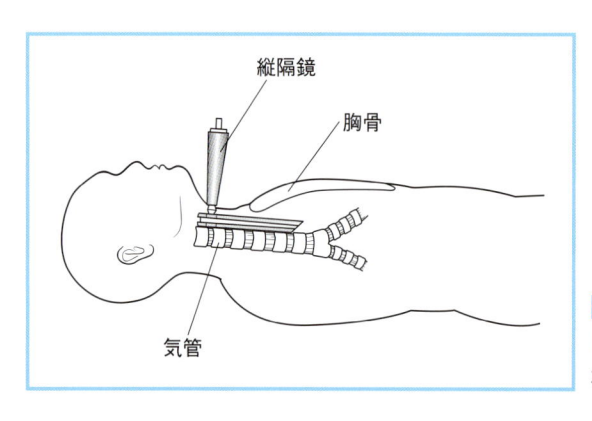

図 43-2 縦隔鏡検査　気管固有鞘を持ち上げて切開しこの層内で剝離を進める。指頭で気管の前方，左右をある程度剝離してその後に縦隔鏡を挿入する。

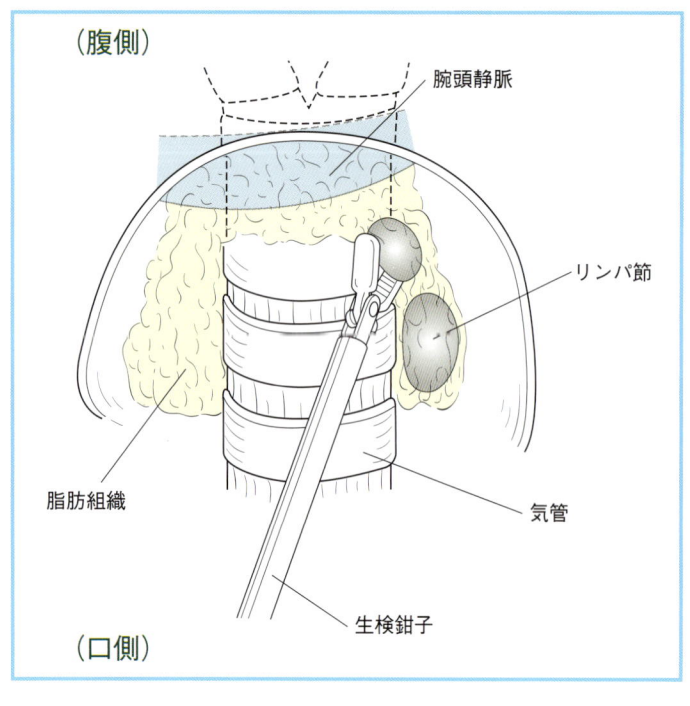

図 43-3 縦隔鏡　リンパ節周囲を吸引管先端で排除しつつ，リンパ節全体を露出する。その一部を生検鉗子でつかみ生検する。

44 頸部リンパ節生検

病態

　呼吸器疾患診断のために利用される観血的診断法の1つに頸部リンパ節生検がある。鎖骨上窩の脂肪織内のリンパ節を摘出することから，鎖骨上窩リンパ節生検，あるいは開拓者の名前からDaniels' biopsyとも呼ばれている。通常，鎖骨上窩は肺，縦隔からの領域リンパ節が存在し，原疾患の病態が反映されやすい。この領域の生検組織を組織学的に検討することで，原疾患の診断が確定，あるいは推測されるわけである。しばしば認められるリンパ節病変として，癌のリンパ節転移，サルコイドーシス，結核性リンパ節炎，（亜急性）壊死性リンパ節炎，悪性リンパ腫などが挙げられる。局所麻酔下に実施されることの多い手技なので，患者に苦痛を与えず，しかも要領のよい生検でなければならない。傷が表面に露出することから，若い女性を対象とした場合はできる限り小さな切開創であることが望ましい。そのためには術前にリンパ節を触知して，その大きさ，深さ，周囲との癒着（可動性）の程度を知っておかなければならない。術前にリンパ節が腫大しておらず，いわゆるfat pad biopsyとなる場合は鎖骨上窩の脂肪組織を一塊として摘出する。外来の小手術に属することから，大部分は局麻下に実施されるが，リンパ節が大きくて基部が強く癒着している場合は，一部組織の切除（incisional biopsy）で終わらざるをえない。どうしても全体の摘出（excisional biopsy）が必要であれば全麻手術とすべきである。

　本手術は外来手術であるが，局麻ショックを含めてどのようなアクシデントが生じても対応できるよう，必ず点滴ルートを確保して手術に入ることが大切である。

手術法

　仰臥位で顔を横向きとして鎖骨上窩を前面に出す。切開前にリンパ節の位置を正確に確認しておくことが大切である。初心者は簡単な小手術と考えて臨むが，意外にリンパ節が表在ではなく深部に存在するのに驚くことが多い。基本として常に狙ったリンパ節の直上に切開を入れてゆかなければならない。ここでは鎖骨上窩の脂肪組織内リンパ節摘出を目的とした生検法を解説する。

　頸部は衣服の外に出て人目につくことから，女性や若年者あるいは良性疾患が考えられるケースでは美容に配慮した生検とすべきである。したがって大きく切開するのは控える

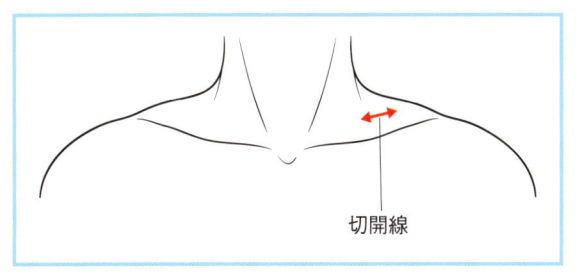

図44-1　頸部リンパ節生検　鎖骨上窩に2〜3 cmの皮膚切開を入れる。通常，触知するリンパ節の1.5倍程度の切開線を入れる。

が，あまりに小さい切開では摘出に苦労する。一般に皮膚切開は鎖骨に沿って 2〜2.5 cm 程度（図 44-1）であるが，要は摘出するリンパ節の 1.5 倍程度の皮膚切開を置けばよい。直下の広頸筋（platysma muscle）を横切（図 44-2）し，胸鎖乳突筋と僧帽筋の間の鎖骨上窩に侵入する（図 44-3）。ここで目的とするリンパ節の位置を再確認する。脂肪織内で動きやすいリンパ節の位置を手指で確かめて，その直上で脂肪織被膜を開く。常にリンパ節の直上で脂肪組織を分けてゆく操作が大切である（図 44-4）。剥離用の鉗子はロングモスキートのような先端の fine なものを使う。頸部リンパ節は胸腔内のそれと異なり炭粉の沈着がないことから，ピンク〜暗赤色調であることが多い。リンパ節を引っ張り出すコツは，リンパ節周囲の結合組織，特にリンパ節下部の結合組織をモスキートなどで把持して，持ち上げながら周囲を外してゆく（図 44-5）か，あるいはリンパ節本体に 1 針糸をかけて牽引するかであるが後者の場合，リンパ節を崩す恐れがあるのであまり勧められない。ほとんど出血をみることのない生検であるが，生検中は無痛操作に配慮して適宜局麻剤の追加を行う。

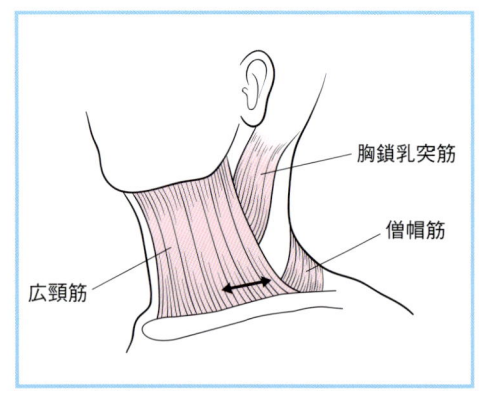

図 44-2　頸部リンパ節生検　皮下の広頸筋を切開すると，いわゆる頸部三角の部分に脂肪組織の塊が見えてくる。リンパ節はたいていこの中に存在する。

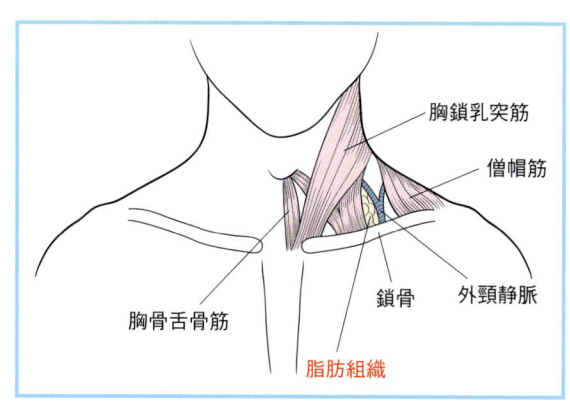

図 44-3　頸部リンパ節生検　fat pad biopsy としてこの脂肪塊をリンパ節を含めて摘出する。

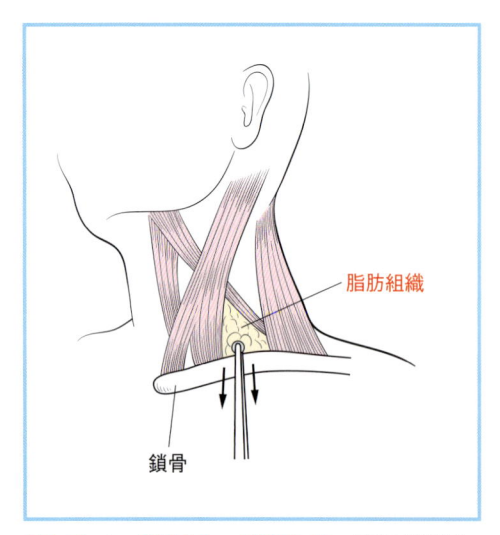

図 44-4　頸部リンパ節生検　脂肪組織を分けてリンパ節表面を出す。直接把持するとちぎれて出血が続く。リンパ節につながる組織をつかんで引っ張り出すとよい。

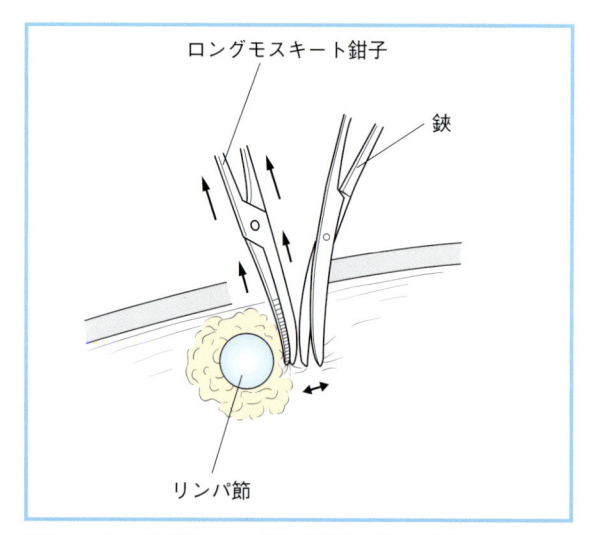

図 44-5　頸部リンパ節生検　狭い視野なので，組織を把持したり剥離するのには先端の細い（ロング）モスキート鉗子を使うとよい。鉗子で，把持した周辺組織を深部から持ち上げると，リンパ節を逸脱させずに創外に引っ張り出すことができる。

45 腋窩リンパ節生検

　腋窩部にリンパ節が触知される場合，多くは乳腺外科に関連する疾患（乳癌）として，そちらの方で対処されることが多い。しかしそれでも原因が不明な場合や，胸部疾患との関連を求めて呼吸器外科医へ生検の依頼が来ることがある。胸部疾患との関連では，リンパ節結核，癌性胸膜炎後の転移リンパ節，悪性リンパ腫などが考えられる。腋窩部は筋層が発達していないことから，脂肪組織内のリンパ節は比較的容易に触知される。摘出も容易と思われがちだが，深くて移動しやすいのでその点を考慮して手術に臨むことが大切である。

　手術前に判断すべきは麻酔法の選択である。上下，左右に可動すれば局所麻酔でも対応できる。しかし可動性である程度の制限があれば，深部でリンパ節が癒着している可能性があり，その場合は全身麻酔とするほうが患者にとって楽で，時間的にも早く終わる。

　実際の手術に際しては，乳腺手術と同じ形で仰臥位として術側肩を少し挙上する。この際念頭におくべきは，腋窩部を開こうとして術側上腕を極端に挙上させないことである。視野を展開するため，つい大きく上腕を挙上させやすいが，そうすればするほどリンパ節は深部に引っ込んでしかも触知が困難となる。むしろ術側の腕は直角よりもやや狭い角度（**図45-1**）に固定して，肝心のリンパ節が常に触知できるよう手前に引っ張り出せる形としておくとよい。リンパ節周囲の脂肪組織も含めてペアンなどで深部から引っ張り出すことができれば，頸部リンパ節生検と同じ手法で周囲から剥離してゆく（**図45-2**）。腋窩静脈のような深部血管に接している場合は，全身麻酔下で大きな切開を置かないと手術が危険となる。

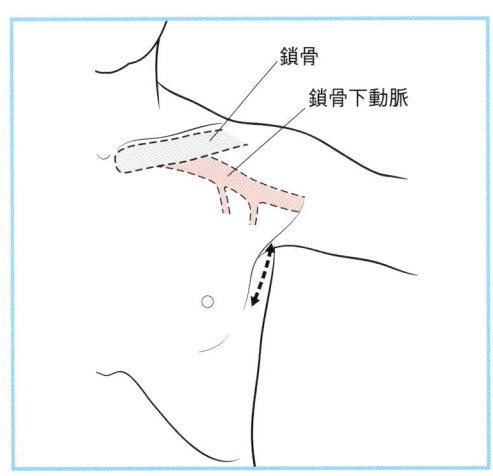

図45-1　腋窩リンパ節生検　仰臥位，上腕をあまり挙上しないで，むしろ直角よりも少し下げる程度で固定する。術者はこの上腕と軀幹の間に位置して手術に当たる。ベッドを自分の手術に適した高さに調節すること。

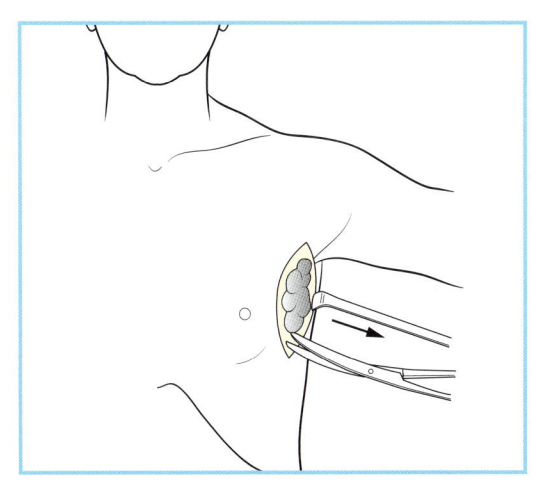

図45-2　腋窩リンパ節生検　腋窩部に縦または横切開を入れて，皮下の脂肪組織を開き，リンパ節周囲の脂肪組織を一塊に把持して深部から引き出すようにする。周囲の組織を剥離して少しずつリンパ節が浮いて出てくるようにする。

46 胸腔ドレーン挿入

　胸腔ドレーンの挿入は病棟で日常的に実施される作業であり，呼吸器外科研修における初歩的手技の1つである。どのような状況下でも最も適切な位置にドレーンの挿入ができなければならない。対象患者の多くは胸水貯留か，あるいは気胸の状況であろう。挿入前に画像上，どの位置への挿入が適当かの判断をしておく。肺の癒着状態，横隔膜の位置などを頭に入れて，刺入部位ならびにドレーンのサイズを決定する。胸水貯留が少量の場合は，エコーでその位置を確認する慎重さも望ましい。

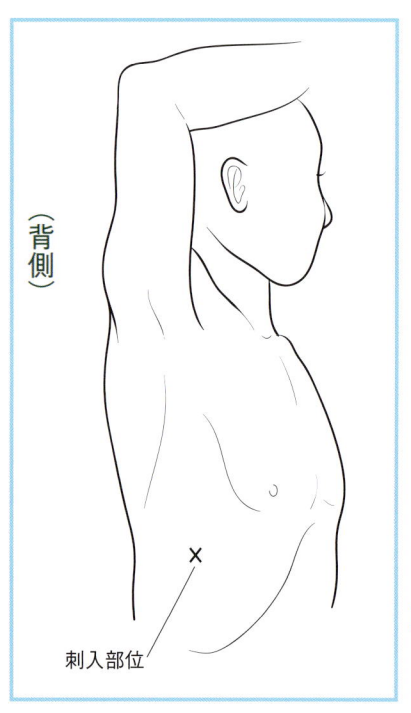

図46-1　胸腔ドレーン挿入　通常，前〜中腋窩線で第7〜8肋間に皮膚切開を置き，その1肋間上方にドレーンを挿入する。

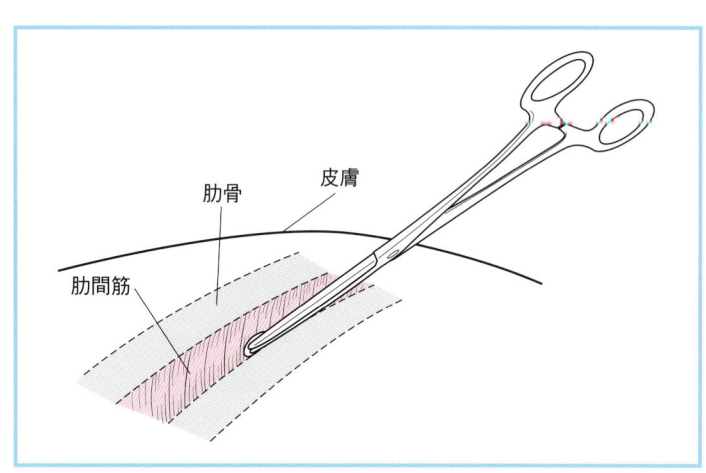

図46-2　胸腔ドレーン挿入　ペアン鉗子で肋骨上縁の肋間に穴を開け，ドレーンが十分に挿入されるだけのスペースをつくる。

患者を後傾の半側臥位として前腋窩部〜側胸部が正面に出てくる形とする。通常は前腋窩線で第7〜8肋間辺りに局所麻酔下の皮膚切開を入れ(**図 46-1**)，その1肋間上方をペアンあるいはロング・モスキートでオープンして(**図 46-2**)ドレーンを背側，肺尖方向に挿入する。この際注意すべきは，肋膜の刺激痛を除いてやるため十分な局所麻酔を肋骨の上縁に行うことで，同時に骨膜にも麻酔薬を注入しておく。注射針先端で肋骨を確認し，続いて針を目的とする肋骨上縁にずらしてさらにその部分に薬液を注入する。ペアン先端で肋間筋および壁側胸膜をオープンする。ペアンをゆっくりと大きく広げてドレーン挿入ルートをつくる(**図 46-2**)。ペアン鉗子でドレーンの先端を把持し，ルートに沿って胸腔内に入れる。先端を肺の背側で肺尖方向に向ける必要がある(**図 46-3**，**4**)。

　外套(チューブ)内部のマンドリンの鋭利な先端を利用して胸膜を穿破し，マンドリン抜去後ドレーンチューブを胸腔内に挿入する方法もあるが，まれにマンドリンの先端で肺を損傷する危険性があり，必ず前もって胸腔に達するルートを作っておいてそれに沿って挿入すべきである。

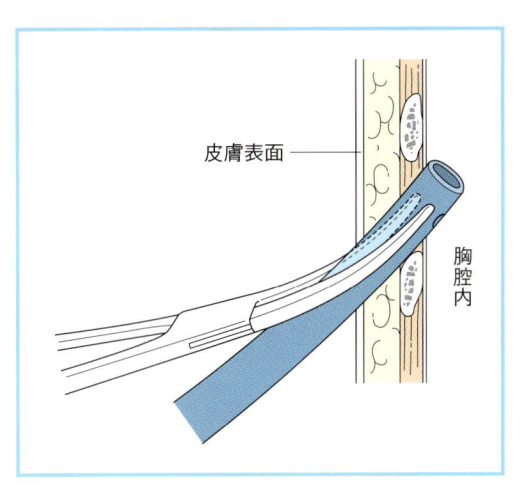

図 46-3　胸腔ドレーン挿入　ペアン鉗子でドレーンの先端を把持して胸腔内に挿入する。

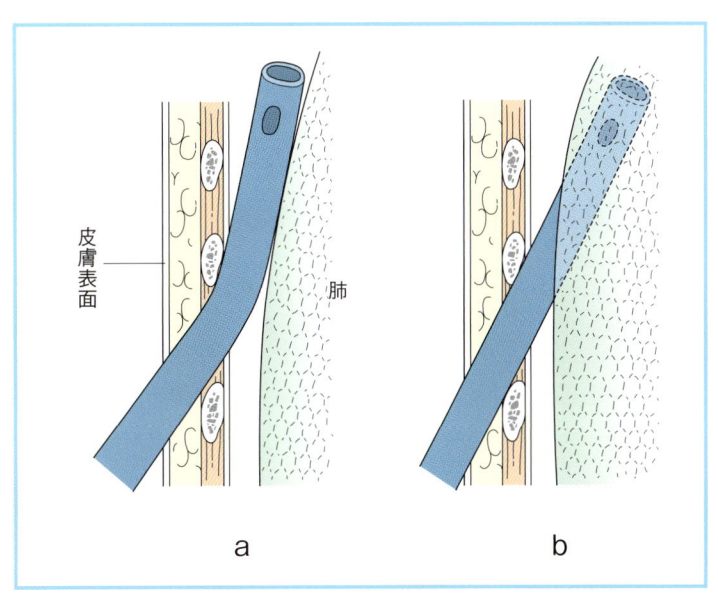

図 46-4　胸腔ドレーン挿入　ドレーンはできる限り肺の側壁(a)に沿って，背側から肺尖方向に向かうよう挿入する(b)。

47 気管切開

　気管切開は呼吸器外科医が日常的に実施する機会の多い小外科手術である。いついかなる場合でも，また緊急時にはどのような場所においても確実に目的を達せられるよう，基本的手技を修得しておかなければならない。他科からの依頼で(準)緊急的に実施することが多いと思うが，ある程度の時間的余裕があれば病棟でするのはできるだけ避けて，きちんと手術場で行ったほうがよい。理由は病棟での手術は狭く不潔であり，このような手術に必要な照明(ライト)を十分に局所に当てるのに適した場所とは言い難い。経験を積めばどんな所でも可能な手術であるが，安心して不測の事態にも対応できるように手術場を利用することを勧めたい。しかし，近年この気管切開をより迅速に，例えば病棟で緊急裡に展開できるように必要器具がセットされた気管切開キットが販売されている。これは簡単な皮膚切開下にイントロデューサーを使用して気管カニューレを入れる方法であるが，習熟すると便利なので簡単に紹介しておきたい。それから気道確保の状態で行うか否かであるが，できれば挿管下に行うのが最も安心である。しかし必ずしもそのような状況下で実施できるとは限らないので，その場，その場での判断で行うこととなる。

A. 標準的気管切開法(一般的方法)

　ここではまず通常の方法による気管切開を解説するが，この手技を高位(上位)でするか，下位でするかは術者の判断，あるいは好みとなる。各々に長所，欠点があるがここでは通常行われやすい下位での気管切開を中心に解説する。したがって皮膚切開も横切である。

体位，麻酔

　麻酔は局所麻酔，全身麻酔のいずれでも可能であるが，やはりその場の状況次第である。手術場が使用できしかも挿管が可能なら，全身麻酔のほうが術者にとっても患者にとっても有利である。

　体位は仰臥位で，できれば両肩の下に枕を入れ頸部を前面に突出させる姿勢をとる。これを怠ると下位気管切開を行う場合，非常に深い位置で切開を行わなければならないこととなる。全身麻酔下であればこの甲状腺位は容易であるが，意識下であれば患者が苦しがるので枕は小さめな物とする。

手術法

　胸骨柄と甲状軟骨の中間部あたりで皮膚横皺に沿って3 cm程度の横切開を入れる（**図47-1**）。この後の操作はほとんどペアンと筋鉤で展開されるが，まず薄い2枚の筋層（胸骨舌骨筋，甲状舌骨筋）の中央部を左右にオープンして気管前面を露出する。このとき乱暴な操作をすると怒張した皮下静脈などを裂いて慌てることがあるので，丁寧に筋鉤をかけ適当な力で筋肉層や結合組織を圧排してゆく（**図47-2**）。

　切開がやや高位になると直下に甲状腺が出てくるが，高位気管切開であればこの甲状腺を押し下げるか，あるいは峡部を切断して気管を露出する。この方法では広い範囲で気管壁が露出されるが，甲状腺の処理がやや面倒である。下位気管切開を選んだ場合はむしろ少し甲状腺を上方に押し上げてやる必要がある。このとき，甲状腺を乱暴に傷つけると出血に悩まされるので注意すること。甲状腺の下方で気管壁を見つけるが，そのためには気管壁前面の位置が正確にわからなければいけない。

　ポイントは常に頸部前面で正中方向へのアプローチを忘れないことである。気管壁は薄い前鞘で覆われているが，この層を剝離すると軟骨で構成される気管前壁が出てくる。下位で気管切開をするときに最も重要なのは，できる限り広い視野で切開できるよう，左右ならびに下方への筋鉤による圧排をしっかりと行うことである。特に下方へも圧排することが大切で，そのためには少し深めの筋鉤を使う必要がある。これらの圧排で切開に必要な気管壁が広く展開される。

　上記操作で気管壁が露出されると，局所麻酔液を気管内に注入して切開時の強い咳嗽を防ぐ（必ずしも必要ではない。挿管していれば無用である）。尖刃刀で気管軟骨に切開を入れ，逆U字形に切開を広げてゆく（**図47-3**）。この切開の形はU，あるいは紡錘形とどのようなものでもよい。要は確実にカニューレを挿入できる形態を選ぶ。挿管していればチューブを抜去してもらうが，できれば完全に抜かないで切開口の上辺りでとどめておくと，いざという場合に再挿入できる（**図47-4**）。

　切開と同時に激しく分泌物が切開口に吹き出されるので，このとき十分に気道内の吸引をしなければならない。気管切開壁からの出血があれば，電気メスで焼灼・止血しておく。ただ高濃度の酸素使用時に電気メスを使うと気管チューブに引火する恐れがあるので，電気メスの使用は最小限にとどめること。

　ここであらかじめ準備しておいた気管カニューレを挿入するが，慌てると気管壁外に先端を押し込んでしまうので，確実に切開口の中に入れることを心がける。先に逆Uに切開した気管壁は，先端を下方の筋肉などと縫着しておくとカニューレの出し入れに便利である。

　以上説明した方法は一般的に実施されている下位気管切開法であるが，もう1つの方法である上位気管切開についても解説しておく。甲状腺への処置が不要で美容的にも優れている下位気管切開を筆者らは好むが，カニューレの交換にはより上位の気管切開の方が便利である。手術法は輪状軟骨下に3 cm程度の縦皮膚切開を入れる。下部の頸部筋層を剝離すると甲状腺が顔を出すが，気管切開口はこの甲状腺の上部の第2気管軟骨輪，第3気管軟骨輪を切開して作る。続いて甲状腺の処置に移るが，通常は小ツッペルあるいは小筋鉤で甲状腺全体を下方に圧排して，切開に必要なスペースを作る。しかしこのスペースが

IV. 各種疾患に対する手術法

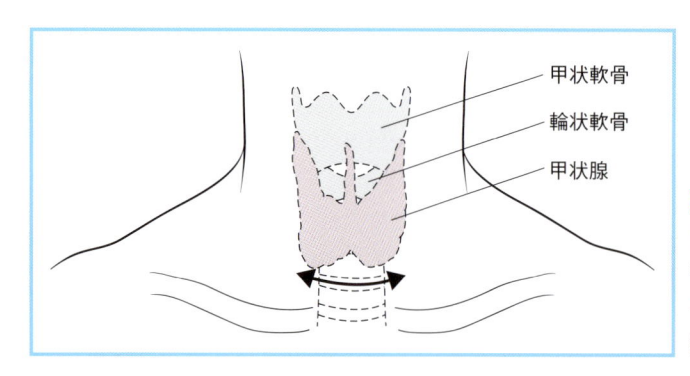

図 47-1 気管切開 胸骨柄と甲状軟骨との中間部よりやや下方で，3 cm 程度の横切開を入れる。これ以後の操作は常に気管の直上で実施される必要がある。そのためには気管の正中がどこにあるかを手指で触知して確認することが大切である。

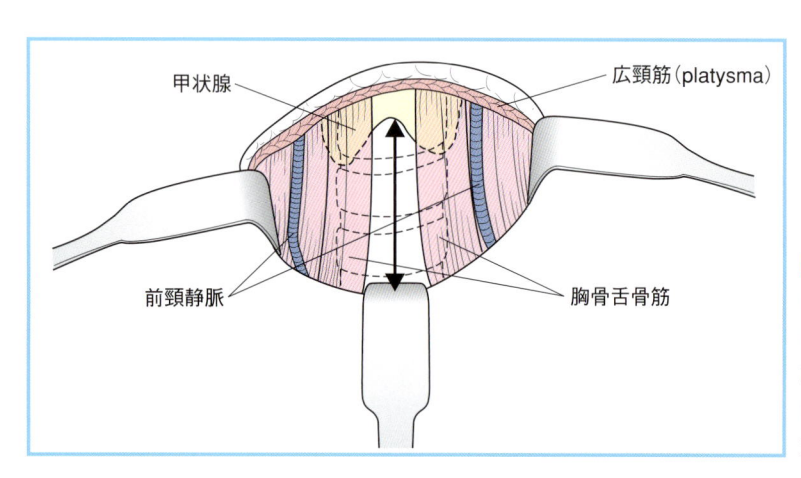

図 47-2 気管切開 気管の上を覆う筋肉（胸骨舌骨筋）を筋鉤で気管正中で分けてゆき，下の気管軟骨壁を露出する。このとき筋鉤を正しく気管左右ならびに下方にかけ，しかも先端を利かせて圧排することが大切である。

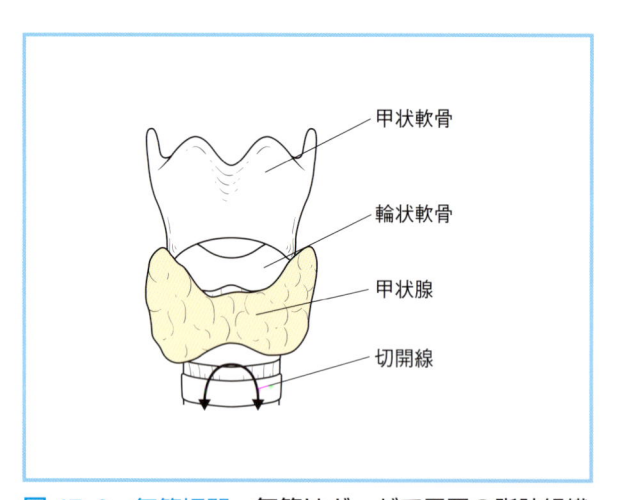

図 47-3 気管切開 気管はガーゼで周囲の脂肪組織を取り除くと軟骨輪とともに露出する。気管腔内に局麻剤を注入して咳嗽反射をとっておくとよい。気管の切開は縦一文字，縦紡錘状，円形の穴，U字型切開，逆U字型切開などいろいろあるが，自分の一番慣れた方法で行うとよい。

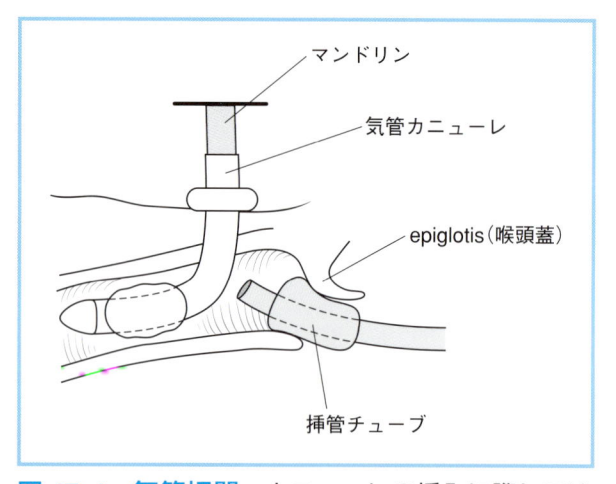

図 47-4 気管切開 カニューレの挿入に際しては慌てないで，気管腔内にきちんと挿入できたことを確かめなければならない。慌てると皮下層に挿入してしまう。気管チューブ挿入下であれば，気管チューブは抜去しないでいつでも再挿入ができるように，声門下腔にとどめておき，確実にカニューレが挿入された後に抜くと安心である。

不十分な場合は，甲状腺峡部を縦に切離して軽く中央から側壁に剥離する。これで輪状軟骨以下，数 cm にわたり気管が露出されるので，予定の場所の気管切開口を置ける。以後の操作は下位気管切開と同様である。

B．気管切開（キット法）—経皮的気管カニューレ挿入法

　新しい簡便な気管切開法として注目されているが，簡便とは言っても技術的な習熟が必要であり，初心者がいきなり手がけられる方法ではない。経皮的に気管に到達することから，気管周囲の解剖が完全に頭に入っていないといけない。したがって，このキット法はまず通常の気管切開に慣れてから覚えるやり方であろう。具体的な技術的解説はキットに添付された解説書を読めばわかるのでここでは省略するが，全体の手順は以下である。

　1）輪状軟骨の下方，頸部切痕の 2 横指上方に 2〜3 cm の横切開を加える（**図 47-5**）。輪状軟骨以下の気管軟骨を探り，静脈留置針を第 1 あるいは第 2 気管軟骨輪間に穿刺して局麻剤を注入する（**図 47-6**）。

　2）この静脈留置針を通してガイドワイヤーを気管腔内に送り込む（**図 47-7**）。

　3）このガイドワイヤーを通して経皮的気管切開キットに含まれるダイレーターでワイヤー挿入部を拡張する（**図 47-8**）。

　4）キット内のダイレーター鉗子（ペアンあるいはロングモスキート）先端で両軟骨間をオープンしてやる。

　5）ガイドを通して気管カニューレを挿入するが，すでに経鼻・経口挿管が実施されている患者であれば，正確に気管切開カニューレが気管内に入ったことが確認されるまでは，挿管チューブを抜去せずに声門下腔でとどめておくこと（**図 47-9**）が望ましい。

　本法は慣れれば病棟で手軽にできる方法であるが，盲目的な操作が一番危ない。また慣れれば挿入時の気管支ファイバーによるガイドは不要であるが，慣れない人はまずは気管支ファイバーでの観察下に始めることを勧めたい。

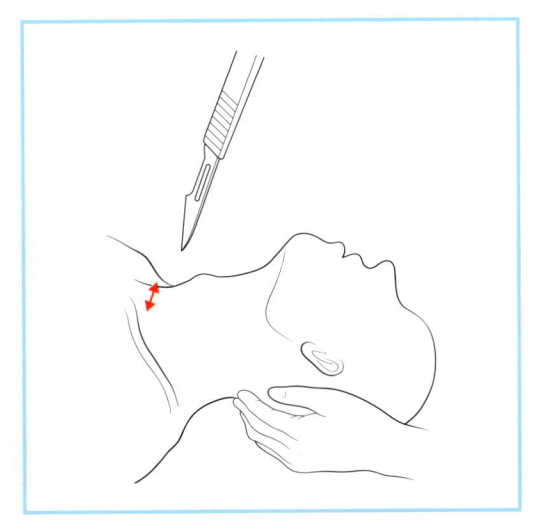

図 47-5　気管切開（キット法）　輪状軟骨下，頸部切痕より 2 横指頭側で約 2 cm の皮膚切開を置く。

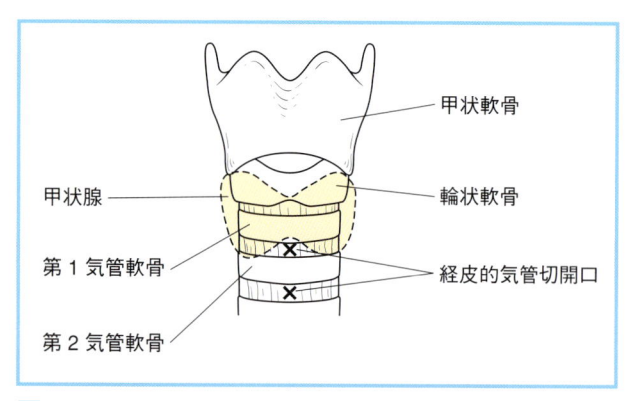

図 47-6 気管切開（キット法） 経皮的な気管カニューレの挿入箇所は第1か第2気管軟骨間である。

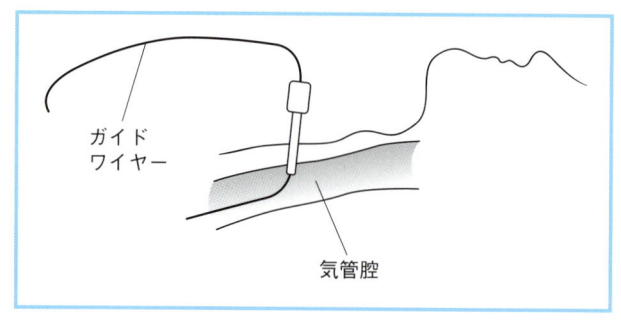

図 47-7 気管切開（キット法） キットに含まれる静脈留置針よりガイドワイヤーを気管内に挿入する。

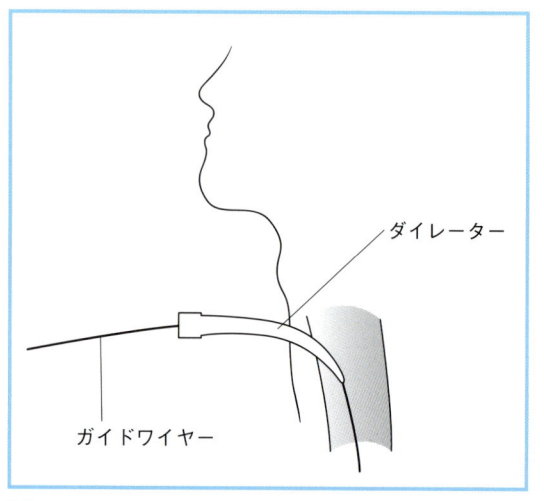

図 47-8 気管切開（キット法） ガイドワイヤーを通してダイレーターを挿入し，軟骨輪間を広げる。

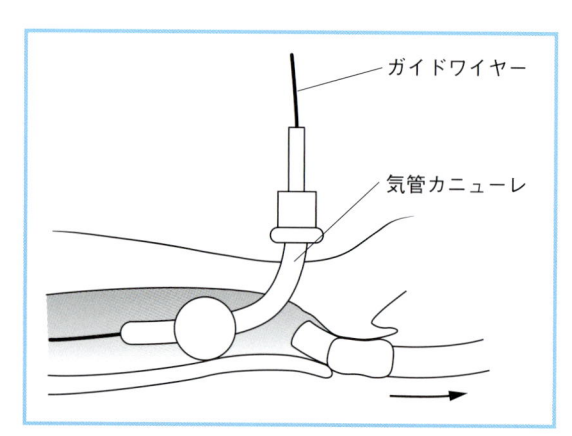

図 47-9 気管切開（キット法） ガイドワイヤーを通して気管カニューレを挿入する。

C. 輪状甲状間膜切開（ミニ気管切開）

　標準的な気管切開，あるいはそれに代わる経皮的気管切開も患者にとってはかなり侵襲的で，それなりの準備が必要である。いずれの場合も目的の1つに気道内分泌物の吸引除去があるが，上記の2法によらないでもう少し簡便な分泌物吸引法として登場したのが，この輪状甲状間膜切開（ミニ気管切開）である。これは病棟で手軽に施行でき，準備も簡単である。業者から2種のキットが販売されており，1つはトラヘルパー®，もう1つはミニトラック®である。前者の方が手軽であるが気管深部の吸引は後者の方が優れている。

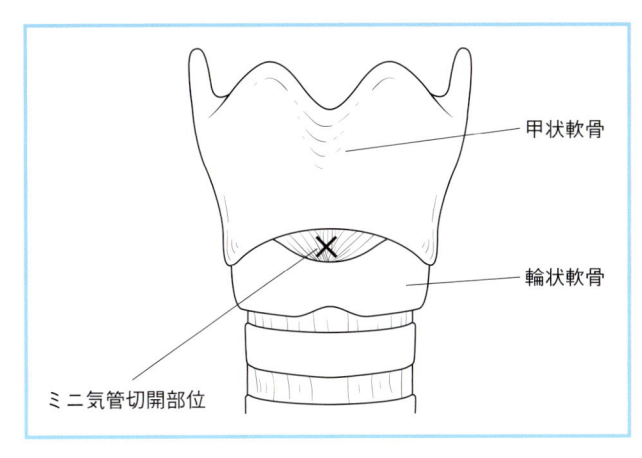

図 47-10　輪状甲状軟骨間切開（ミニ気管切開）　ミニ気管切開の場所は甲状軟骨と輪状軟骨間の間隙（正中輪状甲状靱帯）である。この直上の皮膚に 2〜3 mm 程度の小切開を入れる。

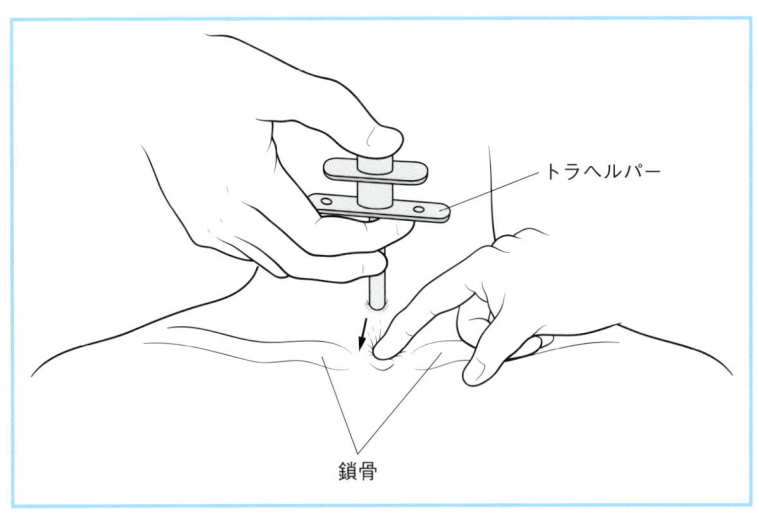

図 47-11　輪状甲状軟骨間切開（ミニ気管切開）のトラヘルパー®挿入法　トラヘルパーの内筒の針（マンドリン）をやや斜め下方に傾け，正中輪状甲状靱帯を刺す。このときもう一方の人差指で穿刺部下方の皮膚を下方に押して皮膚のたるみを少なくしておくとよい。刺入後は全体を気管内腔に進める。抵抗がなくなったところで内筒を引き抜き外套のみをさらに奥に進める。

方法

　通常の気管切開と同様に，肩の下に薄い枕を入れて前頸部を突き出す形とする。トラヘルパーを入れる部位は甲状軟骨と輪状軟骨間の正中輪状甲状靱帯である。この部位を触知すると軽いくぼみを触れるので，まずこの部位を中心に局麻剤を注入する。直上の皮膚に尖刃刀の先端で 3〜5 mm 程度の皮切を入れる（**図 47-10**）。トラヘルパーの内筒（マンドリン）をこの靱帯に刺し込むが，前もってモスキート先端で，ある程度挿入しやすくしておくとよい（**図 47-11**）。気管壁をトラヘルパー先端が穿破して抵抗が急に緩むと，全体が気管腔内に入っているので，内筒を引き抜いて外套のみとする。この先端を気管の走行に沿って少し末梢に進めてゆく。それから外套に付着しているつばを皮膚に固定する。

　トラヘルパーと同じようなミニ気管切開のもう 1 つの方法としてミニトラックの挿入がある。これは一連の器具がやはりセット（kit）になって用意されており，セルジンガー法によって輪状甲状間膜よりガイドワイヤー下にカニューレを挿入する。技術的な煩雑さがあるが，挿入後はトラヘルパーよりも安定して分泌物吸入ができる利点をもつ（**47-12**）。

　以上の操作においては，全体の解剖を念頭に置いて丁寧に操作することが基本である。決して無理な力を込めて挿入しなければならない類のものではない。粗暴な操作でミスをすると先端が気管壁全体を貫くとか，周囲の血管に損傷が及ぶ危険性がある。

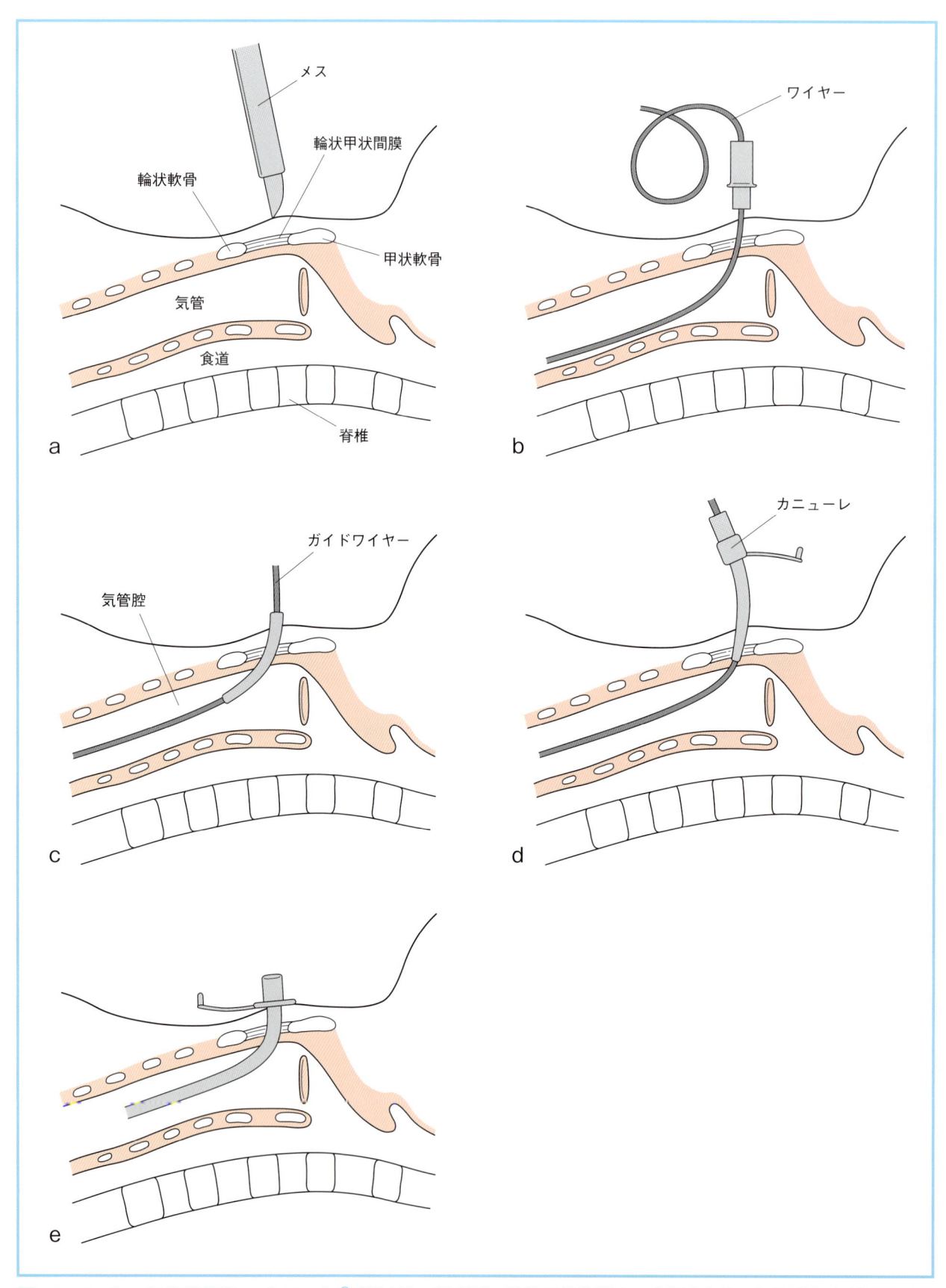

図47-12 ミニ気管切開（ミニトラック®挿入法） 局麻下，輪状甲状間膜上で皮切(a)後，気管壁を穿刺してガイドワイヤーを挿入(b)，間膜（靱帯）を広げた(c)後，カニューレをガイドワイヤーに沿って挿入(d)し，留置固定する(e)。

48 肺血栓症

　肺血栓症(肺血栓塞栓症，pulmonary embolism)は欧米では頻度の高い疾患であるのに，わが国では比較的まれとされてきた。しかし近年，食事の欧米化に伴い遭遇する機会が多くなってきている。特に長時間手術の術後に肺血栓が生ずる危険性があり，その予防措置を講じることは安全管理面で必須とされている。筆者らも必ず下肢の弾性ストッキングあるいはフットポンプ装着と術後の早期離床を心がけている。下肢のエコー検査で血栓が存在する場合は術中に飛ぶ可能性もあり，前もって下大静脈フィルターを装着しておくこと。薬物による治療法としては，ヘパリンによる抗凝固療法，ウロキナーゼによる血栓溶解療法などが実施される。また以下のような開胸手術が困難な場合は血管内カテーテルでの血栓吸引もしばしば実施される。一方，観血的治療としては急性期に行うものと，慢性

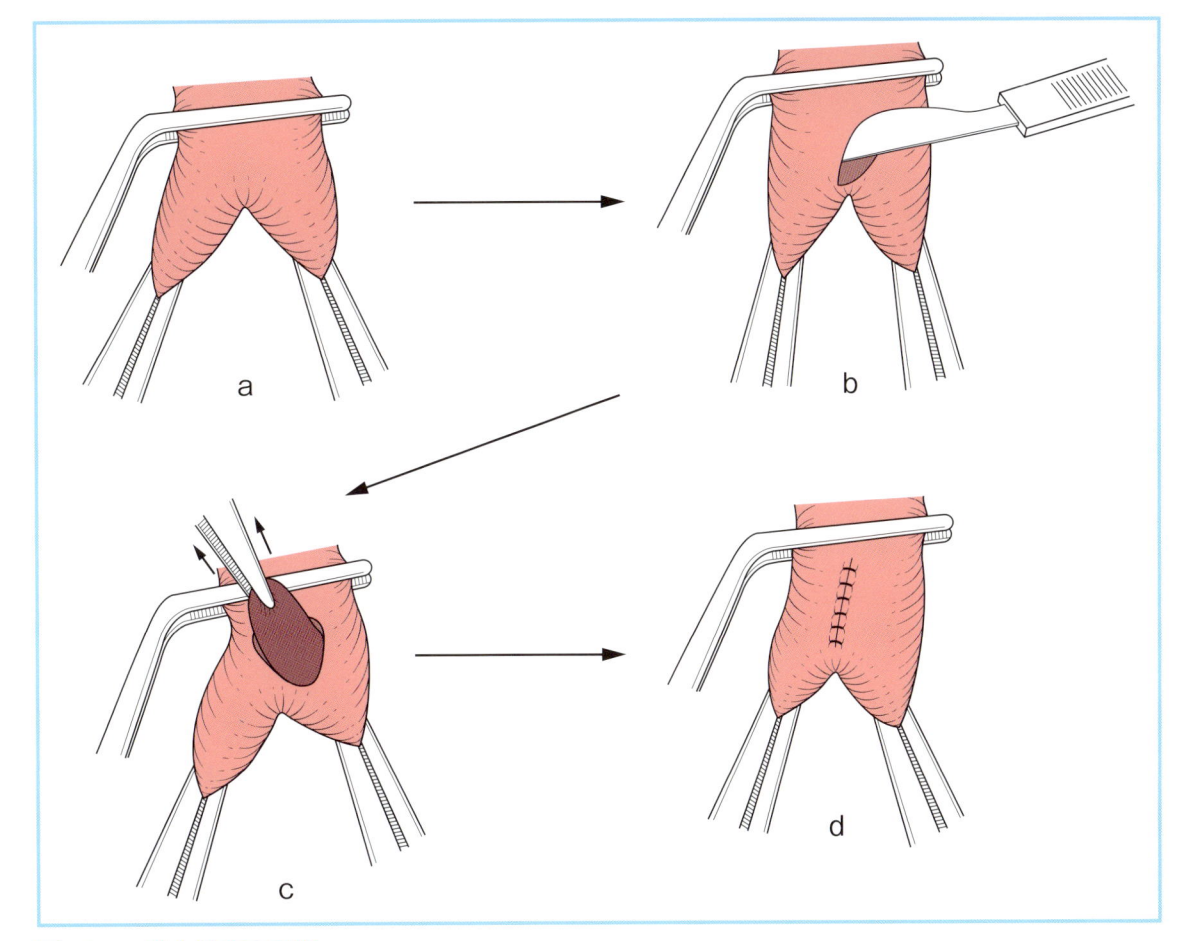

図 48-1　肺血栓症の手術
a：開胸して右主肺動脈，右上葉動脈および中間動脈管を各々，血管鉗子でクロスクランプする。
b：メスで血管前壁を切開する。
c：鑷子で血栓を引き出す。　d：切開部を直接，またはパッチで縫合閉鎖する。

再発性の塞栓症に実施するものと2種がある。前者では血栓が心臓に近い中枢肺動脈に生じた場合で，治療が遅れるときわめて重篤な状態に移行する。

手術方法は局所的なものでは通常開胸下に，また広範なものでは人工心肺下に胸骨正中切開で塞栓部位の血管を切開して，血栓を除去する。他方，慢性再発性のものに対しては，塞栓動脈内膜剝離術(thrombo-endoarterectomy)を行う。方法としては後側方開胸による片側の肺動脈内膜剝離術と胸骨正中開胸による両側の剝離術があり，塞栓の程度，範囲で選択される。わが国では欧米に比して手術の実施機会が少なかったことから，心血管領域および呼吸器外科領域のいずれでもこの面の専門家が少なかった。今後は手術手技の修得が必要とされるであろう。

局所的な血栓症における血栓除去(embolectomy)は以下の手順で行う。

例：右主肺動脈の血栓除去

前胸壁で第3〜4肋間開胸→肺門上方で右主肺動脈を露出しテーピング。同様に右上葉動脈，中間幹動脈の各々にテーピング→血管鉗子で3本の血管をクランプ(画像，触診で血栓の位置を確認しておくこと)。→主肺動脈前壁にメスで切開を入れる→鑷子で血栓を引き出す。→切開部の閉鎖(直接閉鎖またはパッチ)

いずれにしても発生すれば死亡率の高い(10〜20%)病態であり，確実な予防措置の励行が望まれる。

コラム・12

手術における責任体制・環境作り

手術における責任体制について述べてみたい。多くの人間が関わるこの仕事の最高責任者は指導医である。もちろん個々の作業については，それらを分担する人たちに責任があるのであり，そうでないとチームで取り組む作業の成功はおぼつかない。しかし手術全体にわたり，そのすべての流れが最後までスムーズにゆくよう責任もって見渡す役割は，指導医あるいは主治医である。どちらかが執刀していれば，その執刀医が最終的な責任を負うべきであるが，それでも指導医の役割は大きい。気管支切断端の縫合不全で仮に患者が危機に陥った場合，もしその責任を家族が問うてきた際には，助手として指導をした医師が自分は無関係という態度はとれないはずだ。それほど手術における指導者の責任は重いと考える。また執刀させてもらう若手医師もそれに甘えることなく，事前に十分な勉強を行って臨むべきである。大学病院などでは，手術の指導者が教授であり，また病院の場合はその部門の部長であることが多い。何か取り返しのつかないミスが生じた場合も，その手術についての道義的な責任は教授あるいは部長が負うべきと筆者は考える。時代は変遷しているのでこの考えは間違っているかもしれない。しかし生命の安全性が問われる外科作業において，その責任体制はいつも明確でなければならない。指導医はいつも心の中に鉢巻きを締めて手術台の前に立たなければならない。

以上のような責任体制ばかりを問うていると，手術場の雰囲気は何と重苦しく張り詰めたものとなるであろうか。こんな環境では若い医師は緊張のあまりスムーズに手も動かせなくなる。時には軽口や冗談が必要であり，そのようなものがすべて無用とは決して思わない。ずいぶん昔トロントに留学した際，陽気なカントリー・ソングをかけながら手術をする医師がいて，日本では一言もしゃべらない教授の前でかしこまってばかりいた自分は仰天したものであった。手術には難しい場面とやさしい場面を反映して，いわば緊張と緩和の流れがあるものだ。緊張時には人は自ずと黙し，緩和時には軽口が口をついて出るものである。指導医はその流れをうまく引き出すべきであり，また若手医師はその流れにうまく身を任せる気持ちが出ればよい。そんな緊張と緩和の流れが醸し出された手術ほど安全なものはないと思っている。

49 肺移植

　肺移植にはドナーの種類により脳死肺移植と生体肺移植があり，また術式の違いにより片肺移植と両肺移植とがある．さらに心肺移植があるが，呼吸器外科が担当する手術は片肺と両肺移植の2種である．筆者がトロントのJ. D. Cooper教授のもとに留学したのは，最初の肺線維症患者への片肺移植が成功して間もない頃であった．以後わが国でも臓器移植法の成立により，脳死肺移植が可能となったが，脳死ドナーの出現が非常に少ない状況が続くことから，数的には生体肺移植の方が優位な状況である．しかし2010年7月より改正臓器移植法案がスタートし，以後脳死ドナー臓器の提供が急激に増えつつある．脳死肺移植では1台の手術台で移植手術が進められるのに比し，生体肺移植では通常，2人の肺の提供者が必要とされ，したがって，3台の手術台を必要とする違いがある．**表1**には肺・心肺移植関連学会協議会が定めたわが国における肺移植レシピエントの適応基準を提示している．

表1　日本の肺移植レシピエントの適応基準

1. 一般的適応指針	2. 適応疾患	3. 除外条件
1) 従来の治療に反応しない慢性進行性肺疾患で，肺移植以外に患者の生命を救う有効な治療手段がない． 2) 移植医療を行わなければ，残存余命が設定されると臨床医学的に判断される． 3) レシピエントの年齢が，原則として，両肺移植の場合55歳未満，片肺移植の場合には60歳未満である． 4) レシピエント本人が，精神的に安定しており，移植医療の必要性を認識し，これに対して積極的態度を示すとともに，家族および患者をとりまく環境に十分な協力体制が期待できる． 5) レシピエント症例が移植手術後の定期的検査と，それに基づく免疫抑制療法の必要性を理解でき，心理的・身体的に十分耐えられる．	1) 原発性肺高血圧症 2) 特発性肺線維症 3) 肺気腫 4) 気管支拡張症 5) 肺サルコイドーシス 6) 肺リンパ脈管筋腫症 7) アイゼンメンゲル症候群 8) その他の間質性肺炎 9) 閉塞性細気管支炎 10) 塵肺 11) 肺好酸球性肉芽腫症 12) びまん性汎細気管支炎 13) 慢性血栓塞栓性肺高血圧症 14) 多発性肺動静脈瘻 15) α_1-アンチトリプシン欠損型肺気腫 16) 嚢胞性線維症 17) その他，肺・心肺移植関連学会協議会で承認する進行性肺疾患	1) 肺以外に活動性の感染巣が存在する． 2) 他の重要臓器に下記の如き進行した不可逆的障害が存在する． 　悪性腫瘍，骨髄疾患，冠動脈疾患，高度胸郭変形，筋・神経疾患，肝疾患(T-Bill＞2.5 mg/dL)，腎疾患(Cr＞1.5 mg/dL，Ccr＜50 mL/min) 3) 極めて悪化した栄養状態． 4) 最近まで喫煙していた患者． 5) 極端な肥満． 6) リハビリテーションが行えない，またはその効果が期待できない症例． 7) 精神社会生活上に重要な障害の存在． 8) アルコールを含む薬物依存症の存在． 9) 本人および家族の理解と協力が得られない． 10) 有効な治療法のない各種出血性疾患および凝固能異常． 11) 胸膜の広汎な癒着や瘢痕の存在． 12) HIV(human immunodeficiency virus)抗体陽性．

(日本呼吸器学会：COPD診断と治療のためのガイドライン．第3版，メディカルレビュー社，2009)

A. 脳死肺移植

　他の呼吸器外科手術と異なり，法的に整備され，また関係学会などで決められた種々の手順に従って脳死肺の摘出ならびに搬送，移植手術が行われる。ドナー肺摘出からレシピエントの肺移植まで複雑な術中管理ならびに手術操作が続くが，簡略化して解説する。

a. 脳死ドナー肺摘出

　心臓摘出に引き続いて以下のような操作で左右肺をブロックとして摘出する。まず上大静脈を鉗子遮断し，下大静脈は切断してオープンとする。大動脈より心保存液を，また肺動脈幹より肺保存液の灌流を行う。前者の out-flow は下大静脈から，また後者のそれは左心房の切開口からとする。冠静脈と左下肺静脈入口部の中間で左心房に切開を入れ，左心房カフ内に4つの肺静脈入口部を入れる形で心臓と分けて摘出する。

b. レシピエント肺の摘出

　片肺移植でゆくか両肺移植でゆくかで人工心肺の使用の有無が生じる。どちらの場合でも必要な場合と不要な場合があるが，一般には PCPS（経皮的部分体外循環）が使用できるように片側大腿動静脈へのカニュレーションが可能な状態としておく。両側生体肺移植では通常人工心肺の補助が必要とされる。片肺移植であれば，後側方切開，第5肋間開胸で胸腔内に入る。片肺の全摘を行うが，動静脈ならびに主気管支はできるだけ末梢側でステープラーにより切断し，後でのトリミングと吻合に備える（図49-1，2）。肺全摘後，できるだけ深部で鉗子をかけ，切断した上，下肺静脈を持ち上げるようにしてその真下を切

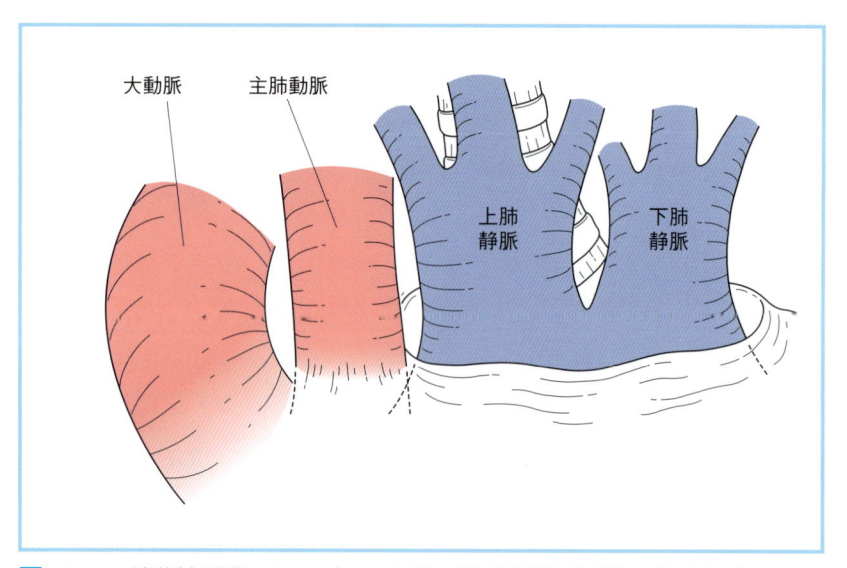

図 49-1　肺移植手術　レシピエント肺の肺門剝離（左側）。心囊を広くオープンして主肺動脈，肺静脈の周囲でできるだけ深部で遊離（フリーな形と）する。

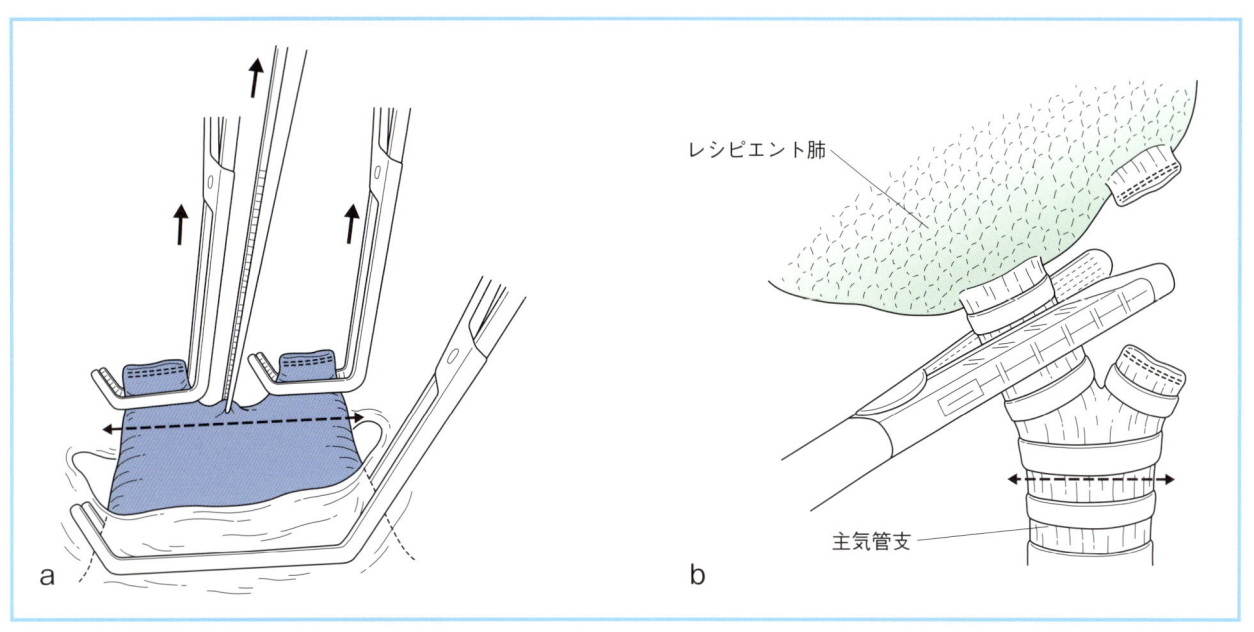

図 49-2 レシピエント肺の摘出と左房カフ
a：上肺静脈と下肺静脈は別々に切断して牽引に利用する．心外膜を通して左房深部に鉗子をかけ，共通の1つの左房カフを作る（破線）．
b：気管支はステープラーでできるだけ末梢で切断する．吻合に際しては上下葉分岐の1軟骨輪直上で切り吻合にもってゆく（図の破線）．

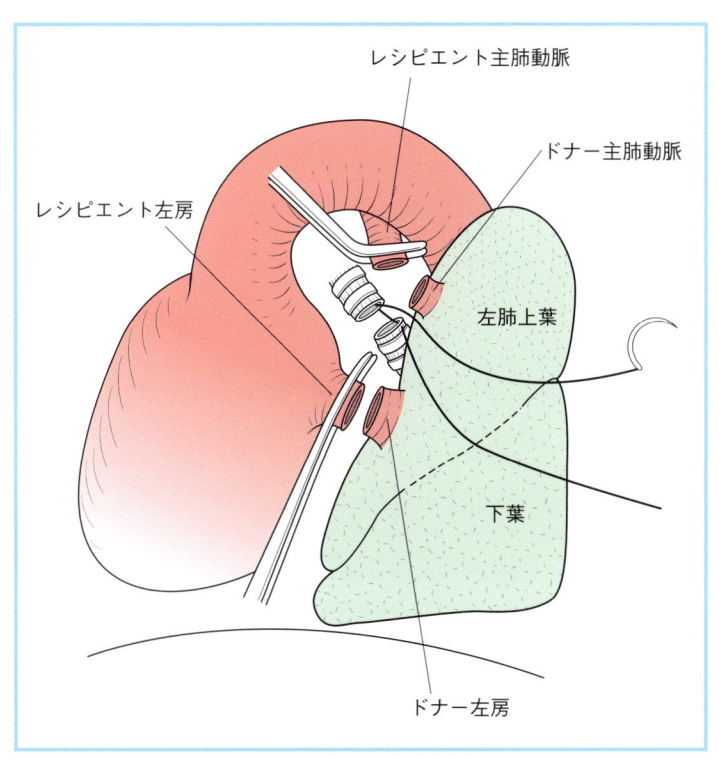

図 49-3 レシピエントの左片肺移植 気管支吻合はグラフトの位置を決定することからきわめて重要である．したがって通常，ドナー肺との吻合はまず主気管支の吻合から始める．

386　Ⅳ. 各種疾患に対する手術法

断し共通の左房カフを作製する（図49-2a，b）。通常左側からは，鉗子を深くかけやすいことから左房カフの作製は難しくない。しかし右側は左房前壁に右心耳があるので，inter-atrial groove を剝離する操作が必要であり，熟練が求められる。

　ドナー肺を胸腔に入れてまず主気管支吻合を先行する（図49-3），続いて主肺動脈または左房カフのいずれかの吻合を行う。この動脈，静脈のいずれを先にするかは吻合のしやすさで選ぶが，できれば深部となる方を優先する（通常は左房吻合を先行）。主気管支の吻合は膜様部を連続で，それ以外を結節縫合としテレスコープ型吻合とする（図49-4）。左房カフの吻合は5-0プロリンで（図49-5），また主肺動脈の吻合は6-0プロリンで連続縫合する（図49-6）。移植肺の換気を開始，肺動脈クランプの解除，左房吻合部からエア抜きを行って最終的に結紮を終了する。

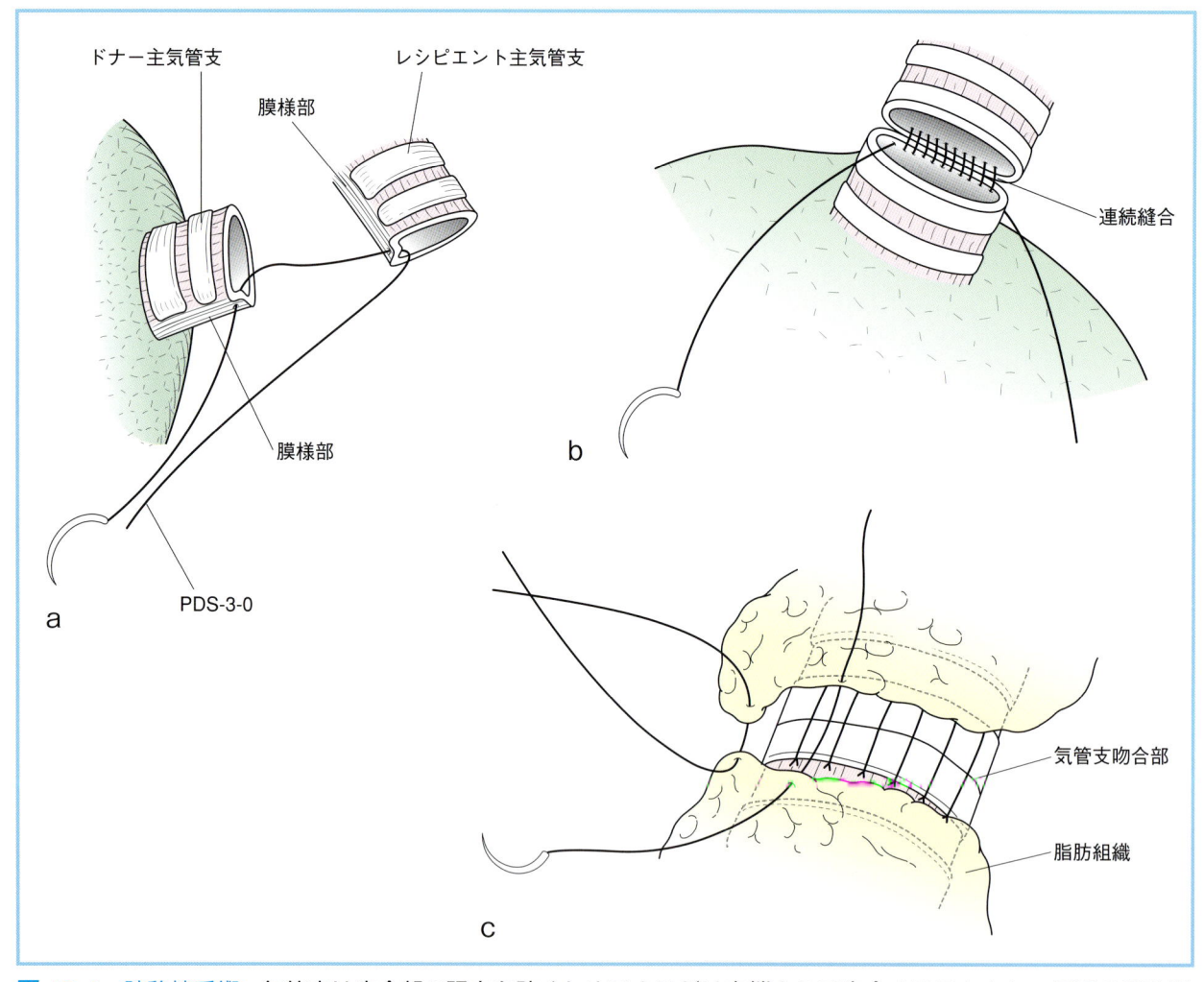

図 49-4　**肺移植手術**　気管支は吻合部の阻血を防ぐためできるだけ末梢よりで吻合することとし，周辺の脂肪織もあまり剝離しないこと。吻合部を周囲脂肪織で被覆するとよい。通常，膜様部を連続縫合し，軟骨部は結節縫合（3-0 または 4-0 吸収糸）とする(a, b)。気管支吻合が終了したら，周囲の脂肪組織・結合組織などを寄せ合わせる形で被覆する(c)。

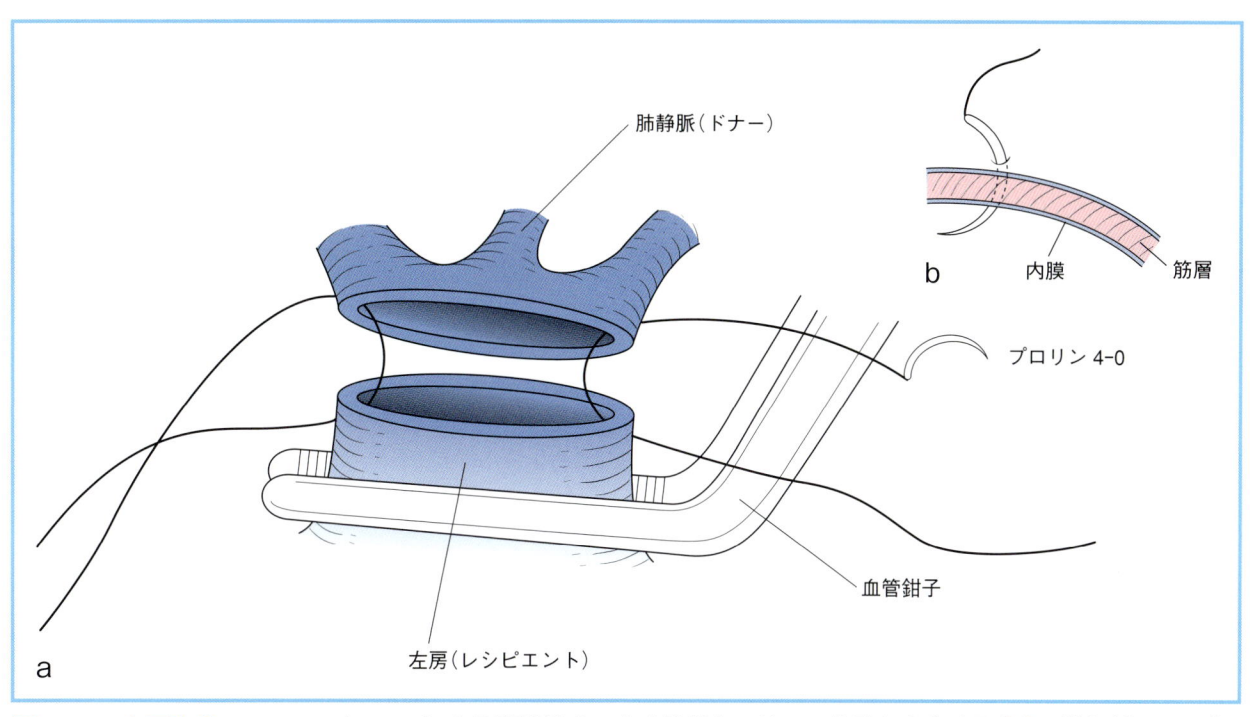

図 49-5 左房吻合　over-and-over による連続縫合でまず後壁を，続いて前壁を吻合する (a)。針を刺入する際，(心もち) 内膜＋筋層でかけるように心がけるとよい。左房内腔への筋層の露出を避けるためである (b)。

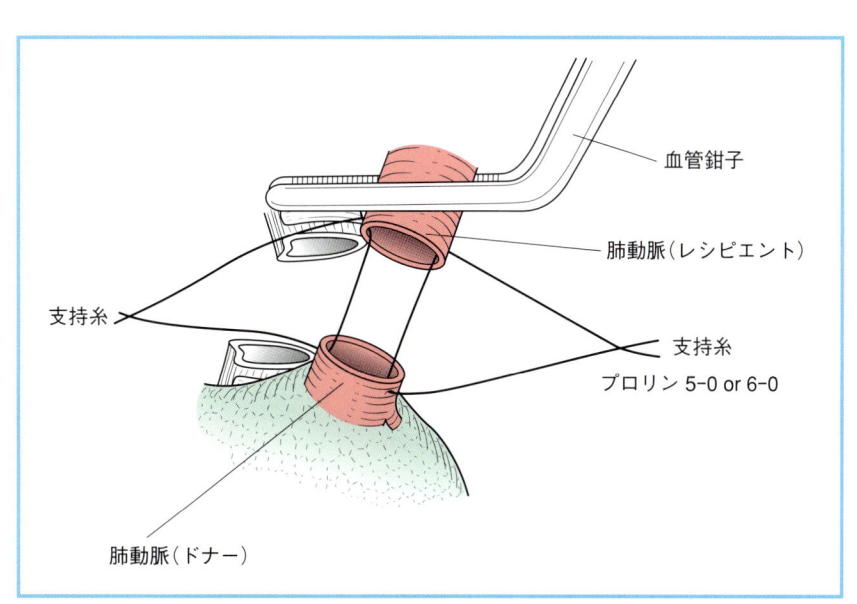

図 49-6 肺動脈吻合　2 点支持（パラシュート型連続縫合）でプロリン (5-0 または) 6-0 を使用する。

C. 脳死下両側肺移植

レシピエントを仰臥位としてclamshell切開により両側開胸を行う（図49-7）。人工心肺装着下に左右肺を摘出（図49-8）。右および左のドナー肺を各々，片肺移植と同様の手技で吻合する。

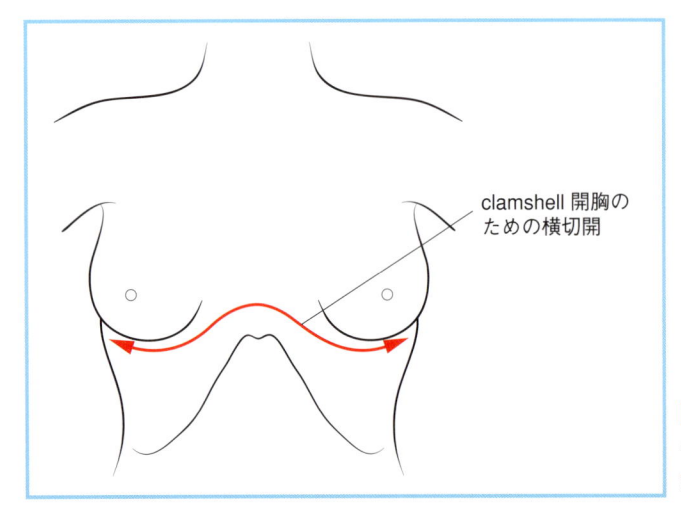

図49-7 両肺移植 両側肺移植ではレシピエントの体位を仰臥位として，clamshell開胸で，両肺摘出，移植を行う。

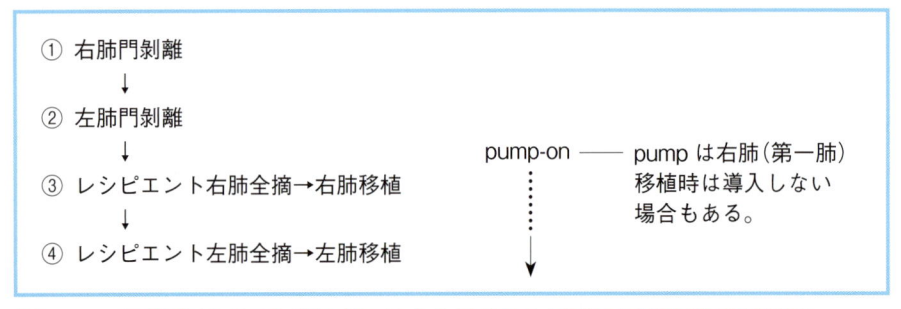

① 右肺門剝離
　↓
② 左肺門剝離
　↓
③ レシピエント右肺全摘→右肺移植
　↓
④ レシピエント左肺全摘→左肺移植

pump-on ── pumpは右肺（第一肺）移植時は導入しない場合もある。

図49-8 両肺移植人工心肺装着下の左右肺摘出と移植の手順（脳死肺移植）

B. 生体肺移植

a. レシピエント肺の摘出と吻合

　幼児肺移植を除いて成人の肺移植では，移植後の肺機能維持のために2人の健常者からのドナー肺が要求される。（福岡大学で経験した4歳幼児の肺移植では，母親の左下葉を患児の左肺に移植し，術後は十分な機能改善を得ることができた。したがって幼児〜小児では大きなvolumeを有する成人の下葉を片肺に移植すれば，単一肺葉移植でも機能回復を得られる可能性が十分にある。）このドナー肺の摘出に当たっては，後の吻合に無理をきたさぬようできる限り摘出肺側の血管断端を長く残したい。そのためドナーに悪影響を残さぬ形で肺動脈，下肺静脈をどのように切るかがポイントとなってくる。特に肺動脈では

中間幹の切除に際しては右ではA^2b，左ではA^4，A^5などの分枝が切除線に近接していることから，パッチ閉鎖をはじめとして種々の工夫がなされる（**図 49-9**）。一部の分枝は犠牲とせざるをえない場合もある。

移植の具体的な方法であるが，まず人工心肺下に両肺を摘出する。1人のドナーの右肺下葉をレシピエントの右胸腔に，またもう1人のドナーの左肺下葉を左胸腔に移植する。吻合は片肺移植の方法に準ずる。ドナーの下肺静脈とレシピエントの上肺静脈を吻合し（**図 49-10**），レシピエントの下肺静脈は閉鎖したままとする。

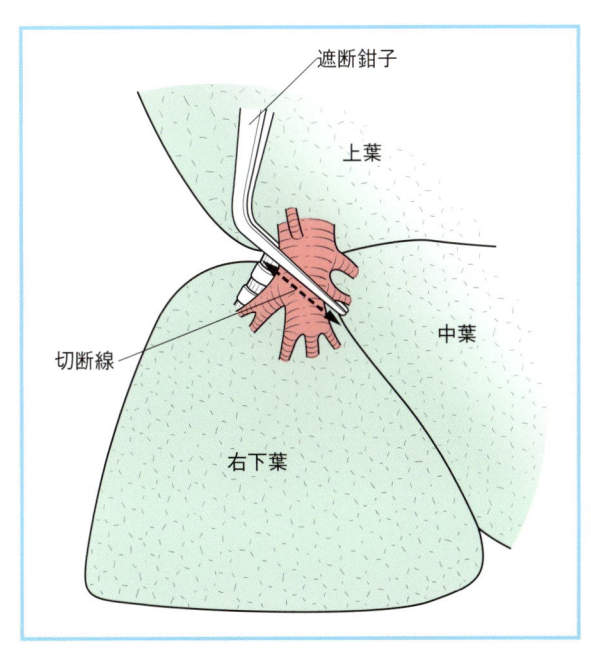

図 49-9　生体肺移植　生体肺移植のためのドナー肺下葉切除。右下葉切除ではA^2b，A^4，A^5を温存するため，図のような斜め切りとなる。狭窄するようであればパッチ補塡を行う。

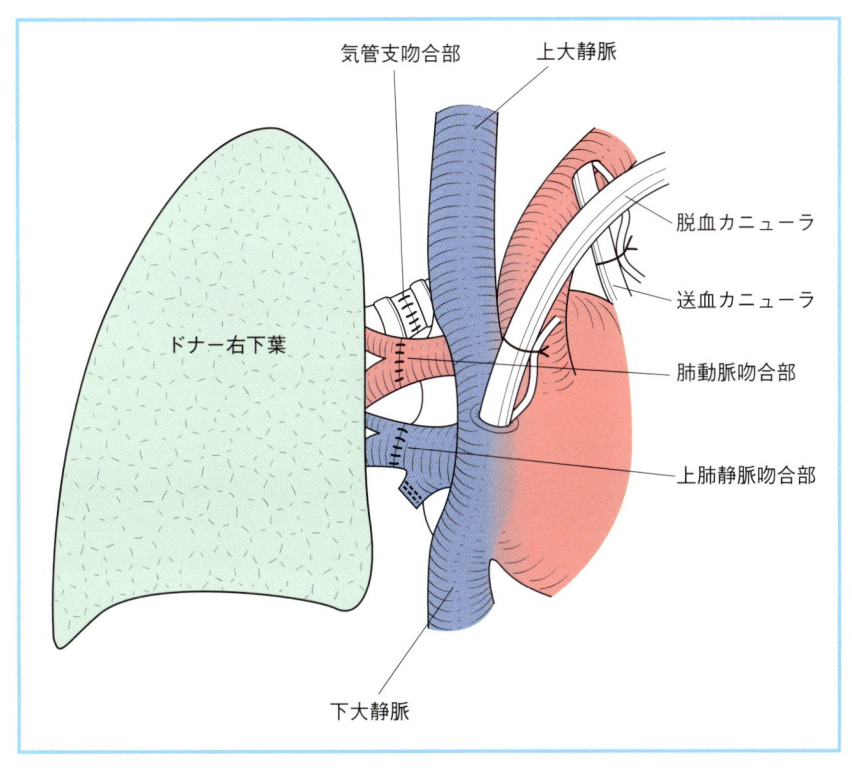

図 49-10　生体肺移植の右側の完成図　ドナーの肺静脈はレシピエントの上肺静脈に吻合する。下肺静脈は吻合に利用せず閉鎖したままとする。

図 49-11 生体肺移植（右側） レシピエントの右上葉動脈は閉じたままとし，その末梢側でドナー肺動脈と吻合する。6-0 プロリン系による連続縫合である。

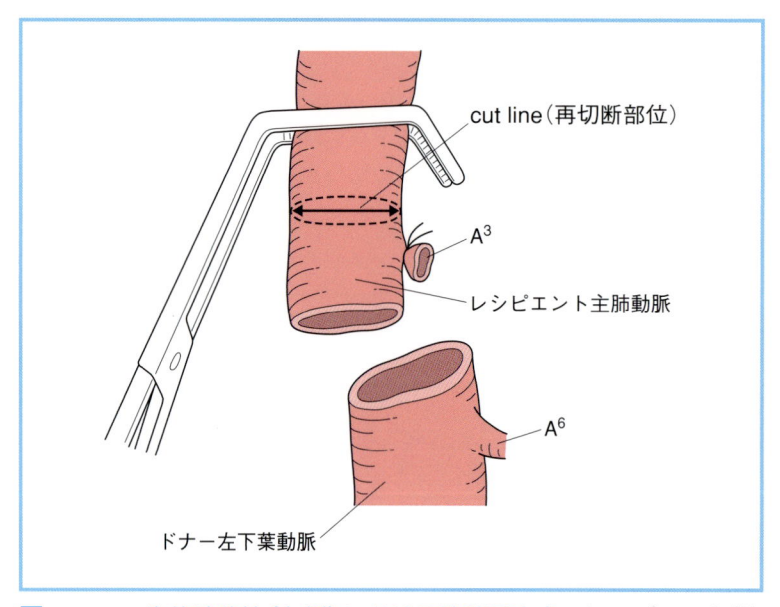

図 49-12 生体肺移植（左側）における肺動脈吻合 レシピエント側の A^3 と主肺動脈は別々に切断されており，図のように A^3 の中枢側で再切断後，その部分を吻合口として利用する。

　肺動脈は口径差をトリミングして上手く調節する。一般に肺動脈吻合は左房吻合に比して容易であり，6-0糸で連続縫合（パラシュート型）し，吻合が終了したらサーフロー針でヘパリン生食を入れておく（**図49-11，12**）。気管支吻合では口径差から自然とテレスコープ型の吻合となってくるがそれでかまわないのであり，吻合部には周囲の脂肪織を被覆するとよい。

b. 手術手順のまとめ

実際に脳死ドナーより左片肺移植を行った症例の，具体的な手術手順は下記の通りである。

1) 全身麻酔の導入：double-lumen tube による
2) 各種ルートの設置：右頸部より Swan-Ganz カテーテル，中心静脈カテーテル
　　左右橈骨動脈より動脈ラインの留置
　　SpO_2 の測定
　　右大腿動脈，静脈に PCPS（経皮的部分体外循環）シースのカニュレーション
3) レシピエントの開胸：癒着剝離，肺門剝離
4) 片側肺動脈の遮断試験：肺動脈圧の高度上昇が見られれば PCPS による術中補助循環が必要
5) 経食道エコー開始
6) ドナー肺の主肺動脈，上下肺静脈，主気管支のテーピングを終了（ドナー肺到着の時間的タイミングをはかり切断時間を決定）
7) 主肺動脈，上下肺静脈，主気管支の切断（すべてステープラーによる）→レシピエント肺摘出（この間にドナー肺のトリミングと保存液による灌流終了）
8) 吻合開始：主気管支吻合→左房吻合→主肺動脈吻合
9) 移植肺換気開始（左右分離換気）
10) 肺動脈の遮断解除，肺静脈の遮断解除，エア抜きは左房吻合部で実施
11) 各種モニターの観察，移植肺の色調，volume などの観察
12) 閉胸

50 Robotic surgery（ダ・ヴィンチ手術）

　今日，医療現場には種々のロボット技術が導入されてきている．内視鏡下手術のために開発されたDa・Vinci（ダ・ヴィンチ）は外科手術において人間の手に代わる手術器械として注目を集めており，殊に婦人科，泌尿器科（前立腺）などでその使用が普及しつつある．呼吸器外科の領域では今後，臨床応用が進むものと思われる．手術の形態としてはダ・ヴィンチの操作器と患者手術台が別々となっており，術者は操作器に向かって3D画面を見ながら，手元のハンドル操作で各種インストルメントを動かし手術を進める（**図 50-1, 2**）．

　本法の利点としては肉眼手術に比しはるかに鮮明で十分な拡大視野が得られることで，そのため非常に正確な運針が可能との評価がある．また従来のように立ちっ放しの手術でなく，操作者（執刀者）が着座して手術を進められる点で，肉眼手術時よりも逆に落ち着いた精神状態で画像を追える有利性があるようである．すでに米国，ヨーロッパではこのロボット手術による肺癌手術がかなり行われている状況である．

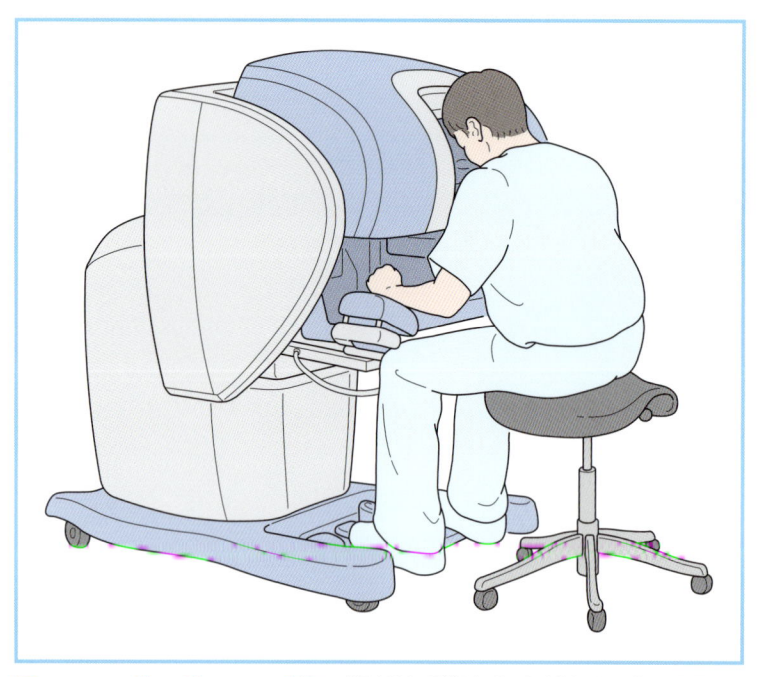

図 50-1　ダ・ヴィンチ手術　術者は手術台から離れた所に設置された操作器に向って3D画面を見ながらダ・ヴィンチのインストルメントを操作する．

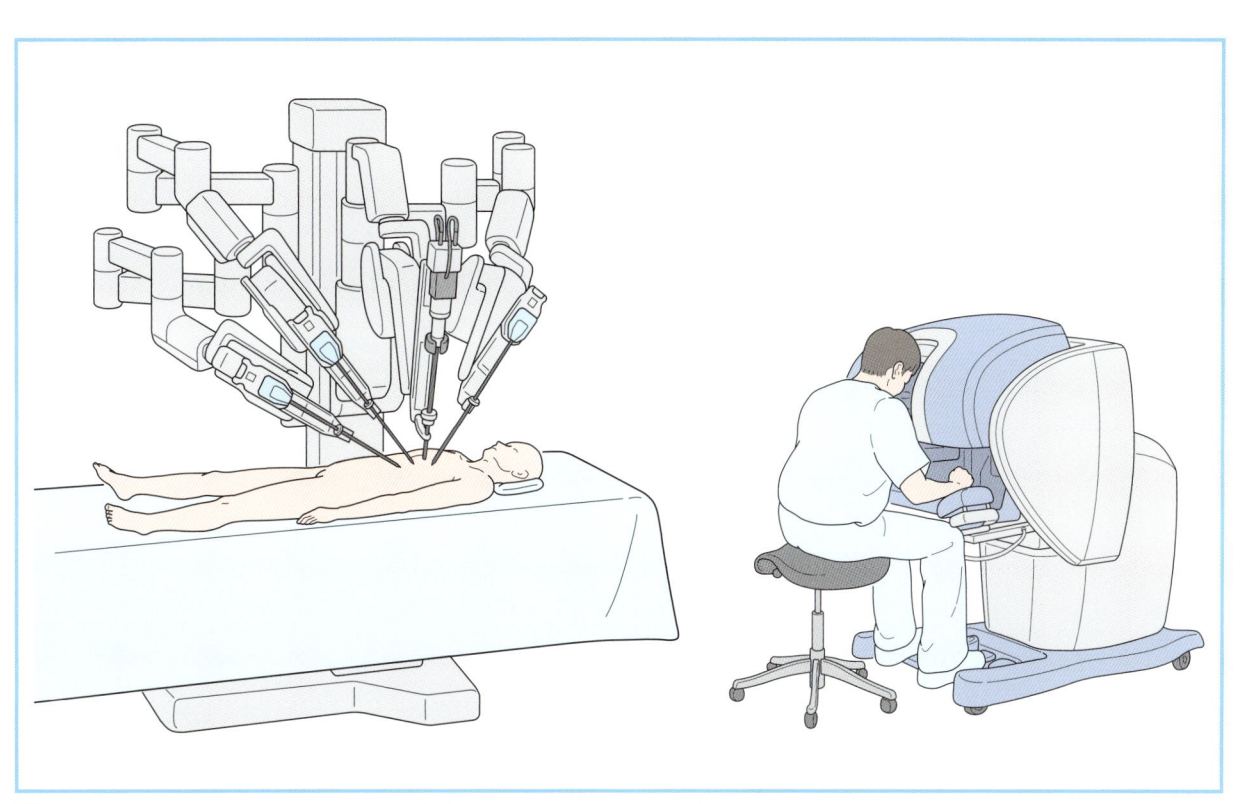

図50-2　ダ・ヴィンチ手術の患者手術台　本手術においては非常に鮮明な画像で局所の拡大視野下に手術が進められる（手術台周囲の麻酔装置，麻酔医，介助看護師などの画は省略している）。

> コラム・13

手術記録は当日中に

　手術記録は当日中に記すのを原則とすべきである。それは何故か。当然のことながら記憶は鮮明な間に文書に移し替えられるのがよい。時間が過ぎれば，どんなに記憶の維持に努めていても，ポイントとなる箇所についてのリアルな表現，整理は困難となる。これはカルテの記載とも一致する考えで，患者の容態は時々刻々に変化しており，その時点，時点での記載を後に延ばせば，その間の記載はすべて後回しとならざるをえない。もちろん，手術が終わった後の忙しさは，これを経験した者でないとわからないはずである。病棟で患者が危機にあるときに，バタバタしながらその経過を記録にとどめる余裕など到底望み得ない。そうであればその記載は一体いつやるのか？ それは一段落ついたときにとしか言いようがない。そのように考えると，できれば手術が終了した直後，患者回復までのちょっとした時間を利用して記録を残すのも賢い方法のように思える。30数年も昔，トロント留学中に手術が終わると，執刀医がすぐにマイクを握って音声記録を残そうとしていた姿には，その手際よいシステムに羨望を覚えたものであった。しかし標本の整理，患者の胸写チェック，家族への手術説明，学生指導等あれこれしていると，ゆっくりした時間などとてもないのが実状である。しかし冒頭にも述べたように事実の記載は時を遅らせては困難となる。忙しさが過ぎれば，その後にゆっくりとした暇が与えられる可能性はないはずだ。一段落つけばすぐ次の患者や手術が待ちかまえているだけのことである。だから記載を明日に延ばそうという気持ちがあってはいけない。今日の事実は今日中に書き残しておくべきである。いずれ書こうとの姿勢は最終的に極めて不完全でおざなりな記録を残すだけのこととなる。他のどのような仕事にもつながる事実だが，今日しなければ明日もたぶん，貴方はそれをしないであろう。

参考図書

1) 荒井他嘉司,塩沢正俊:肺切除術;局所解剖と手術手技.改訂新版,朝倉書店,1992.
2) Sellke FW, del Nido PJ et al. : Sabiston and Spencer Surgery of the Chest in 2vols. 8th ed, Saundaers ELsevier, 2010
3) 石原恒夫編集:呼吸器外科手術アトラス.南江堂,1995
4) 畠中陸郎,他:呼吸器外科手術書.第5版,金芳堂,2007.
5) 坪田紀明:イラストレイテッド肺癌手術.第2版,医学書院,2007.
6) 白日高歩,小林紘一,他:気道をめぐる治療手技:各種インターベンションのすべて.医学書院,2007.
7) Patterson GA, Pearson FG et al. : Pearson`sThoracic & Esophaegal Surgery in 2vols. 3rd ed, Churchill Livingstone, 2008.
8) 小泉 潔:カラーアトラス胸腔鏡下肺癌手術.南江堂,2009.
9) 正岡 昭監修,藤井義敬編集:呼吸器外科学.第4版,南山堂,2009.
10) 日本肺癌学会編集:肺癌取扱い規約.第7版,金原出版,2010.
11) 淺村尚生:淺村・呼吸器外科手術.金原出版,2012.

索引

▶▶ 和文索引

＃6リンパ節 163
＃7リンパ節群 181
＃10リンパ節群郭清 180

あ

アクセスポート 86
アスベスト 260
アスペルギルス性空洞の開放 325
アスペルギルス性膿胸 326
アスペルギローマ 326
アンカー 129
アンカー設置，手術直前の 341
亜区域気管支周囲リンパ節 14
亜区域切除 154
亜慢性期膿胸 270
悪性胸水 247, 260
悪性中皮腫 329
悪性びまん性胸膜中皮腫 260
圧排鉤 55
圧迫止血 79

い

イントロデューサー，漏斗胸胸骨挙上の 348
インドシアニングリーン 134
胃大網動脈 285, 287
胃大網動脈アーケード 291
異時性多発癌 127
異常動脈，肺分画症における 351
遺残肺全摘 167
遺伝性出血性毛細血管拡張症 355
一時バイパス法，大動脈壁合併切除後の 253, 254
一側肺換気下手術 23
糸送り器 199

う

ウェットラボ 82
右側下縦隔郭清 173
右側気管支動脈 8
右側胸膜肺全摘術 261
右側上縦隔郭清 175
右側心嚢 68

え

エア抜き，血管形成における 192, 194
エア・リーク 23, 48, 132, 136, 281
エコーガイド下の心嚢穿刺，ドレナージ 343
エンドGIA 88
エンドカッター 90, 314, 319
エンドキャッチ 202, 213
エンドグラスプ 88, 200, 332
エンドクリップ 89
エンドクリンチⅡ 88
エンドシアーズ 88
エンドシザーズ 206
エンドダイセクト 88
エンドデイセクター 200
エンドパウチ 91
エンドパス 90
エンドバブコック 88
エンドミニシアーズ 88
永久バイパス法，大動脈壁合併切除後の 253
腋窩開胸 30, 40
腋窩前方開胸 30, 31, 40
腋窩リンパ節生検 371
炎症性肺疾患 323
炎症性肺嚢胞，小児の 362

お

横隔神経 6〜8, 168, 177, 178, 248, 300, 306, 345, 354
横隔神経麻痺 354
横隔膜合併切除 265
横隔膜再建 264
　──，左胸膜肺全摘後の 266
　──，右胸膜肺全摘後の 265
横隔膜弛緩症 354
横隔膜靱帯 153
横隔膜切除と再建 264
横隔膜との癒着処理 59
横隔膜縫縮 354
横隔膜麻痺 354
横隔膜面
　── の剝皮 277, 278
　── の剝離 58, 264
横行結腸間膜 287

か

カウンタートラクション 198
ガーゼ交換，膿胸開窓後の 274
ガーゼの圧迫処置 80
下位気管切開 375

下幹肺動脈 119
下行大動脈 7
下行大動脈壁合併切除 252
下縦隔表面の胸膜剝離 264
下縦隔リンパ節郭清 180
下大静脈フィルター 381
　──，手術時の 20
下肺静脈 10〜12, 68, 69, 110, 122, 153, 158, 159, 164, 206, 208, 262, 385
　── の剝離 112
　── の剝離，VATS右肺底区切除の 219
下肺底区静脈 155
下肺動脈 108
下腹壁動脈 296
下葉 6
下葉気管支 9
　── の切断，VATS右下葉切除の 213
　── の剝離 123
下葉底区動脈 212
下葉動脈 119
化学放射線治療，パンコースト肺癌に対する 186
加温生食水ガーゼ 288
改正臓器移植法案 383
開胸，筋肉分離による 38
開胸器 36, 183
開胸時の出血 75
開胸操作 34
開胸法 32
　──，膿胸に対する 273
開腹用ゴッセ 36
開放空洞 326
開放療法，胸壁膿瘍の 295
外固定，多発肋骨骨折の 364
外後頭隆起 2
外傷性肺裂傷 365
外肋間筋 2, 3
拡大胸腺摘出術 299
　── の範囲 301
拡大区域切除 127, 131, 154
拡大肺部分切除 127
核出術，肺過誤腫の 353
片肺移植 384
片肺換気 82, 83
完全胸腔鏡下手術 197
　── のポート孔 86

完全側臥位　83
完全分葉不全　103
肝円索　288
肝鎌状間膜　288
貫通結紮　62, 65
間質性肺炎　331
感染性死腔　285
感染性心囊炎　249
感染性肺囊胞　325
管状切除，血管形成における　194
関節窩　5
灌流障害，静脈の切り過ぎによる
　　　　　131

癌性胸膜炎　260, 329
癌性心囊炎　248, 343

き

キット法，気管切開の　377
キルシュナー鋼線，骨折固定用　364
気管　9
気管円柱上皮　9
気管カニューレ　374, 375
気管管状切除　224
気管・気管支形成手術　237
　──，気道損傷における　366
気管・気管支損傷　366
気管・気管支軟化症，小児の　360
気管気管支リンパ節　14
気管狭窄症，小児の　359
気管固有鞘　367
気管後壁リンパ節群　176
気管後リンパ節　14
気管支拡張症　327
気管支鏡　366
気管支形成術　229, 323
気管支結核　323
気管支周囲リンパ節　116
気管支性囊胞(腫)　309
気管支切断，自動縫合器による　70
気管支断端被覆，大網による　291
気管支断端瘻　162, 282, 285, 290
気管支断端瘻閉鎖　283, 285
気管支動脈
　　　　6～8, 160, 166, 180, 212, 327
　──の損傷　76
　──のネット　327
気管支動脈塞栓　327
気管支の剥離　70
気管支肺リンパ節　13
気管支吻合，肺移植における　385
気管支閉鎖後断端瘻　72
気管授動　235
気管重積法，スライド式の　359
気管食道瘻，小児の　361
気管スリーブ切除・再建　224
気管切開(キット法)　374, 377
気管切開キット　374

気管前リンパ節　14
気管端々吻合　226
気管チューブ　366
気管内麻酔　224
気管軟骨輪　9
気管分岐下リンパ節(群)　17, 212
気管分岐部　9
気管分岐部郭清　173, 175, 180
気管分岐部切除　244
気管分岐部切除・再建術　242
気管分岐部リンパ節　16
気胸　314, 365, 372
　──に伴う血胸　317
気道損傷　366
気道内出血，気管支拡張症による
　　　　　327
奇異(性)呼吸　184, 364
奇静脈　4, 7, 10, 95, 174, 175
奇静脈弓　134
奇静脈損傷，剥離における　58
偽大動脈瘤　351
逆L字型開胸　47
　──，パンコースト肺癌手術の　191
逆行性肺葉切除，パンコースト肺癌の
　　　　　186
吸引管　271
急性期後膿胸　270
急性膿胸　270
巨大肺囊胞　318
　──の切除　320
仰臥位　20
胸郭奇形　350
胸管結紮　334, 336
胸管の検索　336
胸管閉塞　334
胸管本幹の結紮，乳糜胸に対する
　　　　　334
胸管リンパ流遮断手術　335
胸管瘻の閉鎖　334
胸筋温存　38
胸腔鏡　46
　──による胸腺摘出術　299
　──による肺癌手術　197
胸腔鏡下 LVRS　321, 322
胸腔鏡下 Nuss 手術　347
胸腔鏡下拡大胸腺摘出術　302
胸腔鏡下(巨大)肺囊胞切除　318
胸腔鏡下胸管遮断　337
胸腔鏡下胸膜生検　330
胸腔鏡下区域切除　134
胸腔鏡下交感神経切除　338
胸腔鏡下手術　82
胸腔鏡下心外膜切開　345
胸腔鏡下肺生検　331
胸腔鏡下肺剥皮　271
胸腔鏡下肺葉切除　198
胸腔鏡下フィブリン除去術　271

胸腔鏡下ブラ切除　314, 315
胸腔鏡手術　197
胸腔鏡手術器具　87
胸腔鏡補助下区域切除　217
胸腔鏡補助下手術　197
胸腔鏡用クリップ　89
胸腔鏡用トロッカー　87
胸腔ドレーン　48, 271
　──の挿入　372
　──の挿入法，両側開胸時の　54
胸腔内気管　9
胸腔内剥離　58
胸腔内リンパ流路　172
胸腔内血腫形成　317
胸骨　4
胸骨横切(両側)開胸法　30, 45
胸骨下のワーキング・スペース，胸腔
　鏡下手術における　302
胸骨挙上法　303
　──，漏斗胸の　346
胸骨骨折　364
胸骨縦切開　305
　──による double barrel 型再建
　　　　　246
　──による開胸　42
　──による閉胸　54
胸骨浸潤，肺癌の　185
胸骨正中開胸　30, 167
　──からのアプローチ，気管スリー
　　ブ切除再建の　228
胸骨正中切開
　──によるアプローチ，遺残肺全摘
　　の　170
　──による開胸　42
　──による胸腺摘出術　299
　──による左スリーブ肺全摘術
　　　　　239, 240
胸骨正中切開下 LVRS　321, 322
胸骨切除　185, 268
胸骨舌骨筋　375, 376
胸骨体　4, 5
胸骨柄　4, 5, 42
胸骨翻転，漏斗胸に対する　349
胸骨ワイヤー　54, 55
胸鎖乳突筋　370
胸水貯留　372
胸腺疾患　298
胸腺腫瘍　305
　──の摘出　305
胸腺上皮性腫瘍　306
胸腺静脈　304, 306
胸腺摘出，胸腔鏡下　304
胸椎　4
胸背神経　41
胸背静脈　41
胸背動脈　41, 293
胸部外傷　363

胸部交感神経幹　6
　── の切断　338
胸壁合併切除　182, 183
　──, 胸壁腫瘍に対する　268
胸壁欠損　285
　── の補塡　184
胸壁再建　184
胸壁再建手術　296
胸壁腫瘍　268
胸壁切除後の充塡物　268
胸壁の解剖　2
胸壁膿瘍　294
胸壁癒着剝離　56
胸膜外剝離　56, 58, 261, 280
胸膜生検　329
胸膜切除　260
胸膜肺全摘　260
　──, 膿胸に対する　280
局所再発　131
棘下筋　3
棘筋　2
棘突起　5
近中法　278
筋肉　2
筋肉分離による開胸　38
筋肉（弁）充塡術　292
筋肉弁, 胸壁充塡のための　268
筋皮弁, 胸壁充塡のための　268
緊急開胸手術, 肺裂傷の　365
襟状切開　46

く

クロスクランプ　80
　──, 上大静脈の　258
グリロ法　242
区域, 肺　6
区域間静脈　12, 132
区域間同定　137
区域間分離　131, 152, 154
　──, 切除側含気法による　133
　──, 切除側虚脱による　132
区域間分離手技, 手指による　131
区域気管支　9, 131, 134
区域気管支周囲リンパ節　14
区域切除　127
　──, VATSによる　214
区域分離予定線　134
区域面積　131
軀幹伸筋　2
空気塞栓　340
空気漏れ　136
　──, 肺からの　48
　──, ブラによる　314
空気瘻　231
空洞切開, 肺アスペルギルス症の　326
空洞内アスペルギルス症　326

空洞内ガーゼ交換, 肺囊胞の　326
空洞の浄化, 感染性肺囊胞の　326

け

系統的リンパ節郭清　172
経皮的気管カニューレ挿入法　377
経皮的部分体外循環　384
頸胸境界部の郭清　172
頸部アプローチ, 気管管状切除の　224
頸部気管　9
頸部皮膚切開, パンコースト肺癌手術の　190
頸部リンパ節　370
頸部リンパ節生検　369
血管鉗子　194
血管形成術　192
血管再建　194
血管周囲の剝離, 胸腔鏡下手術における　199
血管処理, 肺葉切除における　98
血管鞘　61
　── の切開　62
血管塞栓療法, 肺動静脈瘻の　355
血管内カテーテルによる血栓吸引　381
血管内塞栓　250
血管剝離　61, 131, 204
血管被膜　61
血管吻合の基本　192
血管用自動縫合器　65, 68, 200
血胸　317, 365
血行再建
　──, 胸腺摘出後　308
　──, 上大静脈の　258
血腫形成, 胸腔内　317
血栓吸引, 血管内カテーテルによる　381
血栓除去　382
血栓溶解療法, ウロキナーゼによる　381
結核性カリエス　254
結核性気管支狭窄　323
結核性胸膜炎　329
結核性空洞　292
結核性滲出性胸膜炎　276
結核性膿胸　323
結核性膿瘍　294
結核性肋膜炎　274
月経時の内膜剝離　316
月経随伴性気胸　316
肩甲下筋　41
肩甲棘　2
肩甲骨　4, 5
肩甲骨烏口突起　2
肩甲骨下角　4, 5
剣状突起　4, 5, 42

剣状突起下心外膜切開　343
限局性膿胸の開放療法　326
原因不明胸水　329

こ

コダマダイサクション　91
コットンダイセクター　200, 206
コンポジックス・メッシュ　264
ゴアテックス・シート, 血管パッチ用　193
ゴアテックス（リング付き）人工血管　258, 308
呼吸細気管支　9
固定縫合結紮　65, 75, 125
弧状切開　28
弧状皮切法, 膿胸開窓のための　273
広頸筋　370, 376
広背筋　2, 3, 33, 39, 41, 293
　── の切離　32, 33
広背筋皮弁
　──, 胸壁再建に用いる　296
　──, 胸壁充塡する　269
甲状舌骨筋　375
甲状腺　376
　── の処理, 気管切開における　375
甲状腺峡部　377
甲状腺体位　367
甲状軟骨　375, 376, 379
交感神経幹　6, 7
交感神経節　6
抗凝固療法, ヘパリンによる　381
抗結核剤　328
後斜角筋　35
後縦隔　298
後縦隔リンパ節　16
後側方開胸　28, 32
後側方皮膚切開　29
後方アプローチ, パンコースト肺癌手術における　186, 187
荒蕪肺　260
高位気管切開　375
高齢者の難治性肺瘻　281
項靱帯　2
骨性胸壁　2
　── への癌浸潤　182
骨性胸壁再建　50
骨性胸壁閉鎖　50
骨破壊
　──, 癌浸潤による　182
　──, 椎体の　254
骨膜外空気充塡術　278
骨膜内剝離　190
骨蠟による止血　34

さ

サイザー　50, 51

サイドクランプ　80, 81
　──, 上大静脈の　258
サティンスキー鉗子　159
左縦隔リンパ節郭清　180
左上（大）区域切除　146
左心バイパス法, 大動脈壁合併切除後の　254
左側遺残肺全摘, 胸骨正中切開による　171
左側気管支動脈　8
左側胸膜肺全摘術　266
左側交感神経幹　8
左側肋間静脈　8
左肺靭帯　165
左肺剥離　58
左房合併切除　249
　──, 人工心肺を利用した　250
左房カフ　384, 385
左房吻合, 肺移植における　387
左右別分離肺換気麻酔　23
鎖骨　5
鎖骨下静脈　5, 188〜190
鎖骨下動脈　4, 5, 7, 188〜190
鎖骨下動脈再建, パンコースト肺癌手術の　191
鎖骨上窩リンパ節生検　369
再建材料, 胸壁合併切除の　184
細胞診　340
最長筋　2
支え枕, 手術時の　20
三角筋　3, 41
残存肺全摘　167

し

シーリング・テスト　281, 315
子宮内膜症　316
支持糸　229
自然気胸　40, 314
自家骨移植, 椎体の　256
自動縫合器　62, 89
敷布鉗子　188, 189
遮断鉗子　78, 81
尺骨神経　190
手指による癒着剥離　57
手術体位　20
手掌多汗症　338
手台, 手術時の　20, 21
主気管支　9, 262
　──の閉鎖　162
主気管支周囲リンパ節　13, 17
主気管支吻合, 肺移植における　386
主肺動脈　12, 192
　──の切断　160, 161
周束結紮法　65
重症筋無力症　299, 302
縦隔　6
縦隔胸膜　6
　──の剥離　139, 262
縦隔鏡　367
縦隔鏡検査　368
縦隔鏡手術　367
縦隔脂肪組織　6
縦隔疾患　298
縦隔腫瘍　298, 305, 309
　──の切除　305
　──の組織診断　367
縦隔剥離, 遺残肺全摘における　167
縦隔リンパ節　14
縦隔リンパ節郭清　172
縦隔リンパ節生検　367
縦隔肋膜　174, 300
縮小手術　127
出血　75
術後 seroma 予防　53
術後血管狭窄　192
術後早期離床　381
術後断端瘻, 主気管支の　162
術後乳糜胸　335
術者用ポート　86
術中迅速組織診断　340
術中対側吸引　327
術野挿管, 気管スリーブ切除再建における　225
術野挿管スパイラルチューブ　225
助手用ポート　86
小円筋　3
小開胸　46, 86
小開胸下核出術, 肺過誤腫の　354
小開胸器　46
小胸筋　2
小児の肺手術　356
小児用開胸器　46
小菱形筋　2
上位気管切開　375
上幹肺動脈　102
上区気管支　152, 220
上区枝（B^{1+2}, B^3）切断　148
上行大動脈　7
上行動脈　125
上縦隔　298
上縦隔郭清　174
上縦隔上部リンパ節　14
上縦隔リンパ節　14
上縦隔肋膜　180
上大区枝の処理　149
上大静脈　6, 7, 10, 68
上大静脈-右心耳間バイパス　308
上大静脈合併切除　257
上大静脈完全遮断　258
上大静脈再建　259
　──, 胸腺摘除後　306
上大静脈浸潤, 胸腺腫瘍の　306
上大静脈損傷　81
　──, 剥離における　58
上大静脈パッチ再建　257
上大静脈部分切除　257
上大静脈流　308
上肺静脈　10, 12, 68, 69, 96, 113, 151, 159, 164, 199, 220, 262, 385
　──の切断　161
上肺底区静脈　155
上部気管の管状切除・再建　225
上腹壁静脈　5
上腹壁動脈　4, 5
上葉　6
上葉気管支　9, 135, 136, 216
　──の切断　102
　──の先行処理法　103
　──の剥離, 胸腔鏡下手術の　201
上葉区域動脈　12
上葉切除, パンコースト肺癌の　188
上葉切除後の死腔　118
上葉切除後肺瘻　118
上葉動静脈　136
上葉動脈　96, 97
　──の処理, 胸腔鏡下手術の　201
上葉肺静脈　97
　──の切断　99
上葉肺動脈　124
上葉肺動脈上幹　98
上肋骨窩　5
上腕骨　4, 5
上腕骨大結節稜　2
静脈再建, 胸腺摘出後　307
醸膿膜　277, 279
食道閉鎖症, 小児の　361
食道壁周囲リンパ節群　17
食道壁損傷　262
心外膜　67
　──の補填, 左胸膜肺全摘後の　266
心外膜合併切除　248
心外膜浸潤
　──, 胸腺腫瘍の　306
　──, 胸膜中皮腫の　262, 266
心外膜切開　343
心臓タンポナーデ　343
心嚢開窓　343
心嚢切開　68
心嚢内血管処理法　67, 168
心嚢壁切除　248
心膜再建　264
心膜嚢腫　309
神経原性腫瘍　309
浸潤性のアスペルギルス症　326
深頸筋膜　367
深部静脈血栓　20
深部リンパ節郭清時の出血　77
診断不明のびまん性肺陰影　331

人工血管
　──,ゴアテックス・リング付き
　　　　308
　── による血管形成術　195
　── による上大静脈再建　257
　── によるバイパス手術　258
人工血管置換,大動脈合併切除後の
　　　　254
人工心肺を利用した左房合併切除
　　　　250
人工被覆材　136
迅速細胞診　340

す

スコープ用ポート　86
ストライカー　42, 44
スパーテル　54, 55
スパイラルチューブ　235
スライド式の気管形成術,気管狭窄症
　に対する　359
スリーブ気管・気管支切除　242
スリーブ上葉切除　229
スリーブ切除　229

せ

セルジンガー法　379
背枕,手術時の　20
正中輪状甲状靱帯　379
生体肺移植　388
赤外線内視鏡　134
脊髄　5
脊髄横断麻痺,脊椎転移による　255
脊髄神経　5
脊柱　4
脊柱起立筋(群)　2, 39
脊椎への癌転移　255
切除側含気法　148
　── による区域間離離　134, 154
切除側虚脱による区域間離離
　　　　132, 154
切除断端　128
石灰化膿胸　274
舌区域　6
舌区気管支　152
先天性食道閉鎖　361
先天性肺気腫　360
先天性肺疾患　351
先天的横隔膜弛緩症　354
穿刺細胞診法,開胸下の　342
剪刃,胸腔鏡下手術用　88
線維三角部　344
選択的切除側含気法,区域管分離の
　　　　134
遷延性気瘻　118
全膿胸　278
前気管筋膜　367
前鋸筋　2, 3, 33, 40, 41, 48

　── の切離　33
前胸壁　2
　── の切除・再建　185, 294
前胸壁膿瘍の一期的切除　295
前頸静脈　376
前縦隔　298
前縦隔リンパ節　14
前側方開胸　30, 31
前方L字型開胸　46
前方L字経路による気管分岐部手術
　　　　240
前方アプローチ,パンコースト肺癌手
　術の　186, 190
前方腋窩切開　31
前方側方開胸　40

そ

ソラコポート　87
組織液吸引,術中迅速診の　342
組織診　340
早期断端瘻,右肺全摘後の　282
早期の肺癌　154
僧帽筋　2, 3, 33, 370
総頸動脈　7
総底区動脈　110
総肺底区静脈　12, 112
操作用ポート　85
臓側胸膜　6
側臥位　20
側方開胸によるアプローチ,遺残肺全
　摘の　167
塞栓動脈内膜剥離術　382

た

タココンブ　80
ダ・ヴィンチ手術　392
ダイレーター鉗子,気管切開用　377
多剤耐性肺結核　328
多発肋骨骨折　364
抱き枕,手術時の　20, 21
大量喀血,肺動静脈瘻による　355
体位　20
　──,胸腔鏡下手術の　83
体位変換,左スリーブ肺全摘術におけ
　る　239
胎児診断　357
胎児超音波診断　357
胎生期動脈管　14
大円筋　3, 33
大胸筋　2, 3
大血管の損傷　80
大動脈　11
大動脈永久バイパス術　253
大動脈下リンパ節　14
大動脈弓　6, 7
大動脈弓周囲リンパ節郭清　178
大動脈再建　254

大動脈上の剥皮,膿胸に対する　278
大動脈表面の胸膜剥離　266
大動脈壁合併切除　252
大菱形筋　2, 33, 39
大網挙上ルート　288
　──,横隔膜の　289
大網充填　289
大網紐　286
大網塞栓法　290
大網の充填治療　285
大網弁,胸壁再建に用いる　296
大網弁作成　285, 286, 288
大網弁塞栓　290
大網遊離の方法　285
代償性発汗　338
代用心膜　248
第1肋骨切除,パンコースト肺癌手術
　の　190
単一肺葉移植　388
端々吻合,血管の　192
断端塞栓法,大網片による　284
断端瘻
　──,気管支　282
　──,気管支閉鎖後　72
　──,主気管支の　162
　──,難治性　285
　── の閉鎖,大網弁による　290
断端瘻閉鎖,晩期の　283
弾性ストッキング　41, 381
　──,手術時の　20

ち

チタンプレート,骨折固定用　364
茶褐色の斑状結節　317
中間気管支　9
中間気管支幹周囲リンパ節　17
中間動脈幹　96, 97, 101, 119, 192
中間肺動脈　222
中幹肺動脈　12, 96, 102
中縦隔　298
中縦隔リンパ節　16
中心静脈　12, 96, 158
中枢側での遮断　78
中枢気管支　9
中枢結紮　115
中枢二重結紮　110, 114, 160
中葉　6
中葉気管支　9, 106
中葉静脈　12, 96, 97, 203
中葉動脈　104, 105
中葉肺静脈　106
長胸神経　2
超音波凝固切開装置　62, 91, 201
超音波メス　62
聴診三角　2, 3, 38, 39

つ

ツッペルによる血管剝離　56, 63
ツルリン鉗子　62, 97, 111, 159
対麻痺症状，椎体切除を要する　254
椎体　5
椎体(合併)切除　254
椎体浸潤部の切除　255
椎体前方切除　255

て

テレスコープ型吻合　229, 233, 386
デスモイド腫瘍　268
手縫い縫合，気管支の　70
低脂肪食　334
底区気管支　219
底区静脈　153, 219
底区動脈　110, 219
転移性肺腫瘍　128
──(の)切除術　196
電気メス
──による止血　75
──による癒着切離　57

と

トラヘルパー　378
トンネル形成による葉間分離　100
ドナー肺
──，生体肺移植における　388
──との吻合　385
──の下葉切除，生体肺移植のための　389
ドベーキー(型)内視鏡用鑷子　61, 206
ドライボックス　82
ドレーン挿入　48
ドワイヤン骨膜剝離子　183
動脈管開存症　13, 14
動脈管索　14
動脈剝離　204

な行

内胸静脈　4, 5, 190, 268
内胸動脈　4, 5, 190, 268
内胸動静脈の結紮　44
内固定，多発肋骨骨折の　364
内視鏡下手術　127
内視鏡用結紮器　199
内視鏡用ステープラー　62
内視鏡用ツッペル　200, 206
内視鏡用把持鉗子　199
内肋間筋　2, 3
成毛式結紮用糸送り器　199
軟部胸壁　2
難治性気管支断端瘻　284
難治性胸壁膿瘍　294
難治性肺瘻　285
──，高齢者の　281
難治性有瘻性膿胸　285

に

二期的再建，胸壁膿瘍切除後　296
乳糜　334
乳糜胸　334
乳糜胸手術　335
乳糜流出部の閉鎖　336

ね・の

ネオベールシート　136, 315, 319
ノットプッシャー　199
野口 B type の病巣　340
野口 C type の病巣　340
脳死下両側肺移植　388
脳死ドナー　383
──の肺摘出　384
脳死肺移植　384
膿胸　260, 270
膿胸化，断端瘻による　282
膿胸開放巣　292
膿胸腔開窓術　272, 325
膿胸腔筋肉弁充填　292
膿胸腔周囲癒着　273
膿胸腔同定　273
膿胸腔閉鎖
──，開窓後の　292
──，大網による　291
膿胸嚢　276, 270
膿性胸水　270
膿性滲出液　276
膿性胼胝　270
囊胞性肺疾患　314
囊胞縫縮，開胸による　319

は

ハーモニック ACE　91
ハーモニックスカルペル　201
バークレイ法　242
バイパス法，大動脈壁合併切除後の　253
パッチ形成，血管の　192
パッチ再建，大動脈壁合併切除後の　254
パラシュート(型)吻合(法)　192, 194, 308
パラシュート型連続縫合　387
パンコースト腫瘍　182
──，椎体に浸潤する　254
パンコースト肺癌　46, 186
パンコースト肺癌手術
──の後方アプローチ　187
──の前方アプローチ　191
把持鉗子，胸腔鏡下手術用　88
波状切開　45

背側アプローチ，パンコースト肺癌手術の　187
背側胸壁　2
──の剝離　262
肺アスペルギルス症　326
肺悪性腫瘍の手術　94
肺移植　383
肺移植レシピエントの適応基準　383
肺鬱血，静脈の切りすぎによる　150
肺横隔(膜)靱帯　205, 209, 210
肺化膿症　328
肺過誤腫　353
肺癌手術　127
肺機能温存　127
肺区域切除術　131
肺血管　10
──の処理法　61
肺血栓症　381
──の手術　381
肺血栓塞栓症　381
肺結核　323, 328
肺静脈　10, 12
──の処理，VATS 底区切除の　220
肺静脈灌流障害　61
肺静脈基部～左房合併切除，体外循環を要しない　249
肺靱帯　111, 122, 205, 208, 219
肺靱帯(内)リンパ節(群)　16, 17
肺生検　331
肺尖胸壁の処理，パンコースト肺癌手術における　188
肺尖端部胸膜　136
肺尖部肺癌　186
肺尖部剝離　58
肺尖(部)癒着　77
──の処理　59
肺全摘(手)術　127, 157
肺断裂　365
肺底区　6
肺底区気管支　142, 143
肺底区静脈　142, 143, 155
肺底区切除，VATS による　219
肺底区動脈　110, 121, 142, 212
肺動静脈奇形　355
肺動静脈瘻　355
肺動脈　10, 11, 12, 69, 98, 262
──からの出血　78
──の処理，VATS 底区切除の　220
肺動脈幹　12, 220
肺動脈管状切除　194
肺動脈上幹　97
肺動脈側壁の切除と縫合　192
肺動脈損傷　79
肺動脈中幹　97
肺動脈内膜剝離術　382

肺動脈剥離，VATS肺底区切除の 219
肺動脈吻合
　——，生体肺移植(左側)における 390
　——，肺移植における 387
肺内循環 10
肺内リンパ節 14
肺の再膨張，膿胸摘出後 278
肺囊胞内への感染 325
肺剥皮術 276
肺表面の剥皮 277
肺部分切除 127, 128
　——のポート孔 86
肺分画症 351
　——，小児の 358
　——の異常動脈処理 352
肺胞構造 9
肺門
　——の癒着，感染性肺疾患における 328
　——の癒着剥離 60
肺門血管 95
肺門血管損傷 67, 78
肺門授動，気管支形成術における 241
肺門処理
　——，VATS右肺底区切除の 219
　——，胸膜肺全摘における 262
　——，左側胸膜肺全摘の 266
　——に伴う出血 78
肺門剥離
　——，VATS左下葉切除の 206
　——，VATS右下葉切除の 211
肺門リンパ節 13
　——の炎症性腫大，感染性肺疾患における 328
肺野小腫瘤 129
肺葉 6
肺葉性肺気腫，小児の 360
肺葉切除 95, 127
　——，CCAM病変 357
肺リンパ節 13
肺リンパ脈管筋腫症 314
肺裂傷 365
肺瘻 281
　——，上葉切除後 118
　——，難治性 285
肺瘻閉鎖 281
肺肋膜，肺瘻閉鎖のための 282
排膿後の死腔閉鎖 292
剥皮，臓側胸膜病変に対する 260
剥離困難 62
鋏
　——による癒着切離 57
　——を使った血管剥離 63
鳩胸 350

反回神経 6～8, 14, 174, 176, 178～180
半奇静脈 4, 8, 178
斑状結節，茶褐色の 317
晩期断端瘻，全摘後の 284

ひ

びまん性中皮腫 260
皮下気腫
　——，気道損傷による 366
　——，肺裂傷による 365
皮膚筋弁，胸壁充塡のための 268
皮膚切開 28
非結核性抗酸菌症 323, 328
被覆物，ブラ切除後の 314
被包化胸膜炎 276
被包化膿胸腔 270
脾臓 286
左S^1+S^2区域切除 144, 145
左S^4+S^5(舌)区域切除 151
左S^6区域切除 153
左S^8区域切除 153
左胃大網動脈 285, 287, 288
左下肺静脈 122
左下葉切除 119
左開胸経路による左スリーブ肺全摘 238
左気管支動脈 180
左結核性気管支狭窄の手術 324
左交感神経幹 7
左鎖骨下動脈 6, 7, 11
左主気管支 165
　——の切断 164
左主肺動脈 6, 7, 12, 163
左縦隔リンパ節郭清 178
左上縦隔郭清 178
左上縦隔リンパ節 15
左上(大)区域間切除 149
左上肺静脈 114
左上葉切除の血管形成 192
左上葉動脈分枝の血管形成 192
左上葉分枝の損傷 80
左スリーブ上葉切除 233
左スリーブ肺全摘術 237
左舌区切除 151
左総頸動脈 6, 7, 11
左側臥位 20, 21
左肺上葉切除 113
左肺全摘術 163
左肺動脈本幹 117
左肺底区域切除 153
左肺門授動，気管支形成術における 241
左腕頭静脈 7, 178, 300, 301, 304, 306
左腕頭動脈 11
標準的気管切開法 374

病的骨性胸壁の切除，胸壁膿瘍における 295

ふ

フィブリン塊の析出 334
フィブリン・グルー 136
フィブリン膜，膿胸による 270
フック付きワイヤー(アンカー) 340
フットポンプ 41
　——，手術時の 20
フットポンプ装着 381
ブラ 314
ブラ切除 40, 196
　——のポート孔 86
ブロッカー・バルーン 25
ブロック区域切除 154
ブロンコ・キャス 23
プレジェット，肺瘻閉鎖のための 282
不(完)全分葉 101, 104
不良肉芽(層) 270, 294
　——，膿胸腔表面の 274
　——の搔爬，膿胸腔内の 289
浮遊肋骨 5
部分的肺うっ血 131
副交感神経叢 174
腹直筋 3
腹直筋肉弁 185
　——，胸壁再建に用いる 296
腹直筋有茎の胸骨翻転術 349
腹壁挙上器 302
腹壁筋皮弁，胸壁再建に用いる 296
腹壁ヘルニア 296
分岐下部リンパ節 175
　——の郭清 174
分葉 104
分葉不全 100
分離肺換気による片側麻酔 34

へ

ヘモクリップ 62, 77, 166
ベッセルループ 62, 65, 78, 98
ペクタス・バー 347
　——，漏斗胸胸骨挙上の 348
閉胸器 51
閉胸に伴う出血 75
閉胸法 48
(壁側)胸膜外剥離 57
壁側胸膜 6
　——，肺瘻閉鎖のための 282
　——(の)切除 260
　——の剥離 277
　——の遊離 262
片側観音開き開胸，パンコースト肺癌手術の 191
片側麻酔，分離肺換気による 34
胼胝(peel)形成 270

扁平上皮癌　186

ほ

ホルネル症状　339
ボタロー管　6
ボタロー周囲リンパ節　178
ボタロー靱帯　7, 11, 13, 14, 178
ボタローリンパ節　14
ボツリヌス菌　338
ボトックス　338
ポート
　──の位置　86
　──の挿入　84
　──の挿入法　85
ポート孔　198
ポリグリコール酸　314
ポリグリコール酸シート　315, 319
補強材
　──，肺瘻閉鎖のための　281
　──の被覆，ブラ切除後の　314
補助開胸用具　46
放射線潰瘍，前胸壁の　294
放射線照射，パンコースト肺癌に対する　186
縫合結紮による止血　76
縫合固定（周束）結紮（法）
　　62, 65, 110, 112, 114, 115, 160
傍気管リンパ節　14
傍食道リンパ節　16
傍大動脈リンパ節　14

ま

マーレックス・メッシュ　184, 268
マルチフラップゲート　91
麻酔（法）　23
　──，胸腔鏡下手術の　83
膜様部　9
末梢型肺癌　128
末梢結紮　115
慢性膿胸　272
　──に伴う瘻孔閉鎖　281

み

ミニ開胸　46, 197
　──の閉鎖　52
ミニ気管切開　378, 380
ミニトラック　378, 380
右 S^1+S^2 ブロック切除　137, 138
右 S^1 区域切除　134
右 S^3 区域切除　138, 139
右 S^6 区域切除　139
右胃大網動脈　285, 287, 288, 296
右下縦隔郭清　172
右下肺静脈　111
右下葉気管支　112
右下葉切除後の遺残肺全摘　169
右後側方開胸による double barrel 型再建　246
右主気管支　160
右主気管支断端瘻，全摘後の　283
右主肺動脈　10, 12, 68, 157, 159, 228
　──の結紮・切断　161
　──の切断，遺残肺全摘における　167
右縦隔リンパ節郭清　172
右上幹動脈　12
右上縦隔郭清　174
右上縦隔リンパ節　15
右上中葉切除　124
右上肺静脈　12, 158
右上葉切除後の遺残肺全摘　167
右スリーブ上葉切除　229
右スリーブ中葉切除　232
右スリーブ肺全摘術　235
右側臥位　20
右中下葉切除　125
右中間動脈幹　12
右中葉気管支　112
右中葉気管支のスリーブ切除　232
右肺下葉切除　108
右肺上葉切除　95, 216
右肺全摘術　157
右肺中葉切除　104
右肺底区域切除　142
右肺剝離　58
右肺門授動，気管支形成術における　241
右腕頭動脈　6, 7

む・め

無気肺様の陰影，肺分画症の　351
迷走神経　6, 7, 8, 174, 179
迷走神経本幹　8

も

モニター画面，胸腔鏡下手術の　84
モンタージュ手術　242

や

ヤコブソン・ドベーキ型内視鏡用鉗子　200
ヤコブソン・ドベーキー型鑷子　332

ゆ

ユニベント・チューブ　23, 25
癒着剝離　56
　──に伴う出血　75
有茎筋弁　292
有茎大網弁　288
有茎大網弁作製　296
有茎腹直筋皮弁の作製　297
有瘻性膿胸　270, 276, 278
　──，難治性　285
有瘻性膿胸腔　289
遊離 plastron　349
遊離胸骨の翻転，漏斗胸に対する　349
遊離大網　285

よ

ヨードホルム・ガーゼ　274
幼児肺移植　388
用手的な剝離　56
葉間形成
　──，トンネル形成による　107, 109
　──，分葉不全における　117
葉間静脈　106
葉間部肺動脈　104, 108, 201
葉間分離　116, 140
　──，トンネル形成による　125
葉気管支　9
葉気管支間リンパ節　13
葉気管支周囲リンパ節　13

ら

ラスパトリウム　183
ラッププロテクター（ミニ）
　　46, 47, 86, 198
ラパロ・リフテング　302
ラパロファン　302

り

リガクリップ　90
リガシュアー　62, 89
リガマックス　90
リヒカー　41
リング把持鉗子　129
リンパ節　13
　──の選択的郭清　127
リンパ節郭清　172
リンパ節皮膜の破壊　174
リンパ節癒着　66
　──，気管支の　74
両鎖骨　4
両側開胸　54
両肺移植　327, 384, 388
良性縦隔腫瘍　309
良性中皮腫　260
領域リンパ節　16
輪状甲状間膜　380
輪状甲状間膜切開　378
輪状軟骨　375, 376, 379
隣接臓器合併切除　247

れ

レイノー病　338
レシピエント肺の摘出　384
　──，生体肺移植における　388
連続マットレス縫合　130

ろ

ロティキュレーター　72, 73, 89, 166
ロングモスキート鉗子　370
漏出性胸膜炎　330
漏斗胸　346
肋軟骨　4, 5
肋膜癒着　36
肋間開胸　32, 35
　―― の閉鎖　50
肋間筋　2, 35
肋間静脈　3, 4
肋間神経　3
肋間動静脈からの出血　75

肋間動脈　3, 4, 7, 8
肋骨　4
肋骨カリエス　294
肋骨窩　4
肋骨角　4, 5
肋骨弓　4, 5
肋骨頭　4
肋骨結節　5
肋骨骨折　364
肋骨骨膜外剥離　279
肋骨周囲膿瘍　294
肋骨床開胸　32, 36, 37, 167
　―― の閉鎖　50
肋骨床底部の形成　50

肋骨切断　34
肋骨剪刀　183, 188
肋骨頭　4, 5
肋骨ピン　50
　――, 骨折固定用　364

わ

腕神経叢　188〜190
腕頭静脈　4, 5, 300, 306, 308
腕頭動脈　4, 6, 7, 175

欧文索引

A

$A^{1+2}c$ の切断　147
A^3 の処理　148
air-space　291
anterior L-shaped thoracotomy　28
anterior mediastinal node　14
anterior U-shaped thoracotomy　28
antero-lateral thoracotomy　28
arteria(A.) truncus intermedius　12
ascending artery　125
atypical-cell　340
axillary thoracotomy　28
axillo-anterior thoracotomy　28

B

B^{1+2} 気管支の処理　145
B^6 の気管支処理　141
Botallo's node　14
bronchogenic pulmonary cyst　362
broncho-pulmonary lymph nodes　13

C

catemenial pneumothorax　316
CCAM　357
chylothorax　334
clamshell 開胸　30, 45, 388
clamshell 皮膚切開　31
collar incision　190
completion pneumonectomy　167
　――，右下葉切除後の　169
　――，右上葉切除後の　168
　――，胸骨正中アプローチによる右上葉切除後　170
congenital cystic adenomatoid malformation　357

D

Da・Vinci　392
Daniels' biopsy　369
decortication　260, 276
destroyed lung　280
double-barrel 型再建　243
　――，気管分岐部切除の　245
double stoma 式の側々吻合と端々吻合　232
double-lumen tube　23

E

Eloesser Flap　274, 275
embolectomy　382
en bloc dissection　172
endo-suction tube　271
enucleation　353
excisional biopsy　369
extrapericostal air-plombage　278
extra-pleural dissection　261, 280
extra-pleural layer　276

F

fat pad biopsy　369, 370
fibro-purulent stage　270
flail chest　184, 364

G

GGO(ground-glass opacity)　128, 340
Gross 分類，気管食道瘻の　361
ground-glass opacity(GGO)　128, 340

H

H 型皮膚切開，膿胸開窓のための　274, 275
hand manipulation による区域間分離　150
hand-eye coordination　82
hemiazygos vein　178
HFJV(high frequent jet ventilation)　224
hilar node　13
hook アプローチ(法)，パンコースト肺癌手術の　186, 190

I

ICG(インドシアニングリーン)　134
incisional biopsy　369
inter-atrial groove　386
interlobar node　13
intra-pulmonary lymph nodes　13

J・K

J-バッグ　52, 53
jet-ventilation　134
Kodama の吸引管　271

L

L 字型開胸による左スリーブ全摘術　240
L 字経路による左スリーブ肺全摘術　239
LAA　322
LAM(lymphangioleiomyomatosis)　314
left gastroepiploic artery　285
LigaSure　89
lobar emphysema　360
lobar node　13
low attenuation area　322
LVRS(lung volume reduction surgery)　321

M

median sternotomy　28
montage 型再建　243
　――，気管分岐部切除の　244
MRSA 感染　294
muscle sparing thoracotomy　38
muscle sparing 法による開胸時の閉鎖　52
musculus(M.) erector spinae　2
musculus(M.) erector trunci　2
musculus(M.) intercosatales interni　2
musculus(M.) intercostales　2
musculus(M.) intercostales extreni　2
musculus(M.) latissimus dorsi　2, 33
musculus(M.) longissimus　2
musculus(M.) pectoralis major　2
musculus(M.) pectoralis minor　2
musculus(M.) Rhomboid major　33
musculus(M.) rhomboideus major　2
musculus(M.) rhomboideus minor　2
musculus(M.) serratus anterior　2, 33
musculus(M.) spinalis　2
musculus(M.) teres major　33
musculus(M.) trapezius　2, 33

N

N. thoracicus longus　2
N2 肺癌　247
Naclerio-Langer 法　320
Nuss 法　346

O

omental packing　290
　――，断端瘻に対する　284
omentopexy　285
one stoma 型再建　243
　――，気管分岐部切除の　242
over-and-over 連続縫合　130
Overholt 法　70, 162
　―― による気管支閉鎖　71

P

Pancoast 肺癌　186
paraaortic node　14
paraesophageal node　16
paratracheal node　14

pars pericardium 69
PCPS(percutaneous cardiopulmonary support) 224, 384
pectus bar 347
peel 277
PGA シート 314, 319
pigeon chest 350
plastron 349
platysma 376
platysma muscle 370
pleurectomy 260
pneumatocele 362
posterior mediastinal node 14
postero-lateral thoracotomy 28
pretracheal node 14
PTFA リング付きグラフト 308
PTFE グラフト 258
pulmonary ligament node 16
pulmonary arteriovenous fistula 355
pulmonary arteriovenous malformation 355
pulmonary embolism 381
pure GGO 340
pure VATS 86

R

Rendu-Osler-Weber 病 355
right gastroepiploic artery 285
Robertshaw type double-lumen tube 23
Robotic Surgery 392

S

S^1 区域切除 135
S^2 区域切除 136
S^6 区域切除 141
S^9+S^{10} 拡大区域切除（ブロック切除） 155
safety margin 196
segmental node 14
seroma 予防 52
serous pericardium 68, 69, 168
single-lumen tube 23
sleeve pneumonectomy 242, 243, 283
stalk 309
―― の切離 309
stay suture 229
Stiel 309
Stocker 分類，CCAM の 357
subaortic node 14
subcarainal node 16
subsegmental node 14
superior mediastinal node 14
superior sulcus tumor 186
surgical margin 128, 131
Sweet 変法 72, 73
Sweet 法 72

T

thoracodorsal artery 40, 292, 293
thoracodorsal nerve 40
thrombo-endoarterectomy 382
thymic vein 304
thymo-thymectomy 306
tracheobronchial node 14
transfixation suture 62, 75
trans-sternal bilateral thoracotomy 28
transverse sternothoracotomy 28, 30
Truncus pulmonalis 12

V

vanishing lung 318
vasucular endostapler 62
VATS(video-assisted thoracic surgery) 82, 197
VATS lobectomy 46
VATS 肺葉切除 198
VATS 左下葉切除 205
VATS 左上区切除 220
VATS 左上葉切除 199
VATS 左舌区域切除 222
VATS 右 S^1 区域切除 214
VATS 右 S^2 区域切除 216
VATS 右 S^6 区域切除 217
VATS 右下葉切除 208
VATS 右上葉切除 200
VATS 右中葉切除 202
VATS 右肺底区切除 219
viable nest, 癌細胞の 186
video-assisted thoracic surgery (VATS) 82, 197

W

water sealing test 231, 235
wedge 切除と再建, 気管・気管支 237
wound retractor ミニ 86